Annette Streeck-Fischer

Trauma und Entwicklung

2. Auflage

Annette Streeck-Fischer

Trauma und Entwicklung

Adoleszenz – frühe Traumatisierungen und ihre Folgen

2., überarbeitete Auflage

Mit 34 Abbildungen und 45 Tabellen

Schattauer

Prof. Dr. med. Annette Streeck-Fischer
International Psychoanalytic University Berlin
Stromstr. 3, 10555 Berlin
und
Herzberger Landstr. 53, 37085 Göttingen
annette.streeck@t-online.de

Bibliografische Information der Deutschen Nationalbibliothek
Die Deutsche Nationalbibliothek verzeichnet diese Publikation in der Deutschen Nationalbibliografie; detaillierte bibliografische Daten sind im Internet über http://dnb.d-nb.de abrufbar.

Besonderer Hinweis:
Die Medizin unterliegt einem fortwährenden Entwicklungsprozess, sodass alle Angaben, insbesondere zu diagnostischen und therapeutischen Verfahren, immer nur dem Wissensstand zum Zeitpunkt der Drucklegung des Buches entsprechen können. Hinsichtlich der angegebenen Empfehlungen zur Therapie und der Auswahl sowie Dosierung von Medikamenten wurde die größtmögliche Sorgfalt beachtet. Gleichwohl werden die Benutzer aufgefordert, die Beipackzettel und Fachinformationen der Hersteller zur Kontrolle heranzuziehen und im Zweifelsfall einen Spezialisten zu konsultieren. Fragliche Unstimmigkeiten sollten bitte im allgemeinen Interesse dem Verlag mitgeteilt werden. Der Benutzer selbst bleibt verantwortlich für jede diagnostische oder therapeutische Applikation, Medikation und Dosierung.
In diesem Buch sind eingetragene Warenzeichen (geschützte Warennamen) nicht besonders kenntlich gemacht. Es kann also aus dem Fehlen eines entsprechenden Hinweises nicht geschlossen werden, dass es sich um einen freien Warennamen handelt.

E-Mail: info@schattauer.de
Internet: www.schattauer.de
Printed in Germany

Projektleitung: Eva Wallstein, Stuttgart
Lektorat: Marion Lemnitz, Berlin
Umschlagabbildung: Bild einer 16-jährigen Jugendlichen mit multiplen Traumatisierungen in ihrer Entwicklung mit beeindruckender Darstellung der Mangelversorgung von Mutter und Kind
Satz: am-productions GmbH, Wiesloch
Druck und Einband: Himmer AG, Augsburg

Auch als E-Book erhältlich:
ISBN 978-3-7945-6803-1

ISBN 978-3-7945-2980-3

Vorwort zur 2. Auflage

In Unkenntnis der Folgen, die traumatische Belastungen in der Entwicklung haben können, wurden schwer gestörte Jugendliche über lange Zeit hinweg nur als gewaltbereite, dissoziale, in Richtung einer Borderline-Störung sich entwickelnde oder anderweitig beeinträchtigte junge Menschen wahrgenommen. Die diagnostischen Klassifikationssysteme tragen der klinischen Erfahrung, dass die Folgen von Traumatisierungen in der Entwicklung weit reichen können, nicht angemessen Rechnung. Was dort als Posttraumatische Belastungsstörung (PTBS) beschrieben wird, gibt die Vielfalt und den Schweregrad der Beeinträchtigungen nicht annähernd wieder. Traumatisierungen, zu denen es in der frühen Kindheit kommt, schlagen sich in der gesamten weiteren biopsychosozialen Entwicklung in Form von komplexen Störungen nieder. In der Adoleszenz mit ihren Entwicklungsrisiken kommt erschwerend hinzu, dass die früh traumatisierten Patienten in dieser Zeit leicht den Verführungen schneller Befriedigungen wie beispielsweise süchtigem Verhalten erliegen. In einer randomisierten kontrollierten, von der Vereinigung analytischer Kinder- und Jugendpsychotherapeuten (VaKJP) geförderten Therapiestudie bei Jugendlichen mit Störungen des Sozialverhaltens und der Emotionen, bei denen es sich überwiegend um Borderline(entwicklungs)-Störungen bzw. komplexen Traumatisierungen handelte, konnten wir die hohe Wirksamkeit der therapeutischen Arbeit mit den jungen Patienten belegen. Die Studie wurde 2014 mit dem Heigl-Preis prämiert – ihre Ergebnisse belegen einmal mehr, dass es sich unbedingt lohnt, mit diesen schwierigen Jugendlichen zu arbeiten.

Dabei bedürfen Jugendliche mit komplexen Traumatisierungen einer längeren Behandlung, damit sie ihre traumatischen Reenactments überwinden und ihre psychischen Verwundungen bearbeiten können.

In der Neuauflage wurden alle Kapitel aktualisiert. Dabei wurden auch neurobiologische Forschungsergebnisse zum Jugendalter integriert, die zeigen, dass die Umstrukturierung des Gehirns in der Adoleszenz mit Gefährdungen einhergeht, die zu berücksichtigen wichtig sind – sowohl in Hinblick auf die Diagnostik wie auch in Hinblick auf die Therapie. Die Suche nach schnellen Befriedigungen, unzureichende Steuerungsfähigkeiten oder ein Borderline-ähnliches Verhalten Jugendlicher finden darin eine Erklärung. Darüber hinaus werden die Entwicklung von Mentalisierungsfähigkeit und Selbstregulation sowie deren pathologische Ausformungen ausführlicher dargestellt. Auch fließen die Ergebnisse der erwähnten Therapiestudie in die Beschreibung der Psychopathologie komplexer Traumatisierungen und deren Diagnostik ein.

Die Probleme in der Behandlung sowie das therapeutisch-technische Vorgehen werden anhand von Beispielen ausführlich dargestellt. Die Relevanz des geschilderten therapeutischen Vorgehens wird auch durch die vorliegende Evaluation bestätigt.

Mein Dank gilt den Jugendlichen, die wir in der Klinik Tiefenbrunn behandelt haben. Durch die vielfältigen Herausforderungen, vor die sie uns und das therapeutische Team, dem mein Dank ebenfalls gilt, immer wieder gestellt haben, haben sie uns dazu gebracht, viel von ihnen zu lernen. Oft genug haben sie uns auf den Prüfstand gestellt und dennoch – oder gerade auch deshalb – haben wir gerne mit ihnen gearbeitet.

Als gegenwärtige Präsidentin der „International Society of Adolescent Psychiatry and Psychology“ (ISAPP) ist es mir ein besonderes Anliegen, hilfreiche Entwicklungswege für diese Jugendlichen zu finden.

Berlin und Göttingen,
im August 2014 **Annette Streeck**

Vorwort zur 1. Auflage

Es geht in diesem Buch um Jugendliche, die in ihrer Entwicklung schweren Belastungen ausgesetzt waren und oft schwer traumatisiert wurden. Frühe Traumatisierungen infolge von Vernachlässigung, Misshandlungen und Missbrauch graben sich tief in Körper, Geist und Seele eines jungen Menschen ein und bestimmen sein Leben – weit umfassender als das vielfach zur Kenntnis genommen wird. Es ist ein Anliegen dieses Buches zu verdeutlichen, was Traumatisierungen in der Entwicklung anrichten und dazu beizutragen, diese Jugendlichen in ihrem selbst- und fremddestruktiven Verhalten zu verstehen, die Vielfalt der Folgen ihrer Traumatisierungen zu erkennen, neurobiologische Zusammenhänge zu erfassen und die Probleme zu überwinden, die sich bei ihrer Behandlung stellen. Ich greife dabei auf meine langjährige Tätigkeit als Leiterin der Kinder- und Jugendlichenabteilung des Krankenhauses Tiefenbrunn zurück, eine Tätigkeit, zu deren Schwerpunkten die Anwendung und Weiterentwicklung psychoanalytischer und kinderpsychiatrischer Konzepte in der klinischen Versorgung von schwer gestörten Kindern und Jugendlichen gehört.

Therapeutische Arbeit mit den jugendlichen Patienten bedeutet immer auch, mit jungen Menschen in Kontakt zu kommen, die sich zumeist von ihren Eltern und der Welt der Erwachsenen abgewandt und zurückgezogen haben. Es sind Jugendliche, die sich meist nicht mit Worten mitteilen, die ihre Problematik aber handelnd zum Ausdruck bringen. Sie sind in einem Alter, in dem sie mit den therapeutischen Mitteln der Kinderpsychotherapie nicht mehr, mit den Mitteln der Erwachsenenpsychotherapie noch nicht erreichbar sind. Darum sind für die therapeutische Arbeit besondere Einstellungen erforderlich. Es müssen besondere Wege der Erkenntnis und des therapeutischen Umgangs beschritten werden, will man vermeiden, dass aus problematischen Adoleszenten chronische Psychiatriepatienten oder Kriminelle werden.

Das Buch ist in mehrere Teile gegliedert, die einen Spannungsbogen von psychoanalytischen Verstehenszugängen über Folgen von Traumata, neurobiologische und entwicklungspsychologische bzw. psychopathologische Aspekte des Säuglings- und Kleinkindalters und der Adoleszenz bis hin zu Besonderheiten der Psychotherapie Jugendlicher und traumatisierter Jugendlicher beschreiben.

Im ersten Teil werden die verschiedenen Dimensionen dargestellt, die zum Verständnis schwer gestörter Jugendlicher berücksichtigt werden müssen. Dabei wird vor allem auf implizite Ausdrucksformen und szenische Informationen der nicht symbolischen konkretisierten Mitteilungen der Jugendlichen fokussiert. Im zweiten, dritten und vierten Teil werden psychoanalytische Konzepte zum Verständnis der normalen und pathologischen Adoleszenz vorgestellt; hier wird auch das Problem berührt, welche gesellschaftliche Relevanz militante Adoleszenzentwicklungen haben. Weiter werden die verschiedenen Störungsbilder der Adoleszenz in Abhängigkeit von dem jeweiligen Strukturniveau dargestellt. Solche entwicklungsorientierten psychoanalytischen Konzepte, die um die Operationalisierte Psychodynamische Diagnostik (OPD-KJ) erweitert werden, stellen Mittel bereit, um die Pathologie in ihrem Schweregrad erfassen zu können.

Im fünften Kapitel werden verschiedene ätiologische Modelle diskutiert, die geeignet sind, zum Verständnis einzelner Störungsbilder aus dem Spektrum der Persönlichkeits- und Verhaltensstörungen der Adoleszenz beizutragen, jedoch auch den Zugang zur Komplexität von Entwicklungstraumata zu erschweren. Das Ausmaß der Folgen von Traumatisierung in der Entwicklung wird im sechsten und siebten Kapitel unter Aspekten des Verlustes von Kohärenz, Grenzen, Gedächtnisstörungen und Dissoziation ausgeführt. Zu einem umfassenderen Verständnis tragen darüber hinaus neuere Erkenntnisse aus der Säuglings- und Bindungsforschung bei, dargestellt im achten Kapitel, mit deren Hilfe Selbst-Affekt- und Impulsregulationsstörungen, Gedächtnisstörungen oder die Folgen von Dissoziationen in der Entwicklung erklärt werden können. Im neunten Kapitel geht es um neurobiologische Folgen von frühen Traumatisierungen für die Hirnentwicklung. In den beiden folgenden Kapiteln werden Besonderheiten der Behandlung von Jugendlichen und insbesondere von Jugendlichen mit komplexen Störungen geschildert. Dabei werden therapeutische Verstrickungen und „maligne Tänze" mit den jugendlichen Patienten dargestellt, wie sie bereits in Freuds Behandlung von Dora erkennbar sind. Sie beziehen sich vor allem auf Erfahrungen aus der eigenen therapeutischen Arbeit mit Jugendlichen und aus Supervisionen und haben meine therapeutischen Konzepte geprägt. Abschließend werden im zwölften Kapitel Besonderheiten der stationären Psychotherapie dargestellt, die für viele dieser jungen Patienten unverzichtbar ist. Welche therapeutischen Mittel und Wege hilfreich und günstig waren, haben letztlich die jugendlichen Patienten selbst entschieden, die uns unmittelbar gezeigt haben, was weiter führt und was ihnen hilft. Ihre Geschichten sind an verschiedenen Stellen in anonymisierter Form dargestellt.

Das Buch wendet sich an Kinder- und Jugendlichenpsychotherapeuten ebenso wie an Kinder- und Jugendlichenpsychiater, an Psychotherapeuten und Psychiater, die mit erwachsenen Patienten therapeutisch arbeiten und an Psychoanalytiker, Psychologen und Mitarbeiterinnen und Mitarbeiter in Beratungsstellen und in der Jugendhilfe. Das Buch richtet sich auf die Phase des Übergangs von der Kindheit ins Erwachsenenalter, eine Entwicklungsphase, die viele Besonderheiten aufweist, die zu erkennen notwendig ist, wenn diesen jungen Patienten adäquate therapeutische Hilfe zuteilwerden soll.

Manchmal kann man am Gänseliesel in Göttingen, einem Platz im Zentrum der Stadt, solche Jugendlichen treffen, wie sie in diesem Buch beschrieben werden. Ich habe mich gelegentlich zu ihnen gesetzt, sie aber nicht angesprochen, weil ich mir nicht sicher war, ob sie mich nicht als unangenehmen Eindringling wahrnehmen würden, der ich nicht sein wollte. Für mich ging von diesen Jugendlichen immer eine Aufforderung aus, mit ihnen ins Gespräch zu kommen. Meine Erfahrungen haben mir gezeigt, dass es sich lohnt, diesen Kontakt zu suchen, den zu finden nicht immer leicht ist.

Tiefenbrunn,
im Januar 2006 **Annette Streeck**

Danksagung

Dem Buch liegen meine inzwischen mehr als dreißigjährigen Erfahrungen mit Kindern und Jugendlichen zugrunde, denen ich in meiner kinderpsychiatrischen, psychotherapeutischen und psychoanalytischen Arbeit begegnet bin. Es war zuerst Friedrich Specht, der damalige Abteilungsvorsteher der Abteilung für Kinderpsychiatrie an der Universität Göttingen, dessen Vorlesungen zu Störungsbildern in der Kindheit und Adoleszenz mich beeindruckt und fasziniert haben. Er war es auch, der das Projekt zur therapeutischen Versorgung dissozialer und drogenabhängiger Jugendlicher initiiert hat, in dem ich meine ersten Erfahrungen mit schwer gestörten, verwahrlosten und drogenabhängigen Jugendlichen gesammelt habe. Von Friedrich Specht habe ich gelernt, dass die Achtung der Würde jedes Menschen eine ständige Herausforderung in der Begegnung und in der Arbeit insbesondere mit psychisch kranken und abhängigen Patienten, mit Kindern und mit Jugendlichen ist.

Johann Zauner, damaliger Leiter der Abteilung „Klinische Psychotherapie von Kindern und Jugendlichen" am Krankenhaus Tiefenbrunn und dessen stellvertretender Direktor hat mir mit seiner Begeisterung für Fragen der Adoleszenz und mit seinen überaus anregenden Seminaren zur psychoanalytischen Theorie und Therapie die Arbeit mit besonders schwierigen jugendlichen Borderline-Patienten nahe gebracht. Johann Zauner war einer der Pioniere, die die analytische Psychotherapie Jugendlicher in Deutschland aufgegriffen und weiterentwickelt haben. Als ich seine Nachfolge in der Kinder- und Jugendlichen-Abteilung in Tiefenbrunn antreten konnte, war das für mich eine große Herausforderung.

Auf meinem Weg haben mich in den vielen Jahren Dieter Bürgin und Peter Riedesser als Mitstreiter, Kollegen und Freunde begleitet. Ich denke häufig an die vielen Treffen zurück, an denen gelegentlich auch Margarete Berger und Jörg Wiesse teilgenommen haben, bei denen wir unter der großen Buche in unserem Garten sitzend Überlegungen angestellt haben, wie die Psychoanalyse im Kindes- und Jugendalter in die Kinder- und Jugendpsychiatrie hineingetragen werden könne. Dieter Bürgin mit seinem fundierten psychoanalytischen Wissen zur Theorie und Praxis übernahm oft die Funktion des Vordenkers, während Peter Riedesser mit seinem Ideenreichtum und dem Blick für brennende Zeitprobleme die Richtungen bestimmte. Er ist leider viel zu früh verstorben.

Mit Dieter Bürgins und Peter Riedessers Hilfe habe ich 1997 den internationalen Kongress „Adoleszenz und Trauma" organisiert, an dem zwei Referenten teilgenommen haben, die mit ihren innovativen Ansätzen aus der Bindungstheorie und Neurobiologie meinen weiteren Umgang mit den Jugendlichen beeinflusst haben: Peter Fonagy mit seinem Konzept des präreflexiven Selbst und der Mentalisierungsstörung, der mein Verständnis der Psychodynamik und Behandlung von frühen Störungen erweitert hat, das zu dieser Zeit vor allem von den von Otto F. Kernberg entwickelten Konzepten bestimmt war, und Bessel van der Kolk, der mit seinen integrativen Ansätzen aus Trauma-, Stress- und Bindungsforschung mich ermutigt hat, die Komplexität der Störungen dieser Jugendlichen mit ihren kognitiven, affektiven und körperlichen Beeinträchtigungen zu erkennen und nicht zugunsten einseitiger Konzepte aus dem Auge zu verlieren.

Wichtig war auch der Besuch meiner Kollegin Luise Reddemann in Tiefenbrunn, die ihre damals noch in der Entwicklung befindlichen Konzepte zum „sicheren Ort“ und den „hilfreichen Helfern“ vorgestellt hat. Ihren Hinweis, dass die Arbeit mit den Patienten im stationären Rahmen für alle Beteiligten erträglich sein müsse und dass es therapeutisch nicht nützlich ist, traumatische Szenarien miteinander zu durchleben, hat mich überzeugt und mein weiteres therapeutisches Handeln beeinflusst. Bis dahin hatte ich mehrfach leidvoll erfahren müssen, mit welcher Intensität Jugendliche ihre traumatischen Beziehungserfahrungen in therapeutischen Institutionen wiederherstellen können.

Ulrich Sachsse und ich haben zur gleichen Zeit bei den gleichen Lehrern am Lou-Andreas-Salomé-Institut für Psychoanalyse und Psychotherapie in Göttingen und in Tiefenbrunn unsere psychoanalytische und psychotherapeutische Weiterbildung gemacht. Wir haben die gleichen kasuistischen Seminare besucht, und wir haben wechselseitig zur Kenntnis genommen, für welche Themen sich der andere jeweils interessierte. Ulrich Sachsse hat mehrere Jahre lang die Mitarbeiter der Jugendlichenstation in Tiefenbrunn supervidiert. Wir haben gemeinsam eine Tagung zu „Körper – Seele – Trauma“ ausgerichtet, an der international anerkannte Traumaforscher wie Rachel Jehuda, Aric Shalef oder Leonore Terr teilgenommen haben.

2002 konnte ich eine weitere internationale Tagung „Adoleszenz – Destruktivität – Bindung“ mit Unterstützung von Friedrich Specht, Jörg M. Fegert und Franz Resch organisieren. Diese Tagung war der Anregung von Enrico de Vito, dem damaligen Präsidenten der Internationalen Gesellschaft für Adoleszenz-Psychiatrie und -psychotherapie (ISAPP) gefolgt.

Meine ehemaligen Mitarbeiter haben mit ihrer engagierten Arbeit und ihrer Kreativität mein Denken und Handeln in vieler Hinsicht beeinflusst. Ihr Bestreben, für die jugendlichen Patienten ein wachstumsförderndes Milieu herzustellen und sie in ihren Belangen zu begleiten, hat mich immer wieder beeindruckt. Es würde zu viel Platz beanspruchen, ihnen allen hier namentlich zu danken. Besonders erwähnen möchte ich aber Sigrun Bünger, meine langjährige Oberärztin, sowie Helga Schrader-Mosbach und Andreas Wagner, die als klinische Psychologen, und Iris Kepper, die als Körpertherapeutin mit mir zusammengearbeitet haben. Sie haben mit ihrer Arbeit manch neue Perspektive zum Verständnis von Beeinträchtigungen der Jugendlichen eröffnet und gezeigt, dass die Betrachtung des Psychischen nicht ausreicht, um diese Jugendlichen zu verstehen, sondern dass es notwendig ist, ihr Handeln, ihre körperlichen Mitteilungen, ihre kognitiven und Wahrnehmungspotenziale in das Verständnis ihrer Problematik einzubeziehen. Die Ergebnisse ihrer Arbeit sind vor allem in die Kapitel zu Körper und Kognitionen eingeflossen.

Ohne die Jugendlichen selbst, von denen ich so viel gelernt habe, wäre dieses Buch nie geschrieben worden. Auch wenn es häufig um leidvolle Erfahrungen ging, um traumatische Vergangenheiten und zerstörerische Inszenierungen, haben sie mir immer die Zuversicht gegeben, dass sich die gemeinsame Arbeit lohnt, und das hat sich immer wieder bestätigt. Sie haben zum Teil beeindruckende Entwicklungen durchgemacht und unter Beweis gestellt, dass die Adoleszenz tatsächlich eine Chance ist, die nicht unterschätzt werden sollte.

Danken möchte ich den Lektorinnen der 1. wie auch der 2. Auflage, Katja Ehmcke und Marion Lemnitz, die mir sehr geholfen haben. Durch ihre straffe, sorgfältige und umsichtige Bearbeitung wurde es möglich, das Buch jedes

Mal erstaunlich schnell fertig zu stellen. Mein Dank gilt auch Frau Dr. Hardt und Frau Wallstein vom Schattauer Verlag für ihre freundliche und entgegenkommende Unterstützung bei beiden Auflagen.

Am allermeisten gilt mein Dank aber meinem Mann, der mich ermutigt hat, dieses Buch fertig zu stellen, der mich begleitet und meine Texte gelesen hat und dabei auch meinen Gedankenflügen die Bodenhaftung gegeben hat, die sie brauchten, um verständlich zu werden. Mit ihm verbinden mich viele auch fachliche Gemeinsamkeiten, nicht zuletzt das Interesse für die verkörperten Inszenierungen, die er aus einer mikroanalytischen Perspektive erforscht.

Ihm ebenso wie meinen Kindern Nina und Hendrik ist dieses Buch gewidmet. Meinen Kindern deshalb, weil sie mir dicht wie niemand sonst vor Augen geführt haben, was die Lebensphase „Adoleszenz" in aller lebendigen Vielfalt ist – sowohl ihre Potenziale und ihre Kreativität und auch die Begegnungen mit vielen Aspekten der impliziten familiären Vergangenheiten. Sie haben mich gelehrt, darin eine Kraft zu finden.

Inhalt

1 Einführung

» Im Gegensatz zum »kleinen Hans«, dessen Behandlung schon früh die analytische Kindertherapie befruchtet hat, dauerte das bei Jugendlichen eine ganze Weile. Meiner Ansicht nach hat das zu tun mit dem Unverständnis Erwachsener gegenüber der Situation Heranwachsender. Ich erinnere mich an eine analytische Arbeit, ich glaube, sie stand im Deutschen Ärzteblatt in den frühen sechziger Jahren, in der ein bekannter Psychotherapeut meinte, dass eine analytische Therapie mit Jugendlichen nicht möglich sei, da sie so unzuverlässig seien. Dies ist ein wesentlicher Punkt in der Behandlung Jugendlicher, nämlich ihre vermeintliche Unzuverlässigkeit. « (Johann Zauner 2002)

Sie sind schwierig. Sie machen Probleme. Von Behandlung wollen sie meist nichts wissen. Therapeuten, die mit ihnen zu tun haben, sind häufig rat- und hilflos. Oft genug scheitern ihre therapeutischen Bemühungen. In psychiatrischen und psychotherapeutischen Institutionen sind sie unerwünscht; für ihre spezifischen Belange ist hier selten Platz.

Für Jugendliche in der Zeit des Übergangs zwischen Kindheit und Erwachsenalter fühlen sich weder die Erwachsenenpsychiater und -psychotherapeuten noch die Kinderpsychiater und -psychotherapeuten zuständig. Die Adoleszenz ist ein Stiefkind – in der Psychiatrie ebenso wie in der Psychoanalyse. Anna Freuds Eindruck, »dass die psychoanalytische Pubertätslehre immer noch Stückwerk ist, unzulänglich, unbefriedigend, besonders im Vergleich zu viel tief greifenderen Erkenntnissen über die ersten Kinderjahre« (A. Freud 1980, S. 319), trifft auch heute noch zu. Das wiegt umso schwerer, als die Adoleszenz eine Zeit der Weichenstellung für das weitere Leben ist, eine zweite Chance in dem Sinne, dass frühe und anhaltend ungünstige Entwicklungsbedingungen relativiert und überwunden werden können. Frühe Beziehungserfahrungen werden reaktiviert und überarbeitet. Jugendliche, die Traumatisierungen in ihrer frühen Entwicklung erfahren haben, Jugendliche mit anhaltend ungünstigen Entwicklungsbedingungen oder Jugendliche aus sogenannten Risikogruppen sind in der Adoleszenz besonderen Belastungen ausgesetzt: Sie sind gefährdet, infolge ihrer frühen und oft noch weiterhin traumatischen Beziehungserfahrungen in Re- und Neutraumatisierungen zu geraten mit nachteiligen Folgen für ihre weitere Entwicklung. Das geschieht mitunter mit erschreckender Zwangsläufigkeit. Sich selbst überlassen greifen sie zu adoleszenztypischen Selbsthilfemaßnahmen, die oft mit Drogen, Alkohol, Gewalt oder mit selbstverletzendem Verhalten verbunden sind. Dass es sich dabei um Notstandsmaßnahmen handelt und diese Jugendlichen Hilfe brauchen, wird häufig übersehen. Finden sie mit ihren psychischen und sozialen Belastungen nicht frühzeitig professionelle Unterstützung, drohen ihre Entwicklungen kostenaufwendige psychiatrische Langzeiterkrankungen nach sich zu ziehen, chronische medizinische Probleme, Drogen- und Substanzmittelmissbrauch, Lernprobleme, langfristige Berufsunfähigkeit oder Kriminalität. Sie sind sozialen und gesundheitlichen Problemen ausgesetzt, z. B. dem deutlich höheren Risiko einer HIV-Infektion. Ihr Leben wird traumatisiert und traumatisierend. Darunter leiden nicht nur sie selbst, sondern auch andere in ihrer näheren Umgebung. Ihr impulsives Verhalten, ihre selbstdestruktiven Selbsthilfemaßnahmen, ihre Gewaltbereitschaft gegen andere und ihre Lern- und Arbeitsprobleme verhindern eine soziale und berufliche Integration. Bei früh einsetzenden Interventionen könnten einige dieser gravierenden Entwicklungsstörungen verhindert bzw. überwunden werden. Darauf haben zuletzt McGorry et al. (2007) aufmerksam gemacht. In Australien wurden an verschiedenen Orten Jugendhäuser (vgl. headspace: www.mja.com.au) als Angebote der frühen Prävention und Intervention errichtet, um Jugendliche frühzeitig zu erreichen – mit gutem Erfolg.

Fallbeispiele

Der 16-jährige N. hat seit dem 13. Lebensjahr Haschisch konsumiert. Mit 16 Jahren gerät er unter Haschisch- und Alkoholeinfluss in einen Ausnahmezustand und versucht, seine 12-jährige Schwester sexuell zu belästigen. Danach trinkt er nur noch mehr Alkohol, bleibt der Schule fern und begeht erste kriminelle Handlungen. Er verhält sich in einer Weise, als wolle er sich körperlich und sozial ruinieren.

Die 15-jährige D. leidet seit einem Jahr an Magersucht. Ihrem Tagebuch hat sie anvertraut, dass sie eine Frau liebt. Ihre Mutter, die hinter ihr herspionierte, hat dies aufgedeckt und sie dafür massiv attackiert. Würde man D. sich selbst überlassen, würde sie mit ihrem Gewicht und ihrem Leben allmählich entschwinden.

Die 18-jährige G. schneidet sich tief in die Arme. Sie will ihr Blut fließen sehen und fühlt sich dann gut. Eine Vase in ihrem Zimmer ist mit Glasscherben gefüllt, die sie runterschlucken möchte. Sie bringt ihre Umwelt dazu, sie zu überwachen, damit sie sich nicht in selbstzerstörerischer Weise verletzt.

Der 14-jährige H. liebt Horrorvideos und fantasiert sich selbst in eine Welt des Grauens. Er umgibt sich mit Musik voll von blutrünstigen Texten und kleidet sich wie ein Unterweltmensch.

1.1 Trauma und Entwicklung

Frühe traumatische Belastungen wie Misshandlung, Vernachlässigung und Missbrauch führen nicht unbedingt zu einem umschriebenen Störungsbild, ziehen aber spezifische und meist schwerwiegende Folgeerscheinungen nach sich (Gilbert et al. 2009). Unter den Aspekten der Objektbeziehung stellen sich die Störungen als Folge chronisch gestörter Beziehungserfahrungen dar. Erst dann, wenn auf den Aspekt des oder der traumatischen Ereignisse zentriert wird, werden die körperlichen, affektiven, neurobiologischen und gehandelten Konkretisierungen der vergangenen Traumata und die damit verbundenen Beziehungserfahrungen erkennbar. In der Therapie erschließt sich die Problematik nicht primär aufgrund von Gegenübertragungsreaktionen, sie wird nicht rekonstruiert. Die Problematik lässt sich auch nicht anhand eines Mangels an Ich-strukturellen Fähigkeiten erkennen. Sie dokumentiert sich vielmehr in beobachtbarem Verhalten und in umschriebenen Verhaltensweisen, impliziten bewusstlosen Ausdrucksformen, die Aufschluss über die Realität vergangener und immer wieder aktualisierter Erfahrungen und Ereignisse geben.

Traumatische Belastungen zerstören normale psychische, körperliche und physiologische Reaktionen. Sie zerstören Erwartungen im Hinblick auf die Zukunft ebenso wie bis dahin entwickelte Fähigkeiten. Traumata sind außerhalb von Zeit platziert, in ungünstigen Fällen setzen sie sich in der Gegenwart fort. Sie vermischen sich mit Fantasie und verändern die Art wie Erfahrungen gemacht werden.

Ein psychisches Trauma ist ein Ereignis, bei dem die Fähigkeit einer Person, ein minimales Gefühl von Sicherheit und Integration zu entwickeln, zerstört wird oder verloren geht und das überwältigende Angst und Hilflosigkeit zur Folge hat. Wird einem Kind ein Trauma durch eine nahe stehende Bezugsperson zugefügt, ist es ein »man made desaster«. Dann gibt es im Umfeld des Kindes meist keine stützenden und hilfreichen Beziehungen, auf die es zurückgreifen könnte. In welchem Ausmaß ein traumatisches Ereignis die weitere Entwicklung bestimmt, hängt auch von den jeweiligen Bedingungen des Kindes und Jugendlichen ab, seinem Entwicklungsstand, den bisherigen Entwicklungsbedingungen, der Konstitution, den Ressourcen und der Verfügbarkeit einer Vertrauensperson und sozialen Umwelt (► Abb. 1-1).

Ein Säugling kann durch ganz andere Ereignisse traumatisiert werden als ein Erwachsener (Bürgin 1998). Vernachlässigung und Missachtung von Bedürfnissen im frühen Lebensalter werden zu Misshandlungen und können sich als traumatische Belastung auswirken. Es sind überwältigende Erfahrungen, die neuropsychobiologische Spuren in der Persönlichkeitsentwicklung hinterlassen (Hildyard u. Wolfe 2002; Pynoos et al. 1999; Riedesser et al. 1998, 2008). Deshalb ist es sinnvoll, beides im Blick zu haben, die traumatischen Belastungen in der frühen Entwicklung, die Beziehungstraumata in der Entwicklung mit ihren spezifischen Folgeerscheinungen und die chronisch pathologischen Entwicklungsbedingungen: Das ist insbesondere in der Adoleszenz von Bedeutung, weil es hier nicht nur zu einer Reaktivierung infantiler Konflikte kommt, sondern traumatische Belastungen der Kindheit in dieser Entwicklungsphase handelnd in Szene gesetzt werden und deshalb die Gefahr groß ist, dass sie nicht nur subjektiv wieder erlebt, sondern real wiederhergestellt werden.

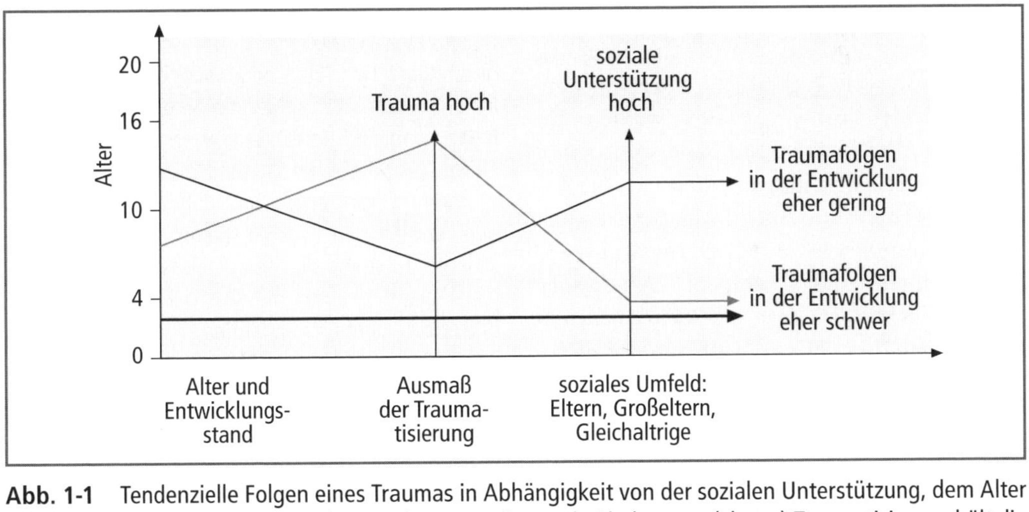

Abb. 1-1 Tendenzielle Folgen eines Traumas in Abhängigkeit von der sozialen Unterstützung, dem Alter und Entwicklungsstand: Eine starke soziale Unterstützung bei bekannter (akuter) Traumatisierung hält die Folgen eher gering. Geringe soziale Unterstützung und scheinbar geringe Traumatisierung (z. B. Vernachlässigung) im frühen Alter führen zu schweren Folgen in der Entwicklung.

Deshalb können frühe traumatische Belastungen in ihrer Bedeutung für die Entwicklung nicht hoch genug eingeschätzt werden:

Die Realität traumatischer Erfahrungen in der Entwicklung anzuerkennen ist nicht nur aus therapeutischen Gründen wichtig, sondern auch deshalb, weil diese Realität in nichtsprachlichen Handlungen, in Verkörperungen, Rückblenden und anderen Konkretionen überdauernd präsent ist. Traumatische Überwältigungen mit ihren Reinszenierungen müssen nicht nur als vergangenes Ereignis anerkannt, sondern auch im Hier und Jetzt gesehen werden. Das geschieht dann nicht, wenn Mitteilungen über innere Zustände und deren Wahrnehmung oder die klinisch sich manifestierende Struktur des Jugendlichen im Mittelpunkt diagnostischer und therapeutischer Aufmerksamkeit stehen. Fürstenau (1977) hat in einer viel beachteten Arbeit auf die beiden Dimensionen des psychoanalytischen Umgangs in Diagnostik und Therapie von strukturell Ich-gestörten Patienten hingewiesen: Die erste Dimension orientiert sich am Übertragungskonzept, die zweite am klinischen Gesamtbild und der Integration von Einzelwahrnehmungen. Sie ist auf das Strukturniveau des Patienten ausgerichtet. Im Hinblick auf traumatisierte Jugendliche muss auf eine weitere **Dimension** hingewiesen werden, die sich an konkretisierten und nicht symbolisch organisierten Mitteilungen orientiert. Sie fokussiert auf die szenische Information, die weniger das unbewusste Beziehungsfeld zwischen Patient und Therapeut (Argelander 1970) beleuchtet, sondern die **Aktualisierungen im Verhalten**. Darum verläuft der Verstehensprozess hier weniger im Innen und auch nicht nur im Außen, sondern an der Grenze zwischen innen und außen.

- Traumatische Belastungen in der Entwicklung treffen die Person in ihrer Ganzheit und schlagen sich in biologischen, sensomotorischen und affektiv-kognitiven Bereichen nieder. Es kommt zu spezifischen persistierenden, biologisch verankerten Reaktionen, die sich sowohl körperlich als auch im Handeln zeigen und die weitere Entwicklung bestimmen und beeinträchtigen.
- Traumatischen Belastungen wohnt eine Tendenz zur Wiederherstellung und Reinszenierung inne, die sich nicht nur in besonders intensiven Beziehungen und Verschiebungen in der Realität und Fantasie niederschlagen, sondern komplexe Folgen in der Informationsaufnahme und -verarbeitung zur Folge haben (z. B. Arata 2000; Cuevas et al. 2011; Noli 2005).

Fallbeispiel

Auszüge aus einem Behandlungsantrag einer 17-Jährigen mit schweren Ängsten lassen erkennen, was es für das Verständnis und den therapeutischen Umgang mit Patienten bedeuten kann, wenn diese dritte Dimension nicht beachtet wird: Da ist von Angstbereitschaften in der Großelterngeneration die Rede, von einer Mutter, die ebenfalls eine Angstproblematik hatte. Es gab Trennungen und Verluste, die spezifische Loslösungs- und Individuationsproblematik der Adoleszenz wird geschildert. Der Tatsache jedoch, dass die Jugendliche im Alter von drei Jahren eine Schieloperation hatte, während derer sie erwachte und in einem hilflos ausgelieferten Zustand die Manipulationen an ihrem Körper erfuhr und danach Panikreaktionen entwickelte, wurde kaum Beachtung geschenkt. Es stellte sich heraus, dass die Jugendliche seit diesem Ereignis massive panikartige Ängste hatte, die niemals verstanden, sondern bis dahin immer nur bekämpft wurden. Zweifellos gab es in der Familie einige Probleme im Umgang mit Angst, aber erst mit dem traumatischen Ereignis wurde das Kind in die familiären angstneurotischen Muster hinein sozialisiert. Wäre die posttraumatische Belastungsstörung frühzeitig erkannt worden, hätte die Problematik kurzfristig behandelt werden können. Solche Abblendungen traumatischer Ereignisse sind häufig. Wird ihre Bedeutung nicht reflektiert und dem Kind oder Jugendlichen nicht widergespiegelt, verbleiben sie in der Bedeutungslosigkeit, die der Traumatisierte von sich aus – als Seelenblinder – nicht überwinden kann.

1.2 Adoleszenz und Trauma

Wie verläuft Adoleszenz heute? Beinahe täglich werden in den Medien beunruhigende und erschreckende Geschichten von Jugendlichen veröffentlicht, die Gewalt und kriminelle Handlungen ausüben, gemeinsam von einer Brücke in den Tod springen oder verhungern. Da wird von Modetrends berichtet, von ganzen Schulklassen von Mädchen, die sich mit Glasscherben die Haut aufschneiden, oder von Jungen, deren Selbstfindung immer häufiger in die Psychiatrie führt (z. B. »Die Zeit« vom 08.08.2002, S. 9). Gleichzeitig wird darauf hingewiesen, dass der Jugend Vorbilder, Perspektiven und Grenzen fehlen. Nie sei Erwachsenwerden komplizierter gewesen als heute.

Demgegenüber kommt die 15. Shell-Jugendstudie (Shell Deutschland 2006) zu ganz anderen Ergebnissen. Danach blickt die Jugend optimistisch in ihre persönliche Zukunft. Sie orientiert sich an konkreten und praktischen Problemen und zeigt ein erhöhtes Maß an persönlicher Leistungsbereitschaft.

Auch Psychotherapeuten und Jugendforscher entwerfen unterschiedliche Bilder der Adoleszenz. Die einen sehen die Adoleszenz als eine Zeit der Krise, des Sturms und Drangs, der Verunsicherung und Labilisierung, die anderen heben die Fähigkeiten des Jugendlichen und seine Bewältigungsstrategien im Umgang mit Veränderungen hervor (Olbrich u. Todt 1984). Diese unterschiedlichen Sichtweisen spiegeln nicht nur die Vielfalt der Bilder, die Jugendliche bieten, wider – zwischen Schock, Schöpfung und Anpassung. Sie verdeutlichen auch, dass die Untersuchungsmethoden jeweils eine andere Seite des Jugendlichen erfassen. Die akademische Psychologie bekommt mit ihren Fragebögen vor allem Zugang zu den kognitiven Strategien bzw. den Coping-Strategien, die in dieser Lebensphase deutlich weiterentwickelt werden (vgl. auch Shell Deutschland 2006). Demgegenüber beschäftigen sich die Psychotherapeuten mit den emotionalen Bedingungen der Adoleszenz, die – wie an neurobiologischen Studien noch aufgezeigt werden soll – mit Turbulenzen einhergeht (Streeck-Fischer 2009).

Da gibt es Jugendliche, die diese Zeitspanne scheinbar ohne jegliche Beunruhigung durchleben. Andere zeigen auf einmal besondere Fähigkeiten und Begabungen. Und wieder andere werden plötzlich schwierig, orientieren sich an den schrillen Erscheinungen der Jugendkultur, steigen gegebenenfalls aus bisherigen sozialen Bezügen aus und werden im extremen Fall zu Grenzgängern oder Aussteigern der Gesellschaft.

Psychoanalytiker und Psychotherapeuten haben sich dieser Lebensphase, die spezifische Verstehenszugänge und therapeutische Techniken erfordert, erst relativ spät zugewendet. Dies ist insofern erstaunlich, als Freud (1905) am Beginn seiner psychoanalytischen Tätigkeit mit Jugendlichen (z. B. Dora, 18 Jahre alt) gearbeitet hat. Es fehlten jedoch Konzepte zum Umgang mit dieser Entwicklungsphase und ihren Besonderheiten ebenso wie therapeutisch-technische Strategien. Ab Ende der 50er Jahre verhalfen wichtige Beiträge von A. Freud (1980a), Blos (1973), Erikson (1976) und Eissler (1966) der Psychotherapie Jugendlicher zu einem Durchbruch. Probleme, die sich aus dem adoleszentären Umstrukturierungsprozess und den damit verbundenen Labilisierungen ergeben, konnten nun in der Psychotherapie berücksichtigt werden.

In diesen psychoanalytischen Beschreibungen fällt auf, dass eine klare Grenze zwischen krisenhaften und pathologischen Verläufen dieser Altersspanne oftmals nicht gezogen wurde. Dabei wurde das Bild eines Jugendlichen gezeichnet, der durch den andrängenden Triebdruck und die wieder belebten infantilen Konflikte beunruhigt ist, stimmungslabil, aufgewühlt und zumeist befangen in heftigen Auseinandersetzungen mit den Eltern. Psychotische Schübe oder schwere Verhaltensstörungen wurden als »adolescent breakdown« gekennzeichnet, um diagnostische Festlegungen zu vermeiden (z. B. Laufer u. Laufer 1989; Nicolo 2003). Damit wird einerseits den Entwicklungspotenzialen dieser Zeitspanne Rechnung getragen und vermieden, den Jugendlichen zu stigmatisieren, beispielsweise mit der vorzeitigen Diagnose einer Psychose. Andererseits ist die Vorstellung, eine Adoleszenzkrise könne mit schweren Störungen der Persönlichkeitsentwicklung einhergehen, nach heutigen Erkenntnissen obsolet. So gehen etwa Fonagy et al. (2004) und andere davon aus, dass ein adoleszentärer Zusammenbruch das Resultat früher Entwicklungsstörungen bei einer mangelhaften Konsolidierung der Symbolisierungsfähigkeit ist. Um allerdings zwischen Borderline-Verhalten und Borderline-Störung bzw. einer Adoleszenzkrise oder einem Zusammenbruch in der Adoleszenz unterscheiden zu können, bedarf es einer sorgfältigen Diagnostik (Streeck-Fischer 2013a).

Die Adoleszenzkrise ist von spezifischen Merkmalen bestimmt: Dabei spielen der Zeitfaktor, der jeweilige (adoleszenzspezifische) Auslöser für das krisenhafte Geschehen, der den Jugendlichen daran hindert, die Entwicklungsaufgaben zu bewältigen, und der Tatbestand, dass keine schwere psychische Dekompensation bzw. Psychopathologie vorliegt, eine Rolle (Streeck-Fischer et al. 2009). Grundsätzlich ist die Trennschärfe zwischen Noch-Normalität und Pathologie in der Adoleszenz partiell aufgehoben. Umso wichtiger ist es, hier genau zu prüfen und zwischen Krisen und psychischen Störungen zu unterscheiden. Die dimensionalen F9-Diagnosen der ICD-10 sind nicht dazu geeignet, insbesondere nicht, um psychodynamische Therapiekonzepte für Jugendliche zu entwerfen.

Die Adoleszenz beginnt mit der körperlichen Reifung im Rahmen der Pubertät und endet in der Regel im Alter von 20 Jahren. Der Jugendliche hat in dieser Zeitspanne verschiedene Entwicklungsaufgaben zu bewältigen, die durch die psychobiologischen Reifungsprozesse am Beginn der Adoleszenz eingeleitet werden und mit Persönlichkeitsumstrukturierungen sowie neuen Entwicklungen einhergehen.

Krisenhafte Verläufe in der Adoleszenz stehen meist am Ende einer Entwicklung, in deren Verlauf die Verständigung mit anderen immer wieder gescheitert ist.

Misslungene Dialoge in der frühen Entwicklung zwischen Mutter und Kind (Stern 1985/1996), Erfahrungen als Objekt ge- und missbraucht worden zu sein, traumatische Überwältigungen und Angriffe gegen die eigene physische Existenz haben sich in die Körperlichkeit ebenso wie in die emotionale und kognitive Erfahrungswelt eingegraben. Solche frühen Prägungen führen zu anhaltenden psychosozialen Problemen in Familie, Schule und Gleichaltrigengruppe, die in der Adoleszenz u. a. in selbst- und fremddestruktive Bewältigungsmuster und Drogenkonsum münden können. Wir erkennen solche Prägungen im Handeln der Jugendlichen. Wir sehen darin Botschaften, die nicht sprachlich kommuniziert werden. Jugendliche Amokläufer (z. B. Robert Steinhäuser in Erfurt) sind besonders krasse Beispiele für lange unerhörte Botschaften und misslungene Dialoge.

Mit ihrer Tendenz, traumatische Szenarien aktiv wiederherzustellen oder aktiv aufzusuchen, fügen sich diese Jugendlichen schwere Selbstverletzungen zu, werden Opfer von weiteren Misshandlungen und Missbrauch oder verletzen andere brutal. Mit ihren Reinszenierungen vergangener traumatischer Erfahrungen verstricken sie sich immer tiefer in ihre traumatische Situation. Sie sind nicht in der Lage, die Adoleszenz, die als eine Zeit zwischen Wiederholung und Neuschöpfung einen entwicklungsförderlichen Einfluss haben könnte, als zweite Chance für sich zu nutzen.

In der Diagnostik bleibt oft unklar, ob und wie weitgehend die aktuelle Problematik eine Folge der Traumaverarbeitung ist. Posttraumatische Störungen können u. a. in hysterieformem Agieren, dissoziierten Zuständen und dissozialem Verhalten zum Ausdruck kommen. Sie werden in Fantasien erkennbar, die sich als Verzerrungen einer faktischen Realität herausstellen, oder zeigen sich in seelischen Erstarrungen. Die Botschaften, mit denen diese Patienten auf sich und ihre traumatischen Erfahrungen aufmerksam machen, bleiben dann unerhört und unverstanden, wenn die Sprache des Traumas und seiner Verarbeitung nicht verstanden wird.

Traumatische Erfahrungen gehen mit Seelenblindheit (Shengold 1995) einher. Statt ihre Erfahrungen mitzuteilen, drücken sich die Jugendlichen handelnd aus – weibliche Jugendliche eher in Opfer-, männliche Jugendliche eher in Täterpositionen. Ihre Botschaften erscheinen als wieder inszenierte oder konkretisierte Vergegenwärtigungen vergangener traumatischer Erfahrungen, die mitunter erst wie Puzzleteile zusammengefügt werden müssen, um einen Sinn zu ergeben. Betroffene Jugendliche können ihre psychische Blindheit nur überwinden, wenn sie eine Person finden, die mit ihnen diese verschiedenen Teile erkennt und zusammenfügt.

In der Psychotherapie ist es eine Aufgabe und Herausforderung, zusammen mit den Patienten den tieferen Sinn ihrer Botschaft aufzudecken.

Wie schwerwiegend die Folgen traumatischer Erfahrungen für die Entwicklung sein können, wie weitreichend sie sich auf die Fähigkeit zu denken und zu fühlen und auf die körperliche Integrität auswirken und welche Mittel und Wege diese Menschen suchen, um ihre Traumata zu bewältigen, wurde lange unterschätzt und verkannt.

Die Diagnostik und Therapie von Jugendlichen, die Misshandlung, Missbrauch und/oder Vernachlässigung erfahren haben, verbindet sich mit vielen Fragen und Problemen.

Gibt es spezifische Folgen solcher frühen Entwicklungsbedingungen? Wie sind die Störungen der Selbst-, Affekt- und Aufmerksamkeitsregulation zu erklären? Wie sind dissoziative Phänomene in der Entwicklung zu verstehen? Wie wirken sich frühe Traumatisierungen in der Adoleszenz aus? Wieso geraten wir mit traumatisierten Jugendlichen in Szenarien, in denen wir zu Mitspielern traumatischer Wiederholungen von Misshandlung, Missbrauch und Vernachlässigung werden? Wie sind die Zusammenhänge zwischen Mentalisierungsstörungen, Handeln und Selbstreflexion zu sehen?

Was bedeuten Traumatisierungen für die Stressregulation, die Aktivierung bzw. Ausblendung von bestimmten Hirnarealen mit ihren Verschaltungen und die Gedächtnisentwicklung?

1.3 Probleme der Diagnostik – Probleme der Behandlung

Fallbeispiele

Vor einigen Jahren begegnete ich in Tiefenbrunn einer 16-jährigen Jugendlichen – ich nenne sie Claudia. Claudia war eine ausgesprochen nette, sympathische, zur Therapie sehr motivierte und bemühte Jugendliche. Sie hatte eine schreckliche Kindheit und Jugend hinter sich. Sie war über Jahre hinweg von ihrem Stiefvater sexuell missbraucht

Fallbeispiele

worden. Begonnen hatte dieser Missbrauch im Alter von acht Jahren und setzte sich bis ins 15. Lebensjahr fort. Wir glaubten damals, sie zu verstehen und behandeln zu können. Wir wussten um den Missbrauch und erkannten, dass das, was sie mit uns zusammen in Interaktionen herstellte, Folgen dieses Missbrauchs war. Allabendlich, wenn die Therapeuten die Klinik verließen, geriet sie in tranceartige Zustände, in denen sie nicht in der Lage war, sich auf Absprachen und Vereinbarungen einzulassen, in denen sie vielmehr drohte, sich mit Scherben und Rasierklingen massiv selbst zu verletzen bzw. durch Sturz aus dem Fenster umzubringen. Wir erkannten, wie wir in immer drastischere Überwältigungs-/Vergewaltigungsszenarien verstrickt wurden, die zur Folge hatten, dass wir sie auf die geschlossene Station des nahe liegenden Landeskrankenhauses überweisen mussten, und wir fanden keinen Weg aus diesem Dilemma. Es erschien uns unverständlich, wieso wir am Tage nicht an den am Abend auftauchenden Problemen arbeiten konnten. Wir glaubten damals, sie provozieren zu müssen, indem wir sie durch Ansprache aus den Zuständen der Bravheit und des Angepasst-Seins herauszuholen versuchten. Sie schrieb damals einen Brief (Streeck-Fischer 1998, S. 7):
»Liebe Frau Streeck, leider kann ich es mir nicht aussuchen, auf die Welt zu kommen. Wenn es nach mir ginge, wäre das nie passiert, aber ich versuche, daran zu arbeiten, vielleicht kann man ja noch etwas ändern, aber wenn man so tief unten sitzt und kein ›Häkchen‹ zum Festhalten findet, dann rutscht man immer weiter. Wir streiten uns so doll im Moment, dass ich damit auch nicht klarkomme. Haben Sie mal jemand anderen im Körper und streiten sich nur, dann könnten Sie mich wenigsten verstehen. Ich traue mich ja noch nicht mal, in den Spiegel zu gucken, wenn ich jedes Mal denke, da starrt mich eine Fremde an. Am liebsten würde ich nur nochschlafen und nichts mehr denken, und dann halte ich mir meine Ziele vor Augen … mich mit meinem zweiten Ich vertragen, aufhören, mich zu verstümmeln, lernen, mit fremden Menschen umzugehen, ohne gleich zu denken, die wollen nur Böses von mir, einfach nur ein wenig leben und alles von früher vergessen. Ich habe immer so viele Gedanken auf einmal im Kopf, von früher und heute, aber irgendwie kann ich damit nicht umgehen, dass es alles Vergangenheit und auch vorbei ist.

Viele liebe Grüße
Claudia«

Wir haben mit Claudia um ihre Behandlung und darum, sie zu verstehen, gerungen, sind jedoch gescheitert. Am Ende musste sie in die geschlossene Psychiatrie verlegt werden. Soweit ich von ihr später noch hörte, ist sie dort geblieben und setzt die Selbstzerstörungen mit Schneiden, Selbstverbrennungen und anderen schweren Attacken gegen sich selbst fort.

Sie macht in ihrem Brief auf verschiedene Probleme aufmerksam, die für Folgen traumatischer Belastungen von zentraler Bedeutung sind: den Selbsthass, ein zweites Ich, das mit Entfremdungsgefühlen einhergeht, projektive Verkennungen von anderen Menschen, mangelnde Grenzziehung zwischen ihren inneren Vorstellungen und der Realität, Störungen im Zeiterleben und ihre Unfähigkeit, zwischen Vergangenheit und Gegenwart zu trennen u. a.

Fallbeispiele

Ein anderes Beispiel: Vor vielen Jahren machte uns ein 16-jähriger, rechtsextremer Skinhead, zu schaffen – ich nenne ihn Sebastian. Er hat uns mit einem Szenario von Endzeitstimmung und Gewalt konfrontiert, wie es gelegentlich im Umgang mit solchen Jugendlichen im sozialtherapeutischen Rahmen beschrieben wird. Er hat Anlass gegeben, sich mit der Frage auseinanderzusetzen, wie Gewaltspiralen in Gang kommen, die in Gewalthandlungen oder Abbruch von Beziehungen und von Therapie münden. Sebastian lag viel an seiner Therapie. Er brachte andere dazu, sich für ihn einzusetzen und gleichzeitig auszublenden, welches destruktive Potenzial von ihm ausging. Er übertrat Regeln, missachtete Verbote, zerstörte Einrichtungsgegenstände und legte Brände, sodass er schließlich doch entlassen werden musste. Die Begegnung mit der immer wieder erfahrenen sozialen Ausgrenzung veranlasste ihn dazu, Jugendliche der Station zu einer »Bambule« zu verführen. Wir erkannten damals nicht, wie zwangsläufig und durchschlagend Erfahrungen von Gewalt in einem militanten Milieu im Leben sein können. Wir machten uns nicht klar, was es bedeutet, Gewalt und Misshandlungen in menschenverachtender Form erfahren zu haben. Wir wussten nicht, dass solche Erfahrungen die Tendenz haben, sich wiederherzustellen.

Ein anderer Fall: Der 16-jährige Jugendliche, ich nenne ihn David, kam wegen massiver aggressiver Durchbrüche gegenüber seiner Mutter und Zerstörung von Einrichtungsgegenständen zu uns. Er war ein blasser, schmächtiger Jugendlicher, der sehr bemüht war, sein Leben in den Griff zu bekommen. Nach einer ausführlichen Untersuchung beeindruckten uns insbesondere seine multiplen Einschränkungen in seiner Wahrnehmung und im Erfassen von Umwelt. Er malte im »Mann-Zeichen-Test« eine Zeichnung, die zu einem Sechsjährigen passte (► Abb. 1-2). Nachdem wir diese Einschränkungen festgestellt hatten, war für uns die Problematik klar. David bekam damals vor einem Jahr die Diagnose einer minimalen zerebralen Dysfunktion – heute würde man vermutlich eine Aufmerksamkeitsstörung diagnostizieren. Diese Störung hinderte ihn daran, im Leben besser zurechtzukommen. Der Tatsache, dass sein Vater Alkoholiker war, zu massiven Gewalthandlungen neigte und starb als David 6 Jahre alt war, maßen wir ebenso keine entscheidende Rolle zu, wie der Vernachlässigung durch seine Mutter in frühen Jahren, die hauptsächlich bestrebt war, eine aufwendige akademische Ausbildung erfolgreich zu absolvieren, aber ihr Kind in vieler Hinsicht nicht sah, stützte und förderte. Vernachlässigung und Misshandlung und deren Folgen für die Entwicklung eines Kindes wurden von uns damals ausgeblendet. Die Vernachlässigung seiner inneren Situation wurde von uns gleichsam fortgeführt – legitimiert durch bestimmte, in diesem Fall psychiatrische, Verstehensmodelle.

Es gäbe noch weitere Beispiele anzuführen, die zeigen, dass bestimmte psychoanalytische oder auch psychiatrische Auffassungen uns verleiten, die Probleme solcher Kinder und Jugendlichen nur partiell wahrzunehmen und zu erkennen. Zwar schreibt Freud (1950), dass die Hinwendung auf einen besonderen Aspekt von Betrachtung immer auch mit einer gleichzeitigen Abblendung von anderen Bereichen einhergeht, andererseits werden Verstehensmodelle oftmals mit Wahrheiten und Zugehörigkeiten verknüpft, statt sich um eine umfassende Sicht zu bemühen.

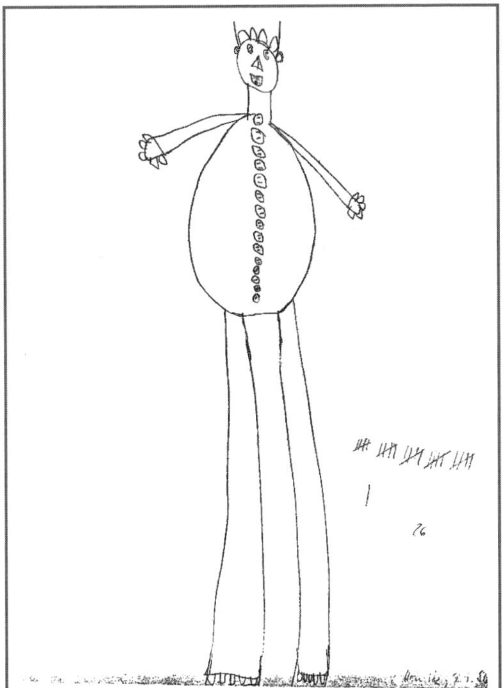

Abb. 1-2 Mann-Zeichen-Test eines 16-jährigen Patienten.

Als ich vor vielen Jahren in der Psychiatrie arbeitete und Anamnesen vorstellte, fragte einer meiner Lehrer, Dr. Bönisch, immer wieder: »Und wie war das genau, und was war wirklich?« Er machte mich auf eine Tendenz aufmerksam, an die Stelle der Realität von Geschehnissen psychoanalytische Konstruktionen und Denkfiguren zu setzen. Es schien wichtiger, sich in theoretischen Denkgebäuden zu bewegen und – wie damals üblich – von archaischen Über-Ich-Vorläufern, gespaltenen Selbstobjekten oder Realitätsprüfungsstörungen zu sprechen, als genauer zu betrachten, wie die Beziehungsgestaltungen tatsächlich waren, was wirklich passiert war. Diese Tendenz ist auch heute noch verbreitet, möglicherweise weil solche vorgegebenen Abstraktionen gewichtiger erscheinen als das rein Faktische.

Schwaber meint, dass die Neigung, Daten auszuklammern, die nicht ins Bild passen, unabhängig davon ist, welche psychoanalytischen Theorien verwendet werden: »Wir versuchen, den Patienten dazu zu verhelfen, das zu sehen, was wir bereits zu wissen glauben, ohne uns dem ganz zu stellen, was wir mit diesem ›Wir-wissen-schon‹ meinen« (Schwaber 2000, S. 3). Es sei eine rigorose und oft konfrontative Arbeit, den Fokus, der auf der Realität des Patienten liegt und sich von der des Analytikers unterscheidet, beizubehalten.

Bleiben wir offen, dann stellen sich viele Fragen im Umgang mit Kindern und Jugendlichen, die traumatisierende Bedingungen in ihrer Entwicklung aufweisen. Es soll hier um Jugendliche gehen, wenngleich die Kindheit nicht ausgespart werden kann. Als Kinder waren sie zum Teil unauffällig und angepasst oder erschienen zum Teil von jeher hochproblematisch. Erst in der Adoleszenz wird jedoch deutlich, wie gravierend ihre Problematik ist.

2 Adoleszenz – verschiedene Perspektiven

Dieses Kapitel behandelt die »normalen« Entwicklungsbedingungen der Adoleszenz. Dabei wird auf neuere Befunde aus der Entwicklungspsychologie und der Hirnforschung Bezug genommen. Grundsätzliche und kritische Betrachtungen zu Auswirkungen früher Belastungen für die Adoleszenz spielen in diesem Kapitel keine Rolle. Es soll deutlich gemacht werden, wie die Entwicklung eines Jugendlichen im Umgang mit den verschiedenen Adoleszenzaufgaben verläuft. Und es soll gezeigt werden, wie sensibel und anfällig diese Zeitspanne ist.

Die Darstellung der verschiedenen Facetten dieser Zeitspanne bildet gleichsam eine Bühne oder auch einen Bezugsrahmen. Dieser Rahmen mag als Differenzierungshilfe zur Unterscheidung von normalen und psychisch auffälligen Entwicklungen der Adoleszenz dienen. Dabei dürfen wir nicht aus dem Auge verlieren, dass das eine – die Ausdrucksformen des Jugendlichen – zugleich mit dem anderen – der Familie und der Gesellschaft – in Verbindung steht.

2.1 Adam und Eva – eine Adoleszenzgeschichte

Auf den meisten Abbildungen (vgl. L. Cranach der Ä.) erscheinen Adam und Eva als Jugendliche, die sich von der Schlange dazu verführen lassen, von den verbotenen Früchten des Baums der Erkenntnis zu essen: »Und sie waren beide nackt«, heißt es im 3. Kapitel der Genesis, »der Mensch und sein Weib und schämten sich nicht«. Zuerst isst Eva vom Baum der Erkenntnis, auf Geheiß der Schlange, dann reicht sie die Frucht an Adam weiter. »Da wurden ihrer beiden Augen aufgetan, und sie wurden gewahr, dass sie nackt waren und flochten Feigenblätter zusammen und machten sich Schürzen.«

Vieles spricht dafür, »Den Sündenfall« als Ablösung des heranwachsenden Menschen von seinen Eltern zu sehen, als eine Adoleszenzgeschichte. Schon die hebräische Bibel erlaubt diese Lesart. Auch Kant (1784) und Schiller (1790/1960) sind dieser Spur gefolgt. Kant sieht im Sündenfall die erste Vernunfthandlung. Die Übertretung des Verbots, vom Baum der Erkenntnis zu essen, bringt dem Menschen die Freiheit. Diese Freiheit, sich in jedweder Situation frei entscheiden zu können, bildet die Grundlage von Gut und Böse. Die Ursünde wird wie eine **Jugendsünde** verstanden; Jugendlichen werden Übertretungen, das heißt Risikoverhalten, als entschuldbar zugestanden. Sie handeln aus Übermut, sind für ihr Tun noch nicht verantwortlich und müssen sich aus der elterlichen Fürsorge und Bevormundung erst noch emanzipieren (Krüger 1979).

Unter dem Blickwinkel der **sexuellen Entwicklung** in der Adoleszenz deutet der Sündenfall an, dass der Jugendliche damit in den Besitz der ursprünglich nur Göttern – besser: Erwachsenen – vorbehaltenen Sexualität gelangt. In späteren Bibelversionen wurde der sexuelle Aspekt auf die Entdeckung von Nacktheit und Scham reduziert, eine Thematik, die auch im Jugendalter eine zentrale Bedeutung hat. Beschämungsängste haben eine wichtige, das Selbst konturierende Funktion. In den psychoanalytischen Theorien gilt der **Schamaffekt** als ein Affekt, der durch den Blick des anderen aktiviert wird und Selbstreflexion in Gang setzt. Um Scham zu vermeiden, werden intime Bereiche verborgen gehalten. Dies wird durch kritische Betrachtung von sich selbst und des anderen induziert. Der Ort des geschlechtlichen Unterschieds wird gleichsam zum Angelpunkt der Wahrnehmung von sich selbst und des anderen. Genau dieser neue Blick tritt nach dem Essen von der verbotenen Frucht bei Adam und Eva auf … und sie flochten sich Feigenblätter …

Unter **moralischen** Gesichtspunkten bedeutet das Essen der Frucht vom Baum der Erkenntnis die Überschreitung eines Verbotes und konfrontiert mit Handlungsalternativen, wie Kant hervorhebt, mit der Möglichkeit, zwischen Gut und Böse zu wählen. In diesem Zusammenhang wurde auch der Begriff des »Urknalls sittlicher Autonomie« verwendet (Dohmen 1988). Denn von nun an kann nicht mehr ethisch indifferent gehandelt werden. Solange das Verbot eingehalten wird, besteht Übereinkunft mit Gott bzw. der Eltern und der damit verbundene paradiesische Zustand ist gesichert. Sich seiner selbst gewahr zu werden als eine Person, die wählen und Rechtes wie Unrechtes tun kann, konfrontiert mit einer neuen Wirklichkeit, in der vor allem Jugendliche lernen müssen, für sich selbst einzustehen. Adam und Evas **Übertretung des Verbots** lässt sich als Ausdruck der Risikobereitschaft von Jugendlichen verstehen – zugleich wird der Jugendliche zunehmend strafrechtlich zur Verantwortung gezogen. Wie der Jugendliche diesen Schritt hin zur Eigenverantwortlichkeit in seiner weiteren Entwicklung bewältigt, ist u. a. abhängig von seinen selbstreflexiven Fähigkeiten.

Das Essen der verbotenen Frucht vom Baum der Erkenntnis geht mit **kognitiven Veränderungen** einher, die zum Erwerb von Weisheit und mündiger Lebensführung führen. Die Einverleibung beinhaltet den Wunsch, klug werden zu wollen und damit gottähnlich zu sein. Der erhebliche Zugewinn an kognitiven Fähigkeiten in der Adoleszenz ist uns vertraut: Jedoch besteht ein deutliches Ungleichgewicht zwischen kognitiven Fähigkeiten und affektivem, auf Bedürfnisbefriedigung ausgerichtetem Handeln. Die Fähigkeiten, planvoll und antizipatorisch zu denken und zu handeln, sind erst zum Ende der Adoleszenz vollständig entwickelt und werden oftmals durch die Suche nach schneller Befriedigung relativiert. Der Selbsterkenntnis geht eine Grenzüberschreitung mit einer Verführung zur Sofortbefriedigung – ›dem Essen der verbotenen Frucht‹ – voraus. Dieser Schritt bedeutet ein **Heraustreten aus dem Wir-Gefühl** mit den elterlichen Objekten (Streeck-Fischer 1992). Beide – die Verführung und der Erkenntnisgewinn – sind unmittelbar miteinander verknüpft. Das Spiel an Grenzen und mit Grenzen, wie dies von Plaut (1979) für die Adoleszenz beschrieben wird, ist oft ein Spiel zwischen Schock und Schöpfung.

Aus entwicklungspsychologischer Sicht ist der Sündenfall ein Urgeschehen, das die geistige Entwicklung des Menschen wiederholt. Im Garten Eden leben Adam und Eva in einem Zustand von Unmündigkeit. Das **Überschreiten der Grenze**, der Verstoß Adam und Evas gegen die Weisungen, führt zu neuen Erkenntnissen mit dem Gewinn von Freiheit, Mündigkeit und Selbstbestimmung, aber eben auch Nachteilen, nämlich dem Verlust des paradiesischen Zustandes, der mit schmerzlichen Gefühlen von Einsamkeit (Depression) und/oder Angst einhergehen kann.

Aus emanzipatorischer Sicht ist das Essen der Frucht vom Baum der Erkenntnis ein Akt, mit dem aus dem Naturwesen »Mensch« ein **Kulturwesen** wird. Hier erinnern wir uns an Freud (1905/1972), der auf die Zweizeitigkeit der menschlichen Entwicklung hingewiesen hat. Diese Zweizeitigkeit, die in der sexuellen Reifung mit dem Ende der ödipalen Phase, der Latenz und ihrer Reaktivierung in der Adoleszenz begründet ist, ermöglicht Kultur und ist eng mit den schöpferischen Prozessen im Jugendalter verbunden. Die geistige Ontogenese des Menschen wiederholt die Phylogenese oder ist zumindest der Phylogenese nachgezeichnet. Der Weg aus dem Garten Eden geht mit der Fähigkeit zu eigenverantwortlicher Lebens- und Wirklichkeitsgestaltung einher. Er bezeichnet gleichsam den Ausgang des Menschen aus seiner selbst verschuldeten Unmündigkeit. Jeder Mensch wiederholt in seinem Leben den Weg aus dem Garten Eden hinaus in die Welt. Als Kind lebt er im Garten der Unschuld, und wenn er seine Sexualität entdeckt, muss er diesen Garten für immer verlassen.

Der Moment der Grenzüberschreitung, der Moment, in dem der Jugendliche sich selbst und den Anderen sieht und neue Dimensionen des Erkennens und Verstehens auftauchen, wurde in der Forschung lange vernachlässigt. Die Entwicklungsspanne der Adoleszenz ist eine Zeit unscharfer Grenzen zwischen Normalität und Pathologie, eine störanfällige Zeit, die gerade deshalb besonderer Aufmerksamkeit bedarf. Befunde aus der Hirnforschung, der Epidemiologie, der Entwicklungspsychologie und der Psychoanalyse zur Adoleszenz bestätigen die Instabilität dieser Zeitspanne, die Dysregulationen und die Schwierigkeiten, Gefühle und Verhalten zu steuern und zu kontrollieren.

2.2 Unscharfe Grenzen zwischen Normalität und Pathologie

In einer repräsentativen kanadischen Studie an 669 städtischen Jugendlichen (Korenblum et al. 1990) wurde festgestellt, dass 46 % der 13-jährigen, 33 % der 16-jährigen und 42 % der 18-jährigen Jugendlichen auffällige Persönlichkeitsmerkmale zeigen. Korenblum et al. (1990) gehen davon aus, dass die frühe und späte Adoleszenz mehr noch als die mittlere eine besondere Risikoperiode für Störungen darstellen. Sie stellen weiter fest, dass Jugendliche, die in der frühen und mittleren Adoleszenz als antisozial eingestuft wurden, in der späten Adoleszenz sich mehr dem histrionischen, narzisstischen oder Borderline-Cluster näherten. Andere epidemiologische Studien zeigen, dass die Hälfte der psychiatrischen Erkrankungen im Erwachsenenalter ihren Beginn um das 14. Lebensjahr herum haben (Kessler et al. 2005), also in der biologischen und sozialen Reifungsphase der Adoleszenz, Befunde, die einmal mehr auf die Bedeutung dieser Übergangsperiode verweisen.

In der Adoleszenz kommt es zu einer erheblichen Zunahme von gravierenden Gesundheitsproblemen (Dahl 2001), die vor allem infolge von Schwierigkeiten in der Verhaltens- und Gefühlsregulation auftreten. Dahl hat ein anschauliches Bild für die Adoleszenz verwendet: »Starting the engines with an unskilled driver«. Der Vergleich mit einer Maschine oder Lokomotive, die von einem unausgebildeten Fahrer in Bewegung gebracht wird (Dahl 2004), bringt anschaulich die Situation des Jugendlichen zum Ausdruck, der unter Trieb- und Impulsdruck steht und vielleicht einmal zu schnell, dann wieder zu langsam fährt, der Signale übersieht, vielleicht auf Nebengleisen landet u. Ä. Die Morbidität und Mortalität steigt zwischen mittlerer Kindheit und später Adoleszenz um 300 % an. Unfälle, Suizide, Tötungen, Depressionen, Alkohol, Substanzmittelmissbrauch, Aggression, Gewalt, HIV- sowie Hepatitis-C-Infektionen, unerwünschte Schwangerschaften, Magersucht und Bulimie nehmen in dieser Zeit erheblich zu. Ein enormes Gesundheitsproblem ist insbesondere der Alkoholmissbrauch in diesem Alter (Dahl 2001).

Einer australischen Studie zur Prävalenz von psychischen Störungen in der Adoleszenz ist eine deutliche Steigerung zu entnehmen: Während in der Kindheit im Alter von 4–12 Jahren die Prävalenz bei 7–14 % liegt, steigt sie im Alter von 13–17 auf 19 % an und im Alter von 18–24 auf 27 % (McGorry et al. 2007).

Jugendliche haben häufig Schwierigkeiten in der Kontrolle ihres Verhaltens und ihrer Emotionen. Diese Dysregulationen werden oftmals nicht ausreichend gewürdigt (Dahl 2004), stattdessen werden adoleszenzphysiologische Verhaltensweisen pathologisiert. Der Begriff der Adoleszenzkrise, der auf den Übergangscharakter mit seiner Unschärfe zwischen Krise und Pathologie hinweist, erscheint hier gerechtfertigt. Krisenhafte Verläufe ähneln in dieser Zeitspanne Persönlichkeitsstörungen. Dabei ist es oftmals nicht einfach, zu entscheiden, ob das Verhalten Jugendlicher noch der Normalität oder bereits der Psychopathologie zuzurechnen ist. So hat Giovacchini (1978) auf das Borderline-ähnliche Verhalten von Jugendlichen hingewiesen, um diese Phänomene von der Borderline-Persönlichkeitsstörung abzugrenzen. Die deutliche Zunahme von Gewalt und Dissozialität in der Adoleszenz verdeutlicht, dass sich viele Jugendliche in dieser Zeitspanne außerhalb der Grenzen sozialer Normen bewegen – Bedingungen, die sowohl in der Therapie als auch in anderen gesellschaftlichen Bereichen, etwa im Rechtswesen, berücksichtigt werden müssen.

2.3 Neurobiologie der Adoleszenz

Es ist noch nicht lange her, dass Neurowissenschaften und Entwicklungspsychologie angenommen haben, dass sich die Hirnentwicklung und die Funktionsweisen des Gehirns im Wesentlichen in den ersten fünf bis sechs Lebensjahren etablierten. Längsschnittstudien haben deutlich gemacht, dass es in der Adoleszenz zu einer generellen Reorganisation des Gehirns kommt (Giedd et al. 1999). Der Abbau synaptischer Verbindungen bei gleichzeitiger Zunahme der weißen Substanz und die Veränderungen in den Neurotransmittersystemen verdeutlichen, dass die anatomischen und physiologischen Reifungsprozesse der Adoleszenz umfangreicher sind, als ursprünglich vermutet (Casey et al. 2008; Konrad et al. 2013). Das oftmals risikoreiche Verhalten in der Adoleszenz ist offensichtlich ein Produkt des biologischen Ungleichgewichts zwischen der Suche nach Abwechslung und Sofortbefriedigung sowie unreifen selbstregulatorischen Fähigkeiten.

Die Arbeitsgruppe um Nelson (2005) hat versucht, die Umstrukturierungen des Gehirns in der Adoleszenz mithilfe von Veränderungen in drei verschiedenen neuronalen Netzwerken zu erklären: dem Informationen prozessierenden System, das sich in der Adoleszenz kaum verändert, jedoch Probleme macht, wenn es bereits in der früheren Entwicklung Störungen in der Informationsaufnahme und -verarbeitung gegeben hat, dem affektiven System, das durch hormonelle Aktivierungen besonders labilisiert ist und mit Dysregulationen einhergeht, und dem kognitiven System, dessen Reifung sich bis zum Ende der Adoleszenz im Alter von 22–23 Jahren fortsetzt (► Abb. 2-1).

Der Adoleszenzprozess ist infolge dieser Umstrukturierungen von dynamischen Instabilitäten gekennzeichnet. Zielgerichtetes Verhalten erfordert die Kontrolle von Impulsen oder den Aufschub zu erwartender Gratifikationen. Auf der Grundlage von fMRT-Studien entwickelten Casey et al. (2008) ein neurobiologisches Modell (► Abb. 2-2). Sie erklären die gesteigerte Antwortbereitschaft für Belohnungen und die Unreife in der Verhaltenskontrolle Jugendlicher mit einer Neigung, schnelle Erfolge statt langfristige Ziele zu suchen. Dies führe zu einer Zunahme von Risikoverhalten. Der unreife ventrale präfrontale Cortex könne noch keine ausreichende Top-down-Kontrolle der Affekte (Amygdala) und der Belohnung versprechenden Regionen (N. accumbens) übernehmen. Damit können die unterschiedlichen Bilder der Adoleszenz plausibel erklärt werden. Psychotherapeuten erleben den Jugendlichen mit seinen Affekten, während die Fragebogen-Untersuchungen der Jugendforscher den Jugendlichen mit seinen ›coolen‹ Kognitionen erreichen.

Die Reifung der HPA-Achse geht mit einer veränderten Antwortbereitschaft auf Stress einher. So zeigen sich andere Stressantworten bei Jugendlichen als bei Erwachsenen. Unter Stress kommt es zu einer Erhöhung der Cortisonkonzentration. Diese hält eine Stunde länger als bei Erwachsenen an, bis die Ausgangssituation wieder erreicht ist. Das ist insofern von Bedeutung, als die Stressachse die puber-

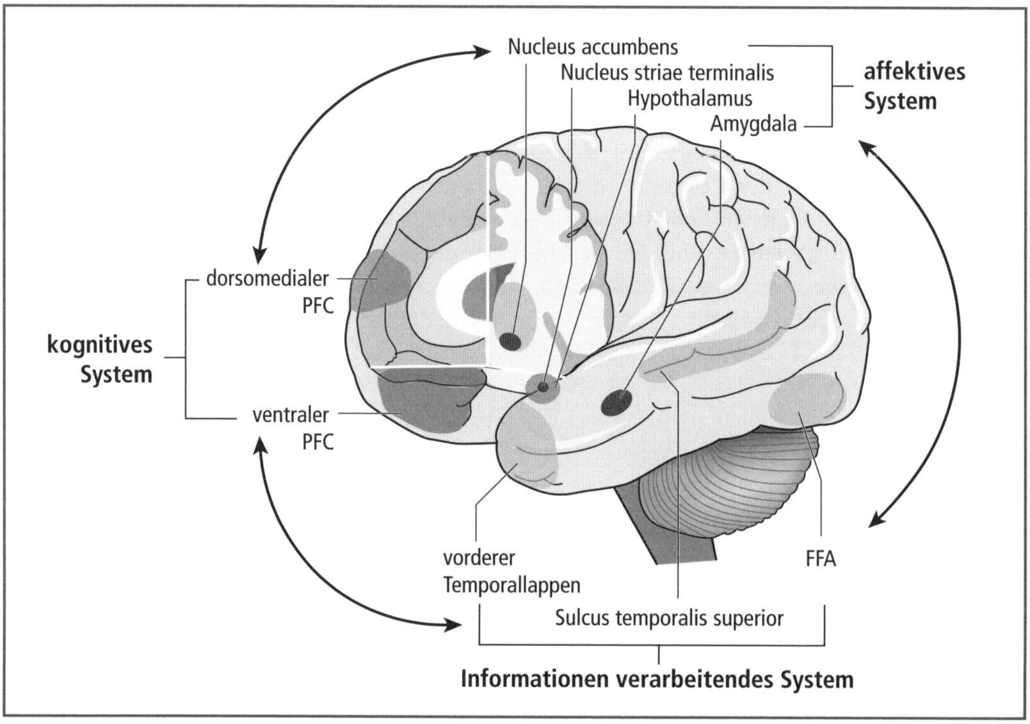

Abb. 2-1 Das soziale Informationen prozessierende Netzwerk (nach Nelson et al. 2005). FFA = fusioform face area; PFC = präfrontaler Cortex.

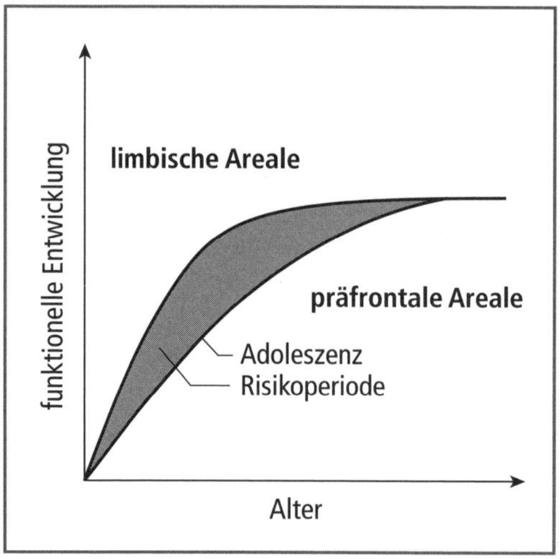

Abb. 2-2 Entwicklungsverläufe von limbischen und präfrontalen Regionen (nach Casey et al. 2008).

tären Veränderungen beeinflusst. Das Gehirn ist vulnerabler und empfindlicher gegenüber Cortison. Tiermodelle zeigen, dass eine vermehrte Stressexposition während der Pubertät zu erhöhter Angstneigung führt. Stress blockiert die normale Reifung des Hippocampus. Gedächtnisprobleme sind ein Hinweis darauf, dass Veränderungen in der Stressachse eine Rolle gespielt haben (Romeo u. McEwen 2006).

Während der Adoleszenz nehmen die subcorticale graue Substanz, der Hippocampus und die Amygdala an Volumen zu. Der präfrontale Cortex setzt seine Entwicklung bis über das Alter von 20 Jahren hinaus fort. Die Myelinisierung erfolgt bis ins junge Erwachsenenalter. Sie ist für eine schnellere Informationsverarbeitung verantwortlich. Insofern bestimmen die Aktivität und die Erfahrung während der Adoleszenz die synaptischen Verbindungen. Positive Erfahrungen führen zu einer gesunden Entwicklung des Frontalhirns. Negative Erfahrungen führen zur Hyperaktivität – im Extremfall sogar zur Schädigung des limbischen Kreislaufs, häufig auf Kosten der präfrontalen Hirnentwicklung. Auch das Cerebellum verändert sich während der Adoleszenz. Neuere Forschungen verweisen darauf, dass es für die kognitive Koordination wichtig ist. Die Befunde sind deshalb so bedeutsam, da sie psychoanalytische Annahmen zur »zweiten Chance« (Eissler 1966) in der Adoleszenz bestätigen – übersetzt auf neurobiologische Prozesse: »use it or loose it«.

Zugleich weisen sie darauf hin, dass bei der Behandlung von traumatisierten Jugendlichen mit erschwerten Bedingungen der kognitiven Kontrolle zu rechnen ist.

2.4 Entwicklungsaufgaben der Adoleszenz

Die Entwicklungsaufgaben der Adoleszenz sind Meilensteine (Flammer u. Alsaker 2002), die bewältigt werden müssen. Oft werden sie zu Hemmschwellen, an denen sich Entwicklungsstörungen abbilden oder verdichten.

Im Wesentlichen stellen sich dem Jugendlichen fünf verschiedene altersspezifische Entwicklungsaufgaben, die in Tabelle 2-1 dargestellt sind (Corey 1946). Havighurst (1953) unterscheidet acht Aufgaben, ohne etwas Wesentliches zu ergänzen.

2.4.1 Veränderungen des Körpers

Die Auseinandersetzung mit den körperlichen Veränderungen in der Adoleszenz ist eine zentrale Entwicklungsaufgabe.

Tab. 2-1 Entwicklungsaufgaben der Adoleszenz (nach Corey 1946).

- körperliche Veränderungen vom ursprünglich kindlichen zum erwachsenen Körper bewältigen
- Ablösung von den Eltern
- neue Beziehungen zu Gleichaltrigen aufbauen und sexuelle Bedürfnisse in Beziehungen integrieren
- Selbstvertrauen und ein neues Wertsystem entwickeln
- eine soziale und berufliche Identität gewinnen

Die in Verbindung mit der biologischen Reifung eingetretenen Veränderungen des Körperbildes zu akzeptieren, ist für jeden Jugendlichen ein mehr oder weniger großes Problem (Flammer u. Alsaker 2002). Häufig sind Depersonalisationserfahrungen mit diesen Veränderungen verbunden. Der Körper kann als völlig fremd erlebt werden oder wird zu einer Begegnung mit dem gleichgeschlechtlichen Elternteil. Jugendliche können mit übertriebener Beachtung des eigenen Körpers auf der einen Seite und Verleugnung und Missachtung der körperlichen Bedingungen auf der anderen Seite reagieren. Mit stundenlangem In-den-Spiegel-Sehen wird Kontinuität und Wiedererkennung gesucht. Die farbige oder zu Rastalocken gedrehte Frisur soll Sicherheit geben. Im körperlichen Vergleich mit gleichaltrigen Mädchen wird Orientierung gesucht, ob die Veränderungen, etwa die breiteren Hüften und die dickeren Oberschenkel noch ansehnlich oder verunstaltet sind. Unrealistische Wahrnehmungen und Beurteilungen des Körpers sind bei Jugendlichen, insbesondere bei magersüchtigen Jugendlichen häufig. Die schlaksigen, staksigen Körperbewegungen werden zum Problem. Die Körperteile scheinen nicht mehr zusammenzupassen. Das pickelige Gesicht, der unzureichende oder zu früh einsetzende Bartwuchs ist von Schamgefühlen begleitet. Die bange Frage bewegt den Jugendlichen, ob er mit seinen Geschlechtsteilen nicht mangelhaft ausgestattet und ob alles eventuell zu klein geraten ist.

Die Unsicherheit ist tief greifend und verlangt nach Bewältigung, nach Kompensationen und nach Auswegen. Schwierige Situationen, die mit dem unangenehm erlebten und irritierenden sexuellen Körper konfrontieren, werden gerne vermieden oder verursachen Angst. Mancher Jugendliche mag nicht mehr am Schulsport teilnehmen, alles, was mit dem äußeren Erscheinungsbild zu tun hat, wird ausgeblendet. Andere Jugendliche beginnen, sich heftig zu schminken, ihr Gesicht unter Schminke oder Ornamenten zu verdecken. Wieder andere behängen sich mit Attributen und Accessoires, die eine Zugehörigkeit zu bestimmten Gruppen sichern und nach außen signalisieren sollen. Der punkige Haarschnitt, die vergammelten Hosen, die Tätowierung, das Piercing und die weite alles verbergende Kleidung sollen nach außen hin Sicherheit geben. Aussagen wie »Ich weiß überhaupt nicht, wer ich bin und wer ich sein möchte« sind typisch und drücken die Identitätssuche aus. Mal jungenhaft, mal mädchenhaft, mal Kind, mal Erwachsener, mal grau, mal grell, je nach innerer Befindlichkeit – so pendeln Jugendliche zwischen verschiedenen Vorstellungen von sich selbst hin und her. In der Regel führt die Auseinandersetzung mit den körperlichen Veränderungen dazu, dass der Jugendliche sich damit arrangiert, seinen eigenen Typ findet und entwickelt. Dabei werden Idealvorstellungen, wie man sein möchte, mit tatsächlichen, realistischen Bedingungen so weit wie möglich in Einklang gebracht. Dieser Prozess der Aussöhnung mit dem veränderten Körper in das Selbstbild wird durch den expandierenden Markt der Schönheitsoperationen erschwert.

2.4.2 Loslösung von den Eltern

Jugendliche kämpfen in dieser Phase um Eigenständigkeit und Autonomie, wollen zugleich gesehen und versorgt werden. Aus diesem Widerspruch finden sie, aber auch die Eltern, mitunter nur schwer heraus. Eltern werden jetzt von ihren Kindern im Hinblick auf ihre Lebensform und ihre Beziehung zueinander kritisch betrachtet und geprüft. Es ist die Zeit, da die Eltern sich oftmals fragen und infrage stellen müssen, ob das, was sie vorleben, ihr eigener Lebensentwurf tatsächlich zum Nachahmen und zur Identifizierung geeignet sind.

Ist das, was die Eltern vorleben, unattraktiv, kommt es entweder zu heftigen Auseinandersetzungen oder der Jugendliche zieht sich enttäuscht zurück. Was von den Eltern gesagt und vorgelebt wird, wird dann nur noch negativ beurteilt. Häufiger wird der Dialog mit den Eltern mit der Folge wechselseitiger Verständnislosigkeit ganz abgebrochen. Mit dem abrupten Bruch mit den Eltern, der die notwendige innere und äußere Auseinandersetzung verhindert, hält der Jugendliche an den idealen Elternbildern seiner Kindheit fest. Die Auseinandersetzung mit den Eltern ist notwendig, weil der Heranwachsende sie realistischer mit ihren jeweiligen Stärken und Schwächen sehen kann und sich potenziell irgendwann einmal mit ihnen und ihrer Unvollkommenheit aussöhnen kann. »Wir kämpfen um unsere Träume und die (Eltern? Erwachsenen?), die sie zu verhindern suchen, wissen warum, sie kommen darin nicht vor« (Zitat aus einem Flugblatt von Jugendlichen). Hier werden Träume von einer besseren Welt beschworen, die aus Idealvorstellungen genährt sind und mit der als böse und bitter empfundenen Realität der Erwachsenenwelt nicht übereinstimmen. Träume von einem besseren Leben haben eine wichtige zukunftsweisende Funktion. Ist die Kluft zwischen ersehntem

Traum und bitterer Realität jedoch zu groß, wird es schwer, manchmal unmöglich, akzeptable Lebensverhältnisse zu finden.

Die Loslösung von den Eltern mit ihrer tatsächlichen oder in Träumen herbeigesehnten Bedeutung und Stärke verlangt von jedem Jugendlichen Trauerarbeit. In Verbindung mit einem Trauer- und Trennungsprozess macht der Heranwachsende ein narzisstisches Durchgangsstadium (Blos 1973) durch, das für die Bewältigung der Adoleszenz eine wichtige Bedeutung hat. Dieses Stadium ist vorübergehend und bei einigen Jugendlichen weniger, bei anderen stärker ausgeprägt und im letzteren Fall oft schwer zu ertragen. Übergangsformen zwischen Abhängigkeit und Selbstständigkeit, die zur Bewältigung der Trennungskrise dienen, sind für diese Entwicklungszeit typisch. Eltern werden durch das teils unverantwortliche, teils selbstschädigende Verhalten ihres jugendlichen Kindes immer wieder auf den Plan gerufen. Sie werden veranlasst zu kontrollieren, zu überwachen und hinter ihrem Kind herzulaufen, für es zu sorgen und fürsorgliche Funktionen zu übernehmen. Ob sich das an der Ernährung manifestiert oder in seinen Belangen im Hinblick auf Schule, Körperpflege oder Kleidung nur mangelhaft oder schlampig wahrnehmenden Verhalten zeigt oder ob es sich um andere Formen mangelhaften Für-sich-Sorgens oder Sorgen-Könnens handelt – immer braucht der Jugendliche Zeit, um die fürsorglichen elterlichen Funktionen selbst zu übernehmen und sich damit zu identifizieren. In jedem Fall erfolgt dieser Prozess schrittweise. Der Loslösungs- und Verselbstständigungsprozess des Jugendlichen wird auf dem Hintergrund der in der Kindheit erreichten Loslösung und Verselbstständigung wieder belebt und vom Jugendlichen alters- und entwicklungsspezifisch neu durchlebt und gestaltet. Es ist ein Prozess, der Gefahren aber auch Chancen für die weitere Entwicklung mit sich bringt.

Ein passiv verwöhntes Kind etwa, dem von einer überängstlichen Mutter anstehende Schwierigkeiten immer wieder aus der Hand genommen wurden und dem die Mutter wenig zutraute, wird im Jugendalter Mühe haben, Schritte von den Eltern weg in Richtung Selbstständigkeit zu gehen. Wenn solche Kinder in der Familie besondere Funktionen haben, z. B. für die Mutter als Trost oder gar als Ersatz bei einer anhaltenden und nicht zu überwindenden Ehekrise gebraucht werden, wird die Trennung besonders schwer. Der Jugendliche merkt, dass seine Eltern sich nichts mehr zu sagen haben, wenn er sie verlässt, und fürchtet zu Recht, dass sie sich womöglich trennen, dass der Lebensinhalt der Mutter verloren geht und sie in Depression oder Resignation verfallen könnte. Die Loslösung des Jugendlichen von den Eltern bedeutet immer auch eine Loslösung der Eltern von ihrem jugendlichen Kind und mündet nicht selten in einer Familienkrise. Man kann von einer »familiären Adoleszenzkrise« sprechen, die alle Familienmitglieder erfasst.

Manche Jugendliche trennen sich abrupt mit 15 Jahren von der Familie und verselbstständigen sich forciert. Andere wohnen bis zum Alter von 25 Jahren zu Hause. Die äußeren Faktoren alleine sagen noch nichts über den inneren Trennungsprozess aus. Der jugendliche »Nesthocker« hat nicht unbedingt weniger innere Trennungsschritte von den Elternfiguren vollzogen als der Jugendliche, der schon früh und abrupt seine Eltern verlässt.

2.4.3 Neue Beziehungen zu Gleichaltrigen

Die Kontakte zu gleichaltrigen, sowohl gleichgeschlechtlichen als auch andersgeschlechtlichen Jugendlichen bekommen in der Adoleszenz eine herausragende Bedeutung. Sie unterstützen die Ablösung von den Eltern und das Finden von Normen und Orientierungen in Abgrenzung zur Erwachsenengeneration.

Dabei ist die Integration von sexuellen Bedürfnissen in die Beziehung zum Freund bzw. zur Freundin eine schwierige Aufgabe. Es gibt Jugendliche, die ihre Hungergefühle oder das Bedürfnis nach Nahrung überwinden, sobald sie einen Freund oder eine Freundin gefunden haben. Andere stürzen sich geradezu in sexuelle Beziehungen zu Gleichaltrigen oder zu Älteren. Sie werden mit den andrängenden Triebimpulsen nicht fertig, weil sich unbewusste sexuelle Impulse auf den gleich- oder gegengeschlechtlichen Elternteil richten und sie sich davon bedroht fühlen. Wieder andere onanieren exzessiv und fantasieren sich dabei in eine Traumwelt. Die Integration der Sexualität in zwischenmenschliche Beziehungen ist schwierig. Sie setzt die Fähigkeit zur Steuerung und Integration dieser Gefühle und Impulse voraus. Die Entwicklung einer geschlechtsspezifischen Identität, Frau bzw. Mann sein zu wollen, ist dazu notwendig. Laufer (1980) sieht darum in der Bildung der definitiven Sexualorganisation die zentrale Aufgabe der Adoleszenz.

Auf dem Weg der Verselbstständigung und Individuation kommen dem Jugendlichen eine Reihe von Übergangsbedingungen zu Hilfe; Mittel, Werkzeuge und Medien, die die Funktion von Übergangsobjekten haben (Downey 1978; Winnicott 1965/1974). Der Begriff »Übergangsobjekt« bezieht sich auf die Beobachtung, dass Kleinkinder sich auf dem Weg der Trennung von der Mutter und der Selbstfindung mithilfe von Objekten wie Kuscheltieren, Teddys, einem weichen Tuch oder ähnlichem vor dem Alleinsein und der Gefahr des Im-Stich-gelassen-Seins schützen. Zwar findet bei Jugendlichen die Ablösung von den Eltern auf einem anderen Niveau statt; dennoch haben Mittel wie das Führen eines Tagebuches, die Zugehörigkeit zu einer Jugendgruppe, die schmückenden Accessoires, Idole in Film, Fernsehen und Literatur vergleichbare Funktionen und dienen letztlich der Selbstfindung. Äußere Uniformierung mit bestimmten Attributen kann für Jugendliche ein probates Mittel sein, um durch sichtbare Angleichung an ausgewählte Gruppennormen die oft erheblichen Verunsicherungen und Beunruhigungen infolge von körperlichen Veränderungen einschließlich veränderten Gesichtszügen zu nivellieren. Diese Attribute haben ebenfalls die Funktion von Übergangsobjekten. Sie unterstützen den Jugendlichen im Trennungsprozess von infantilen elterlichen Objekten. Mit ihrem Symbol- bzw. Zitatcharakter (Baacke 1987, S. 90) bieten sie einen intermediären Erfahrungsbereich zwischen Familie und Gesellschaft und helfen, die innere und äußere Welt zu konturieren. Der Jugendliche bedient sich ihrer als Bindeglied, um neue Kompromisse auf dem Weg von einer infantilen zu einer erwachsenen Identität zu finden. Je unsicherer der Jugendliche ist, je labiler und erschütterter sein Selbstgefühl, umso mehr ist er auf Accessoires angewiesen.

So kann es sein, dass ein Jugendlicher sich auf diesem Weg der adoleszenten Individuation zunächst in einer sogenannten Ökosubkultur aufgehoben fühlt, dann zur Skinheadszene und schließlich in die Gruppe der Punks überwechselt (Baacke 1987). In Auseinandersetzungen mit den Eltern und verbreiteten gesellschaftlichen Lebens- und Wertvorstellungen probiert er auf diesem Wege verschiedene Lebenseinstellungen aus. Dieses Experimentieren, zu dem die Erprobung verschiedener Rollen und Gruppenzugehörigkeiten gehören, kann als eine Art sozialer Spiegel verstanden werden (Erikson 1976). Es ist ein Kräftemessen und Auseinandersetzen mit Umwelt und sozialer Mitwelt, die über das kindliche Spiel deutlich hinausgehen.

Die Hinwendung zur Drogenszene kann einerseits ein wichtiger Schritt in die Gleichaltrigengruppe sein, gleichzeitig zu einer problematischen Entwicklung beitragen. Drogen, okkultistische Praktiken oder Jugendsekten können dazu führen, wichtige Fähigkeiten der Lebensbewältigung und des Umgangs mit Realitäten, die Arbeits- und Beziehungsfähigkeit von Jugendlichen zu beeinträchtigen und zu zerstören sowie sie untüchtiger und lebensunfähiger werden zu lassen. Hier setzt sich leicht ein Teufelskreis in Gang. Weil die Alltagswelt als gefühlskalt, sinnentleert und oberflächlich erlebt wird, schließt sich der Jugendliche derartigen Gruppen an. Auf der Suche nach Sicherheit, Geborgenheit und Sinn verstrickt er sich in drogenähnliche Abhängigkeiten mit der Folge, dass er die Alltagswelt als zunehmend feindlich empfindet.

2.4.4 Selbstvertrauen und neue Wertorientierungen

Auch die vierte Aufgabe der Adoleszenz, die Entwicklung von Selbstvertrauen und eines eigenständigen Wertsystems, ist eine wichtige und schwierige Anforderung zugleich. Die kindlichen Norm- und Wertorientierungen sind ursprünglich ganz nach denen der Eltern ausgerichtet. Der Jugendliche stellt mit der Ablösung von den Eltern auch deren Werte und deren Normorientierungen in Frage. Er muss eigene, von der Zustimmung der Eltern unabhängige Wert- und Lebensvorstellungen entwickeln. Das bedeutet oft, dass bis dahin gültige Wertorientierungen zwar verloren gehen, neue zunächst jedoch noch nicht an deren Stelle gerückt sind. Dieser relative Verlust kann sich in antisozialen Verhaltensweisen, unter Umständen gar in kriminellen Handlungen bemerkbar machen. Kohlberg hat dieses Verhalten treffend als Raskolnikov-Syndrom bezeichnet (vgl. Keniston 1980). Er erklärt es als Folge einer passageren Über-Ich-Regression. Wert- und Normenorientierungen der Eltern und der Erwachsenenwelt werden überprüft und hinterfragt, inwieweit das Vorgelebte sinnvoll, vorbildhaft und lebenswert ist.

Gegenwärtige gesellschaftliche Werte, die mit technologischem Fortschrittsdenken, mit weiter expandierendem Wirtschaftswachstum oder mit militärischer Aufrüstung verknüpft sind, sind für viele Jugendliche fragwürdig. Skandale, die zu unserem Alltag gehören, wie die Vergiftung unserer Umwelt, die hohen Arbeitslosenquoten, die von Konsum und grenzenlosem Mediengebrauch geprägte gesellschaftliche Welt sind Bedingungen, die einige Jugendliche auf der Suche nach verbindlichen Werten eher zu Protest oder zum Ausstieg verleiten als zur Integration in diese Gesellschaft. Tatsächlich sucht der Heranwachsende nach Vorbildern und Identifikationsmöglichkeiten. Aber nicht blinde Überzeugungstreue kann Jugendliche zur Nachahmung verleiten. Notwendig ist vielmehr das Bewusstsein der Eltern, ihres eigenen Nichtwissens, ihrer eigenen Neigung zu Vorurteilen und ihrer Fähigkeit, einen Standpunkt einzunehmen, der auch Unzulänglichkeiten einschließt. Protest, Nachfragen und Infragestellen sind wichtig, weil so eigene Wertvorstellungen und ein moralisches Bewusstsein erst entwickelt werden können, wie eine amerikanische Untersuchung an jugendlichen Protestlern im Vergleich zu jugendlichen Nichtprotestlern deutlich macht. Dort wurde festgestellt, dass das moralische Entwicklungsniveau bei den Protestlern prozentual höher lag als bei den Nichtprotestlern (Smith, zitiert nach Keniston 1980, S. 298).

2.4.5 Soziale und berufliche Identität

Die Aufgabe der Entwicklung einer sozialen und beruflichen Identität steht am Ausgang der Adoleszenz. Der Identitätsentwicklung wird eine zentrale Rolle beigemessen. Mit dem notwendigen Prozess der Selbst- und Berufsfindung können infantile und aus der Kindheit fortdauernde Konflikte über die gewählte berufliche Ausrichtung und in der Berufsrolle auf einem neuen und gesellschaftlich integrierten Niveau ausgetragen werden, sie werden sublimiert. So kann es sein, dass ein Jugendlicher, der als Kind von Ungerechtigkeiten im Schulsystem beeindruckt war, es sich als Heranwachsender zum Ziel setzt, im Beruf des Lehrers dazu beizutragen, die schulische Ausbildung zu verbessern; oder, dass ein Kind, welches erleben musste, dass ein Elternteil schwer krank und hilfebedürftig war, davon das persönliches Ziel ableitet, einmal als Arzt arbeiten zu wollen (A. Freud 1936/1968, S. 95).

Im günstigen Fall werden dabei eigene lebensgeschichtliche Erfahrungen mit verallgemeinerten Idealvorstellungen verknüpft und zu beruflichen Zielen verdichtet (Erikson 1973). Gerade in Bezug auf die soziale und berufliche Identität entwickelt der Jugendliche wichtige und oft tragende Bewältigungsstrategien. Die Fähigkeit, produktiv mit konflikthaften psychischen Situationen umzugehen, hat vor allem Jugendforscher interessiert. Im Blickpunkt stehen dort die Ich-Fähigkeiten wie z. B. Konflikttoleranz oder die Wahrnehmung und der Umgang mit der Realität, die dem Jugendlichen zur mehr oder weniger geglückten Bewältigung verhelfen. Häufig sind Heranwachsende heute mit der Bewältigung ihrer adoleszenzspezifischen Aufgaben überfordert. Deshalb begegnen wir auf der einen Seite vielen Jugendlichen, die überangepasst und überkonform festgelegte Rollenerwartungen blind übernehmen, und auf der anderen Seite Jugendlichen, die Schritte der Integration in bestehende gesellschaftliche Subsysteme verweigern. Der überkonforme Jugendliche ist außerstande, sich gegen hohen Anpassungsdruck zu wehren, er übernimmt unkritisch vorfabrizierte Rollen, wichtige Entwicklungsschritte der Identitätsbildung unterbleiben. Der sich verweigernde Jugendliche zieht sich entweder in passiv-apathische Haltungen – unter Umständen mit Drogen- und Alkoholmissbrauch – zurück, oder entwickelt eine »Aussteigeridentität«, mit einem relativ starken Ich, wobei die angebotenen Rollen als unvereinbar mit den eigenen Idealvorstellungen erlebt werden.

2.5 Selbst- und Identitätsentwicklung in der Adoleszenz aus psychoanalytischer Sicht

Verschiedene psychoanalytische Theorien der Entwicklung gehen von Differenzierungsmodellen aus (Fast 1991; Kernberg 1979; Mahler 1978; Stern 1985/1996). Diesen Ansätzen zufolge ist die Vorstellungswelt des Menschen bei seiner Geburt undifferenziert. Im Verlaufe seiner Entwicklung bildet das Kind zunehmend komplexere Vorstellungen von sich und anderen, von Selbst und Objekt, männlich und weiblich, die ihm eine eigene Identität im Zusammenspiel von Innen und Außen ermöglichen. Differenzierungsprozesse werden von Verlusterfahrungen begleitet. Nach Loewald (1986) geht es in der menschlichen Entwicklung letztlich darum, die ursprüngliche Einheit mit dem frühen primären Objekt auf immer komplexeren Differenzierungs- und Objektivierungsebenen zu erhalten, sie angesichts zunehmender Loslösung wiederherzustellen. Die Gegenwart des Objekts ist erforderlich, um sich selbst zu erkennen, zu erfahren und zu konturieren. Erst die Sicherheit, die aus der Verbundenheit und Ähnlichkeit mit dem Objekt resultiert, erlaubt Separation.

Prozesse der Differenzierung und Trennung finden nicht nur in der frühkindlichen

Entwicklung statt, sondern vor allem in der Adoleszenz. In dieser Zeitspanne werden Schritte der Loslösung und Individuation teils wieder belebt, in wichtigen Bereichen jedoch erstmals in Neuschöpfungen vollzogen (Blos 1973; Josselson 1980).

Jeammet (2004) sieht in diesem Paradoxon des Einsseins und der Separation ein Dilemma, in dem wir in unserer Entwicklung verfangen sind: Um selbst zu werden, brauchen wir andere, von denen wir uns gleichzeitig unterscheiden müssen. Die Festigkeit der narzisstischen Fundamente bilde – so Jeammet – einen Teil des Schutzschildes gegen die Anziehungskraft des Objekts – vor allem in der Adoleszenz. Sie stelle eine Grenze und einen Filter her, der mangelhaft gerät, wenn die Objektbeziehung zu verwirrend wird.

So pendelt der Jugendliche zwischen Ablösungs- und Individuationsbestrebungen auf der einen Seite und der Suche nach Sicherheit und Übereinstimmung, die er in neuen wichtigen Personen auf einer anderen Ebene zu finden glaubt, auf der anderen Seite. Er distanziert sich von den Eltern und deren vorgelebten Stilen. Zunehmend unabhängig von ihnen entwickelt er eigene handlungsanleitende und steuernde Instanzen, um schließlich auf einem abstrakteren Niveau wieder Übereinstimmung mit den Eltern zu finden (Bürgin 1998). Bei dieser Aneignung von Steuerungen geht es nicht um basale Fähigkeiten der Selbstregulation. Diese wurden unter hinreichend guten Bedingungen in der frühen Interaktion entwickelt.

Fonagy et al. (2004) betrachten die Adoleszenz unter dem Aspekt der Mentalisierung, die sich als Fähigkeit im Kontext einer frühen und sicheren Bindungsbeziehung durch einen Spiegelungsprozess entwickelt. Durch Integration verschiedener Modi des Umgangs mit innerer und äußerer Realität wird die Fähigkeit zur Mentalisierung, zur selbstreflexiven Betrachtung von sich selbst und anderen entwickelt. Fonagy et al. (2004) konzentrieren sich auf zwei Reifungsprozesse in der Adoleszenz,

- dem Sprung zu formalen Denkoperationen, der das Bedürfnis nach interpersonalem Verstehen verstärkt, und
- dem Drang nach Separation von den äußeren und innerlich repräsentierten Eltern.

Die Fähigkeit zur Mentalisierung wird in der Adoleszenz bei bereits entwickelter Symbolisierungsfähigkeit durch neue kognitive Potenziale erweitert. Die entwicklungsbedingte Hypersensibilität für mentale Zustände kann den Jugendlichen überfordern, sodass er, statt auf Gedanken und Gefühle zurück zu greifen, sich durch körperliche Symptome und Aktionen ausdrückt. Innere Kohärenz und mentale Separation von Selbst und Objekt setzen die physische Anwesenheit des Anderen voraus. Einem Jugendlichen, der Affekte in sich selbst und anderen zunehmend wahrnimmt, stellt sich die Welt wesentlich komplizierter dar. Er braucht Zeit, um sich aus Interaktionen oder von der Mentalisierung zurückzuziehen. Die verbesserten kognitiven Funktionen erweitern das Mentalisieren, was potenziell unerträgliche Gefühle mobilisiert. Zusammenbrüche in der Adoleszenz resultieren aus einer unzulänglich entwickelten Reflexionsfunktion (Fonagy et al. 2004).

Interessant sind in diesem Zusammenhang Untersuchungen zu Bindungsmustern in der Adoleszenz (Seiffge-Krenke 2004a). Danach scheint in der frühen und mittleren Adoleszenz eine Art »Bindungsloch« in Bezug auf die Eltern vorzuliegen. Das wird darauf zurückgeführt, dass in diesen Phasen Entscheidendes verschwiegen wird (»cool sein«). Andererseits können neue Bindungen zu Peers oder romantischen Partnern nur dann hergestellt werden, wenn sich die Bindung an die Eltern gelockert hat. Aus entwicklungspsychologischer Sicht würde die geringe Stabilität im Bindungsverhalten in der Hochphase der Ablösung von den Eltern und der Neuorientierung in Bezug auf enge Freunde psychoanalytische Theorien zur Adoleszenz unterstützen.

2.5.1 Das Selbst am Ende der Latenz und vor Beginn der Adoleszenz

Am Ende der ödipalen Phase hat das Kind die Fähigkeit zur Selbst- und Objektkonstanz erworben, die Instanzen Ich, Es und Über-Ich haben sich differenziert. Von jetzt ab steuern die verinnerlichten Selbst- und Objektrepräsentanzen zunehmend das Trieb- und Affektleben und – abhängig von den bereits entwickelten und sich entwickelnden Ich-Fähigkeiten im sozialen, kognitiven und motorischen Bereich – das narzisstische Gleichgewicht. Die Fähigkeit zur Symbolisierung in Sprache und Spiel ermöglicht die Kommunikation über konkrete innere Erfahrungen und Reflexivität. Die weitere Ausgestaltung der intrapsychischen Strukturen, die in die Lage versetzen, Signalängste, selbstkritische und selbstbestätigende Funktionen mit »anleitenden, anfeuernden und zwingenden inneren Prinzipien und Forderungen« zu verbinden (Jacobson 1973), ist jedoch noch abhängig von interpersonellen bzw. familiären Bedingungen. Das Selbst in der Latenz – damit ist die intrapsychische Struktur bestehend aus Selbst- und Objektrepräsentanzen gemeint – bleibt ein offenes System (Ornstein 1981).

In Abhängigkeit von seiner Reifung bewegen sich beim Kind die moralischen und ethischen Vorstellungen von ursprünglich konkreten Fantasien zur Stufe eines mehr begrifflichen, abstrakteren und zu Unterscheidungen fähigen Verstehens der Eltern (Jacobsen 1973). In der Latenzzeit übernehmen die Eltern, aber auch Lehrer und andere Erwachsene in Bezug auf das kindliche Ich und Über-Ich wichtige regulative Funktionen und unterstützen die Umwandlung von interaktiver Erfahrung zu intrapsychischer Strukturbildung. Dieser Prozess findet in relativer Harmonie vor allem mit den verinnerlichten und realen Eltern statt. Das kommt in den Äußerungen von Latenzkindern zum Ausdruck: »Ich mache es so, wie meine Eltern es gut finden.« Selbst wenn durch die Eltern erhebliche Dissonanzen und Widersprüche gelebt und vermittelt werden, steht das Bemühen um Übereinstimmung mit ihnen im Vordergrund (vgl. auch Fairbairn 1952/2000), denn die Identifikationen des Latenzkindes mit den realen Eltern sind noch relativ global. Das hat zur Folge, dass auch Kinder mit einer unzureichenden strukturellen Entwicklung bedingt durch ihre Pseudolatenzorganisation (Burgner 1985) noch während ihrer Latenzzeit infolge der durch die Erwachsenen vorgegebenen Regulierungen relativ stabil erscheinen. In der Adoleszenz dekompensieren sie, da ihnen innere Strukturen fehlen, die bis dahin von äußeren Objekten mit abgedeckt wurden. Bleiberg (1988) spricht davon, dass der Glaube an die elterliche Omnipotenz noch intakt sei, Josselson (1980) hebt den in wichtigen Bereichen noch ungetrennten Status von Eltern und Kind hervor: »Das elterliche Ich wird vom Kind als Verlängerung des eigenen Ichs zur Bewältigung von Aufgaben benutzt.« Wolf (1980, 1988) vertritt die Auffassung, dass das Latenzkind die Eltern als eine narzisstische Extension zur Bewältigung seines Alltags und zur Regulierung seines Selbstwertgefühls für sich verwendet. Wolf postuliert eine Entwicklungsreihe der Selbstobjektbeziehungsformen. Ähnlich wie Kohut (1979) und Schore (1994, 2001: unter neurobiologischen Gesichtspunkten) sieht er einen Wandel in der Bedeutung des Selbstobjekts in Abhängigkeit vom erreichten Grad der Verinnerlichung und Strukturbildung. Je höher das Entwicklungsniveau ist, umso stärker verliert der Andere den Charakter eines Selbstobjekts und umso mehr werden singuläre Eigenschaften und Einstellungen wichtig. Nach der ödipalen Phase sind die Selbstobjektbeziehungen nicht mehr von Mutter **und** Vater abhängig, sondern austauschbar zwischen Mutter **oder** Vater. Erst in der Adoleszenz werden diese Selbstobjekte depersonalisiert und durch Wertorientierungen sowie kulturelle Ideale ersetzt.

Die Stufen des moralischen Urteils und des sozialen Regelverständnisses sind bis zum Ende der Latenz von Gehorsam, Pflichterfüllung und Konformität im Umgang mit Normen gekennzeichnet (Damon 1989) und Ausdruck der globalen und personifizierten Übernahme elterlicher Gebote. Es besteht eine narzisstische Einheit zwischen Latenzkind und Eltern. Man könnte auch von einem Werte-Narzissmus oder einem primären Wir-Gefühl sprechen. Die Übereinkunft mit den Eltern, die in dieser Zeitspanne gesucht wird, kann mit Emde (1991) »als ein Bedürfnis nach einer Welt geteilter Bedeutungen« angesehen werden. Emde beschreibt neben dem Ich-Gefühl und dem Gefühl für den Anderen das Wir-Gefühl als einen wichtigen dritten dynamischen Aspekt des Selbst-Systems, das während des dritten und vierten Lebensjahres große Bedeutung erhält: »Es ist zu früh, um sagen zu können, ob individuelle Unterschiede beim exekutiven Wir einen bedeutsamen und sensiblen Indikator für das spätere Auftreten von Problemen darstellen können« (Emde 1991, S. 774).

Dieses Wir-Gefühl löst sich am Beginn der Adoleszenz allmählich auf. Es ist davon auszugehen, dass das Wir-Gefühl im Laufe der Entwicklung Veränderungen durchmacht, vergleichbar mit denen des Über-Ichs. Das ursprünglich personalisierte Wir-Gefühl nimmt in der Adoleszenz allmählich und zunehmend depersonifiziertere und abstrakte Formen an. Es sind Prozesse, die zur Depersonalisierung von Ich-Ideal und Über-Ich führen. Der Umgang mit Regeln wird relativiert. Durch Distanzierungs- und Differenzierungsprozesse wird die bisherige Übereinkunft infrage gestellt.

2.5.2 Von der Einheit zur Differenzierung

Freud hat auf den Mythos Platons zurückgegriffen, den Aristophanes im Symposion entwickelt, um daran zu verdeutlichen, dass der Mensch einen früheren Zustand gleichsam triebhaft wiederherstellen möchte (Freud 1920/1976, S. 62).

Der Mythos des Aristophanes befasst sich mit dem Menschengeschlecht, das ursprünglich von anderer Gestalt war. Aristophanes stellt darin die ursprüngliche Vollkommenheit des Menschen, seine Entzweiung und die Sehnsucht nach Wiederherstellung von Vollkommenheit dar:

» Zuerst aber müsst Ihr die menschliche Natur und deren Begebnisse recht kennen lernen. Nämlich unsere ehemalige Natur war nicht dieselbige wie jetzt, sondern ganz eine andere. Denn erstlich gab es drei Geschlechter von Menschen, nicht wie jetzt nur zwei, männliches und weibliches, sondern es gab noch ein drittes dazu, welches das Gemeinschaftliche war von diesen beiden – das Mannweibliche. … Die ganze Gestalt eines jeden Menschen war rund, so dass Rücken und Brust im Kreise herum gingen. Und vier Hände hatte jeder und Schenkel, ebenso viele als Hände, und zwei Angesichter auf einem kreisrunden Halse einander genau ähnlich und einen gemeinschaftlichen Kopf für beide einander gegenüberstehende Angesichter, und vier Augen, auch zweifache Schamteile und alles Übrige wie es sich hieraus ein jeder weiter ausbilden kann. … An Kraft und Stärke nun waren sie gewaltig und hatten auch große Gedanken, … dass sie sich einen Zugang zum Himmel bahnen wollten, um die Götter anzugreifen. … Zeus sagte, ich glaube nun ein Mittel zu haben, wie es noch weitere Menschen geben kann und sie doch aufhören müssen mit ihrer Ausgelassenheit, wenn sie nämlich schwächer geworden sind. Denn jetzt, sprach er, will ich sie jeden in zwei Hälften zerschneiden, so werden sie schwächer und doch zugleich uns nützlicher. … Dies gesagt, zerschnitt er die Menschen in zwei Hälften, wie wenn man Früchte zerschneidet um sie einzumachen, oder wenn sie Eier mit Haaren zerschneiden. … Nachdem nun die Gestalt entzwei geschnitten war, sehnte sich jedes nach seiner anderen Hälfte und so kamen sie zusammen, umfassten sich mit den Armen und schlangen sich ineinander, und über dem Begehren zusammenzuwachsen, starben sie aus Hunger und sonstiger Fahrlässigkeit, weil sie nichts getrennt voneinander tun wollten. … Da erbarmte sich Zeus und gab ihnen ein anderes Mittel in die Hand, in denen er ihnen die Schamteile nach vorne verlegte, denn vorher trugen sie diese nach außen. … nun aber verlegte er sie ihnen nach vorne und bewirkte vermittels ihrer das Erzeugen ineinander, in dem Weiblichen durch das Männliche, deshalb damit in der Umarmung, wenn der Mann eine Frau träfe, sie zugleich erzeugten und Nachkommenschaft entstände. « (Platon 1991, S. 99)

Dieser Mythos des Aristophanes lässt sich als Modell verwenden, um verschiedene Schritte der Adoleszenz von Größenfantasien zur Entzweiung, dem Beinahe-Sterben hin zu neuen Verbindungen und Verschmelzungen in der Anerkennung der Generativität zu verdeutlichen. Zugleich wird die Problematik des regressiven Sogs in frühere Verschmelzungszustände sichtbar, die in Sackgassen mündet. Die »Entzweiung« des Jugendlichen vollzieht sich in kleinen Schritten und beginnt mit Differenzierungs- und Distanzierungsbemühungen, indem sie die bisherigen Übereinkünfte, vor allem mit den Eltern und deren Lebens- und Wertvorstellungen infrage stellen. Die Sehnsucht nach Wiederherstellung von Einheit und Vollkommenheit ist Motor der Adoleszenz. Diese Sehnsucht zeigt sich in den Aktivitäten und Beschäftigungen der Jugendlichen. Sie treibt den Jugendlichen hinaus aus der Familie, in die Fremde auf der Suche nach einer nicht-inzestuösen männlich-weiblichen und auch männlich-männlichen – in der Regel identifikatorischen – Vervollkommnung. Wie mit dieser Sehnsucht umgegangen wird, ob sie durch schnelle Befriedigungen bzw. Ersatzbefriedigungen verloren geht oder als Motor zum Üben und Erproben dient und damit ein Entwicklungsprogramm zum Großwerden oder Erwachsenwerden wird, entscheidet über den Verlauf der Adoleszenz. Gerade in der Adoleszenz bieten sich viele Möglichkeiten, auf schnellem Wege Größe zu erlangen und Möglichkeiten, die den Adoleszenzprozess blockieren, lahm legen oder sogar infrage stellen. Indem der Jugendliche sich schrittweise neue Fertigkeiten aneignet, ist er zunehmend in der Lage, realistische Bilder von sich selbst und anderen zu entwickeln. Diese progressiven Möglichkeiten und regressiven Gefahren lassen sich im Umgang des Jugendlichen mit seiner Gleichaltrigengruppe verdeutlichen, Symbole der Einheit, die Jugendkulturen vorgeben, Mythen vom richtigen Mann und den Omnipotenzfantasien in der Adoleszenz.

Auch wenn sich eine frühkindliche Grundmelodie von Trennung und Einssein durch die gesamte Entwicklung zieht, so gestalten sich diese Prozesse in der Adoleszenz doch neu und anders. Die Schritte der Ablösung, des Aushandelns neuer Beziehungsformen mit den Eltern (Flammer u. Alsaker 2002) und der Identitätsentwicklung gehen mit charakteristischen Veränderungen der Beziehung des Jugendlichen zu sich selbst und zu seiner Umwelt einher. Die äußeren Veränderungen sind Folge der sich verändernden Selbstkonfiguration im Verhältnis zu inneren und äußeren Objekten. Diese Schritte lassen sich einer frühen, mittleren und späten Adoleszenz zurechnen:

- Die **Frühadoleszenz** beschreibe ich als Zeit, in der erste Schritte der Ablösung mit Abschirmung und Distanzierung von den Eltern und den »mit ihnen geteilten Bedeutungen« stattfinden, die das »Wir-Gefühl« (Emde 1991) bzw. die Selbst- und Objektrepräsentanzen der Latenz bestimmt haben.

- In der **mittleren Adoleszenz** werden mit Zunahme des Egozentrismus passagere Stabilisierungen mithilfe von narzisstischen Selbstkonfigurationen und Selbst-Stützen wichtig, die im Prozess der Ablösung und Identitätsfindung neue Spielräume eröffnen.
- Mit der **Spätadoleszenz** werden Ablösung und Identitätsfindung zu einem vorläufigen Abschluss geführt und realistische Selbst- und Objektbilder entwickelt. Identität ist dabei eine nie abgeschlossene Konstruktion in einem fortwährenden dialektischen Zusammenspiel von innen und außen (► Tab. 2-2).

2.5.3 Frühadoleszenz

Die Phase der Abschirmung

Blos hat die Phase der Prä- und Frühadoleszenz als eine Zeit der Zunahme des Triebdrucks mit Schwächung des Ichs und Über-Ich »durch Absetzung der inzestuösen Liebesobjekte« (Blos 1973) gekennzeichnet. Tatsächlich ist die Zeit der frühen Adoleszenz der Beginn einer »zweiten Wirklichkeit« (Fend 1990). In dieser Phase wird äußeres Verhalten von innerem Erleben abgetrennt und der Jugendliche wird mehr zu dem, was er sein möchte, z. B. cool sein. Coppolillo (1991) beschreibt anschaulich, dass der innere Wahrnehmungsraum, der beim Kind noch wenig ausgebildet ist, erst in der Adoleszenz entwickelt wird. Die zwei Wirklichkeiten, die sich nun herausdifferenzieren, sind einmal die, die der Jugendliche innerlich erlebt und zunehmend nach außen abschirmt, und zum anderen die, die er nach außen hin vorgibt zu sein. In Verbindung mit der »Transformation des Denkens, das sich von konkreten und aktuellen Feststellungen loslöst« (Piaget u. Inhelder 1977), entwickelt der Jugendliche übergeordnete affektiv-kognitive Strukturen, die ihm ein umfassenderes und eigenständiges Denken in Bezug auf sich selbst und seine Umwelt ermöglichen. Hier sind Veränderungen der Informationsverarbeitung im Kontext veränderter Erwartungen der Umwelt von zentraler Bedeutung (Helbing-Tietze 2004). Neue Mentalisierungsfähigkeiten führen zu Verunsicherungen. Der adoleszentäre Egozentrismus erklärt sich daraus.

Tab. 2-2 Phasen der Ablösung und Identitätsentwicklung.

Phase	Ablösung	Identitätsentwicklung
1. Phase	Differenzierung Infragestellung der infantilen Elternbilder	Schamkrise Infragestellung des infantilen Selbstbildes
2. Phase	Üben und Erproben mit passagerer Verwendung narzisstischer Selbstkonfigurationen und Übergangsobjekte	
3. Phase	zunehmende Getrenntheit Überwindung des narzisstischen Durchgangsstadiums	
	Entwicklung zunehmend realistischer Elternbilder	Entwicklung eines zunehmend realistischen Selbstbildes

Probleme, die mit der psychischen Verarbeitung und den körperlichen Veränderungen der Pubertät verbunden sind, finden mittlerweile zunehmende Beachtung (Schier 2012). Ein dermaßen herausgehobenes Ereignis wie etwa die Menarche des Mädchens bringt tief greifende intrapsychische und interpersonelle Prozesse in Gang (vgl. Flaake 2012; King 2012; Waldeck 1988, 2003). Dabei handelt es sich bei diesen Reifungsvorgängen um Schwellenerfahrungen, die – indem sie als Geheimnisbereiche abgeschirmt werden – entscheidend dazu beitragen, dass Außen- und Innenwelt getrennt werden. Schamgefühlen kommt hier eine zentrale, organisierende Rolle zu. Brouchek (1991) bezeichnet den Schamaffekt als Schlüsselaffekt zur Bildung einer personalen Identität: »Erst indem ich mich als Objekt der Betrachtung anderer wahrnehme, gelange ich zu einem Bewusstsein von mir selbst« (Brouchek 1991, S. 39). Schamgefühle treten in solchen Momenten auf, in denen die erwartete oder bisher erfahrene Übereinkunft mit bedeutsamen äußeren Objekten in der Adoleszenz misslingt, zumeist den Eltern. Ausgelöst durch psychobiologische Reifungsvorgänge – dem Erleben, ein Fremder in seinem Körper zu sein und der Erfahrung, dass bisherige infantile Bewältigungsstrategien versagen – kommt es zu einer Krise, die ich in Anlehnung an Brouchek (1982, 1991) als Schamkrise bezeichnen möchte. Nach Brouchek (1982) geraten Kinder erstmals im Alter von 18 bis 24 Monaten in eine Schamkrise, weil sie sich in dieser Phase als Objekt der Betrachtung anderer wahrnehmen. Sie stellen nun eine Diskrepanz zwischen vorgestelltem grandiosem Selbst und wahrgenommenem aktuellen Selbst fest und erleben dadurch ausgelöst einen kognitiven Schock, der die Selbst-/Objekt-Differenzierung einleitet. Vergleichbares ereignet sich in der frühen Adoleszenz.

Der Jugendliche kann mit seinem aktuell wahrgenommenen Selbst weder auf bisherige Vorstellungen zurückgreifen, noch hat er neue, akzeptable Selbstvorstellungen parat. Massive Schamgefühle sind die Folge. Die Erfahrung, sich im Blick auf sich selbst wie in den Augen anderer fremd zu sein, stellt das stille, automatische Funktionieren des Selbstgefühls der Latenz infrage. Der Jugendliche erfährt ein developmental lag: »The body has changed, but the mind has not been able to keep up« (Giovacchini 1978, S. 325). Erlich (1990) verwendet dafür das anschauliche Bild eines eifrigen Gastes, der zu einer Party, die noch nicht begonnen hat, zu früh erschienen ist und sich noch für einen kleinen Augenblick im Foyer aufgehalten findet.

Die bis jetzt vorherrschende, relativ spannungsfreie Übereinkunft mit den Eltern, das Bedürfnis nach einer Welt mit ihnen geteilter Bedeutungen, das Arrangement zwischen den bis dahin entwickelten Selbst- und Objektrepräsentanzen werden brüchig. Die Zeit der Differenzierung mit der Überprüfung und Infragestellung unpassend gewordener Selbst- und Objektbilder hat begonnen. Solche Differenzierungsprozesse, im Zuge derer der Jugendliche sich selbst und den anderen durch Abweichungen von bisherigen Übereinkünften erkennt, sind eine Voraussetzung für das Erleben von Trennung überhaupt und damit Wegbereiter für die Identitätsbildung.

Geheimnisse über den Körper und die eigenen Vorstellungen über das andere Geschlecht werden zum Angelpunkt neuer Objektbeziehungen. Der frühadoleszente Jugendliche gibt zwar seine Abhängigkeit vom elterlichen Ich in weiten Teilen noch nicht auf; einige Bereiche, zu denen die Beschäftigung mit körperlichen Veränderungen und der erwachenden Sexualität gehören, werden jedoch von der früheren Abhängigkeit von den Eltern ausgespart und abgeschirmt und schaffen eine zweite Wirklichkeit. Die **Abschirmung**, ausgelöst durch die Schamkrise und die Distanzierung von den elterlichen Vorstellungen und deren Introjekten, die bis dahin anleitende Funktionen hatten, die soziale Wirklichkeit definierten und Werte bestimmten und bestätigt haben, sind erste Schritte der Loslösung. Allerdings wäre es zu einfach, anzunehmen, dass die Abschirmung in der Frühadoleszenz allein als Folge der Veränderung des eigenen Körpers eintritt (Helbing-Tietze 2004). Die Unsicherheit, nicht einschätzen zu können, wie andere auf die eigenen – auch körperlichen – Veränderungen reagieren und die mangelnde Kompetenz, auf den anderen Einfluss zu nehmen, führt zu Abschirmung. Diesbezügliche Fehlschläge sind beschämend.

In keiner anderen Phase sind Jugendliche in der therapeutischen Arbeit so schwer zugänglich wie in diesem Entwicklungsabschnitt. Der Therapeut gerät in der Regel innerhalb kurzer Zeit in die Position des eindringenden, vereinnahmenden Objekts, das jene abgeschirmten Bereiche gefährdet. Das Fantasma des wieder verschlingenden Objekts löst Angst aus (Bohleber 1992), eine besondere Gefahr und Gefährdung bei der Entstehung von Persönlichkeits- und Verhaltensstörungen in der Adoleszenz (Jeammet 2004).

Dies führt in der Regel zu heftigen Gegenreaktionen (Blos 1973; Fraiberg 1955; Harley 1970). Die normale entwicklungsspezifische Reaktion des Frühadoleszenten erfordert vom Therapeuten besondere therapeutisch-technische Modifikationen, die die aktive Steuerung der Abschirmung stützen. Konfrontiert mit seiner inneren Unsicherheit entwickelt der Jugendliche bei den ersten Schritten in Richtung auf zunehmende Autonomie Verhaltensweisen, die dazu dienen, die Beziehung zu sich selbst und zu seinen Objekten zu regulieren und zu kontrollieren. Das Gefühl innerer Unsicherheit macht das Subjekt noch empfänglicher für Reize seiner Innenwelt wie auch aus der Außenwelt (Jeammet 2004).

Wie Felduntersuchungen zeigen (z. B. Fend 1990), ist das **Abschirmungsverhalten** bei Jungen und Mädchen unterschiedlich. Während Jungen in dieser Entwicklungsphase eine mehr »nach außen gerichtete Distanzierung vom sozialen Erwartungshorizont in der Schule und im Elternhaus zeigen« (Fend 1990, S. 120), verarbeiten Mädchen Probleme eher nach innen: Ihre Selbstaufmerksamkeit und Selbstexploration nehmen zu. Waldeck (1988) meint, dass den Mädchen in unserer Gesellschaft im Moment des Frauwerdens eingeschrieben werde, dass die Menstruation schmutzig sei und deshalb versteckt werden müsse mit der Folge, dass der Stolz auf den weiblichen Körper gebrochen wird. Die unterschiedlichen Formen der Differenzierung bzw. Distanzierung oder Abschirmung stehen nach meiner Erfahrung jedoch weniger in Verbindung mit einer unterschiedlichen Bewertung von Männlichkeit und Weiblichkeit. Vielmehr gewährt die Tabuierung der Menstruation dem Mädchen einen Freiraum insofern, als dieser Bereich relativ unberührt von Ritualen und Reglementierungen bleibt, ein Freiraum, der Möglichkeiten selbstreflexiven Denkens eröffnet. Denn »... das selbstreflexive Denken ist ein Instrument der Suche nach dem Sinn ... das Ritual ist ein Mittel zur Durchsetzung eines Sinnes, der nicht mehr hinterfragt werden soll« (Erdheim 1990, S. 19).

Die Schamkrise und ihre unterschiedlichen Verarbeitungen

Die Begegnung mit Schamgefühlen im Blick des Anderen (Seidler 1995) wurde in ihrer Gewichtung für die Identitätsbildung lange unterschätzt. Tatsächlich kommt deren Bedeutung schon in der Vertreibung von Adam und Eva augenscheinlich zum Ausdruck. Das Erwachen ihrer Scham, die von einem neuen Bewusstseinszustand begleitet ist, erscheint hier der Erfahrung ähnlich, der Frühadoleszente zwangsläufig begegnen. Zunächst lebten Adam und Eva in einem Zustand von unbekümmerter Übereinkunft mit Gott, jenseits von Schamgefühlen und ohne Bewusstsein ihrer selbst. Durch den Genuss der verbotenen Frucht erreichen sie einen neuen Zustand, einen – so könnte man sagen – Zustand der Mentalisierung oder Selbstreflexivität.

Im Moment der Erkenntnis, der Entstehung einer zweiten Wirklichkeit, einer kritischen selbstreflexiven Betrachtung, sehen sich Adam und Eva als zwei verschiedene Wesen und als Personen mit unterschiedlichem Geschlecht, das sie nun schamhaft zu verbergen suchen. Solche einschneidenden Wahrnehmungen sind charakteristisch für die Adoleszenz. Seidler (1995) beschreibt am Sündenfall den Prozess der Differenzierung zwischen Mann und Frau in Verbindung mit dem Schamaffekt, beachtet jedoch nicht, dass die Erweiterung der Fähigkeit zur Selbstreflexivität ein adoleszenztypischer Entwicklungsschritt ist.

Abhängig davon, wann die Geschlechtsreife einsetzt, reagieren Jungen und Mädchen angesichts ihrer körperlichen Veränderungen mit unterschiedlichen Befürchtungen von Mangelhaftigkeit und Unzulänglichkeit. In jedem Fall wird das ehemals stabile Selbstgefühl, das wesentlich durch die relativ spannungsfreie Übereinkunft mit den Eltern und der Umwelt bestimmt war, durch die körperlichen Reifungsvorgänge und die sich verändernden Beziehungen erschüttert. Anderen und sich selbst als fremde Person gegenüberzustehen, mobilisiert Beschämungsängste. Diese Ängste haben bei Mädchen und Jungen meist verschiedenes Ausmaß, sind von unterschiedlicher Qualität und führen zu jeweils anderen Bewältigungsversuchen. Die Menarche und die jetzt folgenden Monatsblutungen werden im Erleben weiblicher Jugendlicher nicht selten mit körperlicher Versehrtheit verknüpft. Die beim Mädchen in der Latenzzeit vielfach festzustellende relative narzisstische Unversehrtheit, die häufig mit der Illusion einhergeht, einen Phallus zu besitzen, wird durch die plötzlich einbrechende Menarche zerstört. Diese körperlichen Vorgänge stellen die bisher erreichte Persönlichkeitsorganisation einschneidender und abrupter infrage, als das bei männlichen Jugendlichen der Fall ist. Die verstärkte Innenwendung des Mädchens kann als Folge der beim Frauwerden zentralen Bedeutung des Körpers und eines damit verbundenen intensiven Schamerlebens angesehen werden. Anders als Jungen besetzen Mädchen nicht ihre Geschlechtsorgane, sondern ihren Körper als Sexualorgan (Jacobson 1973) und sind deshalb besonders starken Beschämungsängsten ausgesetzt. Als Ziel fremder Blicke mit einen in seinen Konturen deutlich sich verändernden Körper geht ihnen viel eher die Subjekthaftigkeit ihrer dualen Natur, nämlich Subjekt und Objekt eigener und fremder Betrachtung zu sein, verloren. Das Mädchen erfährt eine befremdliche, von eigenen inneren Impulsen unabhängige Sexualisierung seines Körpers. Sexualität ist etwas, was andere an ihr entdecken (Hagemann-White 1992). Als Objekt den Wahrnehmungen anderer ausgesetzt, dient dem Mädchen die vermehrte Innenwendung und Abschirmung als Schutz. Jungen gelingt es offenbar eher, sich als selbstbestimmende Subjekte zu fühlen und sich durch Verleugnung der Bedeutung des fremden Betrachters abzuschirmen. Das zeigt sich in ihrer meist entschiedeneren äußeren Distanzierung von den Erwartungen von Eltern und Lehrern. Das darauf folgende narzisstische Durchgangsstadium wird durch diese Vorgänge eingeleitet.

Kanalisierungen des zunehmenden Triebdrucks – Grauen, Mutproben und Suchtverhalten

In der frühen Adoleszenz entwickelt sich vor allem bei männlichen Jugendlichen eine besondere Faszination für Grauenvolles und Unheimliches, Horrorvideos sollen Thrillerlebnisse vermitteln (► Abb. 2-3).

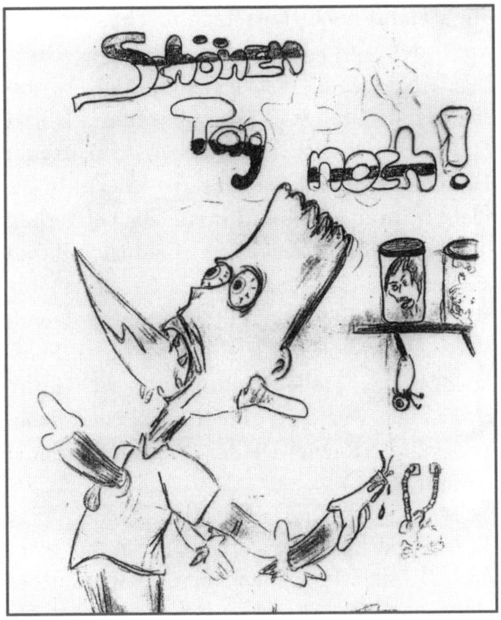

Abb. 2-3 Zeichnung eines 13-Jährigen: verliebt in das Grauen.

Ausgelöst durch den pubertären Triebschub tauchen Trieb- und Affektregungen aus der Verdrängung der Latenzzeit wieder auf. Der Triebdruck, der zu einer wahllosen Besetzung prägenitaler Befriedigungsarten führt, zeigt sich deutlicher bei männlichen Frühadoleszenten. Dabei scheint die prägenitale Triebbesetzung den Charakter einer Verteidigung im Umgang mit Kastrationsangst und dem regressiven Sog zur frühen Mutter zu haben. Im Gegensatz zum Mädchen ist der Junge in seiner Entwicklung auch noch während der Latenzzeit körperbetonter, aggressiver und oft weniger kontrolliert. Das Über-Ich ist meist strenger, unbarmherziger, ohne jedoch besonders erfolgreich in seinen Funktionen der Beschränkung und Regulierung des Verhaltens oder der Fantasie zu sein. Dies mag eine Erklärung dafür sein, dass männliche Pubertierende heftiger als Mädchen von verpönten oral-süchtigen, polymorph-perversen und anal-sadistischen Triebregungen bedrängt werden. Beim Mädchen überwiegt demgegenüber eine Regression zur oral-kooperierenden Phase der Entwicklung (Benedek 1956). In Verbindung mit der bereits beschriebenen Innenwendung und der verstärkten Beschäftigung mit Beschämungsgefühlen greift das Mädchen auf prägenitale Befriedigungsarten zurück oder wehrt sich durch eine forcierte Hinwendung zur Heterosexualität gegen den regressiven Sog der Mutter.

Freud hat sich in seiner Arbeit »Das Unheimliche« mit dem Schreckhaften, Angst- und Grauenerregenden beschäftigt (Freud 1917–20/1969). Er weist nach, dass das Unheimliche nicht wirklich Neues oder Fremdes ist, sondern dem Seelenleben von alters her vertraut ist – etwas Heimliches, das ihm durch den Prozess der Verdrängung entfremdet worden ist (S. 254). Im Grauenhaften werden verdrängte infantile Konflikte wieder belebt oder überwundene primäre Überzeugungen erneut bestätigt. Abgetrennte Glieder oder ein abgehauener Kopf sind unheimlich, weil sie eine Nähe zum Kastrationskomplex haben. Der Animismus, die Magie, die Zauberei, die Allmacht des Gedankens, die Beziehung zum Tod, die unbeabsichtigte Wiederholung und der Kastrationskomplex bestimmen solche unheimlichen Wiederbelebungen.

Vor diesem Hintergrund ist verständlich, dass in der Pubertät infolge der Wiederbelebungen präödipaler und ödipaler Triebkonflikte die Beschäftigung mit dem Grauen und der Angst-Lust der Auseinandersetzung, Befriedigung und Bewältigung des Triebdruckes und der Triebangst dient. Die polymorph-perverse triebhafte Angst- und Lustsuche sind Formen der Auseinandersetzung und Kompromissbildung zwischen Überwältigung und Kontrolle von Triebimpulsen. Die Lektüre von Büchern wie die von Steven King (»Es«, »Friedhof der Kuscheltiere«) konfrontiert Jugendliche mit bedrohlichen, lustbesetzten, triebhaften Auswüchsen. Von männlichen Jugendlichen verfasste Geschichten, die ich habe lesen können, zeigen, wie sehr sie den Gefahren entsprechen, die Heranwachsende in dieser Zeit beschäftigen.

In einer Zeitungsmeldung wurde vor einiger Zeit berichtet, dass vier Jugendliche, zwei Jungen und zwei Mädchen, mit einem Auto auf einen Bootsanleger fuhren. Wegen Glatteisbildung konnte das Auto nicht rechtzeitig halten und stürzte mitsamt den Insassen ins Wasser. Zwei Jugendliche konnten sich retten, die beiden anderen ertranken.

Eine Geschichte von Steven King (1986) beginnt ähnlich und mündet ebenfalls in einem Desaster: An einem Novemberabend fahren vier Jugendliche an einen See. Sie beschließen, trotz der Kälte zum Floß zu schwimmen, das sich mitten auf dem See befindet. Während sie auf dem Floß stehen, nähert sich eine schwarze, ölig erscheinende Masse dem Floß.

» Ein Schreck durchzuckte Randy, als er den schwarzen Fleck gewahrte, der sich auf das Floß zu bewegte. Vor Sekunden noch war das Gebilde ein oder zwei Meter weiter weg gewesen … er sah den leeren Ausdruck in Rachels Augen, der auf seltsame Weise der Ausstrahlung des schwarzen Flecks ähnelte …, er schrie: ›Geh da weg, Rachel!‹ « (King 1986, S. 135)

Aber anstatt weg zu gehen, wird das Mädchen magisch von der diabolischen Erscheinung angezogen. Alle Bemühungen Randys, Rachels Aufmerksamkeit von dem schwarzen Fleck abzulenken, sind umsonst. Rachel beobachtet fasziniert das Gebilde, das auf einmal farbig zu sein scheint. Entsetzt und völlig gelähmt muss Randy zusehen, wie Rachel ihre Hand nach dem Fleck ausstreckt und die Wasseroberfläche mit dem Finger berührt.

Es entsteht ein Ring aus konzentrischen Kreisen, der sich langsam ausbreitet. Doch plötzlich kriecht der schwarze Fleck an Rachels Hand hoch. Entsetzen macht sich breit, die Todesangst ist Rachel ins Gesicht geschrieben. Aber das ist erst der Anfang des unvorstellbaren Grauens: Die schwarze klebrige Substanz breitet sich auf Rachels Arm aus, die Haut löst sich auf, die Substanz kriecht in das Fleisch ihrer Muskeln hinein. Rachel verliert die Balance; sie streckt ihre Hand nach Randy aus; er versucht, sie zu halten. Es gelingt ihm aber nicht. Rachel fällt ins aufspritzende Wasser und sofort fließt die schwarze Substanz über der Stelle zusammen, in die sie hineingefallen war. Die drei Jugendlichen beobachten, wie Rachel wieder an die Oberfläche kommt.

» Sie schwenkte ihre Arme …, nein, nur einen Arm. Der andere war mit einer gespenstischen Membrane bedeckt, die an manchen Stellen den Blick auf blutige Sehnen freigab, auf Fleisch, das Randy an frisches Roastbeef erinnerte. «
(King 1986, S. 135)

Es kommt, wie es kommen muss: Im weiteren Verlauf der Geschichte wird ein Jugendlicher nach dem anderen von der fressenden schwarzen Masse erfasst.

Andere Geschichten sind von ähnlichen Gefahren bestimmt: Da zieht z. B. eine klebrige Masse in den Boden, der sexistische Geist muss besiegt werden, die Leiche ertragen und bezwungen werden. Der Sog zur archaischen Mutter, die zu Selbstaufgabe und Selbstvernichtung führt, ist ein zentrales Thema, ebenso wie die Auseinandersetzung mit sexuellen Triebwünschen, die noch kanalisiert werden müssen. Beschäftigungen mit dem Grauen und dem Unheimlichen sind wichtig, weil sie zu kreativen Sublimierungen hinführen können und auf eine Integration sexueller und aggressiver Impulse in soziale Beziehungen vorbereiten. Verunsicherungen, die die eigene männliche Geschlechtsidentität betreffen, werden mit Mutproben und hyperphallischem, gefahrensuchendem Agieren bekämpft. Um dem regressiven Sog zur frühen Mutter zu entgehen, dienen Männlichkeitskulte und Ideale der Kompensation gegen regressive Fantasien, Wünsche und Kastrationsängste (Gilmore 1991).

Der Auseinandersetzung mit andrängenden Triebimpulsen in der Adoleszenz begegnen sogenannte kalte Kulturen mit Initiationsriten. Dort werden Jugendliche am Beginn ihrer Adoleszenz Situationen von extremer Grausamkeit ausgesetzt. Diese sind durch Rituale vorgegeben, mit denen der Übergang von der Kindheit ins Erwachsenenalter gelenkt wird. Die Art und Vielfalt der Zeremonien wechselt von Kultur zu Kultur. Das Ausmaß, in dem das weibliche Geschlecht auch einbezogen wird, ist unterschiedlich. Die Initiation schafft eine Situation, in welcher Triebangst und Realangst nicht mehr voneinander unterscheidbar sind (Erdheim 1983). Mit den Initiationsriten, die teilweise an Foltermethoden erinnern, werden Traditionen mittels Zwang durchgesetzt. Prozesse, die einen kulturellen Wandel herbeiführen könnten, werden dadurch eingefroren. Soziale Ordnungen und Rollen bleiben fest gefügt. In unserer sogenannten heißen Kultur wird die Adoleszenz als Motor gesellschaftlicher Wandlungsprozesse gesehen (Erdheim 1983). Die Zeitspanne der Adoleszenz in unserer Kultur ist von Entritualisierung und Enttraditionalisierung gekennzeichnet. Die daraus folgende Individualisierung der eigenen Entwicklung überfordert viele Jugendliche und führt sie tendenziell zu Vereinzelung und Entfremdung (Heitmeyer u. Peter 1988). Die Jugendkulturen erscheinen aus dieser Perspektive als Versuche, mithilfe von Gegenritualisierungen (Erikson 1976) Sicherheit zu finden (z. B. die Mutprobe, sich mit einer Plastiktüte über dem Kopf das Gesicht malträtieren zu lassen, um dazuzugehören).

Um den Prozess des Erwachsenwerdens zu kanalisieren und damit zu erleichtern, werden drei Phasen der Initiation durchlaufen (Gilmore 1991):

- die Trennung von der Mutter und der Welt der Frauen,
- die Überführung in eine fremde Welt,
- das Bestehen dramatischer und öffentlicher Prüfungen.

Fallbeispiel

In Sambia/Neuguinea kündigt der Klang der Flöten den Beginn der Initiation der Knaben (Frühadoleszenz) an. Ohne Vorwarnung werden sie ihren Müttern entrissen und in den Wald geführt. Dort werden sie drei Tage lang bis aufs Blut gepeitscht, um ihre Poren zu öffnen und das Wachstum anzuregen. Man schlägt sie mit Brennnesseln und lässt sie aus der Nase bluten, um sie von den weiblichen Flüssigkeiten zu befreien, die sie an der Entwicklung hindern. Auf diese brutale und radikale Art und Weise soll die liebevolle Umklammerung durch die Mutter aufgebrochen werden.
Die zweite Phase (eigentliche Adoleszenz) beinhaltet die Zeit des Überganges. Sie erstreckt sich auf einige Tage, bis hin zu einigen Wochen, gelegentlich auch Jahre. Jugendliche werden an einem unbekannten Ort alleine gelassen, ohne Essen und Trinken, oft ohne Bekleidung, durchlaufen die Knaben, die sich in einem Schockzustand befinden, die Schwellenphase, in der sie nichts sind – ein notwendiger Zwischenzustand der Nichtidentität.
Die dritte Phase (späte Adoleszenz) ist gekennzeichnet von grausamen, oft dramatischen und immer öffentlichen Prüfungen, Hautritzungen, Beschneidungen, Einschneiden des Penis, Geißelung bis aufs Blut und Verwundungen verschiedener Körperteile. Die Konfrontation mit dem Tod, verkörpert im psychischen Schmerz und dem Gefühl der Verlassenheit, bezeichnet das Ende des Zustandes des Kindseins und der Zugehörigkeit zur Mutter sowie den Eintritt in die Welt der Männer (Gilmore 1991).

In jeder Gesellschaft liegen gleichsam Entwicklungsschablonen bereit, innerhalb derer männliche und weibliche Ausdrucksformen erprobt und gezeigt werden können. In unserer eigenen Gesellschaft sind Prozesse der Identitätsfindung erschwert. Die »psychosozialen« Freiräume, die männliche Jugendliche auf einer Insel im Südpazifik haben, zeigen, wie wenig in unserer Gesellschaft dieser Zeitspanne eine Art »Karneval des Subjekts« (Erdheim 1995) zugestanden wird. Erdheim meint, dass das Chaos aus der westlichen Gesellschaft in die Individuen verlagert, individualisiert und verinnerlicht wurde und an den Krisen der Adoleszenz erkennbar wird:

Fallbeispiel

Auf der Insel Truk fangen Jugendliche im Alter von 13 Jahren an, Alkohol zu trinken. Von wirklichen Männern wird nicht nur erwartet, dass sie trinken, sondern dass sie stark trinken. Ein paar Jahre später beteiligen sie sich an Wochenendraufereien und stellen sich Gefahren. Männliches Denken bedingt ein aggressives, draufgängerisches Auftrumpfen und wird in verwegenen öffentlichen Auftritten vorgeführt. Das Besondere an Truk ist, dass der gewalttätige Aspekt in der Männlichkeit eine gänzlich auf die Adoleszenz begrenzte Übergangsphase ist. Nach der Heirat wird vom Mann erwartet, dass er eine reife und verantwortungsvolle Rolle als Ehemann und Vater übernimmt (Gilmore 1991).

Ungesteuerte Aggressivität, Gewalttätigkeit und draufgängerisches Auftrumpfen sind in dieser Kultur gesellschaftlich akzeptierte, wenn nicht gar erwünschte Verhaltensweisen männlicher Jugendlicher. Gewalttätigkeit und Aggressivität werden in unserer Gesellschaft jedoch von vornherein negativ bewertet, wenn nicht sogar kriminalisiert. Spielräume zum Erproben von Kräften oder um Grenzen im Umgang mit andrängenden Triebimpulsen zu erfahren, die in der Adoleszenz eine so wichtige und aufgrund neurobiologischer Befunde verständliche Bedeutung haben, werden kaum geboten.

In Familie und Gesellschaft tradierte Konstruktionen von Männlichkeit gewinnen in der Frühadoleszenz an Bedeutung: Im Unterschied zu weiblichen Jugendlichen löst sich der männliche Jugendliche abrupter und radikaler von der Mutter ab (vgl. Greenson 1965, »disidentity from mother«) und von allem, was er jetzt mit Weiblichkeit verknüpft, Schwäche, Gefühlshaftigkeit oder Abhängigkeit, um so seine noch unsichere männliche Identität zu stärken.

Mutproben und hyperphallisches Agieren orientieren sich an Mythen von einem »richtigen Mann«. Solche Mythen werden auch in den Medien verbreitet und sind in Jugendgruppen gang und gäbe. Die Lust des Grauens, Angstlust, Alkohol-, Drogen- und Gewaltexzesse sind Grenzerfahrungen, die einer schnellen Bestätigung von potenzieller männlicher Heldenhaftigkeit dienen sollen, aber zumeist von basaleren Notständen gesteuert werden.

2.5.4 Mittlere Adoleszenz

Adoleszenz und Narzissmus

In einer Zeit, in welcher der Heranwachsende durch vielfältige Veränderungen seines Körpers und seiner sozialen Rolle mit einer neuen Dimension des Bewusstseins seiner selbst konfrontiert wird, treten Verhaltens- und Befindenszustände auf, die zumeist dem narzisstischen Spektrum angehören. Die teilweise bunten und schrillen Ausdruckformen Jugendlicher ebenso wie ihr weitgehender Rückzug waren Anlass zu einer heißen Debatte zum Narzissmus in der Adoleszenz, die vor allem in den 1970iger und 1980iger Jahren geführt wurde.

Ziehe (1975) vertrat die These, dass es in der Adoleszenz einen ›neuen Sozialisationstyp‹ gebe, der von narzisstischen Persönlichkeitsmerkmalen beherrscht werde. Dem wurde vor allem von psychoanalytischer Seite widersprochen. Es wurde darauf hingewiesen, dass in der Adoleszenz der Narzissmus zwar an Bedeutung gewinne, dass es sich dabei jedoch um eine Durchgangsphase handele. Das sog. narzisstische Durchgangsstadium sei eine Folge der zu dieser Zeit notwendigen Ablösungs- und Individuationsprozesse, werde am Ende der Adoleszenz aber überwunden. Wenn es allerdings heißt, dass wir in einer narzisstischen Kultur (z. B. Cooper 1998; Lasch 1979) lebten, dann stellt sich die Frage, ob Ziehe nicht doch bereits damals auf gesellschaftliche Veränderungen aufmerksam gemacht hat, die mit einer Zunahme narzisstischer Merkmale in der gegenwärtigen Persönlichkeitsentwicklung verbunden sind.

Die Unterscheidung zwischen gesundem und pathologischem Narzissmus ist nicht einfach zu treffen. Die nachfolgende Tabelle 2-3 (S. 38) weist auf einige Unterschiede hin. Im Hinblick auf die Adoleszenz ist es erforderlich, den adoleszentären Narzissmus als ein normales Phänomen von pathologischen narzisstischen Manifestationen zu unterscheiden. Ein 15-jähriger Jugendlicher etwa, der sich vor dem Spiegel 45 Minuten lang die Haare trocknet und drapiert, um jedem einzelnen Haar einen perfekten Sitz zu geben, wird vielleicht noch im Bereich von Normalität wahrgenommen, während ein solches Verhalten bei einem 30-Jährigen auf eine narzisstische Störung hinweisen könnte (Gabbard 2005). Um hier nützliche Unterscheidungen treffen zu können, braucht es differenzielle Kriterien.

Wie zeigt sich der gesteigerte Narzissmus in der Adoleszenz?

Mädchen werden mit einem Mal

- schüchtern, von Scham erfüllt,
- ziehen sich zurück,
- schminken sich so heftig, dass ihr Gesicht wie eine Maske wirkt,
- stehen stundenlang vor dem Spiegel, um sich zurechtzumachen,
- sind sehr empfindlich und leicht kränkbar,
- nehmen sich und andere verzerrt wahr,
- fühlen sich in einem Moment ganz toll, im nächsten minderwertig.

Jungen

- geraten leicht aus ihrem inneren Gleichgewicht,
- »blähen sich auf« und finden sich großartig,
- sind sehr kränkbar,
- haben kein Empfinden dafür, wie ihr Verhalten auf andere wirkt,
- stylen sich mit Szenekleidung, Haargel o. Ä.,
- reagieren in Konflikten überheftig und nehmen verzerrt wahr.

An den unterschiedlichen Verhaltensweisen wird deutlich, dass es verschiedene Ausformungen des Narzissmus in der Adoleszenz gibt, die sich auch in den Beschreibungen des pathologischen Narzissmus wiederfinden. So hat Kohut (1973) eher den schüchternen, zurückgezogenen und Kernberg (1978) den durch sein Größenselbst gepanzerten narzisstischen Typus beschrieben.

Die narzisstische Durchgangsphase

Der gesteigerte Narzissmus in der Adoleszenz wird als Ausdruck des Trennungsprozesses des Jugendlichen von seinen Eltern beschrieben, der in Verbindung steht mit Besetzungsverschiebungen weg von den elterlichen Objekten auf das Idealselbst (Bernfeld 1978) und auf das Selbst (Blos 1973) oder auch als Abwehrform zum Schutz gegen die an Elternbildern haftende Libido (A. Freud 1965/1971).

Im Alter von 14/15 bis 16/17 Jahren (Phase der eigentlichen Adoleszenz) durchläuft der Jugendliche diese Durchgangszeit, in der Phänomene auftauchen (Blos 1973), wie gesteigerte Selbstgenügsamkeit, Größenideen, Selbstüberschätzung, erhöhte Selbstwahrnehmung auf Kosten von Realitätsprüfung (Egozentrismus), extreme Empfindlichkeit, Selbstbezogenheit und Stimmungsschwankungen. Komplexere Wahrnehmungen werden zugunsten von Schwarz-Weiß-Malereien aufgegeben, Personen werden nur in ihren Teilaspekten wahrgenommen, idealisiert oder entwertet. Die Realitätsprüfung ist geschwächt und vor allem in kränkenden und Konfliktsituationen werden unliebsame Anteile des Selbst externalisiert. Omnipotenzfantasien blühen auf.

Diese narzisstische Durchgangszeit bewältigt der Jugendliche – so Blos (1973) – mithilfe von Restitutions- und Übergangserscheinungen. Der Fantasiereichtum, der durch Besetzungsverschiebungen mobilisiert wird, die erhöhte Sehschärfe als sensorische Überbesetzung, das Tagebuch, Als-ob-Beziehungen oder selbstinduzierte Zustände sind solche Formen der Bewältigung, die dazu dienen, an der Objektwelt festzuhalten und die Integrität des Selbst zu sichern.

Blos‹ (1973) Beschreibung adoleszenzspezifischer narzisstischer Phänomene hat das Verständnis dieser Zeitspanne erweitert, zugleich jedoch auch zu Verwirrungen geführt, weil er zwischen Normalität und pathologischer Entwicklung keine klare Grenze gezogen hat. Zudem fehlen in dem Narzissmus-Konzept zur Adoleszenz von Blos Ausführungen zum Verhältnis des Narzissmus zur gesamten Persönlichkeit. Seine Vorstellungen orientieren sich an Kohut (1973), der von zwei Regulationssystemen, dem narzisstischen und dem triebenergetischen System, spricht. Ebenso wie Kohut hat Blos die Schicksale des Narzissmus losgelöst von den Schicksalen der Objektbeziehungen und der gesamten Persönlichkeitsentwicklung beschrieben.

Kernberg (1979) hat abgrenzend zum pathologischen Narzissmus den Narzissmus von Adoleszenten als »eine gesteigerte libidinöse Besetzung des Selbst« beschrieben, der gekennzeichnet ist von einer »verstärkten Beschäftigung mit sich selbst und grandiosen exhibitionistischen oder machtorientierten Fantasien, in denen sowohl eine quantitative Verschiebung libidinöser Besetzung von Objekt- auf Selbst-Repräsentanzen als auch ein qualitatives regressives Überwechseln auf infantilere Beziehungsformen zwischen Selbst und Objekt (z. B. mit dem infantilen Wunsch, von der Mutter geliebt und bewundert zu werden) sichtbar wird« (Kernberg 1979). Kernberg will in Abgrenzung zum pathologischen Narzissmus und zu strukturellen Störungen deutlich machen, dass der Jugendliche, der über ein integriertes Selbst und integrierte Objekte verfügt, diese Fähigkeit auch bei heftigen Auseinandersetzungen mit den Eltern und schnellen Identifikationswechseln nicht verliert, sondern dass vielmehr das erreichte Niveau der Objektbeziehungen erhalten bleibt.

Ebenso wie Erikson (1973) und Fetscher (1983) versucht Kernberg, den normalen Umstrukturierungsprozess in der Adoleszenz von pathologischen Entwicklungen zu unterscheiden (Kernberg 1988). Mit seinem Modell der ›idealen Persönlichkeit‹, deren zentrale Entwicklung im Alter von sechs Jahren abgeschlossen ist, grenzt er jedoch den Narzissmus der Adoleszenz stark ein. Vorübergehende Größenselbstkonfigurationen und primitive Objektbeziehungen in der Adoleszenz geraten infolgedessen leicht in die Nähe von Manifestationen eines pathologischen Narzissmus.

Wenn wir davon ausgehen, dass in den verschiedenen Lebensphasen immer neue ›Runden‹ der Loslösung und Individuation zurückgelegt werden müssen (Blanck u. Blanck 1980), gewinnen die Veränderungen im Bereich des Selbst und der Objekte der Adoleszenz eher Sinn. In diesem Zusammenhang muss man fragen, ob nicht auch der Begriff der Objektkonstanz einem zu statischen Modell verhaftet ist. Mentzos (1982/1989) stellt die Variationen des zentralen Gegensatzpaares von Bindung und Autonomie – eine zentrale Thematik in der Konfliktachse der OPD – in den Mittelpunkt der Entwicklung. Dieser Konflikt, so Mentzos, wiederholt sich das ganze Leben hindurch auf einer jeweils höheren Ebene. Die Annahme, dass unser Strukturniveau mit der ersten Runde der Loslösung und Individuation ein völlig stabiles und gefestigtes Gefüge sei, mag eher einer »Reifungsfantasie« (Blomeyer 1989) entsprechen als der Realität. Tatsächlich neigen wir in jeder Lebensphase, abhängig von jeweiligen Konflikt- und Krisensituationen, zu mehr oder weniger integrierten Selbst-/Objekt-Wahrnehmungen. Volkan verwendet den Begriff ›graymaking‹, um die Integrationsfähigkeit von gut und böse bzw. ›black‹ und ›white‹ zu kennzeichnen (Volkan 1988). Dieses ›graymaking‹, das abhängig von der inneren Selbstwertregulation und der narzisstischen Bestätigung seitens der sozialen Umwelt (Jacobson 1973) immer nur mehr oder weniger gelingt, drückt wechselnde Selbst-/Objekt-Konfigurationen aus. Auf dem Weg zur Objektkonstanz werden in Krisenzeiten wie der Adoleszenz bisherige Strukturen aufgeweicht (Eissler 1966), sodass das bis dahin weitgehend integrierte Selbst in Teilen aufgelöst wird und verschiedene Grade der Selbst-Objekt-Differenzierung zu finden sind. Je nachdem, ob regressive oder progressive Prozesse den Jugendlichen bestimmen, stehen strukturbildende oder auch strukturauflösende Veränderungen im Vordergrund. Ausdruck solcher entwicklungsbedingten Prozesse ist die narzisstische Durchgangsphase mit dem ›aggrandisierten Selbst‹ (Blos 1973), eine häufiger anzutreffende Form des Narzissmus in der Adoleszenz.

Mit fortschreitender Loslösung werden die Eltern als Leitfiguren abgesetzt und entmachtet. Dennoch behalten sie bei der Statuspassage des Jugendlichen von der Familie in die Gesellschaft eine anhaltend wichtige Bedeutung. Für Jugendliche sind die Eltern Hauptquelle von Rat und emotionaler Unterstützung (Douvan u. Adelson 1966) nicht nur in der Auseinandersetzung mit den verinnerlichten familiären Beziehungen, sondern auch in den tatsächlichen Interaktionen während der Adoleszenz. Sie haben erheblichen Einfluss darauf, ob es zu Wiederholungen kommt, neue Erfahrungen möglich sind und notwendige Identifizierungen mit dem gleichgeschlechtlichen Elternteil sowie die Ablösung von der Familie gelingen. Sich von den idealen Elternbildern der Kindheit trennen zu können, verlangt eine Auseinandersetzung mit den realen Eltern. Als äußere selbstwertregulierende und Wertorientierung vermittelnde Instanzen werden sie zunehmend unwichtig. Die mit den äußeren Eltern verbundene Repräsentanzenwelt, das integrierte Selbst der Latenz, das durch introjektive Vorgänge an die Eltern gebunden ist, wird labilisiert und aufgelöst. »Eine Lockerung der Besetzung der ersten Objekte ist allerdings nur dann möglich, wenn eine gute basale Beziehung besteht. Erst die Sicherheit der Beziehung zu den guten Objekten macht es dem Heranwachsenden möglich, sich von den Außenrepräsentanzen zu entfernen und auf die Suche nach neuen Objekten zu gehen« (Fetscher 1983). Dazu passt die Bemerkung Eriksons, dass »Identitätskrisen nur durch die Brüchigkeit der frühkindlichen Mutter-Kind-Beziehung« (Erikson 1973) bösartig werden. Die basale Struktur, die trotz aller Umgestaltungen in der Adoleszenz ein Kontinuitätsgefühl vermittelt, wird durch das prärepräsentionale Kern-Selbst-Gefühl gebildet (Stern 1985/1996). Bohleber beschreibt »das Kern-Selbst-Gefühl strukturell als Fusion einer interaktiven Erfahrung von Selbst und Primärobjekt« (Bohleber 1992). Er bezieht sich auf Green, der die vorrepräsentionale Interaktion zwischen Mutter und Kind als rahmengebende Struktur des entstehenden Selbst bezeichnet. Diese rahmengebende Struktur bildet den Behälter für Selbst- und Objektrepräsentanzen.

Die Auflösung der bisherigen Repräsentantenwelt findet im üblichen Adoleszenzprozess innerhalb der rahmengebenden Struktur des Selbst (Green 1975) statt. Das Selbst und die Welt der Objekte werden gewissermaßen durch die inneren und äußeren Veränderungen »verrückt«, ohne dass die gesamte Persönlichkeitsorganisation davon erfasst wird. Die wieder belebten Partialobjektbeziehungen mit den Spaltungsprozessen sind deshalb nicht generalisiert und vernichtend, solange diese Struktur existiert. Zentrale Selbst- und Objektrepräsentanzen bleiben in der Regel als innerer Bezugsrahmen erhalten, andere werden gegeneinander durchlässig und aufgespalten. Komplexere Einstellungen werden zugunsten von Schwarz-Weiß-Malereien aufgegeben. Personen werden nur in ihren Teilaspekten wahrgenommen und idealisiert oder entwertet. Die Realitätsprüfung ist geschwächt, und vor allem in Kränkungs- und Konfliktsituationen werden unliebsame Anteile des Selbst externalisiert. »Es liegt ein freier Wechsel zwischen der inneren und äußeren Objektwelt vor – was zunächst als Teil des Selbst gefühlt wird, mag darauf als Teil des Anderen erfahren werden« (Josselson 1980, S. 192, meine Übersetzung). Omnipotenzfantasien blühen auf. Rasch wechselnde Identifizierungen, die Als-ob-Charakter haben, dienen der Stabilisierung.

Phase der Verwendung narzisstischer Selbstkonfigurationen

Nachdem die Eltern entmachtet wurden und der Jugendliche mit zunehmender Erfahrung von relativer Unzulänglichkeit als Folge eines developmental lag von Schamüberflutung bedroht ist, versucht er, sein labilisiertes Selbstgefühl mithilfe von verschiedenen narzisstischen Konfigurationen zu stabilisieren. Zumeist greift er vorrangig auf eine dieser Konfigurationen zurück (► Tab. 2-3):

- aggrandisiertes Selbst
- dissoziiertes Selbst mit narzisstischem Rückzug
- turbulentes Selbst mit Borderline-ähnlichem Agieren

Tab. 2-3 Unterschiede zwischen adoleszentem und pathologischem Narzissmus.

	Adoleszenter Narzissmus	Pathologischer Narzissmus
aggrandisierte Form	• Größenselbst (vorübergehend) • Störung der Realitätsprüfung (vorübergehend) • mangelnde Wahrnehmung und Empathie für die andere Person (vorübergehend) • Selbstkohärenz	• Größenselbst • Ich-strukturelle Störungen auch im Bereich der Realitätsprüfung • Verleugnung der anderen Person • unterschiedliche States • ggf. Tendenz zu Realitätsverlust mit psychotischen oder psychosenahen Episoden
dissoziierte Form	• partieller Rückzug, Schamangst, Schüchternheit, depressiver Rückzug (vorübergehend) • gut erhaltene Ich-Fähigkeiten	• genereller Rückzug • Selbstentwertung • eingeschränkte Ich-Fähigkeiten • anhaltende Depression
turbulente Form	• deutliches Pendeln zwischen den beiden o. g. Zuständen bei gut erhaltenen Ich-Fähigkeiten	• Borderline-Störung?

Die Stabilisierung durch ein aggrandisiertes Selbst zeigt sich bei Jugendlichen in einem egozentrischen Hochgefühl (Kaplan 1988) und einer Haltung im Sinne eines »mir gehört die Welt«, Vorstellungen von sich selbst, großartig, unwiderstehlich oder zu allem fähig zu sein. Bleiberg (1988) verweist darauf, dass diese omnipotente Position in der Adoleszenz die wichtige Funktion hat, durch die narzisstische Besetzung des Selbst eigene Unzulänglichkeit und Hilflosigkeit zu verleugnen, mit der sich der Jugendliche konfrontiert sieht.

Bei eingeschränkter Realitätsprüfung werden beschämende Realitäten ausgeblendet, wichtige Objekte, insbesondere die zuvor allmächtigen Eltern, abgewertet und in ihrer Bedeutung verleugnet. Zugleich werden unliebsame Selbstaspekte von Unzulänglichkeit und mangelnder Kompetenz auf andere, besonders die Eltern, projiziert bzw. dort überscharf wahrgenommen. Der Jugendliche stabilisiert sich vorübergehend mit einem aufgeblähten Größenselbst, das Folge eines Verschmelzungsproduktes von Ideal-Selbst, Ideal-Objekt und Real-Selbst (Kernberg 1979) bei gleichzeitiger Abwertung realer Objekte ist. Diese verstärkte narzisstische Besetzung des Selbst könnte man mit Brouchek (1991) auch als Stabilisierung vom »egoistical type« bezeichnen.

Fallbeispiel

Der 16-jährige T. ist ein netter, zugewandter Jugendlicher. Er zeigt besondere Begabungen im musischen Bereich, was auch die Aufmerksamkeit seiner Lehrer weckte, die ihn gerne unterstützen und fördern wollten. Sobald es Spannungen vor allem mit seinen Eltern gab, konnte er sich völlig dicht machen, nahm die Belange anderer in keiner Weise wahr und sah nur seine eigenen Bedürfnisse. Wenn er feststellte, dass man ihm nicht entgegenkam, entwertete er diese anderen und brach vorübergehend die Beziehung zu ihnen ab, um später wieder freundlich auf sie zuzugehen.

Wir finden in dieser Zeitspanne aber auch ganz andere Jugendliche, die, wie oben beschrieben, zurückgezogen, verhangen bis niedergedrückt in »Durchgangsphasen eines narzisstischen Rückzuges bis hin zu einem echten inneren Objektverlust« befangen sind (Jacobson 1973). Bei ihnen liegt eine andere Form narzisstischer Stabilisierung vor, bei der die Abwertung des realen Selbst im Vordergrund steht (vgl. Kohut 1973). Mit Verlust der narzisstischen Einheit mit den elterlichen Objekten durch den Ablösungsprozess kommt es zu einer narzisstischen Krise mit Abwertung des Selbst. Der daraus resultierende Rückzug stellt ein »narzisstisches Vermeidungsverhalten zum Zwecke der Schamminderung dar« (Ziehe 1975). Es handelt sich hier um eine narzisstische Reaktion vom dissoziativen Typ (Brouchek 1991), bei der Leeregefühle und depressive Reaktionen vorherrschen. Ideal-Selbst- und Ideal-Objekt-Aspekte existieren weiter in abgespaltener, dissoziierter Form in Tagträumen und Idolen, die in dieser Zeit besonders wichtig werden. Solche Fantasien sind bei diesen Jugendlichen für den Übungs- und Erprobungsprozess umso wichtiger, als sie den Charakter von Probehandlungen und Vorbereitungsfunktionen für zwischenmenschliche Transaktionen haben (Blos 1973). Tatsächlich aber hat ein Jugendlicher, der sich überwiegend in einer solchen zurückgezogenen Position bewegt, größere Probleme bei der Aneignung sozialer Fertigkeiten.

Fallbeispiel

Die 16-jährige B. war eine sympathische, hübsche und lebenslustige Jugendliche. Sie liebte es zu schreiben und konnte dies auch sehr gut. Als sie von den Lehrern nicht die erwartete Anerkennung fand, zog sie sich im schulischen Bereich zurück, schrieb Tagebücher und fantasierte sich als Schriftstellerin.

Eine Reihe von Jugendlichen lassen sich weder der ersten noch der zweiten Selbstkonfiguration zuordnen. Vielmehr wechseln ihre Selbstzustände zwischen himmelhoch jauchzend und zu Tode betrübt. Ihr Verhalten, das Folge eines Wechsels zwischen aggrandisierten und dissoziierten Selbstzuständen ist, hat einen Borderline-ähnlichen Charakter (Giovacchini 1978). Sie pendeln zwischen Aufwertung und Abwertung ihrer selbst und äußerer Objekte hin und her und setzen innere Konfliktspannungen in äußere gelebte Aktionen um, um sich im nächsten Moment ganz zurückzuziehen. Diese Jugendlichen, deren Borderline-ähnliches Verhalten nicht mit der Objektbeziehungsstörung auf Borderline-Niveau (Kernberg 1979) zu verwechseln ist, durchlaufen mit Brouchek (1991) eine narzisstische Durchgangsphase vom turbulenten Typ. Auch dieses Verhalten dient im oben erwähnten Sinne dem Schutz vor schwer erträglichen Scham- und Ablösungskonflikten. Giovacchini meint dazu, dass ein solches Borderline-Verhalten mitunter zu Fehldiagnosen führt. Wie stürmisch das Borderline-Verhalten in Erscheinung tritt, hängt unter anderem davon ab, ob die Umgebung den Jugendlichen in seinem Entwicklungsprozess unterstützt oder es ihm schwer macht, wie das folgende Beispiel einer weiblichen Jugendlichen zeigt.

Fallbeispiel

Die 15-jährige Claudia unternahm nächtliche Streifzüge durch Lokale, ließ sich auf kurzfristige Männerbekanntschaften ein, machte Drogenerfahrungen, brach den Schulbesuch ab und wurde schließlich vom Vater aus dem Elternhaus rausgeschmissen. Sie pendelte zwischen depressiven Zuständen mit sozialem Rückzug und umtriebigem Agieren. Vor allem ihren Vater, ebenso wie andere, die sich ihr vermeintlich in den Weg stellten, entwertete sie in realitätsverkennender Weise, während sie die für sie unerreichbar gewordene Mutter, aber auch alles Neue, was sie kennen lernte, ungeprüft idealisierte. Durch die plötzliche und schwere Erkrankung der Mutter und das Unverständnis ihres Vaters hinsichtlich ihrer eigenen Belange war sie in eine schwere Krise geraten. Bei genauerer Betrachtung war sie zu tiefen und echten Beziehungen zu ihren Eltern in der Lage und konnte ein differenziertes Bild von ihnen entwerfen.

Die narzisstischen Konfigurationen sind als passagere Reaktionen auf dem Weg zur Entwicklung von äußerer und innerer Eigenständigkeit zu verstehen. Sie können sich krisenhaft zuspitzen, aber auch kaum in Erscheinung treten. Die Verleugnung des anderen, die Vermeidung sozialer Kontakte durch Rückzug und das Agieren mit wechselnden Ich-Zuständen sind Bewältigungsformen, um schwer erträglichen Wahrnehmungen von sich selbst und anderen zu entgehen. Im Prozess der Übung und Erprobung jedoch erwirbt der Jugendliche Kompetenzen, die ihn zunehmend in die Lage versetzen, den developmental lag zu überbrücken.

Gabbard (2005) beschreibt – orientiert an den Konzepten von Kernberg (1984/1988) und Kohut (1973) – zwei narzisstische Persönlichkeitsstörungen als pathologische Entwicklungen. Er unterscheidet zwischen dem achtlosen, unbeirrbaren (aggrandisierten) Narzissten und dem übervorsichtigen, hypervigilanten Narzissten, der – nach Brouchek (1991) – dem dissoziativen Typ entspräche. Während der achtlose Typ eine arrogante, aggressive, von sich selbst absorbierte Person ist, die den anderen in seinen Reaktionen nicht wahrnimmt und die lediglich über einen Sender, aber nicht über einen Empfänger verfügt, ist der übervorsichtige Typ hochsensitiv im Hinblick auf Reaktionen anderer, scheu und gehemmt. Er ist vor allem mit anderen beschäftigt, leicht verletzlich und fühlt sich schnell beschämt und erniedrigt.

Helbing-Tietze (2004) erklärt diese Formen passagerer Stabilisierungen aus der Perspektive der akademischen Psychologie als Folge einer besonderen Konfliktanfälligkeit. Der Jugendliche sei sich besonderer Widersprüche oder Gegensätze im eigenen Denken, Fühlen und Handeln bewusst, die jedoch noch nicht zu einer geschlossenen Theorie integrierbar seien. Ein solches widersprüchliches Selbst könne keine verlässliche Steuerung übernehmen. Der Hinweis, dass das Selbst als Regulator und Organisator von Erfahrung noch nicht zur Verfügung stehe (Helbing-Tietze 2004), erscheint mir – bei den oben beschriebenen partiellen Auslösungen von Struktur – jedoch dann zu weit gefasst, wenn dies nicht als eine passagere Problematik gesehen wird.

Die verschiedenen narzisstischen Selbst-Konfigurationen führen zu unterschiedlichen Bewältigungen des Übergangsstadiums. Die häufig anzutreffende Innenwendung der weiblichen Jugendlichen mit narzisstischem Rückzug, abgewertetem Selbst und ausgeprägten Beschämungsängsten scheint mir ein wichtiger Ausgangspunkt zu sein für den bei Frauen häufiger anzutreffenden Masochismus und die Bereitschaft, Opferpositionen einzunehmen. Demgegenüber haben die Größenselbstkonfigurationen und das Borderline-ähnliche Agieren von männlichen Jugendlichen oft äußere Konfliktsituationen in Schule und sozialer Umwelt zur Folge. Sie werden leichter zu Tätern. Männliche Jugendliche halten oft länger und anhaltender an einem handlungsorientierten Selbstkonzept fest. Sie erfahren sich als jemand, der handelt, aber nicht auf dem Wege der Selbstreflexion.

Warum sind bei männlichen Jugendlichen häufiger und anhaltender Stabilisierungen mit einem aggrandisierten Selbst zu beobachten? Unabhängig von der sukzessiven Desidealisierung der Elternbilder der Kindheit pendelt der Jugendliche im Ablösungsprozess von den realen Eltern zwischen deren Idealisierung und Entwertung. Häufiger gerät dabei die Mutter als primäres Objekt und aufgrund ihrer familiären und sozialen Situation in die Position der Entwerteten (Spieler 1992). Die Entwertung der Mutter dient dazu, dem Abhängigkeitssog und der Gefahr der Wiederverschlingung durch das mütterliche Objekt zu entgehen – je bedrohlicher die Nähe, umso mehr. Familiäre und gesellschaftliche Strukturen, die sich am klassischen Rollenverständnis der Frau und Mutter orientieren, unterstützen diese Entwertung einer Mutter, die sich familiär und sozial zumeist in untergeordneten Abhängigkeitsverhältnissen bewegt. Der Vater, auch wenn er im alltäglichen Umgang auf Abstand gehalten oder abgewertet wird, erscheint als Vorbild für Befreiung und Autonomie, sowohl für männliche als auch weibliche Jugendliche. Die unterschiedlichen narzisstischen Stabilisierungen resultieren aus der Nähe zum gleichgeschlechtlichen Elternteil (vgl. auch Poluda-Korte 1992).

Die Verbindung des männlichen Jugendlichen zum insgeheim idealisierten Vater schützt ihn vor Entwertung. Durch ein aggrandisiertes Selbst klammert er entwertete Selbst- und Objektanteile – und damit auch die Mutter – aus seiner Selbststabilisierung aus bzw. verleugnet sie (vgl. Hite 1994).

Weibliche Jugendliche können, weil die Trennung von der Mutter noch nicht vollzogen ist, demgegenüber leicht von Selbstentwertungen, die oft auch das Körperselbst betreffen, überschwemmt werden und geraten dann in depressive Zustände. Die Entwertung der Mutter hat erhebliche Folgen für das Selbst der weiblichen Jugendlichen, da in wichtigen Teilen zwischen Mutter und Tochter eine narzisstische Einheit entweder noch besteht (Chodorow 1987) oder aber durch die körperliche Reifung neu belebt wird.

Fallbeispiel

»Es ist furchtbar«, sagte eine 17-jährige weibliche Jugendliche, die mit beginnender Adoleszenz eine Essstörung entwickelte, »wenn ich mich im Spiegel angucke, dann sehe ich seit einiger Zeit genau das Bild meiner Mutter. Früher sah ich ganz anders aus.«

Dagegen soll die Suche der weiblichen Jugendlichen nach dem idealisierten Vater der Heranwachsenden aus der Entwertung helfen, in die sie in Konfrontation mit ihrem Frauwerden und ihrer Geschlechtlichkeit sowie der jetzt neubelebten Einheit mit der Mutter geraten ist. Parallel dazu gewinnen gleichgeschlechtliche Personen, oft ältere Frauen, zur differenzierenden Auseinandersetzung mit Weiblichkeit eine hervorgehobene Bedeutung. In der Liebe zum Vater, der sie im günstigen Fall ebenso wie die Mutter als Frau mit sexuellen und phallisch-expansiven Bestrebungen erkennt, versucht sie die eigene Entwertung wie auch die der Mutter zu überwinden.

In dieser Phase das Bild einer nicht zerstörbaren Mutter bzw. einen nicht zerstörbaren Vaters in neuerlicher Auseinandersetzung mit ihr bzw. ihm bewahren zu können, ist Voraussetzung für eine gelungene Ablösung in der Adoleszenz. Es gilt, eine Balance zwischen Identifikation und Ablösung, Anerkennung der Bindung und Rivalität mit der Mutter einschließlich ihrer Körperlichkeit und Geschlechtlichkeit zu entwickeln. Oft gelingt es erst am Ende der Adoleszenz – mitunter aber auch dann nicht –, die Mutter aus der Entwertung und den Vater aus der Idealisierung zu entlassen. Hierzu ist es für die Jugendliche nötig, sich mit den realistischen Bildern von Mutter und Vater auseinanderzusetzen und zu versöhnen. Dabei handelt es sich um Wiederbelebungen ödipaler Dreieckskonstellationen, die vor dem Hintergrund der fantasierten Urszene der Kindheit (vgl. King 1995b) erfahren werden und im Wechsel zwischen wiederholender Inszenierung und Neuschöpfung den Adoleszenzverlauf maßgeblich bestimmen. Im günstigen Fall koexistieren positive und negative Formen des Ödipuskomplexes in einer gesellschaftlich akzeptablen dialektischen Beziehung nebeneinander (Laplanche u. Pontalis 1972). Bei Störungen in der Identifikation mit der Mutter, die zum Teil auch aus veränderten Weiblichkeitsidealen oder einem forcierten disidentifying (Greenson 1965) resultieren, entstehen Brüche innerhalb der weiblichen Persönlichkeit mit einer Neigung zu vordergründiger Anpassung und Verlust von kreativem Potenzial. Zugleich führen eigene Unzulänglichkeiten, die mit der Ablösung und dem Verlust bisheriger Sicherheit spendender Übereinkünfte zunehmend erfahren werden, zu einer neuen Suche nach Einheit und Vollkommenheit, die neue Perspektiven eröffnen oder in Sackgassen münden können. Flaake hat mit einer empirischen Studie (2003) die Veränderungen in den Beziehungskonstellationen von Mutter, Vater und Töchtern untersucht. Es wurde deutlich, wie massiv nicht nur aufseiten der Jugendlichen Unsicherheiten aktiviert wurden, sondern das gesamte Familiensystem labil wurde. Vor allem Vätern fällt es schwer, mit den Verunsicherungen, dem Begehren und den Verführungen durch ihre Tochter umzugehen (Flaake 2003).

Bedeutung von Tagtraum-, Rettungs- und Größenfantasien – Spielräume der Entwicklung

Die Entmachtung der realen Eltern bringt das Selbstsystem zum Wanken. Die jetzt wichtig werdenden Tagtraum- und Omnipotenzfantasien übernehmen Selbst-erhaltende Funktionen bei real erlebter Mangelhaftigkeit und Unzulänglichkeit. Sie sind ein Bereich spielerischer Entfaltung bzw. ein Übergangsraum für expansive, machtvolle und sexuelle Bedürfnisse, die probehandelnd in diesen Tagträumen gelebt werden. Wenn man die Tagtraumfantasien von Jugendlichen genau untersucht, kann man erkennen, dass sie sich vor allem um innere ideale Elternobjekte und ideale Selbstobjekte zentrieren. Diese sind jetzt kompensatorisch besonders wichtig, um bei äußerer Abwendung von den Eltern einem inneren Selbst-/Objekt-Verlust zu entgehen und um die Entwicklung der inneren Ideal-Selbst- und Ideal-Objekt-Repräsentanzen auf dem Wege der Ablösung voranzutreiben. Die Tagtraum- und Omnipotenzfantasien dienen als Entwicklungsprogramm zum Großwerden (Chasseguet-Smirgel 1981) und sind Vorläufer von depersonalisierten Ich-Ideal-Bildungen. In ihnen werden Verschmelzungssehnsüchte mit idealen elterlichen Objekten auf unterschiedlichen Triebebenen gelebt. Sie dienen als Transformationswege zu einem neuen integrierten und reifen Ich-Ideal. Solche Transformationswege zum reifen Narzissmus und zur Genitalität können jedoch scheitern, gelingt es nicht, das Realselbst mit den idealen Selbst-Objekten in ein kreatives Spannungsfeld zu bringen.

Tagtraum- bzw. Omnipotenzfantasien haben eine physiologische Bedeutung: Sie sind mit Wünschen verbunden, Retter, Nachfolger oder Erbe der wichtigen, allmächtig erlebten elterlichen Objekte dieser Zeitspanne zu werden, mit denen sich der Jugendliche auseinandersetzt, und helfen dabei, den ödipalen Konflikt zu bewältigen:

Erdheim beschreibt eine zentrale Tagtraumfantasie, die seine Adoleszenz bestimmt hat, in der er sich mit der Wiederherstellung der österreichisch-ungarischen Monarchie beschäftigt. Kaiser Franz-Joseph als Untertan treu zu dienen, wäre ihm eine besondere Erfüllung gewesen (Erdheim 1983).

Die zentrale Tagtraumfantasie der 15-jährigen Anna Freud rankte sich um einen gefangenen 15-jährigen Knaben, der einen finsteren gewalttätigen Burggrafen durch seine Standhaftigkeit gegenüber Folterungen und Quälereien bezwang und dessen Güte und Mitleid erregte. Diese Tagtraumfantasie hat Anna Freud in ihrer Jugendzeit über längere Zeit sehr intensiv ausgesponnen (A. Freud 1922/1980).

Beide Fantasien ranken sich um bewunderte, hoch stehende männlich-väterliche Objekte. Nach meiner Erfahrung spielen solche männlich-väterlichen Objekte bei männlichen und weiblichen Jugendlichen gleichermaßen eine wichtige Rolle. Warum dies so ist, gibt Raum für Vermutungen: Möglicherweise eignen sich väterliche Ideal-Objekte in unserer Gesellschaft immer noch eher zur Ich-Ideal-Bildung. Jacobson sieht darin eine Barriere für die Entwicklung des weiblichen Ich-Ideals: »Häufig kann man beobachten, dass das weibliche Ich-Ideal die Fantasie eines illusionären Penis absorbiert und für immer ersetzt. … Das weitere Reifen des weiblichen Ich-Ideals wird dadurch unterbrochen, dass es seine weiter bestehenden Wünsche nach Wiedererlangung seines Penis‹ auf den Vater richtet« (Jacobson 1973).

Die abgespaltenen weiblichen Rettungs- und Größenfantasien der Adoleszenz bringen anschaulich zum Ausdruck, wie weibliche Jugendliche als ganze Person mit ihren weiblichen – auch sexuellen – und männlichen Bestrebungen gesehen und erkannt werden möchten und nicht – was oft missverstanden wird – nur als Sexualobjekt. An der Rettungs- und Sexualfantasie der Adoleszenz von Anna Freud (1922/1980) wird beides deutlich (Peters 1979).

Freud (1919) sah in dem Tagtraum seiner Tochter Anna, in dem sie als 15-jähriger Knabe den finsteren, gewalttätigen Burggrafen durch ihre Standhaftigkeit bezwingt, die Strafe für einen verpönten genitalen Beziehungswunsch und seinen regressiven Ersatz. Freud bringt dabei eine auf sexuelle Konflikte beschränkte Sicht zum Ausdruck. Dass Anna sich als Knaben fantasiert, qualifiziert Freud, orientiert an damaligen Konstruktionen von Männlichkeit und Weiblichkeit, als Bruch mit der weiblichen Rolle infolge eines Männlichkeitskomplexes. Eine über den Ödipuskomplex hinausgehende Individuation findet danach in der weiblichen Entwicklung nicht statt (Rohde-Dachser 1990). Benjamin (1993) sieht demgegenüber in der Fantasievorstellung Annas, Vaters Sohn zu sein, den zentral enttäuschten Wunsch nach einer auch homoerotischen, identifikatorischen Liebe zum Vater. Vor diesem Hintergrund ist bemerkenswert, dass Anna Freud diese Bedeutung ihrer Sexualfantasie für die Adoleszenz in einer Arbeit (»Schlagephantasien und Tagtraum«, A. Freud 1922/1980) niederschreibt, die sie am 31.05.1922 in der Wiener Psychoanalytischen Vereinigung vorträgt, um dort am 13.06.1922 als Mitglied aufgenommen zu werden. An den Sitzungen der Vereinigung hatte sie seit 1918 – ab dem Alter von 23 Jahren – als schweigsame Zuhörerin teilgenommen.

Nicht nur in der Fantasie, sondern tatsächlich erreicht Anna Freud es damit, bei ihrem Vater und seinen Schülern erkannt und anerkannt zu werden, bevor sie selbst anfängt, Psychoanalyse zu praktizieren (siehe Briefwechsel: Freud – Lou Andreas Salome am 23.03.1923). Sie zeigt damit ihre Standhaftigkeit einem Vater gegenüber, dem sie am Ende ihrer Adoleszenz ein eigenes Verständnis ihrer Entwicklung entgegensetzt (die Lehranalyse bei ihrem Vater beendete sie 1922). Zugleich macht sie damit deutlich, wie bestimmend der Konflikt der Suche nach Anerkennung ihrer bisexuellen Orientierung für ihr Leben ist. Blos (1973) hat solche Konfliktlösungen, die in der Adoleszenz regelmäßig festzustellen sind, als Ich-syntone Bewältigung eines infantilen Resttraumas beschrieben. Bei Anna Freud war es ein Konflikt, von dem man annehmen kann, dass er aus einer verzerrten Anerkennungsbalance resultierte, die eine nach Autonomie und Potenz strebende Weiblichkeit als akzeptierte Seinsform nicht selbstverständlich existieren ließ.

Schöpfungs-, Rettungs-, Urszenen-, Onanie- und Größenfantasien schaffen einen Bereich zur spielerischen Entfaltung von sexuellen, expansiven und schöpferischen Bedürfnissen. Dieser Spielraum der Adoleszenz wird gleichsam von Schamgefühlen, die eine Art Schutzmembran bilden, umgrenzt, die eine Selbst- und Bewusstseins-konfigurierende Funktion haben. Beim Bestreben, den Blicken eines Fremden standzuhalten und die Subjekthaftigkeit der dualen Natur (Subjekt und Objekt zu sein) nicht zu verlieren, erschaffen sich Jugendliche nach außen oder innen abgeschirmte Handlungsräume und -kompetenzen. Ihr Ringen um Anerkennung ihrer Geschlechtlichkeit, von Leib und Seele ist in der Auseinandersetzung mit sich selbst, den verinnerlichten elterlichen Objekten und vor allem mit den realen Objekten extrem leicht störbar. Entsprechend dem Grundplan ihres Körpers sind sie von Ängsten bestimmt, die sich infolge ihrer unsicheren Körpergrenzen bei weiblichen Jugendlichen um Eindringen und Diffusion zentrieren (Bernstein 1993) und bei männlichen Jugendlichen um Kastration.

Poluda-Korte (1992) hat an Märchen untersucht, wie dort die männliche und weibliche Adoleszenz dargestellt werden: Der Junge entdeckt die Höhe, das Mädchen die Tiefe des Geschlechts. Er steigt, sie stürzt: z.B. führt das Spinnen zu Blutungen, Sturz, Trennung. Diese Darstellungen verweisen einmal mehr auf die unterschiedlichen narzisstischen Stabilisierungen von männlichen Jugendlichen, bei denen Selbstvergrößerung, und solchen weiblicher Jugendlicher, bei denen eher Selbstentwertung überwiegen.

Indem zentrale Wissens- und Interessensgebiete, Dichtung, Geschichte, physikalische Gesetze der naturhaften Weltordnung oder schriftstellerische Aktivitäten durch solche

Fantasien erschlossen werden, gelingt es dem Jugendlichen, eine Verbindung zu seinen realen Fähigkeiten und Möglichkeiten herzustellen. Der Abstand zwischen idealen Selbst- und idealen Objektvorstellungen zum real erlebten Selbst verringert sich. Allmachts-, Rettungs- und Masturbationsfantasien (Laufer 1980) dienen somit der Integration von verschiedenen Triebstadien bis hin zur Genitalität. Diese Fantasien wirken sich nur so lange entwicklungsfördernd aus, wie nicht die Hoffnung aktiviert wird, die Spanne zwischen dem Ich und den idealen Partialobjekten auf einem anderen Weg als dem der Entwicklung überbrücken zu können (Chasseguet-Smirgel 1981).

Tagtraum-, Rettungs- und Schöpfungsfantasien führen indirekt zum Erwerb von Ich-Zielen und Ich-Interessen. Beispielsweise vertieft der Jugendliche sich – geleitet von seinen Fantasien – in Interessensgebiete. A. Freud bringt dies mit ihrer Tagtraumfantasie zum Ausdruck: »Sie bahnt sich so den Rückweg aus dem Fantasieleben in die Realität« (A. Freud 1922/1980). Die Fähigkeit des Jugendlichen, schöpferisch tätig zu sein, auch in seinen Versuchen zu dichten (Bernfeld zit. nach A. Freud 1922/1980), ist zumeist eine Auswirkung seiner Tagtraumfantasien.

2.5.5 Spätadoleszenz

Die Phase der Entwicklung zunehmend realistischer Selbst- und Objektbilder

Nachdem der Jugendliche das narzisstische Durchgangsstadium überwunden hat und weniger auf narzisstische Abwehrstrategien zurückgreift, ändert sich sein Verhältnis zu anderen und sich selbst. Er wird sich seiner Getrenntheit und Andersartigkeit im Verhältnis zu seinen Eltern bewusst. Mit dem zugrunde liegenden Wunsch, Harmonie und Übereinstimmung wiederherzustellen, setzt er sich mit seinen realen Eltern auseinander und erfährt jetzt verstärkt – weil er nicht mehr verleugnet und ausgeblendet – die Unterschiede und Diskrepanzen zwischen sich und ihnen. Das Bewusstsein von seiner erreichten Eigenständigkeit und Autonomie verursacht ambivalente Gefühle und Schmerz – sowohl dem Jugendlichen (»Meine Eltern verstehen mich nicht.«) wie oft auch den Eltern. Die jetzt folgenden Auseinandersetzungen mit den realen Eltern führen zu einer allmählichen Entidealisierung der infantilen idealisierten Elternbilder. Die wahrgenommenen mangelhaften, negativen Seiten der realen Eltern werden mit den idealisierten inneren Elternbildern verbunden, es bilden sich wieder kohärente Selbst- und Objekt-Repräsentanzen. Mit zunehmender Auseinandersetzung treten die primitiveren Abwehrformen wie Spaltung und Projektion mit mangelnder Trennung von Innen und Außen zurück; ein Konsolidierungsprozess beginnt. Der Jugendliche söhnt sich im Zuge des Erwerbs von zunehmender Kompetenz und positiven Bestätigungen immer mehr mit seinen realen Möglichkeiten, seiner neuen körperlichen Erscheinung und seinen tatsächlichen kognitiven wie affektiven Fähigkeiten aus. Unter der Voraussetzung, dass der Jugendliche in zwischenmenschlichen Kontakten, im Leistungsbereich, im Beruf oder in der Sexualität überwiegend positive reale Erfahrungen machen kann, werden Omnipotenz-, Masturbations- und Rettungsfantasien immer bedeutungsloser. Ein realistisches Selbst entwickelt sich, getragen von einem Selbstwertgefühl mit positiver Selbstwertregulation. Dieses Selbst lernt Unzulänglichkeiten und Mangelhaftigkeiten auf dem Hintergrund eines reifen Ich-Ideals zu relativieren. Mit Überwindung des narzisstischen Durchgangsstadiums wird das Ich-Ideal und damit das reife Über-Ich zur handlungsleitenden Instanz. Indem der Jugendliche sich mit seinem

Selbstbild aussöhnt, ideale Selbstaspekte und reale Selbstaspekte integriert, gelingt es ihm auch, als Objekt eigener und fremder Betrachtung zu bestehen. Schamgefühle treten zurück und können als den sozial interaktiven Bereich regulierende Affekte (Seidler 1988) bzw. Signalaffekte verwendet werden.

Mit dem integrierten Selbstgefühl ist der Prozess der Ablösung und Individuation von den Selbst- und Objektvorstellungen der Kindheit weitgehend abgeschlossen. Diese Selbst- und Objektvorstellungen der Kindheit sind durch die interaktiven Erfahrungen mit den äußeren Objekten verändert und überformt. Mithilfe neu erworbener affektiv-kognitiver Strukturen betrachtet der Jugendliche sich und seine Beziehung zu den Eltern im Spiegel der Vergangenheit. Seine Kindheit wird von ihm nachträglich interpretiert und neu gelesen (Erdheim 1990). Identitätsbildung wird als ein nachträglicher Akt verstanden, dem eine äußere oder eine innere mentale Handlung vorausgeht (Berger 2000; Bohleber 1999). Die infantilen Selbst- und Objektrepräsentanzen werden damit endgültig verinnerlicht. Die jetzt entwickelte Fähigkeit zur Selbstdistanz führt zu einem neuen Niveau der »Organisationstätigkeit des Ichs«. Die Fähigkeit zur Selbstdistanz fließt in die Fähigkeit zur therapeutischen Ich-Spaltung (Sterba 1934) ein. Piaget spricht von einem Prozess der kognitiven, sozialen und moralischen Dezentrierung in der Adoleszenz (Piaget 1977). Die Fähigkeit zur Selbstdistanz oder Selbstreflexivität zeigt sich unter anderem in der Fähigkeit zur Übertragungsdistanz, die ermöglicht, zwischen innerer und interpersoneller Realität zu unterscheiden (Streeck-Fischer 1992). Die Fähigkeit zur Rollendistanz (Winnicott 1965/1974) oder – wie es hier besser heißen sollte – zur Übertragungsdistanz, die sich in der Adoleszenz erst allmählich entwickelt und die es ermöglicht, zwischen innerer und interpersoneller Realität zu unterscheiden, ist ein wichtiger Entwicklungsschritt und ein Maßstab für das erreichte Entwicklungsniveau des Jugendlichen Der soziologische Begriff Rollendistanz meint den Abstand zwischen Person und sozialer Rolle. Winnicott spricht vom falschen Selbst beim Gesunden: »Viel hängt von der Fähigkeit des Individuums ab, auf Omnipotenz und den Primärvorgang allgemein zu verzichten« (Winnicott 1965/1974, S. 186).

Die Fähigkeit zur Übertragungsdistanz oder zur therapeutischen Als-ob-Beziehung kann sich beim Jugendlichen erst entwickeln, wenn die Ablösung endgültig bewältigt und damit die infantilen Objekte verinnerlicht sind. Das modifizierte therapeutisch-technische Vorgehen ist darin begründet (► Kap. 11, S. 278 ff.).

Fonagy et al. (2004) sprechen von der neuen Form der Mentalisierungsfähigkeit.

Die erreichte Kohärenz liegt in der Fähigkeit des Selbst, neue und gegebenenfalls Ichfremde Erfahrungen persönlich anzueignen und als zum Selbst zugehörig zu akzeptieren (Helbing-Tietze 2004).

Der Jugendliche verharrt nicht in Abwertung und Besetzungsabzug von den Eltern, wie in Adoleszenztheorien vielfach dargestellt, vielmehr entwickelt er im günstigen Falle tiefe, positive und warme Beziehungen zu seinen Eltern (vgl. Shell Deutschland 2002).

Kommt es in dieser Phase nicht zu wichtigen strukturbildenden Begegnungen mit den elterlichen Objekten, z. B. weil die Jugendgruppe zum Elternersatz geworden ist, oder fehlen positive Bestätigungen in Schule, Beruf oder Gleichaltrigengruppe, kann das narzisstische Durchgangsstadium aber auch zu einem defensiven Dauerzustand werden. Dabei wird der ursprünglich elternbezogene Ablösungskonflikt oft auf das gesellschaftliche Umfeld übertragen. Besondere Begabungen, Fähigkeiten, kognitive Möglichkeiten, präsente entwicklungsfördernde Eltern und neue tragende Objekte können die Adoleszenz zu einer zweiten Chance werden lassen. Denn sie übernehmen durch neue Wir-bildende Kategorien »niveauanhebende Funktionen« für die Strukturbildung. Ungünstige Bedingungen wie schwere Familienkrisen, anhaltendes Leistungsversagen oder der Einfluss destruktiver Kulte, die mit einem generalisierten Verlust des graymaking einhergehen, wirken sich demgegenüber niveauabsenkend aus und können zu einem psychischen Zusammenbruch führen (► Tab. 2-4).

2.5.6 Die Reinszenierung infantiler Konflikte und ihre Ich-syntone Bewältigung

Zentrale Kindheitskonflikte beeinflussen als Wiederholungen alle Lebensphasen. Dabei bestimmt zum einen das Ausmaß der neurotischen Störung bzw. der frühkindlichen Traumatisierung, inwieweit infantile Konflikte wiederholt werden oder ob neue Erfahrungen bzw. kreative Bewältigungen möglich sind. Zum anderen spielen die aktuellen Bedingun-

Tab. 2-4 Phasen der Adoleszenz mit ihren normalen und krisenhaften Entwicklungen.

Phase	Normale Entwicklung	Krisenhafte Entwicklung
frühe Adoleszenz	• biologische Veränderungen • Menarche • Pollution • sekundäre Geschlechtsmerkmale • Wachstumsschub • Triebdruck, z. B. anale, sexualisierte Sprache, aggressives Verhalten • orale Bedürfnisse	• erste massive Labilisierung • Verlust der Eltern in ihren Stützfunktionen • blockierte Adoleszenz, z. B. Reifungsstopp durch Magersucht (Dornröschen, Peter-Pan-Syndrom) • forcierte Adoleszenz, z. B. Zigaretten, Drogen, Alkohol, promiskuöse Kontakte
eigentliche Adoleszenz	• Polarisierung gut/böse • zeitweilig verzerrte Realitätswahrnehmung • narzisstische Schutz-/Abwehrformen • Stimmungsschwankungen: himmelhoch jauchzend bis zu Tode betrübt • Größen-, Rettungs-, Urszenen-, Onaniefantasien • Übergangsobjekte (Pendeln zwischen den Kulturen) • Handeln als Weg der Selbsterkenntnis (Experimentieren mit Drogen, Kleidung)	• Drogen, Alkohol, rechte Ideologien, Gewalt, Kriminalität, Thrill-/Horrorsuche, selbstverletzendes Verhalten als primäre Regulationen und Organisatoren von Identität • Kurzschluss, traumatische Wiederholungen, Subkultur als neue Heimat • basale Werte infrage stellen • Suizidneigung
späte Adoleszenz	• Integration, Bewältigung infantiler Traumata • Ich-Ziele • Etablierung einer genitalen Sexualorganisation	• chronifizierte, zerbrochene Adoleszenz • eventuell zweite Chance

gen der Adoleszenz eine Rolle, die dann zu einer zweiten Chance (Eissler 1966) werden kann, wenn die Eltern und andere Erwachsene für Auseinandersetzungen, Identifikationen und Neuerfahrungen zur Verfügung stehen und die jetzt entwickelten affektiv-kognitiven Strukturen (Piaget 1977) progressive Lösungen ermöglichen. So bieten sich dem Jugendlichen Möglichkeiten, infantile zentrale Konflikte kompromisshaft zwischen progressiven Strebungen und regressiven Wünschen zu bewältigen. Gelingt es dem Jugendlichen nicht, seine bisher unbewältigten präödipalen und ödipalen Konflikte im Umgang mit den realen Eltern und anderen Erwachsenen auszutragen – was ermöglichen würde, reale elterliche und gesellschaftliche Widersprüche zu akzeptieren – kommt es an der Schwelle von der Familie zur Gesellschaft zur »Veröffentlichung« solcher Konfliktinhalte. Diese können nun verallgemeinernd auf gesellschaftliche Missstände und politische Verhältnisse übertragen werden. Die Umwandlung konkreter Erfahrungen in politische Weltbilder ist bei Jugendlichen nicht ungewöhnlich (Heitmeyer 1988). Solche Veröffentlichungen sind unter anderem dann gefährlich, wenn in der Familie eine Art »Nazi-Milieu« existiert. Das ist der Fall, wenn dort Nazi-Ideologien tradiert werden, in einer Festungsfamilie eine massive Feindlichkeit gegenüber Fremden vorgelebt wird oder der Jugendliche in der Familie als Versager die Position des feindlichen Ausländers schon immer innehatte.

Das Ausmaß der neurotischen Störung bzw. der frühkindlichen Traumatisierung bestimmt, inwieweit infantile Konflikte wiederholt werden oder neue Erfahrungen möglich sind. »Je neurotischer (oder traumatisierter, meine Ergänzung) die Person, umso stärker der Drang zur Wiederholung, je gesünder, umso mehr Erlebnishunger« (A. Freud 1965/1971, S. 45).

Das ist bei Jugendlichen nicht grundsätzlich anders als bei Erwachsenen. Das relativiert die Bedeutung der Adoleszenz als zweite Chance (Eissler 1966) mit Selbstheilungsmöglichkeiten (Ladame 1991, 2004). Zentrale infantile Konflikte wirken sich auf die Lebensentwürfe aus, mit denen der Jugendliche im Fantasie- und Handlungsspielraum experimentiert, um seine sexuelle, berufliche und soziale Identität zu finden.

Je vorbelasteter der Jugendliche ist, umso eher neigt er dazu, seine unbewältigten präödipalen und ödipalen Konflikte im Umgang mit den realen Eltern bei anderen Personen außerhalb der Familie und in gesellschaftlichen Bedingungen wieder zu finden und zu wiederholen. Für seinen weiteren Lebensweg ist es entscheidend, ob solche unbewältigten Konflikte und Traumatisierungen – z. B. frühe Erfahrungen, von der Mutter alleine- und fallengelassen worden zu sein – in Familie und Gesellschaft wiederholt oder aber in sozialen Rollen bewältigt und verarbeitet werden, indem der Jugendliche beispielsweise über eine Helferfantasie einen sozialen Beruf ergreift und sich sozial Fallengelassenen widmet.

Grundsätzlich wird der Ablösungsprozess sowohl durch die wieder belebten frühen Trennungs- und Loslösungserfahrungen als auch durch die gegenwärtigen Loslösungsbedingungen bestimmt. Anders als in der Kindheit vollzieht sich die Ablösung des Jugendlichen vor dem Hintergrund eines bereits erreichten Standes der Ich-Organisation und der Selbst-/Objekt-Differenzierungen. Die Bedingungen der Adoleszenz sind aber auch mit der frühen Loslösungsperiode vergleichbar: Ähnlich wie bei der frühen Trennung wird der Jugendliche im Trennungsprozess der Adoleszenz mit den sich erweiternden affektiv-kognitiven Fähigkeiten in eine jetzt noch breitere soziale Realität entlassen, für die er noch mangelhaft ausgestattet ist. Eine sichere emotionale Verankerung durch die Eltern ist in dieser Phase ebenso bedeutsam wie in der frühen Kindheit und Voraussetzung für die gelungene Ablösung des Jugendlichen. Das wird oft zu wenig gesehen. Darüber hinaus werden beim Loslösungsprozess auch die Erfahrungen der Eltern in Bezug auf ihren eigenen Ablösungsprozess reaktiviert. Sie bestimmen die Art, wie sie diesen Prozess begleiten. Oftmals erschweren heutzutage Eltern ihren jugendlichen Kindern die Ablösung, indem sie sich selbst adoleszente Verhaltensmuster aneignen und ihre bisherige Lebensgestaltung infrage stellen.

Die Eltern verändern ihre Rollenerwartungen schrittweise, abrupt oder so gut wie gar nicht und entlassen so den Jugendlichen in die Selbstbestimmung, Selbststeuerung und Selbstverantwortung (vgl. Lample de Groth 1981). An dieser Stelle zeigt sich dann, inwieweit die von den Eltern übernommenen Ich- und Über-Ich-Funktionen konfliktfrei internalisiert werden können, also zu diesem Zeitpunkt bereits einen relativen Grad von Depersonifizierung und Verallgemeinerung erreicht haben oder ein konfliktbedingter oder struktureller Mangel vorliegt.

Je mehr es dem Jugendlichen gelingt, seine auf Familie und gesellschaftliches Umfeld übertragenen und gelebten zentralen Konflikte wieder zurückzunehmen, umso günstiger sind seine weiteren Entwicklungsbedingungen und umso eher ist er in der Lage, seine Adoleszenzaufgaben zu bewältigen. Eine solche Rücknahme oder Entlastung geht der Phase der Entwicklung realistischer Selbst- und Objektbilder voraus. Mit der Entlastung kann die Beziehung zu den realen Eltern sich auf einem neuen Niveau einpendeln, während die infantilen Objekte endgültig verinnerlicht werden.

Aufgrund der Beobachtungen, dass Jugendliche dazu neigen, Kindheitskonflikte in Wort und Tat wieder zu beleben und auf andere Beziehungen als die zu den Eltern auszuweiten, werden Jugendliche mit erwachsenen Borderline-Patienten verglichen. Die Bereitschaft der Jugendlichen, innere Konflikte zu projizieren und nach außen zu verlagern, ist groß. Dazu gehört auch die Neigung, familiäre Beziehungen in sozialen Rollen wieder zu finden. Jeammet (2004) sieht im Agieren Jugendlicher auf einer äußeren Bühne den Versuch, das zu kontrollieren, was sie auf der Ebene des Ichs nicht repräsentieren können. Überwältigt von der Stärke der Affekte in einem zerstörten psychischen Raum wird das subtile Spiel der Verschiebungen von Repräsentationen abgelöst von archaischen Mechanismen der Projektion, der Verkehrung ins Gegenteil und der Wendung gegen das Selbst. Es ist der Versuch, Grenzen und eine bedrohte Identität durch die Verleugnung von Verlangen und inneren Objektbindungen sowie durch die Kontrolle des äußeren Objekts wieder aufzubauen.

Deshalb sind in Behandlungen von Jugendlichen auch therapeutisch-technische Modifikationen nötig. Besonders wichtig ist es hier, die Arbeits- und Realbeziehung zu beachten. Durch die weitreichenden körperlichen, kognitiven und affektiven Veränderungen bei Jugendlichen sind die narzisstische Besetzung des Selbst und damit die narzisstische Gleichgewichtsregulierung labil. Das wiederum hat Verzerrungen im Bereich der Wahrnehmung von innerer und äußerer Realität zur Folge, die Fähigkeit zur Realitätsprüfung ist in den äußeren Schichten instabil (Hartmann 1960).

Ein besonders wichtiger Schritt für die Bewältigung und das Schicksal zentraler Kindheitskonflikte ist die Ich-syntone Bewältigung des infantilen Resttraumas am Ausgang der Adoleszenz. Die Bewältigungsstrategien, die hier für zentrale Konflikte gefunden werden, sind letztlich ein Kompromiss zwischen regressiven Wünschen und progressiven Strebungen. Die infantile Bedürftigkeit wird nicht mehr wie bis dahin vom Jugendlichen wieder belebt und externalisiert. Vielmehr setzt die Ich-syntone Bewältigung des infantilen Traumas die Verinnerlichung der gesamten Szene voraus. Das führt zu einer relativen Ich-Stärkung. Es handelt sich um eine Art Selbstheilung und -versorgung. Diese Ich-syntone Bewältigung des infantilen Resttraumas findet sich beispielsweise in Orientierungen bei jungen Erwachsenen wieder, die nach dem Motto leben: »Ich helfe anderen (z. B. Behinderten) so wie mir selbst hätte geholfen werden sollen als schwieriges Kind, das ich war.« oder »Ich mache aus meiner früheren Not eine Tugend.« oder »Ich sorge für Gerechtigkeit wegen meines erlittenen Unrechts.« Vergleichbares finden wir in Märchen wie dem des Tölpel-Hans, der mit seiner komplizierten Art zu denken König wird. Die Ich-syntone Bewältigung des infantilen Resttraumas verdichtet sich auch in Berufszielen und in allgemeinen Lebensmaximen (Blos 1973).

Damit das möglich ist, muss der Jugendliche sich allerdings mit der Erwachsenenrolle identifizieren und einen inneren Positionswechsel vollziehen von einem Passiv-erfahren-haben zu einem Aktiv-gestalten-wollen. Mit der Ich-syntonen Bewältigung wird der Kindheitskonflikt in die konfliktfreie Sphäre des Ichs verlagert.

Neben der Stärkung per Selbstheilungsaktivität werden zentrale infantile Beziehungskonflikte verschlüsselt oder chiffriert. Primäre Liebesobjekte werden in wichtigen Bereichen desymbolisiert und bleiben weiterhin als Klischees (Lorenzer 1970) wirksam. Sie sind in ihrer Bedeutung damit aber vom Bewusstsein in stärkerem Maße ausgeschlossen. Abhängig von der Trieb-Ich- und Objektbeziehungsproblematik, die in Verbindung mit der Wiederbelebung zentraler Konflikte sichtbar wird, werden die Adoleszenzaufgaben zu Schwellensituationen. Werden in Verbindung mit den vorherrschenden Konflikten die Entwicklungsaufgaben nicht bewältigt, kann man von einer pathologischen Adoleszenz sprechen. Der Konflikt zur Bewältigung des infantilen Resttraumas kann in gewissen Grenzen unabhängig von der Persönlichkeitsentwicklung des Jugendlichen gelingen. Insofern bietet die Adoleszenz tatsächlich eine zweite Chance, ungünstige, infantile Konfliktbewältigungen zu revidieren und neue zu finden.

2.5.7 Männlich – weiblich: geschlechtsspezifische Zuordnungen

Das Kind entwickelt nicht nur differenzierte und voneinander getrennte Selbst- und Objektbilder, sondern auch Zuordnungen, gleichsam Behälter für das, was männlich und was weiblich ist. Das Kind internalisiert seine Erfahrungen im bisexuellen Dreieck zwischen Mutter-Vater-Kind. Es identifiziert sich konkordant oder komplementär (Racker 1968) mit den männlich-väterlichen oder weiblich-mütterlichen Eigenschaften der Eltern. Zunächst werden global elterliche Interaktionen verinnerlicht, die es beispielsweise im Spiel in wechselnden Rollen imitiert, ehe es sich mit einem Elternteil oder einem Aspekt eines Elternteils identifiziert. Erfahrungen mit Dominanz und Unterwerfung, Aktivität und Passivität, Bindung und Autonomie im Interaktionsdreieck mit den Eltern prägen eigene Definitionen von Geschlechtlichkeit. Märchen, Mythen und neue Fantasiegestalten unterstützen Unterscheidungen in Gut **und** Böse und in männlich-weibliche Zuordnungen, z. B. He-Man, Skeletor oder Yu-Gi-Oh-Spielfiguren, und sind für den Jungen einerseits Vertreter von Gut und Böse, andererseits zugleich Exponenten von idealisierter oder verachteter, bedrohlich-triebhafter Männlichkeit. Vor allem für Jungen übernehmen solche Figuren wichtige Funktionen im Umgang mit Aggressivität und Männlichkeit. In der Adoleszenz erhalten solche Behälter unter dem Einfluss kulturell vorgegebener und geformter Definitionen von Männlichkeit und Weiblichkeit ihre endgültige Prägung. Der Jugendliche überprüft bisherige männlich-weibliche Identifizierungen, relativiert sie, stellt sie infrage und formt sie neu aus. Da der männliche Heranwachsende Weiblichkeit jetzt zumeist mit Schwäche, Gefühlshaftigkeit und Abhängigkeit verknüpft und sie entwertet, löst er sich abrupter und radikaler von solchen Anteilen. Er weist die Mutter von sich. Diese abrupte Ablösung unterstützen Männer – oft die eigenen Väter oder Gleichaltrige, die auf weichlich-weibisches Verhalten mit Spott und Hänseleien reagieren (Eggert-Schmid-Noerr 1992). Die Abwehr und Abkehr von weiblichen Zügen und der Versuch, sich eindeutig als männlich darzustellen, resultieren aus Gefühlen von Unzulänglichkeit und Verunsicherungen. Auch hier sucht der Jugendliche nach Wegen, sich als Mann vollständig zu fühlen, sei es in identifikatorischer Sehnsucht nach einem starken männlich-väterlichen Objekt, sei es in heterosexuellen Vereinigungswünschen.

2.5.8 Bedeutung der Gleichaltrigengruppe in der Adoleszenz

Das jugendliche Selbstgefühl, das nicht mehr durch ein mit den Eltern geteiltes Ich-Ideal und Über-Ich gestützt und reguliert werden kann, sucht nach neuen Mitteln zur Stabilisierung. Gleichaltrige Freunde und Gruppen werden nun zu äußeren Quellen von Selbstwert, wie es zuvor die Eltern waren. War im Kleinkindalter das Primärobjekt die Mutter, übernimmt in der Adoleszenz die Gleichaltrigengruppe solche stützenden Funktionen.

Der Jugendliche verliert seine Bindungen an die Eltern ebenso wie seine bisherigen guten und bösen Projektionsflächen als externalisierte Stützen seines Selbstsystems. Die bisherigen Stützen sind bedeutungslos geworden, es werden neue, oft abstraktere gesucht. Popmusik, Science Fiction, Fantasieliteratur und Idole bieten sich als Projektionsflächen für gute und böse Selbstanteile an. Idole als Träger gewünschter Eigenschaften sind externalisierte ideale Selbstanteile (Laufer 1964). Bedrohliche, fremde externalisierte Selbstanteile kehren als fremd erscheinende andere wieder (z. B. Ausländer), an denen unter anderem die eigene Triebhaftigkeit bekämpft wird. Anders als Breuer (1992), der in solchen adoleszenzspezifischen Verhaltensweisen Regressionen zum grandiosen Größenselbst und archaischen Übergangsobjekten einer in Teilen narzisstisch gestörten Generation sieht, bin ich der Meinung, dass die Superhelden der Comics, die Führergestalten der Science-Fiction- und Fantasieliteratur als passagere »Behälter« gebraucht werden und in ihrer entwicklungsförderlichen Funktion häufig verkannt werden.

Die Gleichaltrigengruppe hat für die Entwicklung von Jugendlichen mehrere Funktionen (Ausubel 1979):

- Sie gewährt dem Jugendlichen einen primären Status, den er in der Familie nicht mehr sucht und in der Gesellschaft noch nicht hat. Eisenstadt (1966) nennt diese Position interlinking sphere, eine Position mit eingeschränkten Rechten und Mitwirkungsmöglichkeiten.
- Das Wir-Gefühl gibt dem Jugendlichen ein Gefühl von Geborgenheit und Zugehörigkeit.
- Normen der Gruppe retten ihn aus dem Niemandsland der Orientierung und befreien ihn von Unsicherheit, Unentschlossenheit, Schuldgefühlen und Angst.
- Die emotionale Unterstützung der Gruppe hilft dem Jugendlichen, die elterliche Herrschaft abzustreifen.
- Weiter dient ihm die Gruppe als Bollwerk gegen Autoritäten.
- Sie bietet Jugendlichen in unserer Kultur das wichtigste Übungsfeld. Dieses Experimentieren sieht Erikson (1976) als eine Art soziales Spiel, das ein Erproben und Sich-

Auseinandersetzen mit der Umwelt und der sozialen Mitwelt darstellt.

- Die Gruppe regelt außerdem Mittel und Wege, um jetzt neu auftauchende Wünsche des Jugendlichen nach heterosexuellen Kontakten zu befriedigen.
- Und schließlich hat die Gruppe die Funktion, frustrationsbedingte Belastungen zu mildern und die Übergangsperiode der Adoleszenz zu stabilisieren.

Als Stütze bei der Ablösung, als Orientierungspunkt, als Austragungsort für Konflikte, Katalysator und Brücke auf dem Weg von der Familie in neue soziale Bezugssysteme hilft die Gleichaltrigengruppe, die verschiedenen Entwicklungsaufgaben der Adoleszenz zu bewältigen. Über gesellschaftlich ausgestaltete Ritualisierungen des Alltagslebens hinaus bietet die Gruppe Gleichaltriger eigene, oft subkulturell geprägte Ritualisierungen an. Die Entwicklung des Jugendlichen wird durch die Gruppe dann beeinträchtigt, wenn die notwendige Doppelorientierung an Familie bzw. Gesellschaft und an Gleichaltrigen verloren geht, die Gleichaltrigengruppe Elternersatzfunktionen bekommt und als Folge eines regressiven Prozesses die Verwirklichung einer infantilen Fantasie (Lowenfeld 1978) in der Gruppe gesucht wird.

Groß angelegte Untersuchungen von Dunphy (1963) zeigen, dass die Strukturen von Jugendlichengruppen außerordentlich vielfältig sind und deren Verschiedenartigkeit für die Jugendlichen sehr wichtig ist. Die Grundeinheit des sozialen Lebens ist für Jugendliche die Clique, die durch ihre Größe (drei bis neun Personen) und durch die Art der Beziehungen eine Art familiären Ersatz bietet. Die übergeordnete Großgruppe, auf die sich die Jugendlichen beziehen, bietet Möglichkeiten, erweiterte, aber vergleichsweise oberflächlichere Bekanntschaften zu schließen. Sie hat vor allem eine wichtige Mittlerfunktion im Verlauf der Adoleszenz beim Übergang von gleichgeschlechtlichen in heterosexuelle Cliquen (vgl. auch Seiffge-Krenke 2004b).

Blos (1976) sprach davon, dass die Gleichaltrigengruppe dem Jugendlichen ein autoplastisches Milieu bietet. Die in Gut und Böse gespaltenen Elternimagines der frühen Periode, die zu jener Zeit wieder belebt werden, werden hier moduliert und synthetisiert. Diese regelhafte Übergangserscheinung, die mit einer passageren Ich-Regression und Einschränkung der Realitätsprüfung einhergeht, führt dazu, so Blos, dass Jugendliche in ihren Beziehungen zur Gleichaltrigengruppe ihre »infantilen, präverbalen Ambitendenzen externalisieren«. Das autoplastische Milieu der Gruppe führt im günstigen Fall dazu, dass der Jugendliche nach Veränderungen bei sich selbst sucht und primär nicht die Umwelt zu verändern versucht. Die gespaltenen Beziehungen in der Gruppe dienen zunächst vor allem dem Zweck, die basale innere Einheit wiederherzustellen und die Persönlichkeit nach Aufhebung und Spaltung zu stabilisieren.

Jugendliche mit komplexen Störungen wie zum Beispiel Borderline-Störungen, posttraumatischen Belastungsstörungen oder dissozialen Neigungen können in der Regel die Gruppe nicht ohne weiteres als Entwicklungsmotor oder »Durchlauferhitzer« nutzen. Mit Gruppen verbinden sie entweder negative Erfahrungen als Außenseiter, Sündenbock oder Störenfried oder es geht von der Gruppe ein verführerischer Sog aus, sich in jene entwicklungshemmenden, -schädigenden, destabilisierenden oder desorganisierenden Bedingungen verstricken zu lassen (Egeland 1997), die sie kennen gelernt haben und in subkulturellen Milieus wieder finden. Drogen, Alkohol und Ideologien dienen auch als Mittel, um Gruppenzugehörigkeit herzustellen und ermöglichen die Illusion, infantile regressive Fantasien verwirklichen zu können.

2.6 Emerging Adulthood – eine vernachlässigte Lebensphase?

Obwohl die Zeitspanne zwischen 18 und 24 Jahren mit besonders hohen Prävalenzen für psychische Störungen einhergeht, findet diese Lebensphase nur selten die erforderliche Beachtung. Die späte Adoleszenz und das junge Erwachsenenalter gehen heute mit ganz anderen Herausforderungen einher, als dies vor etwa 50, aber auch noch vor 20 oder 30 Jahren der Fall war. Arnett (2000), ein amerikanischer Jugendforscher, hat die Zeitspanne am Ende der Adoleszenz als »emerging adulthood« bezeichnet. Er stellt fest, dass Verhaltensweisen, die der Adoleszenz zuzuordnen sind, prolongierte Bedeutung haben. Merkmale des Erwachsenenalters wie Heiraten, Familiengründung, Sesshaftigkeit oder Verantwortung als Staatsbürger zu übernehmen werden heute zumeist erst im Alter von 30 bis 40 Jahren realisiert. Der früher selbstverständliche Weg, nach Schul- und Berufsausbildung eine feste berufliche Position einzunehmen und finanziell abgesichert zu sein, ist heute kaum noch vorstellbar. So bekommen Lebensformen eine Bedeutung, die mit einer verlängerten Identitätsexploration, Instabilität, Egozentrismus und grandiosen Vorstellungen, ›alles sei möglich‹, verbunden sind. Arnett beschreibt Persönlichkeitszüge, die mit Eigenschaften wie der Suche nach ›fun and flexibility‹ einhergehen. Studien zu dieser Altersgruppe zeigen, dass es sich dabei um eine Hochrisikogruppe handelt, die mit dieser Lebensform viel Einsamkeit erfährt und infolge eines hohen Suchtmittelgebrauchs gravierenden gesundheitlichen Gefahren ausgesetzt ist. Hinsichtlich des Alkoholkonsums der 18- bis 24-Jährigen liegen alarmierende Daten vor. So liegt die 30-Tage-Prävalenz bei 81,9 %, bei 39,8 % findet regelmäßiger Alkoholkonsum statt und 12,9 % trinken bis zum Koma (Bundeszentrale für gesundheitliche Aufklärung; www.bzga.de).

Eine weitere wichtige Gruppe von jungen Erwachsenen, die Arnett nicht beschreibt, die aber auch der »emerging adulthood« zugeordnet werden sollte, sind die sog. ›Nesthocker‹, das sind Jugendliche und junge Erwachsene, die bestimmte progressive Schritte der Adoleszenz nicht vollziehen, sondern zu Hause bleiben, sich versorgen lassen, keine direkten Kontakte zu Gleichaltrigen pflegen und manchmal mithilfe des Computers die ganze Welt ins eigene Zimmer holen (Streeck-Fischer 2013b). Oft handelt es sich um Jugendliche mit sozialen Ängsten, einem Störungsbild, das eine große Bedeutung in dieser Altersspanne hat, aber noch weit unterschätzt wird. Durch mangelnden Kontakt mit der Außenwelt werden die Ängste vor der äußeren Realität und vor realen Kontakten verstärkt. In der Folge entsteht ein Teufelskreis, der dazu führen kann, dass jegliche Ablösung und Verselbstständigung misslingen, die Betroffenen schulisch und beruflich nicht Fuß fassen und nur virtuell über Kontakte mit der Welt und zu anderen verfügen – unabhängig davon, ob eine Traumatisierung vorliegt oder nicht.

3 Adoleszenz und Struktur – Adoleszenz und Krise

3.1 Krisenhafte Adoleszenzverläufe

Wie lassen sich Adoleszenzkrisen von einer »normalen« Adoleszenz unterscheiden? A. Freud (1969/1980), Blos (1973) sowie Laufer und Laufer (1989) taten sich schwer, die normale von der pathologischen Adoleszenz abzugrenzen. Das ist verständlich, weil es ungut wäre, eine Zeit, die als Krise und zweite Chance in der menschlichen Entwicklung gilt, zu pathologisieren.

Entscheidend dafür, ob die Adoleszenz problematisch verläuft, ist die basale Struktur des Selbst. Sie entwickelt sich aus den frühen (vorrepräsentionalen) Interaktionen zwischen Mutter und Kind. Jedoch sind Jugendliche mit einer brüchigen Struktur in ihrer Adoleszenzentwicklung nicht grundsätzlich bedroht. Verschiedene Faktoren sind hierbei zu berücksichtigen. Verdeutlichen lässt sich das mit einem Bild: Man kann auf verschiedenen Fundamenten Häuser bauen, die widrigen Bedingungen, Naturkatastrophen, z. B. Erdbeben, unterschiedlich gut standhalten. Das Ausmaß der äußeren Einwirkung auf ein solches Haus ist dabei ein Faktor für die Bedrohung, aber auch die Lage kann von Bedeutung sein. Wenig sicher gebaute Häuser können eventuell später durch äußere Schutzvorrichtungen stabilisiert werden oder mithilfe der benachbarten, stabileren Häuser gestützt werden.

Jugendliche, die eine rahmengebende Struktur des Selbst (Green 1975) entwickelt haben, stellen in der Regel die Beziehungen zu den Eltern nicht völlig in Frage oder brechen sie ab. Obwohl sie sich in der Gleichaltrigengruppe an anderen Werten und Normen orientieren, bemühen sie sich, die Verbindung zu den Eltern und deren Werten zu erhalten. Der Jugendliche pendelt zwischen Familie und Gleichaltrigengruppe. Er experimentiert, testet Grenzen, provoziert Erwachsene mit Übertretungen, um zu überprüfen, inwieweit soziale Regeln und Normen tatsächlich Gültigkeit haben. Plaut (1979) meint, das die Adoleszenz beherrschende Spiel von Jugendlichen sei ein Spiel mit den Grenzen. Wenn Eltern und Lehrer keine Grenzen setzen, wird dieser Prozess erschwert.

Ob die Adoleszenz normal oder krisenhaft verläuft, hängt davon ab, ob es dem Jugendlichen gelingt, in Verbindung mit seinem bisherigen (inneren und äußeren) Bezugssystem zu bleiben.

3.2 Adoleszenz und Strukturbildung

Die Frage, in welchem Maß und in welcher Hinsicht die Adoleszenz eine zweite Chance (Eissler 1966) in der Entwicklung bieten kann, muss nüchtern betrachtet werden, um folgenreiche Fehleinschätzungen zu vermeiden. Dabei spielt unter anderem eine wichtige Rolle, welches Entwicklungsniveau der junge Mensch aufgrund seiner bisherigen Entwicklungsbedingungen erreicht hat. Eine differenzierte Diagnostik hinsichtlich der strukturellen Entwicklung ist in der klinisch-psychotherapeutischen Arbeit mit Jugendlichen unumgänglich. Sie ermöglicht nicht nur ein vertieftes Verständnis, sondern impliziert auch den jeweiligen therapeutisch technischen Umgang mit dem Jugendlichen. Andererseits stößt die Diagnostik an Grenzen, wenn die Folgen traumatischer Belastungen im Vordergrund stehen. Die einseitige Betrachtung von chronifizierten Beziehungskonflikten mit ihren Folgen für die strukturelle Entwicklung übersieht die traumatisch bedingten Störungen und Reaktualisierungen im Hier und Jetzt, wie in den verschiedenen Fallbeispielen deutlich werden wird.

Ehe die Operationalisierte Psychodynamische Diagnostik (Arbeitskreis OPD-KJ 2003, 2013; OPD-Themenhefte 1999, 2004, 2013) als standardisierte psychodynamische Diagnostik in Ergänzung zur ICD-10 entwickelt wurde, erfolgte eine differenzierende Diagnostik mithilfe verschiedener psychoanalytischer Theorien, insbesondere der Ich- und Objektbeziehungspsychologie. Anhand der Entwicklungsebenen der Objektbeziehung, der Selbst-/Objekt-Differenzierung und -Trennung und der verfügbaren Ich-Fähigkeiten wurde der Schwergrad eines Störungsbildes definiert. Hierbei erwiesen sich die Arbeiten von Kernberg (1978, 1986) zu den unterschiedlichen Organisationsniveaus (neurotisch, Borderline, psychotisch) für die klinische Arbeit als hilfreich und prägend. Auch Pines Vorschlag, die verschiedenen psychoanalytischen Psychologien wie die Ich-, die Selbst-, die Objekt- und die Triebpsychologie in Diagnostik und Therapie zu verwenden, hat den Umgang mit schwer gestörten Patienten erleichtert (Pine 1990) (► Tab. 3-1). Mithilfe dieser Konzepte können der jeweils erreichte Entwicklungsstand der Objektbeziehungen, der Abwehrmechanismen, der zentralen neurotischen Konflikte unter anderem mit den verschiedenen Organisationsniveaus verbunden werden. Will man nicht auf die zeitaufwendigere Operationalisierte Psychodynamische Diagnostik (Arbeitskreis OPD-KJ 2003, 2013) zurückgreifen, ist es hilfreich, sich an den vier Psychologien zu orientieren.

Die Umbauvorgänge in der Adoleszenz beeinflussen die strukturelle Ausstattung der adoleszenten Persönlichkeit. Das heißt wir müssen beides betrachten, das strukturelle Niveau der Jugendlichen und die adoleszenzspezifische Dynamik (z. B. adoleszentäres Verhalten mit Borderline-Qualität [Giovacchini 1978] im Unterschied zu einer Borderline-Störung). Überdurchschnittlich oft werden Jugendliche in der Diagnostik dem mittleren bzw. mäßig integrierten Niveau zugerechnet, was auch mit den altersspezifischen Ablösungs- und Separationskonflikten zu tun hat.

Tabelle 3-2 stellt die Einteilung der verschiedenen Strukturniveaus dar. Zur niedrigen Strukturebene gehören nach Kernberg (1978) die meisten Fälle von infantil-narzisstischen und praktisch alle schizoiden, paranoiden und hypomanischen Persönlichkeiten sowie alle antisozialen Persönlichkeiten.

Zum mittleren Bereich werden die besser funktionierenden narzisstischen Persönlichkeiten, einige infantile Persönlichkeiten und die passiv-aggressiven Persönlichkeiten gerechnet. Ermann (2002) sowie Lohmer et al.

Tab. 3-1 Die vier psychoanalytischen Psychologien.

Psychoanalytische Psychologie	Beschreibung
Ich-Psychologie	Die Persönlichkeit wird unter dem Gesichtspunkt von Ich-Fähigkeiten betrachtet (z. B. Anpassungsfähigkeit, Realitätsprüfung, Abwehrprozesse).
Triebpsychologie	Bedürfnisse und Wünsche werden durch frühe körperliche und familiäre Erfahrungen geformt und kommen in Handlungen sowie bewussten und unbewussten Fantasien zum Ausdruck. Unannehmbare Wünsche führen zu Kompromissleistungen und Bewältigungen, die Ursachen von neurotischen Symptombildungen sein können.
Selbstpsychologie	Das Befinden des Einzelnen wird angesehen im Hinblick auf Grenzziehung, Kontinuität und Wertschätzung. Der Grad der Ganzheit versus Fragmentierung, Kontinuität versus Diskontinuität und Wertschätzung des Selbst spielt eine wichtige Rolle.
Objektbeziehungs-psychologie	Der Einzelne wird unter dem Gesichtspunkt eines aus der frühen Kindheit herrührenden Beziehungsdramas beurteilt, das bewusst oder unbewusst im Gedächtnis erhalten bleibt.

(1992) ordnen der mittleren Stufe darüber hinaus noch Persönlichkeiten mit vegetativen Neurosen und Angstneurosen zu. Demgegenüber gehören zur höheren Ebene der neurotische Typ der Charakterpathologie wie die depressiv-masochistischen und Zwangscharaktere.

Die Operationalisierte Psychodynamische Diagnostik (Arbeitskreis OPD 1996) hat sich – im Unterschied zu den Konzepten Kernbergs – mit der Differenzierung von Integrationsniveaus unabhängig von den Diagnosen (neurotische Borderline, psychotisch) gemacht und bezieht Kenntnisse aus der Entwicklungspsychologie mit ein (Rudolf 2013). Diese diagnostischen Konzepte sind besonders im Kindes- und Jugendalter hilfreich, da in diesen Lebensabschnitten charakteristische Störungsbilder, wie sie im Erwachsenenalter beschrieben werden, nicht selbstverständlich diagnostiziert werden können (z. B. Borderline-Störung).

Die OPD-KJ (Arbeitskreis OPD-KJ 2003; Arbeitskreis OPD-KJ 2013) hat die verschiedenen Altersstufen in Zeitfenster unterteilt, um die spezifischen Eigenarten einer jeden Entwicklungsphase zu berücksichtigen. Die Adoleszenz wird in der dritten Altersstufe beschrieben und umfasst den Zeitraum vom 12. bis zum 18. Lebensjahr. Dieses Zeitfenster berücksichtigt zwar die spezifischen Prozesse der Adoleszenz wie narzisstische Phänomene und passagere Störungen in den Grenzziehungen zwischen sich und anderen sowie Innen und Außen, infolge der großzügig gewählten Altersspanne wurden damit jedoch die komplexen Bedingungen der normalen Adoleszenz nur sehr grob einbezogen.

Am deutlichsten hält die Strukturachse das Ausmaß einer Entwicklungsstörung fest. Hier wird zwischen gutem, mäßigem (bzw. eingeschränktem), geringem und desintegriertem Niveau unterschieden.

Die Strukturachse in der OPD für Erwachsene (Arbeitskreis OPD 1996) differenziert

Tab. 3-2 Verschiedene Strukturniveaus orientiert an den vier psychoanalytischen Psychologien (nach Pine 1990).

Integrierte Struktur	Mäßig integrierte Struktur	Gering integrierte Struktur	Desintegrierte Struktur
Selbst- und Objektrepräsentanzen getrennt	Selbst- und Objektrepräsentanzen getrennt	Gute/Böse Teilobjekte Selbst- und Objektrepräsentanzen nicht integriert	undifferenzierte Selbstobjekte
Objektkonstanz	Objektkonstanz störbar, Objekte austauschbar	keine Objektkonstanz, Objekte austauschbar	keine Objektkonstanz
ödipale Konflikte (Dreieckssituation)	Separations- und Individuationskonflikte	Sexualisierung präödipaler Konflikte	Wahnideen
Triebimpulse kontrollierbar	Symbiotische, orale, narzisstische Strebungen im Vordergrund	Verlassenheitsdepression, Trennungspanik, Agieren	autistischer Rückzug
Fähigkeit zu Trauer, Sorge, Anteilnahme	Angewiesen auf reale Präsenz eines guten Objekts		
stabile Ich-Identität	ausreichende Ich-Identität	Identitätsdiffusion	fehlende Identität
reife Abwehrmechanismen	Abwehrmechanismen eher unreif	primitive Abwehrmechanismen	tiefe Spaltung, Fragmentierung
integriertes Über-Ich Trieb-Abwehrkonflikt	strenges Über-Ich mit narzisstischer Balancierung	archaisch strafendes Über-Ich	
Kastrationsängste Liebesverlustängste	Objektverlustängste	Angst vor Vernichtung	Zersplitterung von Erleben

zwischen Selbst-/Objekt-Wahrnehmung, Selbststeuerung, Abwehr, Kommunikation und Bindung, um verschiedene Integrationsniveaus zu beschreiben. In der OPD für Kinder und Jugendliche gehen die primären Objekte als strukturell mitbestimmende Faktoren stärker in die Diagnostik ein (Arbeitskreis OPD-KJ 2003). Anders als in der OPD-KJ-1 wird in der OPD-KJ-2 auf die Dimensionen Identität, Steuerung, Interpersonalität und Bindung abgehoben (OPD-KJ-1 hatte zwischen Selbst- und Objektwahrnehmung, Steuerung und Kommunikation sowie Bindung differenziert). Neben den Ankerbeispielen für die normale Entwicklung des jeweiligen Zeitfensters gibt es nun auch Beispiele für die desintegrierte, geringe und eingeschränkte Integration. Damit können die Störungsbilder auf verschiedenen Integrationsniveaus genauer erfasst und differenziert werden. Diese Klassifikationen schärfen den Blick für die Konflikt- und Entwicklungspathologie, die als überdauernde Stile des

Umgangs mit sich selbst und anderen angesehen werden können.

Die Dimension »Steuerung« ist jetzt untergliedert in »Affekttoleranz«, »Selbstwertregulation«, »Impulssteuerung« und »Steuerungsinstanz«. Die Dimension »Konfliktbewältigung« entfällt. Hinzugekommen sind unter der neu definierten Dimension »Identität« »Kohärenz« und »ethnische Zugehörigkeit«, ebenfalls neu definiert ist die Dimension »Interpersonalität« mit »Fantasien«, »Empathie« und der »Fähigkeit sich zu trennen«. Die Dimension »Bindung« wurde orientiert an den Bindungskonzepten völlig neu eingearbeitet.

Mit der Neufassung der OPD-KJ (2013) sind wichtige diagnostische Aspekte aufgenommen worden, die bisher mangelhaft oder in verwirrender Weise erfasst wurden. Der Autonomie-/Abhängigkeitskonflikt, der vielfach missverständlich verwendet worden ist, wurde in den Nähe-/Distanzkonflikt umbenannt. Zugleich greift die OPD-KJ diagnostische Parameter auf, die auch die Persönlichkeitsdiagnostik des DSM-V (alternatives Modell) bestimmen, nämlich die Differenzierung zwischen den Fähigkeiten des Selbst und der Interpersonalität.

Die besonderen Aspekte der Adoleszenz sind in der Strukturdiagnostik berücksichtigt. So wird beispielsweise bei der Fähigkeit zur Impulssteuerung eingeräumt, dass der Jugendliche mit seinen aggressiven und sexuellen Impulsen und seinen materiellen Versorgungswünschen zu Sofortbefriedigung neigt, jedoch unter Bezug auf Wert- und Moralvorstellungen zu Aufschub in der Lage ist (vgl. dazu neurobiologische Befunde). Solche strukturellen Einschränkungen sollen die Gefahr einer Psychopathologisierung der Adoleszenz im diagnostischen Prozess verhindern.

Die Dimension »Identität« umfasst »Kohärenz«, »Selbsterleben«, »Selbst- und Objektdifferenzierung«, »Objekterleben« und »ethnische Zugehörigkeit«. Im Ankerbeispiel »Objekterleben« wird auf die mangelnde Differenzierung in der Adoleszenz unter Konfliktdruck hingewiesen. Es können dann leichte projektive Verzerrungen auftreten. In der »Selbst- und Objektdifferenzierung« wird auf die Polarisierungstendenz hingewiesen.

Die Dimension »Interpersonalität« unterscheidet Fantasien, emotionale Kommunikation, Reziprozität, Affekterleben, Empathie und die Fähigkeit, sich zu trennen. Hier werden kaum Besonderheiten der Adoleszenz hervorgehoben.

Die neue Dimension der Bindung macht deutlich, über welche Fähigkeiten der Jugendliche – mit gewissen Einschränkungen – verfügt.

Die OPD-KJ-2 ermöglicht eine gute differenzierende Diagnostik der Beziehungsgestaltung, unterschiedlicher Konflikt- und Strukturniveaus und bietet jetzt auch anhand von Beispielen Orientierungen für ein angemessenes therapeutisch-technisches Vorgehen (Arbeitskreis OPD-KJ 2013).

Was das für das Verständnis von Patienten und ihre Behandlung bedeutet, wenn eine strukturelle Diagnostik vernachlässigt wird, hat zuletzt Rudolf (2004) an Fallbeispielen aus der Literatur gezeigt. Interventionen des Therapeuten erreichen den Patienten nicht, wenn nicht berücksichtigt wird, auf welchem Niveau der Integration sich die Problematik des Patienten bewegt.

Bei der psychodynamischen Diagnostik mithilfe der OPD-KJ ist der Untersucher ein in Interaktion mit dem Patienten stehender teilnehmender Beobachter. Die szenische Entfaltung des Beziehungsgeschehens zwischen Patient und Untersucher sowie die affektive Beteiligung und Gegenübertragung des Untersuchers fließen in die diagnostische Befunderhebung ein. Bei der OPD-KJ werden die Kategorien des diagnostischen Bewertens jedoch so weit wie möglich anhand beobachteter Phänomene operationalisiert.

Die OPD verzichtet damit darauf, das Unbewusste und unbewusste intrapsychische

Konflikte, die in der Übertragungs-/Gegenübertragungsbeziehung wahrgenommen werden, hervorzuheben. Sie bezieht sich auf das beobachtbare Verhalten und auf manifeste Äußerungen des jugendlichen Patienten. Es wird der jeweilige Entwicklungsstand erfasst, der auf ein entsprechendes Struktur- oder Entwicklungsniveau verweist.

Obwohl im entwicklungspsychopathologischen und psychodynamischen Diskurs das Verständnis der Verarbeitung seelischer Traumatisierungen mit seinen Folgeerscheinungen erheblich an Bedeutung gewonnen hat, ist diese Problematik auch in der OPD-KJ-2 noch nicht ausreichend berücksichtigt. Zwar können traumabedingte strukturelle Defizite phänomenologisch anhand der Strukturachse erfasst werden, jedoch fehlt bislang eine konzeptionelle Verankerung der Psychotraumatologie (Resch et al. 2013).

So ist es schwierig, Jugendliche mit aktuellen und früheren traumatischen Belastungen anhand von OPD angemessen zu beurteilen. Ihre zentrale Problematik verschwindet gleichsam in einem oftmals als »gering oder mäßig integriert« beurteilten Strukturniveau.

Die Dimension nicht symbolisierter Mitteilungen, das heißt die dritte Dimension (vgl. S. 4), die nicht nur ausnahmsweise, sondern immer beachtet werden sollte, fällt heraus – mit ungünstigen Folgen für die Behandlung solcher Jugendlicher.

3.3 Grenzstörungen, die mithilfe der Strukturdiagnostik erfasst werden

Brauchen wir die Strukturdiagnostik, wenn Traumatisierungen vorliegen? Diese Frage ist uneingeschränkt mit einem Ja zu beantworten. Wir brauchen eine genaue und differenzierende Diagnostik der strukturellen Fähigkeiten, weil darauf ein wesentlicher Teil der Therapie aufbaut.

Und wird die Problematik einer Borderline-Störung nicht vielleicht besser erfasst, wenn von einer komplexen Traumafolgestörung gesprochen wird? Diese Frage wird später ausführlicher diskutiert. Es ist eine Streitfrage. Grundsätzlich muss jedoch eingeräumt werden, dass nicht bei allen Borderline-Störungen Traumatisierungen in der Lebensgeschichte feststellbar sind. Insofern geht es nicht darum, bewährte Konzepte über Bord zu werfen, sondern diese um vernachlässigte Aspekte zu ergänzen. Die folgenden Beispiele, bei denen mehr oder weniger Traumatisierungen vorliegen, können zeigen, wie wichtig es ist, die strukturellen Dimensionen zu erfassen.

3.3.1 Mäßig integriertes Strukturniveau, emotional-instabil und doch noch Borderline

Bei Patienten mit Störungen im mäßig integrierten Bereich sind die Selbst- und Objektrepräsentanzen zwar ausreichend getrennt, die Objektkonstanz ist jedoch in spezifischer Weise störbar. Symbiotische, orale und narzisstische Strebungen stehen im Vordergrund. Angst vor Objektverlust bedingt Trennungsängste, die allerdings mithilfe austauschbarer Objekte relativiert werden können. Strukturelle Ich-Störungen sind umschrieben, die Palette der Abwehrmechanismen reicht von reiferen zu primitiveren Formen (Kernberg 1978; Lohmer et al. 1992).

Ein Jugendlicher auf mäßig integriertem Strukturniveau (nach OPD-KJ) kann negative Affekte nur teilweise beherrschen und Ambivalenz nur mäßig tolerieren. Er hat ein labiles Selbstwertgefühl und kann seine Impulse mäßig oder nicht immer kontrollieren. Unter Umständen ist er kompromissfähig. Soziale

Situationen können in Konflikten vorübergehend verzerrt wahrgenommen werden. In seinem Selbsterleben hat der Jugendliche ein mäßiges Identitätsgefühl, Kohärenz ist partiell vorhanden. Die Differenzierung und Zuordnung von Affekten, Impulsen oder Gedanken gelingt nicht sicher. Er kann nahe stehende Personen differenziert erkennen und beschreiben. Er kann sich zeitweilig kein Bild der Gestimmtheit von anderen machen und sich nicht immer oder nur begrenzt hinsichtlich der ihn bewegenden Themen mitteilen. Für die Affekte anderer hat er zeitweilig nur wenig Verständnis. Seine eigenen Affekte sind ihm nicht immer präsent und verfügbar. Er hat Probleme in der Kommunikation mit Gleichaltrigen. Die Fähigkeit, Alleinsein auszuhalten, ist begrenzt vorhanden.

Da der separierende Dritte fehlt, sind bei Störungen auf diesem Niveau die adoleszenzspezifischen Ablösungsschritte, die als Weg ins fremde Ungewisse zu bewältigen sind, erschwert. Denn innere Kohärenz und die mentale Separation von Selbst und Objekt setzen die physische Anwesenheit des Anderen voraus (Fonagy u. Target 2001). Jugendliche mit Störungen auf diesem Niveau zeigen dabei charakteristische Schwierigkeiten.

Fallbeispiel

Der 16-jährige N. war wegen gelegentlicher aggressiver Durchbrüche in stationärer Behandlung. In der Schule war er in Schlägereien verwickelt gewesen, Gegenstände waren zu Bruch gegangen. Er zeigte eine Neigung zu ausuferndem und grenzenlosem Verhalten, so als nehme er den anderen als eigene Person nicht ausreichend wahr. Das führte unter anderem zu Problemen mit Autoritäten. Er neigte zu süchtigem Verhalten beim Essen, Rauchen und Fernsehen. Zeitweilig beteiligte er sich in einer Jugendgang an Gewaltaktionen gegen Ausländer.

N. war ein sympathischer, leutseliger und gesprächiger Jugendlicher mit einigen Paschaallüren, um den sich andere Jugendliche scharten und die ihn – so wie Mutter und Großmutter es getan hatten – gelegentlich gerne bedienten. N. war bereit und in der Lage, sich auf unangenehme Behandlungsbedingungen einzulassen, die ihm dabei helfen sollten, aus seiner passiv-oral-süchtigen Versorgungsmentalität herauszufinden, Unlust- und Spannungsgefühle auszuhalten und sich seinen Lern- und Arbeitsproblemen zu stellen. Solche Fähigkeiten gingen ihm allerdings in Belastungs- und Konfliktsituationen verloren. Er war dann nicht in der Lage, sich zu beherrschen, griff zu schnellen und Ersatz-Befriedigungen, behandelte seine Umwelt aggressiv und entwertend in einer überlegenen, überheblichen Haltung. In solchen Momenten stabilisierte er sich durch ein pathologisches Größenselbst. Je massiver seine Belastungen, umso heftiger seine Reaktionen, die dann auch zu bedrohlichen Gebärden bis hin zu Tätlichkeiten gegenüber anderen führen konnten.

Als er seine Beherrschung nicht mehr garantieren konnte, verweigerte er den Besuch der Gruppentherapie, an der er bis dahin teilgenommen hatte. Mit verzweifelter und gepresster Stimme sagte er, dass er in einer Verfassung sei, die ihn für nichts garantieren lasse. Wenn er seine Kontrolle verliere, passiere etwas ganz Schlimmes. Auch der Hinweis der Therapeutin auf eine neue und andere Erfahrung in der Gruppe, z. B. in einem solchen Zustand Gehör und Unterstützung der Gruppe zu finden, konnte ihn nicht zur Teilnahme bewegen. Die Gruppentherapie hatte ihn mit seinen Möglichkeiten überfordert. Auch glaubte er seinen Platz in der Gruppe infrage gestellt. Er fürchtete Vergeltung von anderen Jugendlichen. Extrem kränkbar vor allem durch Sprüche anderer Jugendlicher hatte er sich dort mithilfe von Entwertungen der Gruppenteilnehmer, später mit verbalen Prügeleien, die sich auf einen halbtürkischen Jugendlichen richteten, vorübergehend stabilisiert. Die Verbindung zu den ihm wichtigen Personen drohte damit zerstört zu werden. Er verließ wenige Tage später die Klinik, um nach Hause zu Mutter und Großmutter zurückzukehren. Mit dem Gefühl, alleine und unfähig in der Fremde zu sein, fürchtete er zum Amokläufer zu werden. Dies verhinderte er mit seiner Rückkehr zur Mutter.

Warum hatten ihn diese Bedingungen überfordert? Was hatte bei ihm zu solchen Bedrohungsgefühlen geführt? Warum konnte er die Schritte hin zu neuen Erfahrungen nicht fortsetzen?

In der Gruppensitzung war seine ungezügelte Sado-Maso-Tour, wie er seine verbalen Prügeleien bezeichnete, deutlich geworden: Er sei erst zufrieden, wenn er den anderen, den halbtürkischen Jugendlichen, der als Akademikersohn eine Sonderbehandlung einforderte, fertig gemacht habe und der brüllend raus lief. Den anderen so verletzt zu sehen, war u. a. der Versuch einer narzisstischen Reparation der zuvor erlittenen Kränkung: Der Jugendliche hatte ihn mit seiner Unfähigkeit konfrontiert, sich beim Essen zu steuern. N. zeigte, dass er unter solchen Umständen nicht in der Lage war, sich in den anderen hineinzuversetzen. Für N. schien der Schaden erst behoben, wenn er den anderen fertig gemacht hatte. So wie N. selbst, nachdem er durch den Hinweis auf seine Gewichtsprobleme verletzt und demaskiert worden war und mit seiner Unfähigkeit und Schwäche gesehen wurde, so wollte er den anderen erniedrigen, bloßstellen und seiner Unfähigkeiten überführen. Es reichte nicht, dass dieser bleich, in einer Art Totstellreflex die verbalen Prügeleien über sich ergehen ließ, eigene Mangelhaftigkeit musste im anderen bekämpft werden. Die Schädigung der anderen diente der Selbstreparation mit dem Versuch, selbst der Stärkere, Mächtigere und damit Ansehnliche zu sein. Verletzt zu sein, war schlimm, aber gesehen zu werden als Verletzter und Gekränkter, war noch schlimmer und so bedrohlich, dass N. lieber den Rückzug in den Schoß seiner überversorgenden Mutter und Großmutter wählte.

Welche Entwicklungsbedingungen hatte N.?

Fallbeispiel

N. kam als einziges Kind einer damals 19-jährigen Mutter, die gerade ihr Abitur machte, zur Welt. Die Beziehung der Mutter zu N.'s Vater war bereits bei seiner Geburt beendet. Die Mutter blieb im Haus ihrer Eltern. Trotz besonderer Begabungen gelang es ihr nicht, ihren Vorstellungen gemäß ein Studium aufzunehmen. Stattdessen ergriff sie schnell einen Beruf. N. wuchs zwischen Mutter und Großmutter in einem Klima von Verwöhnung und grenzenlosem Gewähren auf. Eine männliche, väterliche Person fehlte, war auch nicht erwünscht.

In seiner frühen Entwicklung erfuhr er scheinbar eine ausreichende von Synchronizität und Wechselseitigkeit bestimmte Beziehung. Auch scheint er die Differenzierungsphase und die Übungsphase (nach Mahler 1978) mit einem Pendeln zwischen zwei Personen, der Mutter und der Großmutter, ausreichend stabil durchlaufen zu haben. In der Wiederannäherungsphase konnte er Selbst- und Objektgrenzen jedoch nicht stabil entwickeln, weil kein Dritter, weder Vater noch eine andere Person, z. B. die Großmutter, als intrapsychischer Katalysator dienen konnte. Abelin (1986), Rotmann (1978), Bürgin (1998, 2001) und andere haben das als einen wichtigen Entwicklungsschritt im Konzept der frühen Triangulierung beschrieben. Wenn ein Kind bei seinen Größenfantasien, seinen Expansionen und seiner Selbstbezogenheit keine Grenze findet, nicht auf einen begrenzenden anderen trifft, dann ist das wie ein Abheben in den leeren Raum. Wenn Mutter oder Vater das Kind mit seinen expandierenden, aggressiven Anteilen nicht ertragen und seinen Attacken standhalten, ohne Vergeltung zu üben oder sich zurückzuziehen, dann misslingt der Schritt, den anderen als getrennt und als eigene Person zu erkennen. Das Objekt, das diese Attacken überlebt, hilft bei der Trennung von der inneren und der äußeren Welt, von Fantasie und Realität, von Selbst und Objekt. Das Innere kann in der Fantasie zerstört werden, wenn das Äußere als Subjekt überlebt (Benjamin 1988; Winnicott 1965). Im Gegensatz zu den Störungen auf gering integriertem Niveau betrifft die Störung auf mittlerem oder mäßigem Niveau nicht die globale Trennung von Selbst und Objekt, sondern einen Teilbereich, nämlich die Individuation und damit den Aufbau individualisierter, wunschbestimmter Selbstimagines (Ermann 2002). Unabhängige Aktivität und eigenständige Initiative werden kaum begrüßt oder unterstützt. Die gesunde aggressive Besetzung der Mutter, die die Abgrenzung von Selbst und Objekt fördert, wird – wie im Fall von N. – lebensbedrohend.

Weder die Mutter noch die Großmutter von N. waren zu solchen individuationsfördernden Grenzziehungen in der frühen Entwicklung oder auch später in der Lage. Außerdem fehlte N. ein väterliches, zur Identifikation einladendes Objekt, was seine Entwicklung in verschiedener Hinsicht beeinträchtigte. Aus der Anamnese ist bekannt, dass er sich im Alter von vier Jahren von einem »sonnigen« in einen aggressiv-dysphorischen Jungen verwandelte.

Fthenakis (1992) hat in zahlreichen Studien den wichtigen Beitrag von Vätern zur kognitiven, moralischen und Geschlechtsrollenentwicklung ihrer Söhne hervorgehoben. McDevitt (1994) betont in einer Untersuchung zur Entwicklung der Objektkonstanz: Höchstwahrscheinlich hilft dem Jungen die Identifizierung mit dem Vater, seine Ambivalenzkonflikte zu überwinden und Objektkonstanz zu entwickeln. In der Wiederannäherungssubphase, so McDevitt, bewegen sie sich sowohl physisch als auch psychisch von ihren Müttern weg, wenden sich ihrem Vater zu und greifen zu männlich-phallisch-aggressiven Aktivitäten in ihrem Spiel, durchweg Erfahrungen, die N. nicht machen konnte. Herzog (1995) weist auf die Bedeutung des Vaters für die Entwicklung eines inneren Schutzschildes gegen Traumata hin: Während die Mutter ein Klima schafft, das von Sicherheit bestimmt ist, ermöglicht der Vater mit seinem raubeinigen Spiel Erfahrungen von Unterbrechungen des fortlaufenden Seins (Herzog 1994). Der Junge erwirbt damit eine Ich-Fähigkeit, sich überwältigenden und traumatisierenden Stimulationen zu widersetzen.

Mithilfe der Einordnung auf dem mäßig integrierten Strukturniveau haben wir ein gutes Verständnis für N. und seine Problematik bekommen. Dennoch bleiben eine Reihe von Verhaltensweisen ungeklärt: Warum musste er so abrupt die Gruppe beenden und sich und andere vor seinen gefährlichen Reaktionen schützen, indem er die Behandlung abbrach? Welche Probleme wurden neben seinen adoleszenten Ablösungsbestrebungen und der Befürchtung, dass das andere Objekt durch seine Separationsbemühungen zerstört wird, nicht ausreichend berücksichtigt?

3.3.2 Klassifikation von Störungen mit »falscher« Strukturbildung

»Falsche« Strukturbildung wird bei Kindern und Jugendlichen häufig mit Störungen auf mäßig integriertem Niveau verwechselt. Heranwachsende können mit ihrem »falschen Selbst« (Winnicott 1965) oder ihrem Mimikry-Verhalten dissoziale und antisoziale Tendenzen verbergen und mit ihrer vordergründig guten Anpassung eine reifere Entwicklung vortäuschen. Bei solchen Kindern und Jugendlichen werden häufig narzisstisch-depressive Entwicklungen diagnostiziert. Mit ihren ausgeprägten Verleugnungen, Rationalisierungen und ihrer Neigung, sich und andere zu täuschen, eventuell auch zu betrügen, verfügen sie scheinbar über ein ausreichend funktionsfähiges Ich. Mit ihrer Anlehnungs- oder Angleichungsbereitschaft müssen sie den frühen Störungen gleichgestellt werden. Legt man die Einteilung von Kernberg (1978) zugrunde, sind sie als antisoziale und narzisstische Persönlichkeitsstörungen oder psychopathische Persönlichkeit (Hare 2000) der Gruppe der Borderline-Persönlichkeitsorganisation zuzurechnen. Hare (2000) gebraucht den Begriff des Psychopathen für eine bestimmte Gruppe von Gewalttätern, die spezifische Merkmale aufweisen; im deutschen Sprachraum ist dieser Begriff jedoch historisch vorbelastet. Bittner (1994) verwendet ebenfalls den Begriff der psychopathischen Entwicklungen: Das Ich hat einen bewussten Anteil, der vernunft-, willensbegabt und »moralisch« ist, sowie einen archaischen infantilen Anteil, der nur sich selbst, nur seine eigene Lust sucht und geradezu raffiniert und gewissenlos in der Durchsetzung seiner Wünsche ist (Bittner 1994). Für Bittner ist z. B. bei den rechtsextremen Orientierungen die politische Motivation solcher Jugendlicher größtenteils Fassade, ein willkommenes Klischee eines Ich-Ideals, das Tätlichkeiten gegen Schwächere zur Kompensation eigener Insuffizienz- und Wertlosigkeitsgefühle nicht nur sanktioniert, sondern geradezu fordert. Stabilisierungen durch ein Größenselbst spielen dabei in bestimmten Kontexten eine mehr oder weniger wichtige Rolle (Bittner 1994).

Shengold (1995) spricht davon, dass die Seele in widersprechende Teile oder Abteilungen (Compartmentalisierung) aufgespalten ist. Es sind Störungen auf niedrigem Entwicklungsniveau, die sich infolge ihrer Angleichungsbereitschaft, ähnlich wie Depressionen, an einem frühen Objektpol bewegen (Mentzos 1995). Ihre scheinbar gute Fähigkeit, über sich zu sprechen und nachzudenken, kann mit der von Bateman und Fonagy (2006) beschriebenen Mentalisierungsstörung – der Pseudomentalisierung, eventuell auch dem betrügerischen Gebrauch von Mentalisierung (mentalisation abuse) – gleichgesetzt werden. Authentische Anteile bleiben so verborgen bzw. sind auch nicht fassbar.

Fallbeispiel

Charakteristische Merkmale einer »falschen« Strukturbildung zeigte D., ein sympathischer Jugendlicher, der sehr motiviert schien, seine Probleme mit der Schule und mit Alkohol sowie seine Neigung zu aggressiven Durchbrüchen in den Griff zu bekommen. Er wurde auf Veranlassung seiner Adoptiveltern zur stationären Behandlung vorgestellt. Diese machten sich Sorgen, weil er sich seit einiger Zeit im rechtsextremen Milieu aufhielt und Gefahr lief, an kriminellen Aktivitäten teilzunehmen. Der Kontakt zu ihm war vordergründig gut. Gleichzeitig stellte sich in der Gegenübertragung immer wieder Skepsis ein, was er wohl alles verbergen würde. In der stationären Behandlung schien er eine gute Entwicklung zu nehmen. Gleichwohl zeigten Zeitungsausschnitte an seiner Pinwand, die über ausländerfeindliche Aktionen von rechtsextremen Gruppierungen berichteten, ebenso wie Symbole rechtsextremer Orientierungen an seiner Kleidung, Einstellungen, die er nicht zu erkennen gab, obwohl er häufiger daraufhin angesprochen wurde.

Es entwickelten sich leere Dialoge, »Papageien-Dialoge«, wie Balzer (1990) das nennt (vgl. Interaktion im Film »Clockwork orange«). D. war bemüht seine Gesprächspartner, insbesondere die, die eng mit ihm zusammenarbeiteten, glauben zu machen, dass er ein guter, seine Probleme anpackender Patient war. Es war ihm offenbar sehr wichtig, den anderen von seinem Wert zu überzeugen. Er konstruierte nachträglich Geschichten zu seinem Verhalten, um scheinbar gute Seiten hervor zu streichen. Dabei war unklar, ob er bewusst log oder nachträgliche Erklärungen liefern musste, weil er sich selbst nicht verstand. Davon stabil abgespalten zeigte er unter den Jugendlichen und – wie später deutlich wurde – in der jugendlichen rechtsorientierten Gang eine ganz andere Seite: Er war raffiniert, gewissenlos, großspurig und gefährlich gewalttätig. Mit seiner Art der Beziehungsgestaltung könnte man bei D. von einer doppelten Imagepflege sprechen. Je nach Bewertungszusammenhang zeigte er das eine oder andere Gesicht, das entweder angesehen oder lebensunwert war. Er vermied damit Entblößung einer unansehnlichen Seite von sich selbst. Indem er andere täuschte, belog und betrog, entging er einer befürchteten sozialen und seelischen Tötung durch die eine oder andere Gruppierung.

Wie waren die Bedingungen seiner Entwicklung?

D. war bis zu seinem 6. Lebensjahr verschiedenen Traumatisierungen ausgesetzt: In den ersten drei Lebensjahren wurde er durch eine emotional unzuverlässige, unberechenbare Mutter und einem zu Alkohol und Gewalttätigkeit neigenden Vater versorgt. Danach kam er – durch das Jugendamt veranlasst – in ein Heim, das wegen verwahrloster und pädagogisch fragwürdiger Bedingungen geschlossen wurde als er sechs Jahre alt war. Damals adoptierten ihn seine jetzigen Eltern. Seine Entwicklungsrückstände konnte er bei ihnen gut überwinden. Als gefälliges und freundliches Kind fand er sich in der Familie recht gut zurecht. In der Schule zeigte er Probleme, sich einzuordnen und zu lernen. Außerdem schien er gelegentlich zu klauen, Verhaltensweisen, die seine Eltern vor dem Hintergrund seiner frühen Kindheit nicht sonderlich beunruhigten.
Mit 13 Jahren entwickelte er über einen Freund eine Faszination für rechtsextreme Einstellungen, Ausländerhass und Gewalttätigkeit. D. hatte eine von vordergründiger Anpassung gekennzeichnete Persönlichkeit. Die von Mangel und Traumatisierungen bestimmte frühe Mutter-Kind-Beziehung hatte zu einer vorzeitigen Ich-Reifung mit vorzeitiger Besetzung der äußeren Realität geführt. Die Anpassung und Verschmelzung mit dem als bedrohlich erfahrenen und traumatisierenden mütterlichen Objekt war für ihn in frühester Zeit lebensnotwendig gewesen.

Pine (1974) sieht die zentrale Problematik solcher Entwicklungen in ihrer Abhängigkeit vom äußeren Umfeld. Unter gut strukturierten Bedingungen sind sie gut organisiert. Sobald die äußeren Bedingungen desorganisiert oder strukturlos sind, geschieht jedoch eine Desorganisation. Kommen solche Patienten in ein strukturiertes Umfeld, z. B. die Klinik, integrieren sie sich rasch, sind unauffällig, angepasst und bis zu einem gewissen Ausmaß vertrauens- und bindungsfähig. Zurück im alten Milieu oder konfrontiert mit desorganisierenden Bedingungen, etwa im Kontakt mit dissozialen Jugendlichen, treten die Probleme sofort wieder auf. Positive Veränderungen in solchen Behandlungen sind leicht trügerisch und ganz an die äußeren Bedingungen geknüpft.

Winnicott (1965/1974) nennt derartige Persönlichkeitsentwicklungen falsche Selbstentwicklungen. In seiner Entwicklungsreihe des falschen Selbst charakterisiert er verschiedene Formen. Sie reichen von einer frühen bedingungslosen Anpassung an äußere Verhältnisse bis hin zu einer Organisation höflicher und gesitteter gesellschaftlicher Haltungen und bestimmen dann nur Teile der Persönlichkeit. Das falsche Selbst bezeichnet in der Regel jene frühe bedingungslose Anpassung, die zu einer Als-ob-Persönlichkeit gehört.

Glasser (1992) spricht von »kolonisierten Persönlichkeiten«, bei denen eine Untergrundbewegung existiert, die abgespalten und von der Öffentlichkeit ferngehalten bzw. verheimlicht wird. Der Begriff »Kolonisierung« ist insofern treffend, als damit die Besetzung eines fremden Territoriums durch Mächtige ausgedrückt wird, die dieses Territorium nach ihren eigenen Interessen beherrschen und diese notfalls mit Gewalt und Terror durchsetzen, ohne die Eigenheiten der Bewohner zu sehen. Diese »Mimikry-Entwicklung« (Streeck-Fischer 1995) ist die Folge eines frühen Seelenmordes. Shengold (1995) beschreibt den Seelenmord als Folge von Missbrauch und Vernachlässigung in der Kindheit unter Bedingungen völliger Abhängigkeit. Die Mimikry-Entwicklung stellt sich als Anpassungsnotwendigkeit an eine existenziell bedrohliche Situation dar. Mimikry wird durch Schutz- und Abwehrmechanismen erreicht, die der Selbsttäuschung und Täuschung des gefährlich-bedrohlichen Objekts dienen. Kinder und Jugendliche mit solchen Entwicklungen simulieren und imitieren als-ob-haft Entwicklung, die sie aufgeben, sobald das Objekt, an das sie sich angleichen, abwesend ist. Mit der Angleichung bringen sie das äußere und introjizierte bedrohliche Objekt unter Kontrolle und beschwichtigen es zugleich. Diese falsche Verbindung ist lebensnotwendig, weil damit Vernichtungs- und Zerfallsängste abgewehrt werden können. Der frühen Beziehung dieser Kinder und Jugendlichen fehlte empathische Sorge, sie war auf Triebbefriedigung reduziert. Die Mutter war zugleich Quelle der Befriedigung und Ort drohender Vernichtung. Eine Mutter, die die Containerfunktion letztlich verweigert, konfrontiert das Kind mit einer negativen Container-Contained-Beziehung. Diese noxische Erfahrung führt zu einem traumatischen Bruch im frühen Dialog zwischen Mutter und Kind sowie zu Dissoziationen und Abspaltungen im rudimentären Selbst des Kindes. Die Strukturbildung beim Kind erfolgt stabil, wenn auch »falsch«. Sie geht zwar einerseits mit einer verbesserten Anpassungsfähigkeit einher, führt aber zugleich zu einer Unfähigkeit zur Identifikation, verbunden mit einer Unfähigkeit, in Beziehungen zu lernen. Im abgespaltenen fremden Selbstanteil sind gefährliche destruktive und narzisstische Anteile untergebracht, die besonders in der Adoleszenz unter bestimmten Umständen (z. B. Jugendlichengangs) reaktiviert werden. Hierbei können auch fremde, bedrohliche Selbstanteile in eine andere Person projiziert werden, die dort in Identifikation mit dem Aggressor bekämpft werden. Lempp (1977) hat solche Prozesse bei jugendlichen Mördern beschrieben.

A. Freud (1936/1968) hat Angleichungen mit dem Mechanismus der Identifizierung mit dem Angreifer beschrieben. Sie spricht sowohl von Angleichung an als auch von Identifizierung mit dem gefürchteten Objekt der Außenwelt. Beides sind jedoch Vorgänge, die auf verschiedenen Objektbeziehungsniveaus stattfinden und unterschiedliche Auswirkungen haben (vgl. Hirsch 1996, 2004). Angleichung an ein bedrohliches Objekt scheint mir nur in Gestalt einer Mimikry bei Überwältigung des Ichs vorstellbar. Mit dem Begriff Identifizierung verbinde ich ein intaktes Ich. In Anlehnung an A. Freud definieren Laplanche und Pontalis (1972) den Abwehrmechanismus ebenso komplex: »Das Subjekt identifiziert sich mit dem Angreifer, indem es sich selbst für die Aggression als solche verantwortlich macht oder die Person des Angreifers physisch und moralisch imitiert oder sich bestimmte Machtsymbole aneignet, die es kennzeichnen«. Sie gehen allerdings nicht darauf ein, inwieweit das Ich dabei in seiner Funktion intakt oder überwältigt ist.

Gampel (1993) verwendet den Begriff der »radioaktiven Identifizierung«. Damit will sie das Eindringen unsichtbarer und vernichtender Schadstoffe in den psychischen Apparat beschreiben. Sie kennzeichnet »radioaktive Identifizierung« als einen Vorgang, der eintritt, »wenn der Einzelne durch schreckliche, gewalttätige und destruktive Aspekte der äußeren Realität, gegen die er schutzlos ist, überwältigt wird, das Ich in seinen Funktionen ausgeschaltet und schädigende Anteile in die Persönlichkeit übernommen werden, ohne es zu wissen« (Gampel 1993). Hier erscheint es mir unzutreffend von »Identifizierung« zu sprechen. Ich hielte es für genauer, von radioaktiver Infizierung zu sprechen, einer Ansteckung, die die Abwehrkräfte des Ichs überrennt.

D. suchte mit seinem Doppelleben den inneren Notstand des Selbst-/Objekt-Verlustes zu bewältigen. Er lebte als »Mutant« sowohl in der Erwachsenenwelt als auch in der rechtsextremen Szene. Mutanten sind bei Enzenberger (1993) Normalbürger, die nachts zu Hooligans, Amokläufern usw. werden. D. fühlte sich von den von Gewalt und antisozialen Einstellungen geprägten Gruppierungen angezogen, weil ihm dieses Gewalt- und Demütigungsmilieu durch frühe Kindheitserfahrungen vertraut ist. Blos (1964) misst einem solchen Agieren in der Adoleszenz die Funktion bei, zeitliche und historische Kontinuität innerhalb des Ichs herzustellen. In ihrem Handeln suchen Jugendliche nach unbewussten Spuren früher Identifikationsobjekte. In der Regel misslingen jedoch die Integrationsbemühungen solcher Jugendlichen, da ihr Agieren – seelenblind – zu keiner Selbsterkenntnis führt.

D. begegnete im Gewaltmilieu der Doppelgesichtigkeit seines bedrohlichen inneren Objekts, das einerseits bedingungslose Unterwerfung und Angleichung forderte, andererseits einen Austragungsort für seine ihn überwältigenden fremden und abgelehnten Selbst-/Objekt-Anteile bot. Im Ausländerhass konnte er diese kanalisieren und kontrollieren.

3.3.3 »Falsche« Strukturbildung in der Strukturachse der OPD-KJ

Die Problematik der »falschen« Strukturbildung hat die Arbeitsgruppe zur Strukturachse der OPD-KJ mit der Frage konfrontiert, ob es bei solchen Kindern und Jugendlichen angemessen ist, beide Zustände (States) – sowohl den mit abgestützter Regulation als auch den mit der zugrunde liegenden mangelnden Regulation – zu erfassen (Arbeitskreis OPD-KJ 2003). Es gab schließlich den Konsens, den strukturellen Mangel als Maßstab zu verwenden. Unter dem Aspekt Steuerung in der Strukturachse erschien das Verhalten des Jugendlichen D. das zwischen vordergründiger Anpassung und destruktiven Durchbrüchen – abhängig vom Umfeld – pendelte, als Ausdruck von Unfähigkeit im Umgang mit negativen Affekten. Es stellte sich heraus, dass D. Ambivalenz nicht tolerieren konnte. Er zeigte kein positives Selbstwertgefühl und konnte mit Kritik allenfalls verleugnend umgehen. Seine Impulsregulierung war situationsabhängig ausreichend, solange er mit strukturiert interagierenden Erwachsenen zu tun hatte. Sobald er mit Gleichaltrigen in Kontakt war, zeigte er impulshaftes Verhalten. Er suchte weder nach Kompromissen, noch konnte er sich vorstellen, was seine Wünsche und sein Verhalten für andere bedeuteten. Ein reiferes Abwehrrepertoire mit Askese, Intellektualisierung oder Sublimierung stand ihm nicht zur Verfügung. Er war kaum in der Lage, über sich zu sprechen. Gefühle konnte er nicht benennen. Seine verschiedenen Seiten brachte er nicht zusammen, sondern verleugnete wichtige Teile seiner selbst. Er konnte sich auch nicht vorstellen, warum andere sich so, wie sie das taten, ihm gegenüber verhielten, welche Gefühle sie ihm gegenüber hatten und welche Reaktionen er bei ihnen provozierte. Er konnte sich den anderen lediglich total angleichen und ertrug keinerlei Interessenkonflikte. Mit ihm entwickelten sich leere, affektiv flache Dialoge. Er konnte nichts über sich und seine Interessen mitteilen, obwohl er bemüht war, den Vorstellungen des Gegenübers zu entsprechen. Eigenes Verhalten konnte er nicht reflektieren. Sein Strukturniveau war insgesamt gering integriert.

Vorläufiges Resümee: Wir haben mithilfe der OPD-KJ und den verschiedenen Strukturniveaus ein recht umfassendes Bild von Jugendlichen mit traumatisierenden Erfahrungen gewonnen. Dennoch bleibt Vieles weiterhin unklar: Wie verhält es sich beispielsweise mit der Problematik der Dissoziation, der

Tab. 3-3 Unterschiede in den Auffälligkeitsmerkmalen bei Borderline-Störung und Antisozialer Persönlichkeitsstörung.

Borderline-Persönlichkeitsstörung	Antisoziale Persönlichkeitsstörung
• fremd- und selbstdestruktives Verhalten • Impulsivität • mangelnde Problemlösestrategien • Identitätsstörung • instabile Affekte • erhöhte Reagibilität • verminderte Angsttoleranz • wechselndes Arousal	• vordergründig angepasstes und kriminelles Verhalten • Impulsivität • mangelnde Problemlösestrategien • multiple Identitäten • Reizbarkeit, Gefühlsarmut • mangelnde Empathie • pathologische Angstfreiheit • erniedrigtes Arousal

gestörten Stress- und Selbstregulation und der mangelnden Bindungsfähigkeit? Welche Mitteilungen hatten wir nicht verstanden?

Stellt man die Verhaltensweisen der beiden hier dargestellten Jugendlichen nebeneinander, werden spezifische Merkmale der Borderline-Entwicklungsstörung und der antisozialen Entwicklungsstörung deutlich (► Tab. 3-3) (Herpertz u. Habermeyer 2004; Herpertz et al. 2001). Der Umgang mit Affekten unterscheidet sich charakteristisch. Während Jugendliche mit Borderline-Störungen von ihren Affekten überwältigt werden, scheinen sie bei den Störungen vom antisozialen oder »psychopathischen Typ« fast völlig zu fehlen (► Tab. 3-3). Sie lassen sich mit verschiedenen Bindungstypen und Copings erklären.

4 Pathologische Adoleszenz und das gesellschaftliche Entgegenkommen

Jugendliche greifen gerne aktuelle Themen auf, besonders traumatische Ereignisse. Ein Beispiel ist Ramstein: Vor mehreren Jahren stürzte bei einer Flugschau auf dem Luftwaffenstützpunkt Ramstein ein Flugzeug ab. Dabei wurden viele Menschen getötet oder schwer verletzt. Die Musikgruppe »Ramstein« inszeniert vergleichbare katastrophische Ereignisse auf der Bühne und benutzt diese zum Ausdruck eigener innerer Zustände. Es sind Bilder, die als Metaphern innere Zustände symbolisieren (Laub und Auerhahn 1993). Solche Bilder können auch als Versatzstücke einer Bilderleere verwendet werden, die infolge früher Dissoziationen bei unverdauten schrecklichen Erfahrungen auftritt. Das Grauen und der Schrecken dieser Bilder werden dann zu leiblichen Spuren früher Misshandlungen oder auch im Schweigen transportierte unerledigte Konflikte aus der Eltern- und Großelterngeneration.

Entwicklungen zum Rechtsextremismus sind eng mit gesellschaftlichen Bedingungen verwoben, wie wir das auch in den neuen Bundesländern feststellen können – z. B. mit dem NSU-Netzwerk. Obwohl dort der Ausländeranteil niedriger als im Westen ist, ist die Gewaltbereitschaft gegenüber Ausländern anhaltend hoch.

Jugendliche suchen nach Kontinuität und Identität. Finden sie in ihrer Familie und der Gesellschaft keine angemessenen Perspektiven, stöbern sie in der Vergangenheit, der Vergangenheit ihrer Familie und der Gesellschaft. Jugendliche mit traumatischen Erfahrungen haben besonders ungünstige Voraussetzungen, ihren Platz in der Gesellschaft zu finden. Sie sind nicht nur in ihrer Fähigkeit, Beziehungen herzustellen, beeinträchtigt, sondern auch in ihren kognitiven Fähigkeiten, ihrer Fähigkeit, sich mitzuteilen und verständlich zu machen. Ihre Sprachlosigkeit mündet häufiger in gehandelten Botschaften, die ihre Entmenschlichung zum Ausdruck bringen.

4.1 Über die Sehnsucht nach Größe, Identität und Kontinuität der Betrogenen

4.1.1 Die geliehene Größenfantasie

Der 17-jährige B. hatte folgenden Wunsch- und Tagtraum, den er zu Papier brachte:

» Ich träumte, dass ich ein berühmter Gelehrter sei, der sich mit Waffentechnologie und Kernenergie beschäftigte. Durch Zufall wurde ich durch einen Zeitsprung in die Vergangenheit versetzt. Es war das Jahr 1939. Ich sah sofort die Chance, mit meinem Wissen und meinen Unterlagen der deutschen Kriegsführung dienlich zu sein. Ich ging sofort zum Reichskriegsministerium. Dort erklärt man mich zuerst für verrückt, führte mich aber trotzdem zu ihrer Exzellenz, Reichsmarschall Hermann Göring. Dieser erkannte sofort anhand meines Wissens und meiner Unterlagen, wie wichtig ich bin. Man stellte die Kriegsrüstung sofort um. Durch meine Hilfe konnten Düsenflugzeuge und Wasserstoffbomben in Deutschland hergestellt werden. Ich wurde der Vertreter von Hermann Göring und wurde einer der höchsten Würdenträger des Deutschen Reiches. Durch meine Hilfe gewann das Deutsche Reich den Krieg. Es wurden Polen, Frankreich, England, Russland und Amerika besiegt und vernichtet. Ein Land nach dem anderen kapitulierte, die Gefahr vom Deutschen Reich abgewendet, die Welt in einen deutschen Frieden geführt. Ein deutsches Weltreich wurde errichtet, mit der Hauptstadt Germania (früher Berlin). Durch mich wurde das 1000-jährige Reich gegründet und dem deutschen Volk der ewige Friede gebracht. Und was wurde aus mir? Ich hatte ein langes Leben vor mir und bekam nach dem Tod des Führers und Hermann Görings, der nach Adolf Hitler der Führer wurde, dieses Amt. Durch mich wurde die Welt gerettet. «

Durch Rückgriff auf die Vergangenheit entsteht das Bild eines heldenhaften Übermenschen, eines Deutschen, der das Scheitern eines vermeintlich idealen Führers verhindert. Die Nazi-Schreckensherrschaft und der Holocaust werden ausgeblendet, als seien sie nicht wahr. B. verwendet die Sprache und Formulierungen der Geschichtsbücher der damaligen Zeit und fühlt sich großartig in der Identifikation mit einer glorifizierten deutschen Nation. Seine grandiose Selbstaufblähung macht ihn unempfindlich für Gefühle von Scham.

Eigene Beschädigungen, eigenes Scheitern werden in der Zerstörung des bedrohten tausendjährigen Reichs wieder gefunden. Als Retter, Erbe und Nachfolger Hitlers kann er diesen Zustand überwinden, endlich erkannt in seinen Fähigkeiten, die im Gefolge seiner gescheiterten Schulkarriere bisher nicht gesehen wurden. Mit seiner bombastischen narzisstisch-destruktiven Größenfantasie versucht er, sein schwer beschädigtes und traumatisiertes Selbst zu reparieren.

Um einem drohenden Identitätsverlust entgegenzuwirken, greifen Jugendliche bei fehlendem, abgewertetem oder mangelhaft präsentem Vater auf ein mächtigeres und scheinbar liebevolleres väterliches Objekt zurück. Diese Bedeutung kann auch die Gestalt Hitlers annehmen, der mit seiner Lebensgeschichte eines Gedemütigten und Beschädigten bei solchen Jugendlichen eine bewunderte Größe und Heldenhaftigkeit erreichen kann.

4.1.2 Die Sehnsucht nach der verlorenen Ordnung der Dinge

Bei einer solchen Identifikation können auch Großväter mit ihren Beschönigungen von Kriegserfahrungen und des Nationalsozialismus, eine wichtige Rolle spielen.

Fallbeispiel

A. galt im Heimatdorf als Schlägertyp; alle hatten Angst vor ihm. In einer Gruppe dissozialer Jugendlicher nahm er an Saufaktionen, kleineren Diebstählen und Gewaltaktionen gegen Ausländer teil. A. kam nach einem Suizidversuch zur stationären Aufnahme. Er betonte, dass Vater und Großvater, mit denen er zusammenlebte, sich weigern würden, zu einem Gespräch in die Klinik zu kommen. Die leibliche Mutter hatte die Familie in seiner frühen Kindheit im Stich gelassen und die jüngere Schwester mitgenommen. Bis zum 12. Lebensjahr wurde A. von der Großmutter, der Mutter des Vaters, mitversorgt. Nach deren Tod lebten Großvater, Vater und A. in einem dürftig versorgten Männerhaushalt zusammen.

Für A. hatte der Großvater eine herausragende Bedeutung. Dieser hatte im Ort eine angesehene Position und wurde mehrfach geehrt. Demgegenüber lebte der Vater offenbar ein »Unleben«, diskriminiert und sozial immobilisiert. A. beschrieb ihn als eine Person, die zu aggressiven Ausbrüchen und übermäßigem Alkoholkonsum neigte. Er war eng an seine Herkunftsfamilie gebunden, insbesondere nach dem Weggang seiner Frau. Der Vater wirkte in den therapeutischen Gesprächen, die mit ihm – entgegen der ursprünglichen Annahme von A. – doch geführt werden konnten, wie abgestorben. Er schien nach wie vor an dem traumatischen Ereignis zu kleben, von seiner Frau verlassen und damit sowohl psychisch als auch im Heimatort sozial zerstört worden zu sein. Er konnte sich nichts mehr erlauben. Eine Beziehung zu einer Frau gestattete er sich nur heimlich. Als männliche Identifikationsfigur stand er A. nicht zur Verfügung. Stattdessen wurde der Großvater darin für ihn sehr wichtig.

A. selbst befand sich in einer desolaten und perspektivlosen Situation. Er hatte die Hauptschule mit der 9. Klasse ohne Abschluss verlassen. Bei einem Leistungstest im Arbeitsamt war ihm eine geistige Behinderung attestiert worden, was sich nachträglich als unzutreffend herausstellte. Zwei begonnene Lehren hatte er abgebrochen: die erste nach einem Unfall, die zweite, weil er die Arbeitsat mosphäre nicht ertragen konnte. In seinem Heimatort war er Außenseiter und Prügelknabe. Den Kindern angesehener Eltern war verboten worden, mit ihm zu spielen.

Verlassen von der Mutter, später von der Großmutter durch deren Tod, gescheitert in der Schule, in seinem sozialen Umfeld als Störenfried wahrgenommen, erschienen für ihn die Erzählungen des Großvaters vom Krieg wie Berichte aus einer besseren Welt. Der Großvater, der die Familie als gestandene Person dominierte, hatte im Krieg bei Stalingrad gekämpft. Er war zeitweilig Chauffeur führender Offiziere, eine Aufgabe, die ihm selbst nachträglich noch Größe verleihen konnte. Der Krieg und die Kriegserfahrungen wurden von ihm glorifiziert. Über den Kriegstraumata, wie dem Tod von Kameraden, Hunger, Erfrierungen, Todesängsten, Demütigungen, lag hingegen Schweigen, ein Schweigen, das auch bei A. dazu führte, dass Schrecken und Gräueltaten dieser Zeit von ihm nicht wahrgenommen wurden. Für A. war der Großvater eine mächtige, potente Person, vor der er Angst hatte und deren Zuneigung er suchte, während der Vater ihm schwach und als Vorbild ungeeignet erschien.

In den Aktivitäten von A. könnte man den Versuch sehen, Kontinuität zwischen den Generationen herzustellen, indem er unerledigte Konflikte zwischen Großvater und Vater, die außerhalb sprachlicher Verständigung vermittelt wurden, aufgriff und aktualisierte. Anders als der Vater, der sich seinem Schicksal unterwarf, erstarrt und entlebendigt ein Sparflammenleben führte, kämpfte A. in der rechtsextremen Szene einen Krieg gegen ungebetene Eindringlinge und grenzte sich selbst aus. In der Angleichung an rechte Führer und scheinbar Mächtige trat er für Lebensraum von diskriminierten, heimatlosen Deutschen ein, ein Schicksal, das ihn selbst ereilt hatte.

Betrachtet man sich die Bewältigungen der Männer in den drei Generationen (vgl. auch Rosenthal 1997) der Familie von A., dann erscheint der Großvater als jemand, dem es gelungen ist, die schrecklichen Kriegserlebnisse und nachfolgenden Demütigungen vordergründig zu bewältigen, indem er sich bemühte, alte Verhältnisse zu restituieren und auf nationaldeutsche Werte zurückzugreifen. Nachträglich gelang es ihm, sich innerhalb der Familie noch als heldenhafter Kriegsüberlebender darzustellen. Der Vater konnte sich dieser Familiarisierung von Deutschtum und Heldenhaftigkeit einerseits nur unterordnen, andererseits handelnd darstellen, dass die Welt so nicht mehr in Ordnung ist und dabei erstarren. A. zeigt demgegenüber eine Bereitschaft, als Patriot wieder in den Krieg zu ziehen, in der Pararealität (Shatan 1981) einer rechten Szene, in der durch Gewalt versucht wird, das bedrohte Deutsche zu retten. Gleichzeitig nahm er die entmenschlichenden und demütigenden Bedingungen von Gewalt und Misshandlung in Kauf, die er selbst auch immer erfahren hatte.

4.2 Ideologien von Ungleichheit und Gewalt als mächtige Organisatoren

Rechtsextreme Einstellungen orientieren sich an zwei Grundideen, die im Widerspruch zu Werten demokratischer Gesellschaften stehen: zum einen an der Ideologie der Ungleichheit des Menschen als Kernstück solcher Weltanschauungen (Heitmeyer 1989), zum anderen an einer Ideologie von Gewalt. Die Ideologie der Ungleichheit geht einher mit nationalistischer bzw. völkischer Selbstübersteigerung, rassistischen Sichtweisen, Fremdenfeindlichkeit, Unterscheidungen von lebenswertem und unwertem Leben, Betonung des Rechts des Stärkeren und einem totalitären Normenverständnis mit Ausgrenzung des Andersseins. Die Gewaltideologie sieht Gewaltanwendung als zentralen Regulationsmechanismus für gesellschaftliche Verhältnisse und Konflikte an. Autoritäre, militaristische Umgangsformen mit Anwendung von Gewalt treten an die Stelle rationaler Diskurse, die ebenso abgelehnt werden wie demokratische Regeln.

Diese Ideologien von Ungleichheit und Gewaltbejahung haben »Elemente eines gesellschaftlichen Gegenentwurfes« (Heitmeyer u. Peter 1988). Sie stellen uns vor die Frage, inwieweit Werte von Gleichheit und Gewaltfreiheit in unserer Gesellschaft tatsächlich gelebt und Jugendlichen vorgelebt werden.

In den letzten Jahren werden Gewalterfahrungen von und Gewaltanwendung gegenüber »Ungleicheren«, Misshandlung, sexueller Missbrauch oder Vergewaltigung von Kindern, Jugendlichen und Frauen zunehmend öffentlich und in fachlichem Rahmen diskutiert. Allerdings stellt sich die Frage, ob solche gesellschaftlichen Missstände ausreichend gesehen bzw. weiterhin verleugnet werden. Die Tatsache, dass tragende Ideologien verloren gegangen sind, die eine Hoffnung auf bessere Zeiten vor allem für diejenigen zugelassen haben, die in einer sozial unsicheren Position gelebt haben, erscheint vor allem in den neuen Bundesländern noch nicht ausreichend gewürdigt. Jugendliche reagieren seismografisch auf Zeiten gesellschaftlichen Umbruchs, worauf die rechtsextremen Orientierungen nicht nur von Jugendlichen in den neuen Bundesländern hinweisen.

Jugendliche Skinheads sind aufgrund von anhaltenden Traumatisierungen häufiger von narzisstischer Entleerung bedroht (Eissler 1966; Grubrich-Simits 1979). Sie stabilisieren sich durch ein primitives, pathologisches Größenselbst. Extrem kränkbar neigen sie zu Feindprojektionen sowie zur Verachtung anderer und können realistische Aspekte in anderen Personen, auch den eigenen Eltern, nicht oder nur mangelhaft wahrnehmen. Verinnerlichte elterliche Idealbilder der Kindheit werden vor der bedrohlich und unglaubwürdig erlebten Wirklichkeit abgeschirmt. Abschied zu nehmen von diesen verinnerlichten Idealbildern in Auseinandersetzung mit den realen Eltern, ist diesen Jugendlichen nicht möglich. Widersprüchliches oder zurückweisendes Verhalten nehmen sie übersteigert wahr. Es bestätigt nur ihre misstrauische, feindselige Einstellung gegenüber Erwachsenen. Dadurch und aufgrund ihrer frühkindlichen Erfahrungen von Missachtung und Traumatisierung sowie anhaltender späterer Traumatisierungen wird die Diskrepanz zwischen gefährlicher Realität und imaginärer idealer Objektwelt noch verschärft (Windaus

1987). Ressentiments – »gespeist aus dem Gefühl aktuellen und früher erlittenen Unrechts« (Wurmser 1990, S. 57) – führen zum Verlangen nach Rache und Gewalttätigkeit. Vor dem Hintergrund einer verzerrten Beurteilung und Bewertung der Realität (Bolterauer 1975) werden Rache und Hass oft für gerechtfertigt gehalten. Ursprünglich auf Eltern, Lehrer oder Ausbilder bezogene Konflikte werden verallgemeinernd auf gesellschaftliche Missstände und politische Verhältnisse übertragen.

Für solche ausgestoßenen Jugendlichen sind Identifikationen mit gesellschaftlichen Vorbildern oder mit depersonalisierten gesellschaftlichen Strukturen schwierig, wenn nicht unmöglich. Denn die eigenen Eltern, die hierfür nicht nur »als Individuum mit einer je eigentümlichen Charakterformung bedeutsam sind, sondern auch als Vertreter der Klasse, Berufsgruppe, Religionsgemeinschaft, als Repräsentanten der bestehenden Gesellschaft« (Mitscherlich 1970, S. 513) fungieren, sind sowohl als intrapsychische wie als reale Repräsentanten nicht geeignet. Die Eingliederung in die Gesellschaft kann allenfalls als Anpassung oder Unterdrückung vollzogen werden. Der unbewältigte familiäre Konflikt, vor allem der Konflikt mit dem Vater, der – würde er ausgetragen – ermöglichen könnte, reale elterliche und gesellschaftliche Widersprüche zu akzeptieren, wird nun auf die Straße verlagert.

So lassen sich traumatische Erfahrungen von Gewalttätigkeit und Unterdrückung in der Skinheadszene wieder finden. Sie werden auf der Straße gelebt, jetzt in wechselnden Positionen, sowohl als Täter wie auch als Opfer. Dabei scheint oftmals ein Wiederholungszwang zu bestehen, indem aktuelle traumatische Erfahrungen mit früheren kumulativen Traumata verbunden sind und dieser Zwang sich oft wie automatisch mit eskalierender Gewalt und Gegengewalt konstelliert. Sie suchen die Gewalttätigkeit, die sie von klein auf erfahren haben, und richten sie gegen andere und sich selbst. Gewalt erzeugende Rettungsfantasien treiben sie an, z. B. das »dreckige Ungeziefer« oder die »Türkenschweine« zu vernichten, um damit bessere Lebensverhältnisse zu schaffen. Die geheime Vorstellung, in Übereinkunft mit Mächtigen zu handeln, leitet sie und sie suchen letztlich in ihren Gewaltaktionen danach, endlich gesehen, erkannt und akzeptiert zu sein. Tatsächlich aber schaffen sie – einem Wiederholungszwang folgend – Verhältnisse, in denen sie nur noch unwiderruflicher als abgelehnte Störenfriede ausgegrenzt werden.

Die Gewaltkultur der Skinheadszene schadet den zumeist vorgeschädigten Jugendlichen in mehrfacher Hinsicht. Diese Aktionsszene wirkt auf Jugendliche mit niedrigen Bildungsabschlüssen und ebenso geringen Zukunftsaspirationen anziehend. Sie suchen offen destruktive Bewältigungsstrategien, um Lähmungs-, Ohnmacht- und Leeregefühle zu überwinden. Die neu gefundene Kameradschaft hebt die Erfahrung von Vereinzelung auf. Orientierungskrisen werden durch klare Prinzipien gelöst.

»Du bekommst ein ungeheures Gefühl von Macht, wenn eine große Gruppe von uns die Straße runter rennt, niemand wird es wagen, Dich zu belästigen, Dich anzurühren, sogar die Polizei hat Respekt vor uns. Außerdem verschafft es Dir eine höllische Aufmerksamkeit. Die Leute beachten Dich. Wenn wir nicht so aussähen und so wären, würde uns niemand beachten« (Reimitz 1989, S. 184).

Die physiologische Bereitschaft des Jugendlichen zu polarisieren, wird hier in extremem Maße verschärft. Im Schutz der vermeintlich »guten Gruppe« gegen die »böse Gesellschaft« werden Feindbilder etabliert, die Gewalttätigkeit legitimieren. Es ist nun entsprechend der geteilten Gruppenideologie moralisch gerechtfertigt und gut, sich zu wehren, Rache zu üben, Gleiches mit Gleichem zu vergelten und Abschaum zu beseitigen (Redl 1976). Sofern der Jugendliche nicht bereits über eine entsprechende Persönlichkeitsstruktur verfügt, wird er jetzt per Gruppendruck gleichsam auf ein Borderline-Niveau gezwungen. Kernberg (1988) spricht in einem anderen Zusammenhang von iatrogen verursachter Identitätsdiffusion. Die Entwicklung von Eigenständigkeit, einer eigenen Identität, einer eigenen Realitäts- und Weltanschauung wird aufgegeben, weil nur bei rückhaltloser Unterordnung der Schutz der Gruppe gewährt wird. Andersartigkeit würde das Gruppenmitglied dagegen selbst zum Außenfeind machen. Schließlich bedeutet die Identifizierung mit der Gewalt befürwortenden Gruppe auch eine Identifizierung mit dem omnipotenten Angreifer, die als Gegenmittel gegen narzisstische Entleerung (Eissler 1966) dient und als Versuch, die Opferposition traumatischer Erfahrungen zu überwinden.

Jugendliche Skinheads verkörpern in ihrer paramilitärischen Aufmachung ein Gemisch von betonter Männlichkeit, Härte und Brutalität (Wirth 1989). In ihrem Erscheinungsbild heben sie sich gegenüber anderen als Besondere heraus. Dieser Phalluskult wird vor dem Hintergrund sowohl der adoleszenzspezifischen labilen männlichen Identität als auch in Verbindung mit den tief greifenden Minderwertigkeits-, Selbstauflösungs- und Kastrationsängsten verständlich (Mitscherlich-Nielsen 1983). Symbole wie Glatze, Bomberjacke und Stiefel haben zugleich die Bedeutung von Fetischen, die den bedrohten Phallus (Khan 1963/1974), die labile männliche Identität und die körperliche Kohärenz sichern sollen: »The fetish is the product of need for reparations because of the persistence of an illusion of the defect in the body« (Greenacre 1970, S. 455).

Rechtsextreme Jugendgruppen tragen Züge von Männerbünden. Hier werden homoerotische Beziehungen gesucht, die in der Adoleszenz eine vorübergehende stabilisierende Bedeutung zur Abwehr von wieder belebten frühen Ängsten vor einem bedrohlichen, phallischen mütterlichen Objekt haben. Bei jugendlichen Skinheads müssen sexuelle Triebregungen besonders massiv abgewehrt werden, da bei ihnen eine »weit überdurchschnittliche Angst vor der eigenen Homosexualität« (Chaussy 1989) und eine Fixierung an eine frühe phallische Mutterimago vorliegt. Freud (1921/1976) formulierte: »Es scheint gesichert, dass sich die homosexuelle Liebe mit den Massenbindungen weit besser verträgt auch wo sie als ungebremste Sexualstrebung auftritt.«

»Das Verhältnis zum Fremden ist in erster Linie ein Macht- und Verteidigungsverhältnis. Vom Fremden her droht nur Zerstörung; es gilt das Eigene davor zu bewahren« (Erdheim 1988, S. 250). Für jugendliche Skinheads geht von Ausländern und oftmals auch Frauen eine existenzielle Bedrohung aus. Die Frauen, die sich in diesen Gruppierungen befinden, geben sich entweder sehr maskulin oder akzeptieren zweitrangige Positionen (z. B. als Geliebte). Mit ihren niedrigen Bildungsabschlüssen wähnen sich die männlichen Skinheads in ihren Zukunftsperspektiven und ihrer materiellen Existenz durch kompetente Ausländer bedroht. Auch die Stärkung der gesellschaftlichen Position der Frau kann für männliche Jugendliche in solchen Lebensverhältnissen, in denen bislang wenigstens noch die Geschlechtszugehörigkeit als Mann eine relative Besserstellung bedeutete, leicht bedrohlich werden. Indem sie sich auf herkömmliche Ungleichheitsideologien beziehen, erhoffen sie sich eine bessere Zukunft.

Ideologien von Ungleichheit und ein untergründig zustimmendes Verhältnis zu Gewalt werden in unserer Gesellschaft häufiger gelebt als wir uns oftmals eingestehen mögen, vor allem in Gruppen, die in desolaten sozialen und familiären Verhältnissen leben. Herrschafts-Knechtschafts-Verhältnisse haben in der Familie zumeist unpolitischen Charakter, häufig werden aber auch rechtsextreme Einstellungen hinter vorgehaltener Hand vertreten. Solange die Generation der Eltern noch ausreichend gesellschaftlich integriert ist, verbleiben diese Einstellungen im nichtöffentlichen Raum. Jugendliche an der Schwelle von der Familie zur Gesellschaft greifen solche Widersprüche auf und setzen sie überzeichnet in gelebte Aktionen um.

Die Gewaltbereitschaft und Gewalttätigkeit gegenüber Fremden und Andersartigen sind Maßnahmen der Jugendlichen gegen einen inneren Notstand. Diese Notstandsmaßnahmen dienen dem einzelnen zur Angstbewältigung und zur narzisstischen Reparation. Sie gehen über die in der Adoleszenz geläufigen Stabilisierungen hinaus und verweisen darauf, wie bedroht diese Jugendlichen sind. Sie suchen und brauchen die rechtsextreme Gruppierung, die mit ihren Gewaltaktionen und Freund-Feind-Schablonen ein Borderline-Milieu bietet und durch Kriegsrituale das bedrohte Selbstgefühl integriert. Im machtvollen Gruppengrößenselbst oder auch als narzisstische Extension eines rechtsextremen Gruppenführers finden sie, von narzisstischer Entleerung bedroht, vorübergehend Aufwertung und narzisstische Gratifikation, wie sie ihnen sonst versagt bleibt. Im Borderline-Milieu ist der innere Zusammenhalt der Gruppe wegen der primitiven Beziehungsmodi, die mit Spaltungsprozessen einhergehen, ständig gefährdet, wenn nicht destruktives Agieren kanalisiert und abgelehnte Selbstanteile externalisiert werden können. Bereits als Kinder fielen sie in den verschiedensten Gruppierungen durch ihr unruhiges, aggressives Verhalten auf. Dieses Verhalten ist Ausdruck von Angst- und Bedrohlichkeitsgefühlen. Betroffene Jugendliche sind im Grunde nicht gruppenfähig und brauchen destruktive Aktionen als selbst rettende Maßnahmen.

Je mehr der eigene und der Zusammenhalt der Gruppe bedroht sind, umso mehr wird der Außenfeind gebraucht. Stein (1990) bezeichnet das Verhältnis zum Feind als Gegnersymbiose (adversaries symbiosis): Jede der feindlichen Gruppierungen braucht die andere, um sich selbst zu vervollständigen. »The adversaries become locked in a permanent dance« (Stein 1990, S. 71). Eine Gruppe, die sich selbst bedroht fühlt, braucht die Feindgruppe, um die eigenen negativen Selbstanteile auf diese zu projizieren. Bedrohliche Selbstanteile werden so in projektiver Identifikation gebunden und bekämpft. Zumeist bieten sich gerade solche Personen für Feindprojektionen an, die sich neben aller Fremdheit in wichtigen Bereichen wenig unterscheiden. Die Nähe zum Feind prädestiniert als Projektionsfläche für eigenes Übel und eigene Unzulänglichkeit (Volkan 1988, S. 99).

Das Ausmaß der Gewalttätigkeit ist unmittelbarer Ausdruck der eigenen tiefen narzisstischen Verwundungen und Beschämungen des Jugendlichen, für die der Fremde mit simplen Projektionen verantwortlich gemacht wird. Als Person wird der Fremde durch Verzerrungen zunehmend entmenschlicht, zu einem verabscheuungswürdigen Perversen herabgestuft. Das schafft die Voraussetzung dafür, ihn jenseits menschlicher Würde brutal zu behandeln und ihn »in die Bordsteinkante beißen zu lassen«. Einige Gangs foltern ihre Opfer durch sogenanntes Bordstein bashing. Eine Entmenschlichung ist nur möglich, wenn derjenige, der entmenschlicht, selbst die Qualitäten von Menschlichkeit, von Selbstrespekt und menschlicher Würde verloren hat (Moses 1990). Jugendliche mit Gewaltbereitschaft haben früh und anhaltend dehumanisierende Bedingungen erleben müssen. In der rechtsextremen Gruppe werden solche entwürdigenden Verhaltensweisen wenn nicht gegen den Feind, so untereinander durch Unterwerfungs- und Beschämungsrituale fortgesetzt.

Den Feind zu erniedrigen, zu beschämen und fertig zu machen, dient der Bewältigung und Abwehr entsprechender eigener Erfahrungen. Durch die pathologische Verschränkung prägenitaler und genitaler Triebziele wird die Gewalttätigkeit darüber hinaus sexualisiert. Sadistische Triebwünsche werden am erniedrigten Feind befriedigt und bezwungen. »Gewalt ist Liebesersatz oder besser Liebesobjekt, da Gewalt nicht nur wegen eigener Bedürfnisbefriedigung und wegen anderer Vorteile vorgezogen, sondern um ihrer selbst willen geliebt wird« (Hacker 1990, S. 126). Mit Parolen, die sie zu Ordnungshütern oder Umweltschützern der Nation (Jahn u. Wehling 1991) erheben, werden in vorentmutigten Jugendlichen Retter- und Größenfantasien geweckt, die Gewalttätigkeit legitimieren.

Während diese Problematik in den 1990er Jahren vor allem auch mithilfe der Medien in die Öffentlichkeit geschwappt ist, war sie in den letzten Jahren dort kaum präsent, obwohl sich anhand der Statistik rechtsradikal begründeter Gewalttaten ablesen ließ, dass Ausländerfeindlichkeit und Rechtsradikalismus ein anhaltendes Problem insbesondere in den neuen Bundesländern darstellen. Betrachtet man sich die Lebensgeschichten der beiden Mitglieder des sog. Nationalsozialistischen Untergrunds (NSU), Uwe Mundlos und Uwe Böhnhardt, denen neun rechtsextrem motivierte Morde in den Jahren 2000–2006 zugeschrieben werden, so wird deutlich, dass sie ihre rechtsextremen Identifikationen als Adoleszente vollzogen haben – also Ende der 1980er, Anfang der 1990er Jahre – und dann immer weiter in den Untergrund gegangen sind. Soweit ihre Lebensgeschichten bekannt sind, lassen sich Parallelen zu den hier beschriebenen Mechanismen wiederfinden (Fuchs u. Goetz 2012; Wetzel 2013).

5 Adoleszenz und Persönlichkeitsstörung

Die entwicklungspsychologische Forschung hat wiederholt bestätigt, dass es eine relative Konstanz von Verhaltensweisen in Kindheit, Jugend und im Erwachsenenalter gibt. Das legt nahe, bereits im Kindesalter von Persönlichkeit und Persönlichkeitsstörung zu sprechen.

Die Diagnose »Persönlichkeitsstörung im Kindes- und Jugendalter« wird zurückhaltend vergeben. Der ICD-10 zufolge ist die Diagnose »Persönlichkeitsstörung« vor dem 16. bis 17. Lebensjahr wahrscheinlich unangemessen, wenngleich eingeräumt wird, dass stabile und anhaltende Verhaltensmuster erstmals in der Kindheit auftreten (WHO 1999). Im DSM-IV wird der Begriff der Persönlichkeitsstörung großzügiger gehandhabt und darf auch für Kinder und Jugendliche verwendet werden, wenn sich bestimmte Persönlichkeitszüge als pervasiv und persistent zeigen (American Psychiatric Association 1996). Nur die Diagnose einer Antisozialen Persönlichkeitsstörung darf nicht vor dem 18. Lebensjahr gestellt werden (vgl. Raskolnikow-Syndrom).

Im Verlauf der Entwicklung können sich Persönlichkeitsfaktoren und -störungen ändern. Das beschränkt sich nicht auf die Kindheit und Adoleszenz, sondern gilt gleichermaßen für das Erwachsenenalter (vgl. Erläuterungen zur Strukturachse in der Erwachsenen-OPD, ► Kap. 3.2, S. 57 f.). Sowohl in der ICD-10 als auch im DSM-IV fehlt im Hinblick auf diese Störungsgruppe eine Entwicklungsperspektive. Das hat Pine (1974, 1986) veranlasst, bei Kindern von »development a borderline child to be« zu sprechen. A. Freud (1952/1960) hat früh- und schwer gestörte Kinder und Jugendliche als neurotische Entwicklungsstörungen definiert.

5.1 Definition von Persönlichkeit

Die Begriffe Persönlichkeit, Temperament und Charakter werden häufig synonym gebraucht. Der Persönlichkeitsbegriff bezieht sich auf ein breites Spektrum menschlichen Verhaltens. Nach Rothbarth und Bates (1998) gehören dazu unter anderem Fähigkeiten, Gewohnheiten, Wertmaßstäbe und soziale Kognitionen. Temperament wird als die konstitutionsgebundene individuelle Eigenart von Reaktionen verstanden, die affektive Reagibilität, Aktivität und Selbststeuerung als biologisch fundierte Merkmale einschließen. Betrachtet man die Definitionen von Struktur (vgl. Arbeitskreis OPD 1996; Arbeitskreis OPD-KJ 2003; ▸ Kap. 3.2, S. 57), die unter anderem als individuell typische Disposition des Erlebens und Verhaltens und als Handlungsbereitschaft für potenzielle Interaktionsmöglichkeiten verstanden wird, wird deutlich, wie ähnlich sie sich sind. Danach steuern genetische Bereitschaften, neurobiologische und psychosoziale Einflüsse die Entwicklung der Disposition im Rahmen des biografischen Prozesses.

Konzepte von Persönlichkeit und Persönlichkeitsentwicklungsstörung sind dementsprechend eng mit biopsychosozialen Ätiologiemodellen assoziiert. Bisher wurden übergreifende Modelle für Prädiktoren von Persönlichkeitsstörungen weder formuliert noch empirisch entwickelt. Die genetische Forschung verweist auf die Bedeutung von Temperamenteigenschaften und Persönlichkeitsmerkmalen sowie sich daraus möglicherweise entwickelnder Persönlichkeitsstörungen. Das berührt Fragen der Heredität von Temperamenteigenschaften und der Prädisposition für psychische Störungen, die bislang unbeantwortet sind.

Seit geraumer Zeit werden Modelle diskutiert, die übergeordnete Persönlichkeitsdimensionen bzw. Persönlichkeitsfaktoren höherer Ordnung als grundlegend für die Struktur betrachten, sowohl im Normalfall als auch bei psychischen Erkrankungen. Derzeit wird das 5-Faktoren-Modell der Persönlichkeit favorisiert (Fiedler 2002; Herpertz et al. 2001). Es basiert auf dem Eysenck'schen 3-Faktoren-Modell und umfasst Extraversion, emotionale Labilität/Neurotizismus, Freundlichkeit, Gewissenhaftigkeit und Aufgeschlossenheit (Costa u. McCrae 1990). Dagegen schlagen Cloninger et al. (1994) ein siebendimensionales psychobiologisches Modell vor, das Schadenvermeidung, Neugierverhalten, Belohnungsabhängigkeit, Beharrungsvermögen, Selbstlenkungsfähigkeit, Kooperativität und Selbsttranszendenz einschließt. Diese Modelle gehen unter anderem von zwei basalen Motivationssystemen menschlichen Verhaltens aus (Gray 1975; Gray et al. 1983), dem behavioral activation system (approach) und dem behavioral inhibition system (avoidance). Das behavioral activation system bezeichnet Verhaltensaktivierung durch die Aussicht auf Belohnung und neuartige Stimuli. Das behavioral inhibition system beschreibt eine Verhaltenshemmung bei Angst vor Bestrafung und anderen Befürchtungen.

Persönlichkeitszüge werden zumeist als überdauernd angesehen und gelten als Ich-synton, weitgehend vor- oder unbewusst, dauerhaft und in einer übergreifenden intrinsischen Matrix der Persönlichkeit verwurzelt (so auch im alternativen DSM-V).

Die Entwicklungspsychopathologie von Störungsbildern basiert auf der Annahme, dass spezifische Beziehungskonstellationen zu überdauernden Stilen im Umgang mit sich selbst, anderen und der Umwelt führen. Externalisierende und internalisierende Störungen können anhand solcher Raster gut erfasst werden. Aus einer psychodynamischen Perspektive bietet die operationalisierte psychodynamische Diagnostik (OPD) für Patienten im Erwachsenenalter ebenso wie für Kinder und Jugendliche Schablonen, die die Zuordnung zu unterschiedlichen Entwicklungsniveaus ermöglichen. Die Beschreibungen reichen von desintegriert über mäßig integrierte bis hin zu reifen Entwicklungsniveaus (► Kap. 3.2, S. 56 ff.).

P. F. Kernberg et al. (2001) sind der Auffassung, dass man im Kindes- und Jugendalter von Persönlichkeitsstörungen sprechen kann. Sie verdeutlichen anhand von klinischen Evaluationen, dass es möglich ist, zuverlässige Kriterien für diese Diagnosengruppe zu finden. Ihre Aussagen unterstützen psychodynamische Konzepte, die ungünstige frühe Entwicklungsbedingungen für die Ursache von Persönlichkeitsstörungen halten. Unter Einbeziehung von sechs basalen Persönlichkeitskomponenten (the basic six) wie Kognition, Affekte, Selbstrepräsentation, Objektrepräsentation, das beobachtende Ich und Empathie kommen die Autoren zu jeweils spezifischen Konstellationen, aus denen sich verschiedene Persönlichkeits-(Entwicklungs-)Störungen herleiten. Kernberg et al. beziehen sich auf das National Advisory Mental Health Council, das überdauernde Persönlichkeitsmerkmale wie aggressive Muster, rigide Bewältigungsstrategien und unsichere Bindungsmuster am Ende der Vorschulzeit annimmt. Mit ihrer Beschreibung unterschiedlicher Persönlichkeitsstörungen im Kindes- und Jugendalter versucht Kernberg, für Kinder und Jugendliche entsprechende diagnostische Einordnungen mithilfe von strukturierten Interviews, Verhaltenschecklisten unter anderem (z. B. SCID [strukturiertes klinisches Interview für DSM-IV], CBCL [child behavior checklist]) durchzuführen, dabei orientiert sie sich am DSM-IV. Kernberg hat mit ihrem Ansatz einen wichtigen Beitrag zur Validierung von Borderline-(Entwicklungs-)Störungen im Kindes- und Jugendalter geleistet. Andere wichtige Aspekte, die die Entwicklungspsychopathologie betreffen, bleiben allerdings unberücksichtigt (► Kap. 8). Die Festlegung auf Persönlichkeitsstörungen bereits im Kindesalter ist ein zweischneidiges Schwert: Einerseits werden Kinder in ihren potenziellen Entwicklungsmöglichkeiten frühzeitig etikettiert und potenziell stigmatisiert, andererseits geraten damit mögliche Ursachen derartiger Entwicklungen besser in den Blick, statt verleugnet zu werden.

Im DSM-V wird nun ein alternatives Modell für die Diagnostik von Persönlichkeitsstörungen vorgeschlagen (das alte wird zugleich beibehalten), das auf verschiedene Ebenen (levels) der Persönlichkeitsfunktionen aufbaut. Die Elemente setzen sich aus selbstbezogenen Funktionen, wie »Identität« und »Ichziele« (»selfdirection«), und interpersonellen Funktionen zusammen, wie »Empathie« und »Intimität«. Hier gibt es jeweils Abstufungen, die mit unterschiedlichen Störungen der Persönlichkeitsentwicklung verbunden sind (vgl. OPD). Als weiteres Kriterium werden die pathologischen Persönlichkeitszüge wie negative Affektivität, Rückzug (»detachment«), Antagonismus, Enthemmung (»disinhibition«) und Psychotizismus aufgeführt, die sich an dimensionalen Persönlichkeitsmodellen orientieren (s. o.). Mit diesen Veränderungen wird es vermutlich in Zukunft leichter, bereits im Kindes- und Jugendalter schwere bzw. strukturelle Störungen diagnostisch zuordnen zu können.

5.2 Gene oder Umwelt?

Betrachtet man sich den derzeitigen Mainstream bei kinderpsychiatrischen Veröffentlichungen, sind immer noch Zweifel angebracht, ob Kindheitserfahrungen noch als relevant für psychische Störungen angesehen werden. Psychosoziale Modelle, die psychische Störungen als Folge früher ungünstiger Sozialisationsbedingungen erklären, werden heute durch Zwillings- und Adoptionsstudien zunehmend infrage gestellt. Nicht nur als Ursache von körperlichen Erkrankungen sondern auch als Auslöser psychischer Störungen wurde eine Vielzahl von Genen identifiziert. So wurden Gene für Dissozialität, die Entwicklungen zur Verwahrlosung erklären, Gene für Aufmerksamkeitsstörungen, Gene für Depressionen, Gene, die Veränderungen im Hirnstoffwechsel (z. B. Veränderungen im Serotonin- oder im Dopaminstoffwechsel) bedingen und andere erkannt. Solche Befunde führen dazu, sich nicht mit der Psyche eines Menschen zu befassen, sondern auf chemische Stoffe und Psychopharmaka zurückzugreifen, die etwaige Stoffwechselstörungen im Gehirn beheben sollen. Psychopharmaka versprechen schnelle und dauerhafte Heilung psychischer Störungen. Dabei wird in Kauf genommen, dass – wie etwa Methylphenidat bei ADHS (Aufmerksamkeitsdefizit-/Hyperaktivitätsstörung) – eine lebenslange Substitution notwendig sein könnte, ähnlich wie dies beim Diabetes mellitus und den Insulingaben nötig ist. Indem Verhaltensprobleme der Kinder, ihre Unruhe und ihre mangelnde Steuerung als Folge von genetischen Faktoren aufgefasst werden, spielt die Umwelt insofern eine Rolle, als ungünstige Reaktionen der Eltern und Erwachsenen zur Verfestigung bestimmter Verhaltensweisen führen. Die Ergebnisse der psychosozialen Forschung werden oftmals nicht berücksichtigt. So werden Auffassungen unterstützt, die den Gesamtzusammenhang von frühen Betreuungsstilen und Sozialisationsergebnissen aus den Augen verlieren.

Als Lichtblick erscheint, dass die Interaktion zwischen biologischer Vulnerabilität, belastenden Temperamentfaktoren und mangelhaften frühen Versorgungsbedingungen einschließlich mütterlicher Depression und sozialer Belastung zunehmend wahrgenommen wird, wenngleich biomedizinische Modelle damit nicht relativiert werden. Das bedeutet, dass die psychischen Probleme, die den störenden Verhaltensweisen von Kindern und Jugendlichen zugrunde liegen, immer noch vernachlässigt werden. Außerdem ist es nicht nur für viele Kinderpsychiater, sondern auch für viele Eltern, Familien und Erwachsene akzeptabler, dass Gene für bestimmte Verhaltensweisen, Störungen und Auffälligkeiten ihrer Kinder verantwortlich sind und nicht etwa sie, die jeweiligen Umweltbedingungen und insbesondere frühe Entwicklungsbedingungen. Diese fatalistische Perspektive der erblichen Störung wird dann einem frühkindlich umweltzentrierten Determinismus vorgezogen, der das Kind vor dem Hintergrund früherer Erfahrungen versteht.

Bei Störungsbildern wie der ADHS (Aufmerksamkeitsdefizit-/Hyperaktivitätsstörung) stellt die Verhaltensgenetik eine Erblichkeit von 60–80 % fest. Entlang den Definitionen der ADHS zur Aufmerksamkeitsregulierung verweisen die Ergebnisse dabei allerdings eher auf ein Kontinuum mit verschiedenen Ausprägungen, sodass anzunehmen ist, dass ADHS, das Extrem eines Verhaltens ist, das genetisch durch die gesamte Population variiert und als Risikofaktor eine dimensionale, jedoch keine kategoriale Bedeutung hat. Eine dimensionale Diagnose orientiert sich an bestimmten Symptomen oder auch Symptomgruppen, die in einer vorgegebenen Häufigkeit vorkommen sollen. Das Störungsbild wird dabei nicht kategorial erfasst.

Psychoanalytische Erklärungen, mit deren Hilfe die Entwicklung von Kindern verständlich gemacht werden konnte, werden heute oftmals als mother- bzw. father-bashing diskutiert. Seinen eigenen Lebensstil gegebenenfalls ändern und sich vielleicht schuldig fühlen – solche Betrachtungen sind in einer Kultur, in der Selbstverwirklichung an erster Stelle steht, nicht opportun – selbst wenn das auf Kosten der eigenen Kinder geht. Dass frühe Entwicklungsbedingungen Störungen bei Kindern, Jugendlichen und Erwachsenen verursachen, wird gegenwärtig – auch in psychiatrischen Falldiskussionen – immer noch vernachlässigt, obwohl es eine große Fülle an Forschungsergebnissen (vgl. Kap. 8.9, S. 204 ff.) gibt, die psychoanalytische Annahmen bestätigen und belegen, wie abhängig die Entwicklung gerade von frühen Bedingungen ist. Die Genforschung weist auch Gene für Religiosität, für die Trennung der Eltern, für die Wahl des Medizinstudiums und Ähnliches nach (Rutter 2002). Trotzdem werden die Ergebnisse der Genforschung oft einseitig und ohne Berücksichtigung der Umwelteinflüsse interpretiert. Es wird eher selten darauf hingewiesen, dass Gene, die wir seit 1000 Jahren und mehr haben, abhängig von unserer Lebensführung exprimiert werden. Umweltfaktoren bestimmen die Genexpression, Anlage-Umwelt-Interaktionen, die nicht erst nach der Geburt anfangen, sondern bereits während der Schwangerschaft eine Rolle spielen.

»Die Psychiatrie ist in den letzten 30 Jahren mehr und mehr … zu einer eher biologistisch-positivistischen Epistemologie übergegangen, in der frühe Umwelteinflüsse zugunsten konstitutioneller Prädispositionen oder auch Entwicklungsdiskontinuitäten vernachlässigt werden. Es war keine Absicht der Verhaltensgenetiker, der frühen Sozialisation einen marginalen Platz zu geben. Es handelt sich eher um ein Phänomen eines breiten gesellschaftlichen Wandels, der sich auch im populären Verständnis der Ontogenese seelischer Störungen wiederfindet« (Fonagy u. Target 2004, S. 105).

Verhaltensgenetische Untersuchungen werden gewöhnlich in einem Entwicklungsalter durchgeführt (2.–4. Lebensjahr), in dem frühe Beziehungserfahrungen bereits verinnerlicht sind. Psychosoziale Faktoren werden herausgerechnet und vernachlässigt. Die Entwicklungspsychologie bezieht die Bedeutung der frühen Interaktion zwischen Kind und Pflegeperson mit ein. Aus entwicklungspsychologischer Perspektive bedürfen solche Ergebnisse einer intensiven Diskussion, die nicht nur – wie dies häufig der Fall ist – grobe, sondern auch sehr feine psychosoziale Bedingungen mitberücksichtigt. Wenn etwa festgestellt wird, dass eineiige Zwillinge eine höhere Konkordanz in bestimmten Verhaltensweisen aufweisen, schließt das nicht aus, dass sie auch ähnlichere Umwelterfahrungen als zweieiige Zwillinge oder Geschwisterkinder machen. Andererseits kann sich derselbe Genotyp auf verschiedenen Wegen, in verschiedenen Altersgruppen und/oder in unterschiedlichen Ausmaßen manifestieren.

Die Befunde der Verhaltensgenetik, die genetische Belastungen als zentrale Ursache von Störungen betonen, sind deshalb kritisch zu hinterfragen. Sie belegen zunehmend, dass die Genexpression von Umweltfaktoren abhängig ist. Seit einem Jahrhundert bekräftigen Wissenschaftler die relative Bedeutung von Erfahrung gegenüber genetischen Anlagen für die Hirnentwicklung und das Verhalten. Gene unterstützen die Bausteine und Strukturen des Gehirns in der Entwicklung, die Hauptverbindungen werden jedoch durch Erfahrungen geschaffen und modelliert: Weder die Macht des genetischen Programms – so Panksepp (2004) – noch die Rolle der Umgebungsbedingungen sollten bei der psychischen Entwicklung unterschätzt werden. Die Macht von intrinsischen sozialen Prozessen auf das Gehirn wurde jedoch massiv unterschätzt, frühe Einprägungen überdauern die Lebenszeit. Rutter (2002) schreibt: »Even a heritability as high as 90 % does not mean that changed environmental conditions could not make a huge impact.« So mögen neuere Ansätze der frühzeitigen Erfassung von Vulnerabilitätsfaktoren durch Gen-Umwelt-Interaktionen, z. B. bei früher Misshandlung, die auf eine Gefährdung in Richtung antisoziale Entwicklung hinweisen, eine angemessene integrierende Perspektive bieten (Cicchetti et al. 2012).

Bei den Folgen traumatischer Belastungen verorten wir uns am anderen Ende eines Kontinuums von Anlage und Umwelt, nämlich dort, wo die psychosozialen Bedingungen im Vordergrund stehen. Neurowissenschaftliche Befunde und Ergebnisse der Säuglings- und Entwicklungsforschung bestätigen nicht nur psychoanalytisch-psychotherapeutische Ansätze im Umgang mit Kindern und Jugendlichen, sondern sind auch gerade für unser therapeutisches Arbeiten hilfreich.

5.3 Konstitution, Temperament versus Entwicklungsperspektive

Die Bedeutung des Temperaments und der Dispositionen für die Entwicklung wird in psychiatrischen und psychoanalytischen Entwicklungsmodellen unterschiedlich gewichtet (Schmeck 2001, 2004; Herpertz et al. 2001).

So können Temperamentfaktoren mit ihrer relativen Stabilität und ihrer konstitutionellen Verankerung (Rothbarth u. Bates 1998) angeborenen Trieben, die aus inneren biologischen Quellen gespeist werden, in ihrer Bedeutung für die Entwicklung gleichgesetzt werden. Temperament beeinflusst ebenso wie Triebfaktoren die individuellen Stile in den emotionalen und motorischen Antworten die Mutter-Kind-Interaktion. Beide können in Kombination mit anderen Faktoren als Katalysatoren wirken. Sowohl endogene Temperamentfaktoren als auch Triebaspekte beeinflussen die Mutter-Kind-Interaktion und im Weiteren auch die Repräsentationen und Arbeitsmodelle (Henderson et al. 2001). Im Fall solcher früher Dispositionen würden die Repräsentationen und Arbeitsmodelle nicht wiedergeben, was tatsächlich passiert ist, sondern ein Gemisch von individuellen und ideosynkratischen Erfahrungen des Kindes und der Mutter-Kind-Interaktion abbilden. O. Kernberg (1999) vertritt dies, wenn er annimmt, dass Borderline-Patienten konstitutiv einen hohen Anteil an Aggression haben und bereits als Kinder dazu neigen, mit oraler Wut auf jegliche Frustration zu reagieren. Hier werden Dispositionen aufseiten des Kindes angenommen, die die Interaktion mit der Mutter definieren. Für Eagle (1997) bedeutet das zwar nicht, dass Kernbergs Theorie notwendigerweise korrekt ist, sie illustriere jedoch, wie einige analytische Theorien sogenannte Triebfaktoren wie Temperamentvariablen behandeln.

Auf der anderen Seite stehen psychoanalytische Ansätze, die die Rolle der externen Ereignisse betonen. Sie haben sich von der Konzeptualisierung des Unbewussten und verdrängter Triebwünsche hin zu einer die Struktur verstehenden Repräsentation des Selbst, der Objekte und der Interaktion entwickelt. Beispiele sind Sandlers und Sandlers (1978) und Rosenblatts und Thickstuns (1977) »Repräsentanzenwelt«, Fairbairns »Internalisierte Objekte« (1952/2000), Sterns »RIG's« (1985/1996) und auch das »Konzept der inneren Arbeitsmodelle« von Bowlby (1969, 1973, 1980). Sie gehen alle davon aus, dass Strukturbildung das Ergebnis des frühen Austausches mit der Mutter ist. Fonagy (2003) hat die Entwicklungsperspektive der Bindungstheorie mit der psychoanalytischen Theorie verglichen. Beide haben ein ätiologisches Interesse an der frühen Mutter-Kind-Beziehung. Beide befassen sich mit der Form und Bedeutung der Balance zwischen Beziehung und Autonomie. Vor allem psychoanalytische Theorien, die die Folgen realer Einflussfaktoren betonen, weisen viele Gemeinsamkeiten mit der Bindungstheorie auf. Sie gehen von spezifischen Mangelversorgungen in der frühen Mutter-Kind-Beziehung wie Abneigung, Deprivation, Strafen, Fehlen einer ausreichend guten Bemutterung und traumatischen Faktoren aus. Auch die Bindungstheorie sieht Zurückweisung, nichtantwortendes und inkonsistentes Verhalten als Ursache für unsichere Bindungsmuster an. Ergebnisse der Säuglings- und Bindungsforschung haben Weiterentwicklungen psychoanalytischer Konzepte, insbesondere der »frühen« Störungen maßgeblich beeinflusst (vgl. Fonagy et al. 2004).

Andere Psychoanalytiker stehen diesen Ansätzen kritisch gegenüber, vor allem dort, wo persönliche Sinngebung und Fantasien und damit die psychische Realität statt externer Faktoren im Vordergrund steht. So meint Green, Psychoanalytiker wie Emde, Stern und Fonagy – die auch Ergebnisse der entwicklungspsychologischen Forschung als relevant für die Psychoanalyse erachten – seien Fremde in der psychoanalytischen Gemeinschaft (zit. nach Rudolf 2013). Green erteilt Bestrebungen eine Absage, die psychoanalytische Kindheitskonzepte durch direkte Beobachtung der Kinder erweitern. Er sieht darin die Gefahr, dass der Psychoanalytiker zum Erzieher wird, der ein »Musterkind« (Green 2005) schafft, nicht aber das »wahre Kind« entdeckt. Doch wo ist das wahre Kind verborgen, wenn es weder Sprache noch Spiel als Ausdrucksmittel für sich verwenden kann und sich allenfalls in Unruhe und destruktiven Handlungen mitteilt? Die Auffassung von Green setzt Fähigkeiten zur symbolischen Mitteilung voraus, Bedingungen, die wir bei Kindern und Jugendlichen mit frühen Traumatisierungen kaum finden.

»Orthodoxe« psychoanalytische Theorien messen der Fantasie und der psychischen Realität eine zentrale Bedeutung für das Verhalten bei. Ein Hauptgrund dafür, dass die Bindungstheorie als psychoanalytische Theorie nicht anerkannt wurde und teilweise wird, liegt darin, dass sie sich auf beobachtbares Verhalten stützt. »Wir haben nicht mit den Geschehnissen der äußeren Welt als solches zu tun, sondern mit ihren Wiederherstellungen im Geist, z. B. in der Form, in welcher sie beim Kind registriert sind« (A. Freud 1952/1960).

Bei Kindern und Jugendlichen mit frühen Traumatisierungen gibt es Wiederherstellungen im Geist jedoch nicht. Ihre Verhaltensweisen spielen sich auf einer anderen, einer körperlichen oder gehandelten Ebene ab, die Antworten eines therapeutischen Entwicklungsobjekts (Hurry 2002) erfordern, das passend reagiert.

Psychoanalytische Erkenntnisse stützen sich auf Follow-back-Daten, die eine hohe Korrelation zwischen sexuellem Missbrauch in der Kindheit und einer Borderline-Persönlichkeitsstörung feststellen. Das bedeutet jedoch nicht, dass – wie Follow-up-Studien zeigen – Kinder, die missbraucht wurden, Borderline-Störungen entwickeln. Rutter (1989) hat von einer Art Entscheidungsbaum gesprochen, der an verschiedenen Punkten Wahlmöglichkeiten bietet. Auch wenn die Psychoanalyse vorgibt, ein kausales Modell anzubieten, trifft das so nicht zu. Grünbaum (2000) wirft Freud und der psychoanalytischen Theorie vor, dass sie nicht in der Lage seien, kausale Folgen von äußeren und inneren Ereignissen zu identifizieren. Dies sei – so Grünbaum (2000) – mehr als ein konzeptueller Mangel. Das Konzept der psychischen Realität mache eine Validierung psychoanalytischer Hypothesen unmöglich und vermeide, zu befriedigenden Erklärungen hinsichtlich der kausalen Verkettungen von äußeren und inneren Ereignissen zu kommen. Insbesondere die Behauptung, Missbrauch in der Kindheit habe pathogenetische Bedeutung, erfordere mehr empirische Studien als die Psychoanalyse sie bislang vorgelegt habe.

Viele Fragen bleiben offen: Wie sehen individuelle Unterschiede in persönlichen Sinngebungen von Ereignissen aus? Welche Bedeutung haben unterschiedliche Fantasien, die durch solche Ereignisse ausgelöst werden? Wie ist ihr Verhältnis zur faktischen Realität? Wenn das »Niveau psychischer Realität« ein Produkt der jeweiligen Entwicklung ist, wie sehen dann ihre Determinanten aus?

5.4 Persönlichkeitsstörungen: Traumatisierung in der Entwicklung

Da die Diagnose einer Persönlichkeitsstörung bzw. Borderline-Störung im Kindes- und Jugendalter üblicherweise – bezieht man sich auf die ICD-10 (WHO 1999) – nicht gestellt wird, sollen hier zunächst Störungsbilder genannt werden, die als Persönlichkeitsstörungen aufgefasst werden. In der ICD-10 gibt es Klassifikationen wie Verhaltens- und emotionale Störungen mit Beginn in der Kindheit und Jugend (F9), hyperkinetische Störungen, insbesondere hyperkinetische Störungen des Sozialverhaltens (F90.1), Störungen des Sozialverhaltens (F91), insbesondere Störungen des Sozialverhaltens bei fehlenden sozialen Bindungen (F91.1), Störungen des Sozialverhaltens mit oppositionellem, aufsässigem Verhalten (F91.3) sowie andere Störungen, kombinierte Störungen des Sozialverhaltens und der Emotionen (F92), emotionale Störungen des Kindesalters (F93), die mit Trennungsangst einhergehen, sozialer Ängstlichkeit oder nicht näher zu bezeichnende Störungen, ebenso Störungen sozialer Funktionen (F94), die sich in einem elektiven Mutismus oder in einer Bindungsstörung bemerkbar machen, sowie sonstige Verhaltens- oder emotionale Störungen (F98) wie Enuresis, Enkopresis usw.

In der psychodynamischen Diagnostik werden Persönlichkeitsstörungen häufiger als Frühstörungen, Störungen mit strukturellen Defiziten, Entwicklungsstörungen, strukturelle Ich-Störungen oder auch Borderline-Entwicklungsstörungen bezeichnet, neuerdings wird häufiger auch von komplexen traumatisch bedingten Entwicklungsstörungen gesprochen.

Unter der Diagnose einer Borderline-Störung werden in der Regel unterschiedliche Störungen zusammengefasst, denen eine Borderline-Persönlichkeitsorganisation (O. Kernberg 1978) zugrunde liegt. Die Komplexität dieser Störungen verweist auf eine sehr heterogene Gruppe (Bentivegna et al. 1985; Bürgin u. Meng 2000; Petti u. Vela 1990), die als ein Syndrom mit vielfältigen externalisierenden und internalisierenden Symptomen und kognitiven Beeinträchtigungen anzusehen ist. Die mannigfaltigen Auffälligkeiten, die sich nicht nur auf die psychische Ebene beschränken, veranlassten Autoren wie Cohen et al. (1987), Lincoln et al. (1998), Towbin et al. (1993) von multiplen und komplexen Entwicklungsstörungen auszugehen (MCDD, multiple complex developmental disorder). Untersuchungen zu prädisponierenden Faktoren für derartige Störungsbilder weisen auf eine hohe Belastung durch reale Traumata hin, deren Auswirkungen in der Entwicklung von psychoanalytischer Seite vernachlässigt wurden. In diesem Zusammenhang sind auch Einwände gegen das Borderline-Konstrukt laut geworden (Bürgin u. Meng 2002; Kernberg u. Shapiro 1990; Streeck-Fischer 2000a).

Jugendliche, die dieser Störungsgruppe zuzuordnen sind, weisen in der Regel traumatische Belastungen in der frühen und späteren Entwicklung in unterschiedlicher Ausprägung auf. Sie zeigen komplexe und fluktuierende Störungen (Chetik 1986, Marziali 1992), die sich nur in verschiedenen klinischen Diagnosen (wie Angststörungen, PTBS [posttraumatische Belastungsstörungen], Depression) und verschiedenen Persönlichkeitsstörungen (wie Borderline-, Antisoziale, narzisstische Persönlichkeitsstörung und anderen) abbilden (Ackerman et al. 1998; Giaconia et al. 1995; Putnam 1997; Wolfe 1994). Häufig zeigen sie eine komplexe Problematik, die sich am ehesten unter der im DSM-IV (American Psychiatric Association 1996) aufgeführten Diagnose »Störung durch extremen Stress« fassen lässt (DESNOS [disorder of extreme stress not otherwise specified], im Vergleich sind die ICD-10-Kriterien mit der Klassifikation »nicht näher bezeichnetes Verhalten bei schwerer Belastung F43.9« unspezifischer).

Derzeit gibt es verschiedene, zum Teil konkurrierende Erklärungsmodelle für diese vielfältigen Störungen im Kindes- und Jugendalter, insbesondere das **Borderline-Modell**, **MCDD**- oder **biologisch orientierte Entwicklungsmodelle** (z. B. hyperkinetische Störung des Sozialverhaltens ADHS).

Folgende Symptome treten auf:

- **wiederholtes Erleben bzw. Wiederherstellungen des traumatischen Ereignisses in der Gegenwart:** Flashbacks, Hypermnesien, Albträume, Repetitionen und Reenactments; adoleszenzspezifisch sind dabei die aktiven Wiederholungen traumatischer Belastungen, oftmals in unterschiedlichen Konstellationen mit wechselnden Positionen, z. B. zunächst als Opfer sexuellen Missbrauchs, dann als gewaltbereiter Täter.
- **Konstriktion mit Vermeiden von Reizen, die mit dem Trauma verbunden sind:** Rückzug, Verlust bisher entwickelter Fähigkeiten, Betäubung, Starre.
- **Neigung zu erhöhter Erregung:** Unruhe, erhöhte Reizbarkeit, Konzentrationsstörungen, erhöhte Schreckhaftigkeit, Ein- und Durchschlafstörungen.

Aus der Zusammenstellung von Diagnosen in Tabelle 5-1 ist ersichtlich, wie vielfältig die Diagnosen bei einer Störung des Sozialverhaltens und der Emotionen (F92) sind. Dahinter ver-

Tab. 5-1 Diagnosen von Jugendlichen (n = 66) mit einer kombinierten Störung des Sozialverhaltens und der Emotionen (F92), erfasst anhand eines SKID-Interviews im Rahmen einer randomisierten kontrollierten Wirksamkeitsstudie in der Klinik Tiefenbrunn.

ICD-10	Klassifizierung	n
F3	Depressive Störungen	53
F4	Soziale Phobie	29
	Panikstörung/Agoraphobie	23
	Somatoforme Störungen	23
	PTBS	21
	Generalisierte Angststörung	21
	Zwangsstörungen	12
	Angststörung, NNB	1
F5	Essstörungen	17
F6	Borderline-Persönlichkeitsstörung	39
	Weitere Persönlichkeitsstörungen	39
F9	Kombinierte Störung des Sozialverhaltens und der Emotionen	66

bergen sich zu zwei Drittel Borderline-Störungen und traumatisierte Patienten. Dies sind Ergebnisse einer Therapiestudie, die in den Jahren 2009–2012 in der Kinder- und Jugendlichenabteilung der Klinik Tiefenbrunn durchgeführt wurde (Salzer et al. 2013).

5.5 Trauma – Borderline – MCDD oder ADHS? Eine kritische Diskussion

5.5.1 Komorbiditäten und Modelle zum Verständnis der Folgen früher Traumatisierung

In den deskriptiven psychiatrischen Klassifikationssystemen des DSM-IV und der ICD-10 wurde darauf verzichtet, Störungsbilder mit ätiologischen Faktoren und Erklärungen in Verbindung zu bringen. Das hat zu Verwirrung geführt. So findet man beispielsweise bei Psychotherapeuten eine Tendenz, bestimmte Störungsbilder nur noch unter deskriptiven oder symptomatischen Aspekten (als dimensionale Modelle) zu betrachten und auf psychodynamische Annahmen ganz zu verzichten. Man trifft zum Beispiel auf die Vorstellung, ADHS sei immer nur eine Aufmerksamkeitsstörung, und mit einer Ritalin®-Behandlung sei das Problem gelöst.

So wie die Diagnose einer Störung des Sozialverhaltens noch nichts über die Entstehungsbedingungen und die Konfliktdynamik der komplexen Problematik des Jugendlichen aussagt, sind auch Aufmerksamkeitsstörung und andere dimensionale psychiatrische Diagnosen noch keine Erklärung. Auslösende Faktoren oder familiäre Hintergründe spielen bei den Klassifikationen im ICD-10 oder DSM-IV – insbesondere im Kindes- und Jugendalter – zunächst keine Rolle. Dennoch ist unverkennbar, dass in die Konzeptualisierung der verschiedenen Störungsbilder unterschiedliche Hintergrundannahmen und Weltanschauungen eingeflossen sind, die es schwer machen, sich im Gestrüpp psychiatrischer, neurobiologischer und psychodynamischer Sichtweisen zurechtzufinden. Sie werden darüber hinaus von Interessengruppen gestützt, möglicherweise, um bestimmte Therapieformen zu propagieren. Schließlich gibt es eine Tendenz, traumatische Erfahrungen nur als PTBS-Diagnose gelten zu lassen, als würden Traumatisierungen nur zu PTBS führen.

5.5.2 Diagnose »Borderline-Störung« bei Kindern und Jugendlichen

In diesem Unterpunkt wird Borderline-Störung im umfassenden Sinn nach Kernbergs Konzeptualisierung der Borderline-Persönlichkeitsorganisation verstanden.

Anna Freud (1969/1980) hat zwischen neurotischen Störungen und Entwicklungsstörungen unterschieden. Sie führt mehrere Kriterien an, die Entwicklungsstörungen kennzeichnen:

- Kinder und Jugendlichen regredieren tiefer und zeigen massivere Entwicklungsstillstände.
- Sie neigen dazu, die Libido von der Objektwelt zurückzuziehen und sie auf den Körper oder das Selbst zu wenden.
- Sie können sich von ihren Bezugspersonen nicht trösten lassen.
- Sie haben instabile Ich-Grenzen.
- Die Realitätsprüfung und die synthetische Funktion des Ichs versagen bei ihnen.
- Man findet ein Vorherrschen primitiver Abwehr, primärprozesshaftes und konkretistisches Denken sowie instabile Grenzen zwischen Ich und Es.

Erstmals sprachen Ekstein und Wallerstein (1954) von Borderline-Störungen im Kindes- und Jugendalter. Sie beschreiben fluktuierende Ich-Zustände und ineffektive Regulationsmechanismen. Für Geleerd (1958) liegen bei diesen Kindern und Jugendlichen Störungen im Ich und seiner Entwicklung in Verbindung mit einer pathologischen Entwicklung von Objektbeziehungen vor. Masterson (1972) sieht die Symptomatik bei Adoleszenten als Folge einer gestörten Entwicklung in der frühen Individuation/Separation, insbesondere der frühen Wiederannäherungsphase. Er verweist auf einen Entwicklungsstopp mit beeinträchtigten Abwehrformationen, unzureichend angepassten Objektbeziehungen sowie Reifungsstörungen. Masterson beschreibt Manifestationen wie ausagierendes Verhalten, Schwierigkeiten in der Trennung von den Eltern, oral-narzisstisch fixierte Charakterstrukturen, Eltern mit Borderline-Persönlichkeitsstörungen und deviante Kommunikationsmuster in der Familie der Jugendlichen. Gunderson und Kolb (1978) formulieren als Kriterien pervasive Muster von Instabilität in Stimmungen, in interpersonellen Beziehungen und im Selbstbild (vgl. auch Esman 1989). Sie heben Kriterien hervor wie

- instabile, intensive interpersonelle Beziehungen, die zwischen Überidealisierung und Entwertung hin und her pendeln,
- Impulsivität, die sich im Bereich von Sexualität, in ungesteuertem Essverhalten, ziellosen Einkäufen, Unruhe oder als Substanzmissbrauch bemerkbar macht,
- affektive Instabilität im Bereich von Aggression, Erregung und Angst,
- inadäquate intensive Wutreaktionen mit mangelnder Kontrolle, suizidalen Drohungen und Handlungen,
- selbstverletzendes Verhalten,
- Identitätsstörungen, die sich im Selbstbild, der sexuellen Orientierung und langfristigen Zielen zeigen,
- chronische Gefühle von Leere und Langeweile und
- massive Anstrengungen, um reales oder auch imaginiertes Verlassenwerden zu vermeiden.

P. Kernberg (1990) bezieht unsozialisiertes, nichtaggressives Verhalten, schwere Trennungsangst, Identitätsstörungen, Essstörungen, elektiven Mutismus, Aufmerksamkeitsstörungen mit Hyperaktivität, Entwicklungsstörungen im Bereich der Sprache mit und ohne Aufmerksamkeitsstörungen, Lese-/Rechtschreib- und Rechenstörungen in die Diagnose Borderline-Störung mit ein (Kernberg u. Shapiro 1990). Da sich P. Kernberg zufolge schon im frühen Kindesalter eine Persönlichkeitsorganisation ausbildet, lassen sich auch Borderline-Strukturen bereits früh feststellen. Diepold (1994) hat unter Verwendung von DSM-III-R-Kriterien versucht, für das Kindes- und Jugendalter vergleichbare Kategorien wie für erwachsene Patienten zu entwickeln. Sie nennt in diesem Zusammenhang die diskrepante Entwicklung, die Selbstwertstörung, Wut und Destruktion, Vernichtungs- und Trennungsangst, eingeschränkte Kontakte und Bindungen sowie Selbstschädigungen.

Das Borderline-Modell, das zum Verständnis von Entwicklungs- und Beziehungsstörungen im Kindes- und Jugendalter herangezogen wird, bezieht sich auf die Beschreibungen von Borderline-Störungen Erwachsener und ähnelt ihnen in weiten Bereichen (z. B. A. Freud 1952/1960; Ekstein u. Wallerstein 1954; Geleerd 1958; Gunderson u. Kolb 1978; Masterson 1972). Frühe Störungen in den Objektbeziehungen mit entsprechend primitiven Abwehrmechanismen und Ich-strukturellen Defiziten stehen im Mittelpunkt der Betrachtung.

Bisher ist jedoch nicht geklärt, ob Borderline-Pathologie bei Kindern und Erwachsenen dasselbe ist (Guzder et al. 1996). Studien wie die von Lofgren et al. (1991) zeigen, dass viele Borderline-Kinder Persönlichkeitsstörungen im Erwachsenenalter entwickeln. Die Frage, ob schon im frühen Kindesalter eine überdauernde Persönlichkeitsorganisation ausgebildet wird, wird kontrovers diskutiert (Kernberg u. Shapiro 1990). Zum Borderline-Konzept im Kindesalter wird kritisch vermerkt, dass spezifische Bedingungen der kindlichen Entwicklung und der dynamisch instabile Zustand der Kinder darin keine besondere Berücksichtigung finden. So sei fraglich, ob Kinder, bei denen eine Borderline-Struktur festgestellt wird, in ihrer weiteren Entwicklung Borderline-Erwachsene werden. Das Borderline-Konstrukt geht – so Shapiro (Kernberg u. Shapiro1990) – mit einer Konfusion von deskriptiven, dynamischen und genetischen Ansätzen einher. Cohen et al. 1987 wenden ein, dass es nicht ausreiche, die multiplen Entwicklungsdefizite nur unter Aspekten der Objektbeziehungsstörungen zu betrachten, dies sei zu unspezifisch, da ähnliche Störungen auch bei chronischer PTBS oder reaktiven Bindungsstörungen vorlägen. Weiter vernachlässigen Borderline-Konzepte die unmittelbare und aktuelle Realität der Kinder und ihre Reaktion darauf. Auf der anderen Seite ist das Borderline-Konzept das fundierteste psychodynamische Erklärungsmodell für frühe Störungen im Kindes- und Jugendalter und hat therapeutische Ansätze in Umgang mit diesen Störungen maßgeblich bestimmt.

Kinder und zum Teil auch Jugendliche haben sich von ihren primären Objekten noch nicht oder nur partiell gelöst. Das Ausmaß ihrer Störung wird bei den meisten Jugendlichen deshalb in vollem Umfang erst deutlich, wenn die Ablösungsschritte der Adoleszenz beginnen – insbesondere bei den »abgestützten Entwicklungen«, die durch äußere Strukturen gehalten wurden. Ihre Störung hat zwar auch mit dem Verhältnis zu ihren primären Objekten zu tun, wichtige Entwicklungen des abstraktlogischen Denkens und der Fähigkeit zu Mentalisieren finden jedoch erst in der Adoleszenz statt. Dennoch dürfen die Folgen vergangener, aber vor allem auch die Folgen noch anhaltender traumatischer Belastungen nicht unterschätzt werden. Die Diagnose »Borderline« verschleiert hier mehr, als sie aufdeckt. Das Kind bzw. den Jugendlichen mit einer Diagnose zu etikettieren, die eine abgeschlossene Entwicklung suggeriert, führt leicht dazu, dass die jeweiligen traumatisierenden und die aktuellen Bedingungen eines Kindes oder eines Jugendlichen außer Acht gelassen werden.

Andererseits hat sich gezeigt, dass es nur eine vergleichsweise geringe Langzeitstabilität dieser Diagnose gibt. Das betrifft nicht nur Kinder und Jugendliche mit einer entsprechenden Störung, sondern vor allem auch Erwachsene. Die Remissionsrate liegt bei Patienten im Alter von 18 bis 35 Jahren bei 88 % (39,3 % nach zwei Jahren, 22,3 % nach vier Jahren und 21,9 % nach sechs Jahren) (Zanarini et al. 2006), sodass die bisherige Definition der Persönlichkeitsstörung als einer pervasiven und persistenten Störung fragwürdig erscheint. Zudem wird bisher nur mangelhaft reflektiert, inwieweit auch der adoleszente Umstrukturierungsprozess, der bis ins junge Erwachsenenalter hineinreicht, die Instabilität der Persönlichkeit hervorruft, die dann im Sinne eines Durchgangsphänomens zu verstehen wäre. Um den in seinem Ergebnis kaum vorhersagbaren Entwicklungsprozess, in dem sich der Jugendliche befindet, hervorzuheben, sollte eher bei Jugendlichen von Borderline-Persönlichkeits(entwicklungs)störungen gesprochen werden (Streeck-Fischer 2013a).

5.5.3 Entstehungsbedingungen von Borderline-Störungen aus psychoanalytischer Sicht

Lange wurde ausgeblendet, dass Borderline-Störungen in Zusammenhang mit traumatischen Belastungen in der Entwicklung zu sehen sind. Im Unterschied zu posttraumatischen Belastungsstörungen steht O. Kernberg (1999) zufolge bei Borderline-Störungen das Erleben von schwerer chronischer Aggression während der frühen Entwicklung im Vordergrund. Das Vorherrschen schwerer chronischer aggressiver Affekte und aggressiver primitiver Objektbeziehungen verhindere die normale Integration von idealisierten und verfolgenden internalisierten Objekten. Körperliche Misshandlung, sexueller Missbrauch oder das Miterleben körperlicher und sexueller Gewalt sind für Kernberg (1999) schmerzhafte Erlebnisse, die reaktive Aggression auslösen und zu einem Vorherrschen primitiver Aggression als zentralem Element für die Entwicklung von Persönlichkeitsstörungen führen. Chronische Aggression und traumatische Erfahrungen miteinander zu verbinden, heißt aus Kernbergs Sicht, ätiologische Faktoren zu verwischen. Kernberg lehnt das Konzept chronischer und komplexer Traumata ab. Die posttraumatische Belastungsstörung geht – so Kernberg – ausschließlich auf einmalige, intensiv überwältigende und desorganisierende Erfahrungen zurück. In der Regel sind die traumatischen Belastungen bei Kindern und Jugendlichen jedoch nicht einmalig, sondern vielfältig und komplex. Diese komplexen Traumatisierungen in der Entwicklung haben gleichermaßen zerstörerische Folgen für die Fähigkeit zur Integration. Darüber hinaus spielt die Faktizität der jeweiligen Traumatisierung – ob Misshandlung und/oder Missbrauch – eine zentrale Rolle, da diese sich in spezifischen Psychopathologien niederschlägt.

Es gab eine Reihe von Bemühungen, die Problematik früher Entwicklungsstörungen im Kindes- und Jugendalter komplexer zu erfassen, als die Diagnose Borderline-Störung dies tut – ohne jedoch traumatische Belastungen genügend zu berücksichtigen. So setzte Pine (1986) die Erfahrung von sehr frühen Traumata, die Herausbildung von Entwicklungsdefiziten und den Aufbau von Überlebensmechanismen als Coping-Strategien miteinander in Verbindung. Er versuchte, einer diagnostischen Festlegung auf das Borderline-Konstrukt dadurch zu entkommen, dass er von der Entwicklung zu einem grenzgängerischen Kind sprach: »development a borderline child to be.« Pine unterschied verschiedene Niveaus der Borderline-Störung (► Tab. 5-2), einer »upper border« und einer »lower border«, sowie verschiedene Typen von Borderline-Pathologien bei Kindern und Jugendlichen. Er legte damit ein umfassenderes Konzept für Persönlichkeitsentwicklungsstörungen im Kindes- und Jugendalter vor.

Im klinischen Alltag sehen wir bei den Kindern und Jugendlichen frühe Störungen, die mit den Diagnosekriterien einer Borderline-Störung oder auch einer typischen traumatischen Belastungsstörung (PTBS) nicht gut fassbar sind. Mit seinen Beschreibungen nimmt Pine Bestrebungen der OPD-KJ vorweg, die sich von dem Borderline-Konzept insoweit lösen, als sie sich an der Strukturbildung orientieren und nicht auf spezifische Krankheitskonzepte zurückgreifen (möglicherweise ergeben die Änderungen im DSM-V sowohl für die Borderline-Persönlichkeitsstörung als auch die PTBS neue Perspektiven). Andere – z. B. auch kognitive – Ent-

Tab. 5-2 Borderline-Störungen im Kindes- und Jugendalter nach Pine (1986).

- wechselnde Ebenen der Organisation
- innere Desorganisation in Antwort auf äußere Desorganisation
- chronische Ich-Devianz
- inkomplette Internalisierung einer Psychose
- Ich-Einschränkung
- schizoide Persönlichkeit
- Spaltung in ganz und gar gute oder ganz und gar böse Bilder von sich selbst und von anderen

wicklungsprozesse lässt Pine jedoch unberücksichtigt.

Mithilfe der vier verschiedenen Psychologien (vgl. auch Kap. 3.2, S. 57) lassen sich Borderline-Störungen auch im Kindes- und Jugendalter psychodynamisch gut beschreiben, allerdings werden Besonderheiten traumatischer Belastungen in ihrer Vielfalt nicht erfasst. Ich-Fähigkeiten können in ihrer Ausprägung eingeschätzt, der Stand der Objektbeziehungen geortet und die vorherrschende Triebproblematik beschrieben werden, auch unbewusste Beziehungskonflikte werden abgefragt, traumatische Ereignisse bleiben jedoch ausgespart (vgl. dazu OPD-KJ-2; Arbeitskreis OPD-KJ 2013). Sie zu erfassen ist wichtig, weil sie als Szene auftauchen und in dieser Gestalt verstanden und erkannt werden müssen. Objektbeziehungsmodelle (sieht man von dem traumaspezifischen Objektbeziehungsmodell von Ferenczi [1933/1984] ab) können die Bedeutung traumatischer Überwältigungen nicht verstehen, oder sie werden in die Theorie so hineingepresst, dass sie in ihrer Bedeutung kaum noch erkannt werden können. Die Vergangenheit traumatischer Ereignisse spielt jedoch insofern eine wichtige Rolle, als sie in Handlungen aktualisiert wird. Der Hinweis etwa, dass eine versagende, mangelhaft versorgende, willkürliche und unberechenbare Mutter beim Kind zu archaischen, bedrohlichen und überwältigenden Über-Ich-Vorläufern führt, bildet nicht ab, wie die faktische Erfahrung der Kinder und die mangelhafte Versorgung im Detail ausgesehen haben und was sich außerhalb von sprachlichen Mitteilungen in der therapeutischen Beziehung wiederherstellt. Indem O. Kernberg (1999) der Verinnerlichung chronisch-aggressiver Elemente die zentrale Bedeutung für die Entwicklung von Frühstörungen gibt, wird deutlich, dass er der faktischen Realität weniger Bedeutung beimisst als immanenter Triebhaftigkeit. Die reale Interaktion, in der frühe Erfahrungen traumatischer Belastung inszeniert werden, wird in diesem Modell nicht angenommen. Vielmehr erscheinen sie als Abstraktionen, die sich in alltäglichen Beziehungen nicht wieder finden lassen.

Bleiberg (1994) hat den Versuch unternommen, Übergänge von traumatisch bedingten Zuständen hin zu Borderline-Persönlichkeitsstörungen zu beschreiben (► Tab. 5-3). Er sieht in der Borderline-Störung Verarbeitungsmuster, die sich von traumatisch bedingten Störungen abheben. Der traumatisch bedingte Zustand wird – so Bleiberg – durch manipulative Techniken bewältigt. Entwicklungsspezifische Bedingungen bleiben dabei ausgeklammert.

Fazit: Die Erklärungen zur Entwicklung von Borderline-Störungen vernachlässigen die reale äußere Situation dort, wo die Traumamodelle diese in besonderer Weise hervorheben. Im Verständnis von Borderline-Störungen fehlt die **dritte Dimension** (vgl. Kap. 1.1, S. 4), die unabdingbar ist in der Diagnostik und Therapie.

Tab. 5-3 Abgrenzung traumatisch bedingter Zustände gegenüber Borderline-Persönlichkeitsstörungen nach Bleiberg (1994).

Traumatisch bedingter Zustand	Borderline-Persönlichkeitsstörung
• mangelnde Kontrolle, Passivität	• Selbstviktimisierung
• Erregungszustand	• Thrillsuche und/oder Betäubung
• dissoziative Neigungen	• Selbsthypnose und/oder Spaltung
• Einsamkeit	• interpersonelle Manipulation
• Wut	• Beschimpfung

5.5.4 Empirische Befunde

Empirische Untersuchungen belegen eindeutige Zusammenhänge zwischen Borderline-Entwicklungen und Traumatisierungen (► Tab. 5-4). Nach Zanarini et al. (1997) waren unter 358 Patienten mit einer Borderline-Persönlichkeitsstörung 61,5 %, die missbraucht wurden, und 93,2 %, die vor dem Alter von 18 Jahren vernachlässigt wurden. Das entspricht den Ergebnissen anderer Studien. Gudzer et al. (1999) beschreiben Borderline-Pathologie als eine Kombination von externalisierenden, internalisierenden und kognitiven Symptomen. Die Untersuchung von 98 Patienten mit Borderline-Störung ergab, dass sie signifikant häufiger sexuellem und körperlichem Missbrauch sowie schwerer Vernachlässigung ausgesetzt waren als Patienten mit anderen Störungen und die Eltern häufiger mit Substanzmittelmissbrauch zu tun hatten oder kriminell waren. Paris et al. (1994a, 1994b) stellen in ihren Untersuchungen fest, dass körperliche Vernachlässigung signifikant häufiger zu Borderline-Störungen als zu anderen psychiatrischen Erkrankungen führt. Diese Ergebnisse unterstützen die Validität des Borderline-Konstruktes bei Kindern und Jugendlichen, verweisen jedoch auch darauf, dass die Folgen traumatischer Belastungen in Rechnung zu stellen sind.

Kindheitserfahrungen von Missbrauch und Vernachlässigung sind bei Borderline-Patienten besonders häufig (Driessen et al. 2002; Herman et al. 1989; Jacobson u. Herald 1990; Ogata et al. 1990). Sexuell missbrauchte Borderline-Patienten kommen eher aus einer chaotischen Umgebung als Borderline-Patienten, die nicht missbraucht wurden (Bemporad et al. 1982, 1987; Zanarini et al. 1997), sodass dies als ein Marker für familiäre Dysfunktionen angesehen werden kann. Neben sexuellem Missbrauch spielen Vernachlässigung und körperlicher Missbrauch eine große pathogenetische Rolle als Folge eines Mangels an elterlicher Kompetenz. Diese Ergebnisse der Ver-

Tab. 5-4 Häufigkeit der traumatischen Belastungen bei Borderline-Störungen.

Quelle	Sexueller Missbrauch (%)	Emotionaler Missbrauch (%)	Emotionale Vernachlässigung (%)	Körperliche Vernachlässigung (%)	Körperliche Misshandlung (%)
Gudzer et al. 1999 (n = 98)	34,1	85,4		73,2	80,5
Zanarini et al. 1997 (n = 358)	61,5	76,3		93,2	58,9
Herman et al. 1989	67			81	71
Ogata et al. 1990	71				42
Paris et al. 1994a/b	Frauen: 70 Männer: 54				73
Studie Tiefenbrunn (n = 37)[1]	13,5	56,8	40,5	13,5	35,1

[1] Angaben aus einer eigenen Studie mit jugendlichen Borderline-Störungen

nachlässigung durch Eltern und dem späteren Missbrauch durch andere Personen als Pflegepersonen sind insofern bedeutsam, als ein Prä-Borderline-Kind einem höheren Risiko ausgesetzt ist, sexuell missbraucht zu werden.

Kinder mit einer Borderline-Pathologie zeigen ein spezifisches Profil an psychosozialen Risikofaktoren (► Abb. 5-1). Ihre hohe Belastung durch psychosoziale Traumata wie Missbrauch, Misshandlung, Trennung, Verlust, Vernachlässigung und anderem sowie durch Eltern, die in ihren elterlichen Funktionen versagen (Gudzer et al. 1999; Paris et al. 1999), verweist auf chronische und komplexe traumatische Belastungen, die sich in spezifischen Verhaltensauffälligkeiten niederschlagen.

Bereits Eltern und Großeltern dieser Kinder leiden häufiger an körperlichen oder seelischen Erkrankungen, Suchterkrankungen, affektiven Erkrankungen insbesondere Depression, Persönlichkeitsstörungen wie Borderline-Persönlichkeit oder Psychosen.

Weiter werden diese Kinder und Jugendlichen mit massiven Ehekrisen ihrer Eltern, mit Trennungen, Scheidungen, ungünstigen sozioökonomischen Verhältnissen, mit Dissozialität, Alkoholismus und Gewalt (vgl. Goldmann et al. 1993; Weaver u. Clum 1993) konfrontiert. Die Risikofaktoren von Borderline-Kindern und -Erwachsenen ähneln sich. Die Patienten kommen aus dysfunktionalen Familien, die durch Trauma, Vernachlässigung und Trennung charakterisiert sind.

Vielen erscheint ein multifaktoriales ätiologisches Modell der Borderline-Persönlichkeit als am besten geeignet, die Komplexität der Psy-

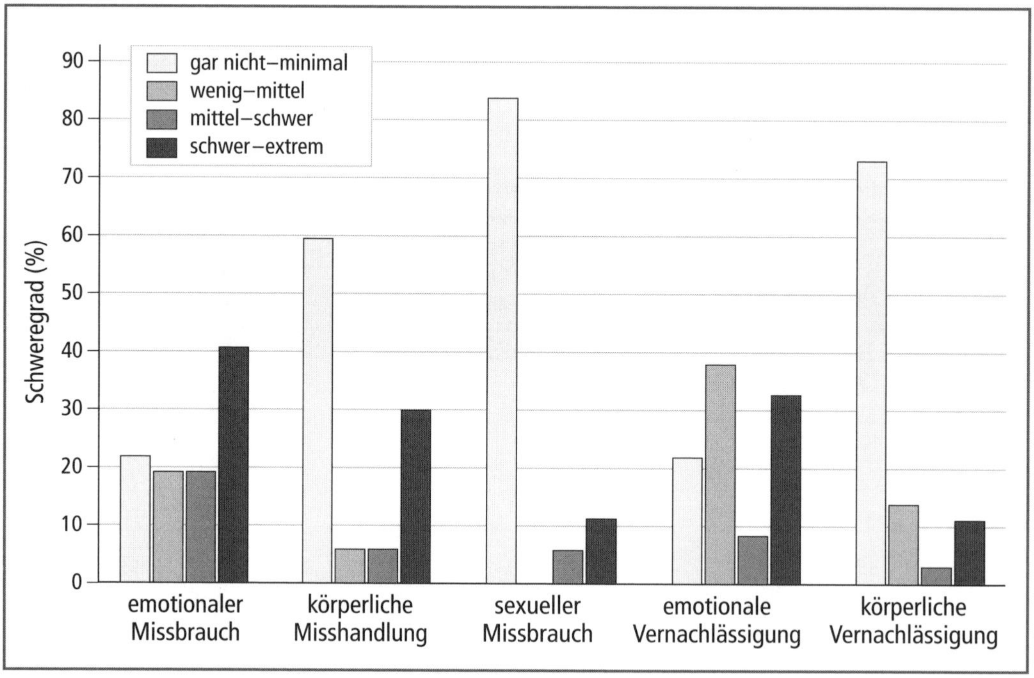

Abb. 5-1 Art und Schweregrad der Traumatisierung von 37 Jugendlichen (30 weiblich, 7 männlich) mit einer Borderline-Persönlichkeitsstörung, erfasst anhand des Childhood Trauma Questionnaire (CTQ) im Rahmen einer randomisierten kontrollierten Wirksamkeitsstudie in der Klinik Tiefenbrunn.

chopathologie zu erfassen. So wird vielfach angenommen, dass Borderline-Symptome und ihre komorbiden Manifestationen das Endprodukt einer komplexen Mixtur von Temperament, schwierigen Kindheitserfahrungen und subtilen Formen neurologischer und biochemischer Dysfunktionen sind. Einzelne negative Erfahrungen könnten hier nur schwache Prädiktoren für diese Psychopathologie sein (Rutter 1989). Zelkowitz et al. (2001) meinen, dass Umgebungsrisiken und biologische Vulnerabilitäten mit in Rechnung gestellt werden sollten, um Borderline-Störungen bei Kindern zu verstehen. Paris et al. (1999) nehmen an, dass die Ätiologie von Borderline-Störungen abhängig von der frühen Interaktion, von den Bereitschaften und Stressoren ist. Bereitschaften könnten durch neurobiologische und neurophysiologische Marker identifiziert werden, die Defizite im Funktionieren des Frontallappens aufweisen, wie Impulsivität, kognitive Inflexibilität und Perseveration (Sternbach et al. 1992), und bei Kindern mit Borderline-Pathologie zu beobachten sind (Paris et al. 1999; Resch et al. 2008). So müssten psychologisches Trauma und Defizite in den exekutiven Funktionen als ein Risiko für die Borderline-Pathologie gelten. Zelkowitz et al. (2001) halten Kindheitstrauma als eine kontributorische, jedoch keine notwendige Bedingung für eine Borderline-Pathologie bei Kindern. Demgegenüber wird einer neuropsychologischen Vulnerabilität in Bezug auf kognitive Flexibilität, planendem Verhalten, der Aufmerksamkeit sowie der Erregung eine wichtige Rolle bei der Entwicklung einer Borderline-Pathologie zugeschrieben. Zelkowitz et al. (2001) nehmen an, dass die Ätiologie von Borderline-Störungen von Folgendem abhängig sei:

- der frühen Pflegeperson-Kind-Interaktion
- den biologischen Bereitschaften
- den äußeren Stressoren

Petti und Vela (1990) betonen ebenfalls die Verbindung von biologischen und psychischen Risikofaktoren. Sie verweisen auf soft signs von Organizität wie Lernprobleme, Aufmerksamkeitsstörungen und abnormale EEG-Muster (Andrulonis et al. 1980; Petty u. Vela 1990).

Auffallend ist, welche herausragende Bedeutung den biologischen Risikofaktoren beigemessen wird, ohne dass dabei berücksichtigt wird, dass es für beides – die biologischen und die psychosozialen Risikofaktoren – eine gemeinsame Endstrecke gibt, die sich in den neuronalen Netzwerken wieder findet. Sowohl aus der psychodynamischen als auch aus der psychiatrischen Perspektive werden wichtige Zusammenhänge ausgeklammert. Der Einschluss von beiden – psychosozialen und neuropsychologischen – Risikofaktoren ergibt ein Modell, das die Varianz der Borderline-Diagnose erklärt.

5.5.5 Was hat es mit der Diagnose MCDD auf sich?

Cohen et al. schlugen 1987 die Diagnose multiple und komplexe Entwicklungsstörung (MCDD, multiple complex developmental disorder) anstelle von Borderline-Störung vor, um auf deren Komplexität hinzuweisen (Ad-Dab'Bagh u. Greenfield 2001; Lincoln et al. 1998; Towbin et al. 1993). Die Störung wird vor dem Hintergrund einer chronischen Bereitschaft zu Überlastung verstanden, die auf einer biologischen Vulnerabilität beruht und mit hereditären Belastungen, genetischen und konstitutionellen Faktoren in Zusammenhang gebracht wird. Cohen et al. (1987) betonen, dass diese Kinder persistierende Entwicklungsdeviationen aufweisen. Die Störungen beziehen sich auf fünf Sektoren (Ad-Dab'Bagh u. Greenfield 2001; Bemporad et al. 1982; Towbin et al. 1993):

- kognitive Prozesse: Schwierigkeiten, Realität und Fantasie zu trennen, und Probleme im rationalen und sequenziellen Denken

- soziale Beziehungen: Isolation von Gleichaltrigen, wechselnde Gefühle, Überempfindlichkeit, Unempfindlichkeit
- Angstregulation
- Hirnreifung: soft signs, ungleiche motorische Entwicklung
- Aktivitäts- und Aufmerksamkeitsregulation

Eine eingeschränkte Regulation affektiver Zustände, Störungen im Sozialverhalten und Störungen in den kognitiven Prozessen mit Aufmerksamkeits- und Lernproblemen gelten als Kernsymptome. Die Kinder zeigen neuropsychologische Defizite im Denken, Fühlen und Handeln. Ihre organischen soft signs führen zu Lernstörungen, Aufmerksamkeitsstörungen, abnormen EEGs und Beeinträchtigungen der akustischen Informationsverarbeitung (Lincoln et al. 1998). In den Niederlanden wird MCDD mit schizophrenen und autistischen Störungen in Verbindung gebracht, was ursprünglich von Cohen et al. (1987) so nicht vorgesehen war. Da es bisher keine fundierten Klassifikationen zu dieser Diagnose gibt, bleiben viele Fragen offen (Kamp-Becker et al. 2012).

5.5.6 MCDD und/oder ADHS und/oder PTBS

ADHS/HKS (HKS: hyperkinetische Störung) wird 1967 erstmals erwähnt, bis dahin war nur von minimaler zerebraler Dysfunktion die Rede. Zwischen 1967 und 1988 erschienen zu dem Thema 29 Veröffentlichungen, 1990 kamen weitere 30 hinzu. Heute liegt die Anzahl der Publikationen zur Aufmerksamkeitsstörung jährlich im fünfstelligen Bereich und ist kaum noch überschaubar. Rydelius (1999) meint, dass auch noch nach Jahren klinischer Forschung und Erfahrung das Wissen über die Ätiologie von ADHS spekulativ geblieben sei und nicht zu neuen Einsichten geführt habe. Er bezieht sich dabei auf Untersuchungen des National Institute of Mental Health und meint, dass die Geister der Vergangenheit nun mit neuen Namen belegt würden.

Aus psychodynamischer Sicht handelt es sich bei der ADHS um eine Undiagnose. Es ist die Beschreibung eines Phänomens, das aus psychodynamischer Perspektive eine breite Palette von noch normalem bis auffälligem Verhalten bei Kindern, Jugendlichen und Erwachsenen umfasst. Es handelt sich um Kinder und Jugendliche, die unruhiges, impulsives, aufmerksamkeitsgestörtes Verhalten zeigen – aus ganz verschiedenen Gründen, die allerdings bei einer nur auf Deskription abzielenden Diagnose keine Rolle spielen.

ADHS ist eine Störung, die sich aus den drei Hauptsymptomgruppen Aufmerksamkeitsstörung, Impulsivität und Hyperaktivität zusammensetzt. Die Diagnostik erfolgt dimensional. Die empirisch gewonnenen Dimensionen basieren auf der methodischen Grundlage der Psychometrie und multivarianter statistischer Verfahren. Aus einer jeweils vorgegebenen Anzahl von Auffälligkeiten in den drei Gruppen folgt die diagnostische Zuordnung. Verfechter der dimensionalen Einordnung neigen dazu, einen willkürlichen cut off zu setzen, um eine hyperaktive Gruppe identifizieren zu können. Die dimensionale Diagnostik berücksichtigt ausschließlich Symptome, während die kategoriale Diagnostik auch andere Kriterien einbezieht, beispielsweise den Beginn der Störung, die Dauer der Störung oder ätiologische Faktoren, wie dies in der psychodynamischen Diagnostik geläufig ist.

Nachdem Schmidt (1987) nachweisen konnte, dass es sich bei der Minimalen Zerebralen Dysfunktion (MZD) nicht um ein nosologisch einheitliches Störungsbild handelt, sondern dieses Störungsbild sowohl mit gesunden als auch mit verschiedenen psychiatrisch relevanten Entwicklungen korreliert, wurde der Versuch einer diagnostischen Kategorienbildung aufgegeben und stattdessen das Störungsbild der Aufmerksamkeitsstörung geschaffen, das sich ausschließlich an dimensionalen Vorgaben orientiert.

Für das psychodynamische Verständnis bietet die Diagnose ADHS wenig, weil sie nicht unterscheidet, ob es sich nur um ein unruhiges, bewegungsaktives Kind mit einem entsprechenden Temperament handelt, um ein ängstliches, depressives oder bedrohtes Kind, das Angst oder Gefühle per Unruhe und Überaktivität abwehrt, ein Kind mit mangelnder Impulssteuerung und Kontrolle bei gestörten Regulationsfähigkeiten oder um ein Kind, das reizoffen und nicht in der Lage ist, auf einströmende Signale adäquat zu reagieren. Insbesondere bei solchen Kindern, die ADHS mit Störungen des Sozialverhaltens zeigen, kommen wir aus psychodynamischer Sicht zu Diagnosen wie neurotische Entwicklungsstörung, Frühstörung oder Persönlichkeitsentwicklungsstörung. Bei kritischer Sichtung von Erstanträgen auf Psychotherapie und Fallberichten stellte sich heraus, dass die überwiegende Anzahl der Kinder mit ADHS psychodynamische Diagnosen wie narzisstische und narzisstisch-depressive Störung und Angststörung erhielten (► Tab. 5-5). Die Diagnose einer narzisstischen Persönlichkeitsentwicklungsstörung kommt in den ICD-10 jedoch nicht vor. In einer derzeit laufenden Studie in Tiefenbrunn zu Kindern und Jugendlichen mit der Diagnose einer ADHS wurden die in Tabelle 5-5 aufgeführten Diagnosen eruiert.

Bemerkenswert sind Untersuchungen zur frühen Mutter-Kind-Interaktion, die sich mit der Entwicklung von exekutiven und inhibitorischen Funktionen befassen. Sie zeigen, wie es zu Störungen der Ich-Fähigkeiten, der Selbst-, Affekt- und Impulssteuerung, Affekt- und Spannungstoleranz, Reizoffenheit und mangelnde Selbstreflexivität kommt. Diese Fähigkeiten werden dem Frontalhirn zugeordnet

Tab. 5-5 Diagnosen bei 38 Kindern mit ADHS.

Diagnose	n
narzisstisch davon narzisstisch depressiv	10 5
Depressionen	8
Angststörung	10
Borderline-Störung	4
dissoziale Entwicklung	1
Anpassungsstörung	2
PTBS	1
Frühstörung	2

und sind mit traumatischen Belastungen in der Entwicklung verbunden. Gilmore (2000) spricht von einer mangelnden Konsistenz und Variabilität im Bereich der synthetischen, integrativen und organisierenden Funktionen des Ichs. Solche Fähigkeiten können mangelhaft entwickelt sein oder auch unter besonderen Belastungen verloren gehen. Hier spielen prä- und perinatale Noxen sowie psychosoziale Risikofaktoren wie ein mangelhaft gespiegeltes Kind, insuffiziente Eltern, traumatische Belastungen und Ähnliches eine Rolle.

Lincoln et al. (1998) haben in einer Studie ADHS und MCDD verglichen und die Pathophysiologie im ERP (event related potentials) von Kindern mit MCDD plus ADHS verglichen. ERP ist ein abgewandeltes EEG mit zeitlich geschlossenen Reizereignissen. Die Amplitude von P300 im EEG reflektiert die Kulmination verschiedener Faktoren, die Stimulusmodalität, die Reizwahrscheinlichkeit und Reizsinn (meaning) (Johnson 1986, 1993) einschließen. Wegen der hohen Inzidenz von ADHS in Verbindung mit MCDD konnten nur Kinder untersucht werden, die beide Syndrome gleichzeitig aufweisen. Die Untersuchung ergab Unterschiede bei alleiniger ADHS bzw. MCDD plus ADHS

- in der Form internalisierenden und externalisierenden Verhaltens,
- in den neurophysiologischen Defiziten bei akustischer Wahrnehmung und
- im ERP.

Bei komorbiden MCDD-Kindern ist die Fähigkeit gestört, akustische Informationen zu unterscheiden und wiederzugeben. ADHS-Kinder zeigen demgegenüber eher Ähnlichkeiten mit normalen Gruppen. Weiter weisen Kinder mit MCDD Störungen in ihrer Flexibilität auf, Antworten zu modifizieren. MCDD ist demzufolge eine Entwicklungsstörung, die pervasiver ist als ADHS. Dies wurde auch in der Child Behavior Checklist (CBCL) deutlich. Während bei ADHS die Aufmerksamkeitsprobleme erhöht sind, tritt bei MCDD destruktives Verhalten mit signifikanten affektiven und kognitiven Störungen auf.

Akustische Abnormalitäten konnten sowohl neuropsychologisch als auch neurophysiologisch nachgewiesen werden. Dies könnte Folge einer Einschränkung in der kognitiven Flexibilität und der Fähigkeit sein, höhere exekutive Funktionen beim Planen zu nutzen. Verglichen mit ADHS weisen Kinder mit MCDD fundamentale Störungen in ihrer Fähigkeit, auf Angst adäquat zu antworten und sprachliche Fähigkeiten zu entwickeln, die stressvolle Situationen und Konflikte durch Mitteilung erleichtern. Daneben fehlt es ihnen an Selbstvertrauen. Sie zeigen – so Lincoln et al. (1998) – primär biologische Defizite in der Regulation ihrer Angst und insbesondere in auditorischem und exekutivem Prozessieren. Man kann diese Ergebnisse allerdings auch als Folge psychosozial ungünstiger Entwicklungsbedingungen verstehen.

Droll (1998) hat vergleichbare Störungen wie emotionale Instabilität, niedrige Stress- und Frustrationstoleranz, schlechte interpersonelle Beziehungen, Schwierigkeiten mit plötzlichen Änderungen oder fehlender Struktur, Neigung zu Wutanfällen, Panikattacken oder extremen Reaktionen bis zu psychosenahen Episoden bei hyperaktiven Kindern beschrieben. Offenbar hat er eine Gruppe mit komorbiden Störungen untersucht, Störungen, die vermutlich mit MCDD oder Borderline-Störungen verbunden sind. Das bestätigt Untersuchungen, wonach ADHS ohne komorbide Störung kaum vorkommt (► Tab. 5-6).

In der Literatur wurden lange Zeit psychosoziale Faktoren bei der Entwicklung von Aufmerksamkeitsstörungen vernachlässigt. In den letzten Jahren werden sie zunehmend in die Betrachtung einbezogen (► Tab. 5-6). McLeer et al. (1994) stellten fest, dass ADHS mit 46 % die häufigste Diagnose bei sexuell missbrauchten Kindern war. Auffallend ist auch, dass sich bei diesen traumatisierten Kindern Kortisolabnormalitäten nachweisen ließen, die denen Erwachsener ähneln. Ein persistierender Zustand der Übererregung könnte

Tab. 5-6 Komorbide Diagnosen von Kindern und Jugendlichen (n = 47) mit ADHS, erfasst anhand eines Kiddie-SADS Interviews im Rahmen einer naturalistischen Wirksamkeitsstudie in der Klinik Tiefenbrunn.

Störung	Anteil (%)
oppositionelle Störung	76,6
depressive Störungen	40,4
PTBS	23,4
soziale Phobie	12,8
Generalisierte Angststörung	8,5
Panikstörung/Agoraphobie	8,5
Störung mit Trennungsangst	8,5
Störung des Sozialverhaltens	6,4
Enuresis	4,3
spezifische Phobie	2,1
Tic-Störung	2,1

der Hyperaktivität ähneln. In neueren Untersuchungen (Pesonen et al. 2011) wurde festgestellt, dass Kinder mit ADHS-Symptomatik eine reduzierte Antwortbereitschaft auf Stress zeigten, die denen Erwachsener entspricht, die traumatische Belastungen erfahren haben. Es gibt einige plausible Erklärungen für den Einfluss von Missbrauch und der Diagnose von ADHS und PTBS. Offenbar sind Kinder mit ADHS häufiger Missbrauch ausgesetzt als unauffällige Kinder (Biederman et al. 2013) und vielleicht führt Missbrauch früher zu PTBS bzw. ADHS oder umgekehrt. Untersuchungen von Porrino et al. (1983) zeigten, dass ADHS-Kinder aktiver sind als normale Kinder. Eine Untersuchung von Teicher et al. (2002) verweist auf einen erhöhten Aktivitätslevel bei Traumatisierten, der jedoch noch unter dem Wert der Aktivität bei Kindern mit ADHS liegt. Möglicherweise sind missbrauchte Kinder mit PTBS aktiver als normale Kinder, aber weniger aktiv als Kinder mit klassischer ADHS. Es ist bis heute unklar, ob PTBS zu ADHS führt oder ob missbrauchte Kinder mit ADHS eher eine PTBS entwickeln.

Untersuchungen der Mutter-Kind-Interaktion lassen ein charakteristisches mütterliches Verhalten erkennen. Mütter von ADHS-Kindern neigen mehr zu überprotektivem Verhalten und zeigen weniger affektive Fürsorge (Gau u. Chang 2013). So ist es begrüßenswert, wenn ein integrierter biopsychosozialer Ansatz gefordert wird (Richards 2012), der die psychosozialen Faktoren wie Missbrauch und Bindungsstörungen einbezieht. Wie wichtig eine solche Integration ist, wird bei den schwer misshandelten adoptierten Kindern und Jugendlichen deutlich, die neben ADHS eine Vielzahl von psychiatrischen Diagnosen aufweisen, wie PTBS oder reaktive Bindungsstörungen (Kocovska et al. 2012). Interessant sind auch Studien, denen zufolge negatives Elternverhalten abhängig von der genetischen Ausstattung (Dopamintransportergen *DAT*) zur Entwicklung von ADHS beiträgt (Li u. Lee 2013).

Die Komplexität der biologischen Faktoren verdeutlicht, dass psychoanalytische Modelle allein unzulänglich sind. Andererseits vernachlässigen Erklärungen, die einseitig von einer biologischen Vulnerabilität ausgehen, die psychosozialen Entstehungsbedingungen. Hier gibt es noch einigen Forschungsbedarf. Einerseits können ungünstige Ausgangsfaktoren aufseiten des Kindes, wie Geburtskomplikationen, als Ursache für ein labilisiertes Mutter-Kind-System gelten, in dem sich entwicklungshemmende Interaktionszirkel herstellen. Andererseits haben verschiedene Untersuchungen (z. B. Esser et al. 1993) gezeigt, dass hinreichend gute Mütter, solche frühen biologischen Belastungen relativieren, wenn nicht gar ausgleichen können. Die Bedeutung des Mutter-Kind-Systems für die neurobiologische Entwicklung darf nicht vernachlässigt werden. Neurologische soft signs können auch erworbene funktionelle Beeinträchtigungen in der Informationsverarbeitung und damit sozial regulierbare Entitäten sein.

5.6 Gewalt, Dissozialität und Borderline-Störung/PTBS

Giaconia et al. (1995) konnten bei zwei Fünfteln der 18-Jährigen traumatische Erfahrungen nachweisen. Eine PTBS entwickeln 6,3 % aller Jugendlichen. Missbrauchte und vernachlässigte Kinder und Jugendliche neigen später mit höherer Wahrscheinlichkeit dazu, selbst Gewalt auszuüben und Opfer von Gewalt gegen sich selbst oder andere zu werden (Briere u. Runtz 1988; Corvo u. Kenneth 1997; Elliot u. Briere 1994; Seghorn et al. 1987). Nachdem dieses Problem lange ignoriert wurde, mehren sich inzwischen die Untersuchungen, die zeigen, dass Delinquenz und Drogen- bzw. Substanzmittelabhängigkeit bei Jugendlichen mit traumatischen Belastungen verbunden sind (Carrion u. Steiner 2000; Driessen et al. 2008; Mullen et al. 1993; Steiner et al. 1997). Zusammenhänge zwischen Delinquenz, Drogen, Alkoholabusus und anderen psychiatrischen Störungen einerseits und traumatischen Belastungen andererseits sind mittlerweile gut dokumentiert. In der Epidemiologic Catchment Area Studie des NIMH (National Institute of Mental Health) griffen 15 % der misshandelten Kinder, 21 % der vernachlässigten Kinder und 6 % der Kontrollgruppe später zu Drogen (Chaffin et al. 1996). Das Umfeld der Beschaffung und Weitergabe von Drogen ist wiederum eine der Hauptursachen für Gewalt innerhalb und außerhalb der Familie. Zahlreiche Studien haben die Korrelation von Misshandlung in der Kindheit und späterer Gewaltbereitschaft belegt (Lewis et al. 1989; Lewis 1992; Wetzels 1997). So haben z. B. Levinson und Fonagy (Fonagy 1998) festgestellt, dass 82 % der Straffälligen, 36 % der psychiatrischen Kontrollgruppe und 4 % der Unauffälligen als Kinder misshandelt worden waren.

Obwohl Jugendliche nur 8 % der Bevölkerung ausmachen, wird die Hälfte aller Gewalttaten von Jugendlichen begangen. Frühe Bereitschaft zu körperlicher Gewalt sagt spätere Gewalt voraus (Loeber et al. 2000). Mehr als 87 % derjenigen, die im ersten Jahr einer Untersuchung durch aggressives Verhalten auffielen, zeigten dies auch noch nach fünf Jahren. Für die Subtypen von Aggressivität wurden in der Psychiatrie verschiedene Begriffe geprägt: Auf Erwachsene, die impulsiv auf die Drohung, verlassen zu werden, oder auf eine vermeintliche Herabwürdigung reagieren, treffen üblicherweise die Kriterien einer Borderline-Persönlichkeitsstörung oder einer PTBS zu, während diejenigen, die Gewalt bewusst einsetzen, um ihre Ziele zu erreichen, der Kategorie der Antisozialen Persönlichkeitsstörung, der pathologischen narzisstischen Persönlichkeitsstörung oder der Psychopathie zugeordnet werden. Das Psychopathie-Konzept von Hare (2000) bezeichnet den gefühllosen, gefährlich aggressiven, egozentrischen, verantwortungslosen Kriminellen, den wir aus psychodynamischer Perspektive am ehesten einer narzisstischen Persönlichkeitsstörung ohne Bindung zuordnen würden.

In der Kinderpsychiatrie wird die Diagnose der antisozialen Störung nicht verwendet. Es wird bei Gewalttätern zwischen Störungen des Sozialverhaltens bei vorhandenen oder fehlenden sozialen Bindungen und oppositionellem, aufsässigem Verhalten unterschieden (Wekerle u. Wolfe 1998).

Die meisten Delinquenten kommen aus einem sogenannten psychosozialtoxischen Umfeld. Risikofaktoren wie Missbrauch, Vernachlässigung, sexuelle Belästigung, Armut oder unmittelbares Erleben von Gewalt führen bei einigen, jedoch nicht bei allen zu einer posttraumatischen Psychopathologie (van der Kolk u. Streeck-Fischer 2002).

Untersuchungen zur Entstehung und Fortführung von Verbrechen und von Teufelskreisen der Gewalt verdeutlichen, das Gewaltzirkel transgenerational weitergegeben werden (Wetzels 1997; Widom 1987). Hier scheint es quasi biologisch determinierte Wiederholungszwänge zu geben, die schwer oder kaum auflösbar sind.

5.6.1 Psychodynamische Erklärungen von Gewaltverhalten

Im psychoanalytischen Verständnis von Aggressivität gibt es zwei Positionen:

- Aggressivität gilt als fundamentaler, primärer menschlicher Trieb zu verletzen und zu zerstören, spontan und ohne Ursache. Freud (1920/1976) vertritt diese Auffassung, modifiziert wird diese Position auch von

Melanie Klein und O. Kernberg (1978) bezogen. O. Kernberg (1978) meint, Aggressivität sei ein ungerechtfertigtes, verzerrtes, vorstrukturiertes Set von Anlagen.

- Der zweiten Position zufolge tritt Aggression als eine reaktive, defensive Antwort auf familiäre Pathologien und frühe Deprivationen auf, etwa bei Angst, Empathiestörungen und Desintegration eines kohäsiven Selbst. Kohut (1973, 1979) ist Hauptvertreter dieser zweiten Auffassung.

Bei der ersten Position gehört Aggression zum inneren Kern des Menschen, bei der zweiten zur Peripherie – das Tiefste ist hier die narzisstische Verletzung.

Mitchell (1995) versucht beide Perspektiven zu integrieren: Danach ist Aggression biologisch veranlagt, ein individuell vorgegebenes, konstitutionsabhängiges, genetisch angelegtes Potenzial, das allerdings in einem Beziehungskontext auftaucht und durch Umstände evoziert wird, die als bedrohlich erlebt werden. Mitchell (1995) möchte die Polarität überwinden, wonach Aggression entweder als Trieb in den Kern des Selbst oder als sekundäre Reaktion verstanden und in der Peripherie des Selbst lokalisiert wird. Er versteht Aggression als eine biologisch begründete und extrem mächtige Antwort auf eine subjektiv wahrgenommene Gefahr. Aggression ist hier eine biologisch determinierte Reaktion, die der Selbsterhaltung und Selbststabilisierung dient und die die Integrität des Selbst stützt. Aggression tritt als Folge von Furcht und Mangel an Empathie und in Zuständen auf, in denen das Selbst von Desintegration bedroht ist. Das Ausmaß der wahrgenommenen Bedrohung ist abhängig von der Qualität der frühen Erfahrungen von Bemutterung und der durch sie vermittelten Umweltbedingungen.

Erfahrungen mit Gefahr, Wut und Destruktivität spielen eine wichtige Rolle in der Entstehung des Selbst und dessen Vitalisieren. Konstruktive und vitalisierende Aspekte von Aggressivität werden oft nicht genügend beachtet.

Unter bestimmten Umständen wird Aggression zu einer habituellen Verteidigungsmaßnahme bei einem bedrohten Selbst, beispielsweise dann, wenn eine rahmengebende Struktur des Selbst (Green 1975), die aus ausreichend guten Erfahrungen mit den primären Objekten entsteht, nicht entwickelt werden konnte oder brüchig geraten ist.

Eine rahmengebende Struktur des Selbst bildet gleichsam einen Behälter, der den psychischen Raum umgrenzt und sowohl Repräsentanzenbildung als auch Symbolisierung ermöglicht. Fehlt dieser Rahmen als Folge negativer oder bedrohlicher Interaktionserwartungen, reagiert das Kind wie reflexhaft mit unterschiedlichen Formen von Betäubung oder Erregungszuständen, welche die Entwicklung der Repräsentanzen des Selbst und der Objekte beeinträchtigen oder blockieren und damit die Entwicklung der Fähigkeit zur Mentalisierung untergraben. Infolge dessen kommt es zu deformierten Wahrnehmungen, Veränderungen in der Affektdifferenzierung, der Selbst-, Affekt- und Impulssteuerung. Der von Dodge und Kenneth (1986) festgestellte attribution bias bei aggressiven Kindern und Jugendlichen, der die Aufrechterhaltung dysfunktional gewordener Aggression fördert, ist vor dem Hintergrund solcher komplexen Beeinträchtigungen zu verstehen. So wie die Integrität dieser Kinder und Jugendlichen bedroht wurde, bedrohen und verletzen sie die Integrität anderer (Glasser 1998).

5.6.2 Impulsive/aggressive versus verdeckte/instrumentelle Gewalt

Gewalt kann offen oder verdeckt, affektiv und räuberisch, feindselig und instrumentell sein.

Aggressive Jugendliche des impulsiv-reaktiven Subtyps sind zur Selbstkontrolle wenig in der Lage, ihre Frustrationstoleranz ist gering. Starke Erregung beeinträchtigt die Kognition (Arnsten 1998). In einem solchen Erregungszustand verhalten sie sich gegenüber Bedrohung im Sinne eines Attributionsfehlers (Dodge, 1986) mit Wahrnehmungsverzerrungen. Sie bleiben in Kontakt mit ihren Emotionen, werden aber von ihrer Übererregung überwältigt, die zustandsabhängige Rückerinnerungen auslöst, in denen sie traumatisch bedingte Gefühle von Hilflosigkeit, Demütigung und Vernichtungsangst neu erleben. Sie reagieren dann so, wie sie beim ursprünglichen Trauma reagiert haben: mit Kampf oder Flucht.

Fallbeispiel

Der 13-jährige D. war wegen seiner Gefährlichkeit vom Schulbesuch ausgeschlossen worden. Er hatte ein Kind so gewürgt, dass er es getötet hätte, wenn nicht jemand dazwischen gekommen wäre. Seine Mitschüler sagten: »Er ist dann wie ein Tier.« Anlass für seinen letzten und endgültigen Schulverweis war – nach wiederholten aggressiven Übergriffen, massiven Drohgebärden und Beschimpfungen Schülern und Lehrern gegenüber – eine heftige Faustattacke gegen eine Lehrerin. Folgende Szene ereignete sich etwa sechs Wochen nach seiner stationären Aufnahme: In der Abendsituation ist ein Erzieher allein mit sieben Kindern und Jugendlichen auf der Station. Ein gewünschter Fernsehfilm konnte wegen der späten Stunde nicht zu Ende gesehen werden. D. war in einer unzufriedenen, latent aggressiven Verfassung. Er hatte keine Lust, schlafen zu gehen. In seinem Zimmer lag er auf seinem Bett und blätterte in einem Comic. Der Erzieher forderte ihn auf, das Heft beiseite zu legen und das Licht auszumachen. D. weigerte sich. Da er zu diesem Zeitpunkt noch kein Einzelzimmer hatte, erschien es dem Erzieher wichtig, seiner pädagogischen Autorität Nachdruck zu verleihen. Er griff nach dem Heft, um es D. aus der Hand zu nehmen. In diesem Moment rastete D. aus. Er schnellte hoch und schlug auf den Erzieher ein, der durch eine schnelle Kopfwendung ausweichen konnte und am Unterarm getroffen wurde. Der Erzieher versuchte, mit D. in Verbindung zu kommen, indem er auf ihn einredete. D. war wie im Rausch und schlug immer wieder nach ihm, sodass der Erzieher nur noch flüchten konnte. D. verfolgte ihn. Erst als eine weitere Erzieherin auftauchte, die durch das Geschrei von D. alarmiert wurde, konnte D. aufhören und sich beruhigen.

Die hier beschriebene Szene erscheint als Wiederholung eines bedroht/bedrohlichen Beziehungsmusters, in dem D. – konfrontiert mit einer überwältigenden Opfererfahrung – zum Täter wird und mit einem »Täterreflex« reagiert. D. wurde durch das Verhalten des Erziehers getriggert. Das, was der Erzieher dabei tatsächlich im Sinn hatte, spielte keine Rolle. Sein Handeln wurde im Kontext einer traumatischen Erfahrung verzerrt wahrgenommen. Jegliche Korrekturversuche des Erziehers blieben fruchtlos. So kam es zu einem Entgleisen der inneren und interpersonalen Regulation. In solchen Momenten gab es für D. keine Sprache, um Gefühle und Befindlichkeiten auszudrücken und sich Hilfe zu holen. Er konnte keine Verbindung zwischen sich selbst und seinen Zuständen herstellen, sondern war ihnen völlig ausgeliefert.

Während der Behandlung konnte man bei D. drei verschiedene Funktionsniveaus beobachten:

- Überwiegend bewegte D. sich auf einer Ebene labiler Stabilität, in der er sich zeitweilig angepasst verhielt, dann aber abrupt anfing, den anderen zu entwerten, mit Großspurigkeit und Selbstvergrößerung zu reagieren, offenbar um Gefühle von Mangelhaftigkeit und Angst vor Überwältigung zu kontrollieren. Versuchte man weiter, Kontakt mit ihm herzustellen, schienen diese Bewältigungen nicht mehr auszureichen. Er klappte seine Augen hoch, sodass sie halb unter den Lidern verschwanden. Dies gab ihm ein bedrohliches Aussehen. Er schien sich mit dieser zunächst »entlastenden« Dissoziationstechnik auszuklinken. Gleichzeitig konnte man den Eindruck gewinnen, dass gerade dann innere Bilder bedrohlicher Interaktionen auftauchten, die eine nicht mentalisierte und traumatogene Szene im Hier und Jetzt aktivierten, die im prozeduralen Gedächtnis gespeichert war. In solchen Momenten zogen sich die Erzieher in der Regel von ihm zurück mit dem Gefühl, jegliches weiteres Verharren in der Szene könne nur böse ausgehen.

- Fühlte sich D. von alltäglichen Anforderungen überlastet, reagierte er mit ausgeprägtem und immer massiver werdendem negativistischem Verhalten. Sein Zimmer war dann in einem verwahrlosten Zustand, dreckig und unaufgeräumt. Er lebte auf dem Boden, und sein Verhalten wirkte wie das eines vierjährigen Kindes, das die Welt zwischen Personen, die ihn grenzenlos akzeptierten, und anderen, die feindselig und böse waren, trennte. Er verweigerte sich völlig, reagierte aggressiv, beschimpfte die Erzieher als »Spastis« und »Vollidioten«, trat gegen Türen und demolierte seine Sachen und Gegenstände.
- Kamen ihm in solchen Momenten Personen zu nahe, indem sie etwas für ihn Unzumutbares forderten oder ihn körperlich anfassten, geriet er in einen blindwütigen Ausnahmezustand, in dem er gefährlich aggressiv wurde. In solchen Momenten schien die äußere Realität vor dem Hintergrund innerer bedrohlicher Bilder völlig zusammenzuklappen. Er schlug auf den anderen ein, als ginge es um sein Überleben.

5.6.3 Verdeckte/instrumentelle Gewalt

Jugendliche mit verdeckt-instrumentellem gewalttätigen Verhalten präsentieren sich seltener mit affektiver Instabilität, da sie auf kognitionsorientierte Bewältigung zurückgreifen können. Das physiologische Erregungsniveau bleibt üblicherweise niedrig, ebenso die Pulsfrequenz und die Leitfähigkeit der Haut (Vitello u. Stoff 1997). Jugendliche vom sogenannten sozialisierten Typus zeigen instrumentelles Gewaltverhalten in Kombination mit antisozialem Verhalten in Gruppen Gleichaltriger, während der nichtsozialisierte Typus unfähig ist, in Gleichaltrigengruppen Bindungen einzugehen. Sie entwickeln ein oberflächliches problemorientiertes Bewältigungsverhalten in einigermaßen strukturierten und vorhersagbaren Situationen. Das gewalttätige Verhalten dieser pseudosicheren oder nichtgebundenen instrumentellen Personen tritt sporadisch in Umständen auf, die an traumatische Erfahrungen erinnern. Bei pseudosicheren Personen könnte dies z. B. die Konfrontation mit einer desorganisierten Umgebung sein, bei einer nichtgebundenen Person die Konfrontation mit Intimität oder Autorität.

Die Gewaltbereitschaft dieser Personen liegt in ihrer Dissoziation begründet (Carrion u. Steiner 2000). In der Regel ist es schwierig, zu solchen Kindern und Jugendlichen eine emotionale Beziehung herzustellen. Bei Belastungen brechen ihre üblichen Funktionsebenen zusammen, und sie können gefährlich werden. Unter normalen Bedingungen haben diese Kinder und Jugendlichen gelernt, sich anzupassen, indem sie Regungen des Zorns, der Wut, des Hasses und der Enttäuschung verbergen oder abspalten. Sie sind sich ihrer Gefühle nicht bewusst und können sie nicht artikulieren (Alexithymie). Oberflächlich passen sie sich an die Erwartungen ihrer frühen Betreuungspersonen an. Insbesondere während des frühen Pubertätsalters, wenn die Vorschriften der Eltern in Frage gestellt werden, zeigen diese jungen Menschen gewalttätiges Verhalten, das vermutlich mit einer Reaktivierung früher traumatischer Erfahrungen zusammenhängt.

Fallbeispiel

Seit der Pubertät zeigte der 14-jährige B. gefährliches, gewalttätiges Verhalten, indem er z. B. andere Kinder quälte. Zum ersten Gespräch kam er mit geschminktem Gesicht, und er roch stark nach billigem Parfüm. Sein nonverbales Verhalten war abweisend. Seine Gesichtszüge ließen eine tief sitzende Depression vermuten, er war aber in der Lage, sich dem Interviewer gegenüber so zu verhalten, wie es dieser erwartete. Sein Verhalten erschien oberflächlich angepasst, zugleich zeigte er jedoch eine ausgeprägte Starre, die seinen ganzen Körper erfasste.

Seine Eltern hatten ihn im Alter von neun Monaten adoptiert. Bis zum neunten Monat war er von seiner jungen leiblichen Mutter schwer vernachlässigt worden, die ihn nicht abtreiben durfte, sondern das Kind zur Strafe für ihren Fehltritt mit einem Ausländer austragen musste. Zum Zeitpunkt der Adoption war das Kind in seiner Entwicklung deutlich zurückgeblieben; verschiedene Fähigkeiten waren auf einem höchst unterschiedlichen Stand. Sein Gesäß war mit Narben übersät, weil ihn seine Mutter in schmutzigen Windeln hatte liegen lassen. Seine Fähigkeit zur sensorischen Integration war deutlich beeinträchtigt; er empfand keinen Schmerz und hatte ausgeprägte Schwierigkeiten mit der räumlichen Orientierung.

B. sah gerne Gewaltvideos. Wenn er sich auf der Station unbeobachtet glaubte, genoss er es, andere Kinder zu quälen. Wenn ihn Betreuer ansprachen, bestritt er stets, etwas getan zu haben. Bis zur Pubertät kam er den Erwartungen seiner Eltern nach, abgesehen davon, dass sie ihn manchmal dabei ertappten, wie er Tiere quälte. In strukturierten Situationen war er unauffällig. Mit einsetzender Adoleszenz schien er die Fähigkeit zur Selbstregulation zu verlieren, in unstrukturierten Situationen trat Desorganisation ein. Solange er sich im strukturierten Milieu der Station aufhielt, blieb er recht stabil. Nachdem er in eine öffentliche Schule eintrat, kam es zu schwerer Desorganisation, und er suchte Anschluss an andere gewalttätige Jungen.

Auf die charakteristischen Unterschiede zwischen dem impulsiven und dem instrumentellen Typ im Umgang mit Affekten wurde bereits hingewiesen (► Kap. 3.3, S. 60). Ihre Problematik wird mit einer Störung frontolimbischer Verschaltungen (Herpertz u. Habermeyer 2004) in Verbindung gebracht. Beim impulsiv-antisozialen Typ stehen mangelnde (kognitiv-motorische) Selbstkontrolle, mangelnde kognitive Flexibilität, fehlende Antizipation sozialer Verhaltensweisen, Reizsuche, enthemmtes Verhalten und fehlende Angst vor Strafe im Vordergrund. Es wird von einer frontalen Dysfunktion ausgegangen. Beim instrumentellen Typ, Psychopathen (Hare 2000), liegen Gefühlsarmut, verminderte konditionierte Angst und mangelnde Empathie vor, sodass selbst die Angst des Opfers keine Aggressionshemmung induziert. Dies wird mit einer limbischen Dysfunktion verbunden.

6 Komplexe traumatische Belastungsstörung – Borderline-Störung – MCDD

Die Bedeutung überwältigender Belastungen für die Entwicklung des Kindes wurde über lange Zeit hinweg ausgeblendet (vgl. Kaplan et al. 1999; Pfefferbaum 1997; Saunders u. Arnold 1993). Psychoanalytische Konzepte mögen insofern dazu beigetragen haben, als der Einfluss von kindlichen Fantasien auf die Ich-Entwicklung und die Entwicklung struktureller Beeinträchtigungen für maßgeblicher gehalten wurde als tatsächliche Ereignisse. Abwehrformen, die sich spezifisch gegen traumatische Erfahrungen richten, etwa amnestische Reaktionen oder Dissoziationen, finden sich sowohl aufseiten der Patienten als auch aufseiten der Therapeuten. Da die Patienten oft schreckliche Erlebnisse nicht sprachlich ausdrücken können, werden traumatische Erfahrungen häufig nicht erkannt. Sie sind in dissoziierter Form gespeichert und können deshalb nicht wie Geschichten erzählt werden. Als präverbale Erfahrungen sind sie gleichsam in den Körper und das Sensorium eingegraben und haben keine narrative Struktur, sondern werden in Szene gesetzt.

6.1 Zu den Fakten

Im Vergleich zu anderen Ländern wurden in den deutschsprachigen Ländern die Folgen von kindlicher Misshandlung, Missbrauch und Vernachlässigung aus wissenschaftlicher Perspektive nur zögernd zum Thema gemacht. Erst in den 1980er Jahren fanden Misshandlungen von Kindern verstärkte Aufmerksamkeit, in den 1990er Jahren zunehmend auch sexueller Missbrauch. Nachdem das Ausmaß sexuellen Missbrauchs und der Misshandlung von Kindern und Jugendlichen in öffentlichen, kirchlichen und privaten Institutionen 2011 deutlich wurde, veranlassten die drei Bundesministerinnen Frau Schavan für das Bundeswissenschaftsministerium, Frau Leutheusser-Schnarrenberger als Justizministerin und Frau Köhler als Familienministerin die Einrichtung sogenannter Runder Tische, um sich den vielfältigen Aspekten dieser Problematik zu nähern und daraus Konsequenzen für sinnvolle Maßnahmen zu ziehen. Neben der Erarbeitung von verbindlichen Selbstverpflichtungserklärungen, Sensibilisierungen, Weiterbildung von Fachkräften und der Einrichtung struktureller Maßnahmen sollten vor allem die einschlägige Forschung und Evaluation sowie die daraus resultierende Weiterentwicklung bestehender Angebote gestärkt und Maßnahmen therapeutischer Unterstützung etabliert werden. Auch strafrechtliche Aspekte mit Anerkennung des Leidens der Opfer sexueller Misshandlung sollten Berücksichtigung finden. Damit diese Initiativen nicht versanden, sollten ein Monitoring und eine Unterstützung der Umsetzung der Empfehlungen des Runden Tisches Sexueller Kindesmissbrauch erfolgen. Mittlerweile gibt es eine Reihe von Forschungsinitiativen, die unter anderem Ausmaß, Folgen, Interventions- und Präventionsstrategien prüfen. Es bleibt abzuwarten, wie effektiv diese Interventionen sind.

Traumatisierungen von Kindern und Jugendlichen durch nächste Bezugspersonen wirken sich massiv auf die weitere Entwicklung aus. Darüber hinaus haben auch Ereignisse wie Unfälle, operative Eingriffe, längerfristige Trennungen, schwere Erkrankungen, chronische Schmerzzustände wie beispielsweise bei Neurodermitis, operative Korrekturen oder Verbrennungen potenziell traumatisierende Wirkung. Das bleibt dem bewussten Erleben der betroffenen Kinder und Jugendlichen selbst, aber auch ihren Eltern oft verborgen. Dass es sich um belastende Lebensereignisse (adverse childhood experiences; Felitti et al. 1998) mit langfristigen Folgen handelt, wird dann zumeist nicht berücksichtigt.

6.1.1 Definitionen von Vernachlässigung, Misshandlung und Missbrauch

Kinder werden **vernachlässigt**, wenn sie von ihren Eltern oder von Betreuungspersonen unzureichend ernährt, gepflegt, gefördert, gesundheitlich versorgt oder beaufsichtigt und/oder vor Gefahren nicht geschützt werden (Engfer 1997). Dabei werden mittlerweile zwei Gruppen unterschieden: die vernachlässigenden Mütter und die Mütter, die emotional nicht verfügbar sind. Die vernachlässigte Gruppe wird körperlich mangelhaft versorgt und geschützt. Die andere Gruppe ist emotional nicht besetzt und unbeantwortet. Es handelt sich hier um emotionale Vernachlässigung.

Vernachlässigte Kinder sind emotionalem **Missbrauch** und auch körperlicher **Misshandlung** durch Mangelversorgung ausgesetzt. Emotionaler Missbrauch in aktiver Form liegt vor, wenn Kinder psychisch gequält werden, indem sie ignoriert oder nicht wahrgenommen, abgewertet, als unfähig, hässlich oder böse tituliert oder psychisch gequält und verspottet werden (► Abb. 6-1).

Von **körperlicher Misshandlung** spricht man, wenn Kinder Schlägen oder anderen gewaltsamen Handlungen (Boxen, Schütteln, Verbrennungen, Stiche u. a.) ausgesetzt sind, die zu Verletzungen führen können (Engfer 1997).

Unter **sexuellem Missbrauch** wird die Beteiligung von Kindern und Jugendlichen an sexuellen Aktivitäten Erwachsener verstanden, denen sie nicht verantwortlich zustimmen können, weil sie deren Tragweite noch nicht erfassen. Dabei benutzen Bekannte oder Verwandte heranwachsende Kinder zur eige-

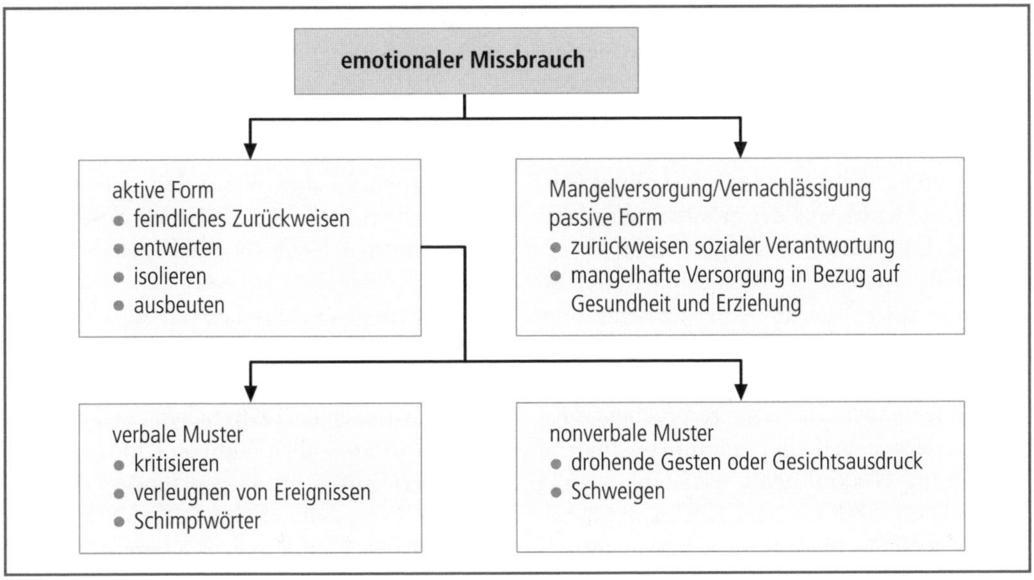

Abb. 6-1 Merkmale des emotionalen Missbrauchs.

nen sexuellen Stimulation und missbrauchen das vorhandene Macht- oder Kompetenzgefälle zum Schaden des Kindes.

6.1.2 Häufigkeit

Genaue Angaben zur tatsächlichen Häufigkeit von Missbrauch und Misshandlung gibt es nicht. Polizeiliche Kriminalstatistiken bieten keine ausreichende Grundlage für eine Analyse der Verbreitung körperlicher und sexueller elterlicher Gewalt gegen Kinder. Das ist darauf zurückzuführen, dass der größte Teil der Vorfälle niemals zur Anzeige gebracht wird. Einer Befragung von Studenten zufolge wurden lediglich 7 %, das sind 11 von 152 Vorfällen, einer Institution gemeldet (Ellinger u. Schrötensack 1991). Das differierende Anzeigeverhalten erklärt sich aus der unterschiedlichen sozialen Nähe zwischen Täter und Opfer. Zumeist werden Fälle von Gewalt oder Missbrauch gegenüber Kindern in unteren sozialen Schichten dann bekannt, wenn aus anderen Gründen strafrechtliche Kontrolle erfolgt. Da die meisten Vorfälle aufgrund von Anzeigen der Opfer bekannt werden, lässt sich davon ausgehen, dass solche Schritte bei Kindern eher selten sind. Je jünger das Kind ist, desto seltener erfolgt eine Anzeige.

Vernachlässigungen sind wesentlich häufiger als Misshandlungen. Nach Schätzungen von Jugendämtern machen Vernachlässigungen etwa 3/4 aller betreuten Misshandlungsfälle aus. Bei einer Untersuchung von 700 Kindern wurden 3–6 % der Kinder als vernachlässigt beurteilt; demgegenüber wurden 0,7 % als misshandelt eingestuft (Frank 1993).

6.1.3 Vernachlässigung

Im Verhältnis zu Misshandlung und Missbrauch ist die Gruppe der vernachlässigten Kinder und Jugendlichen bislang in der Forschung am wenigsten beachtet worden. Auch wird kontrovers diskutiert, ob es sich bei der Vernachlässigung um eine Traumatisierung handelt oder eher eine Kindheitsbelastung (»adverse childhood experience«). Dabei sind die Folgen von Vernachlässigung mindestens so gravierend wie die von Misshandlung. Vernachlässigung ist eine der größten Bedrohungen für das gesunde Wachstum eines Kindes (Rutter u. Sroufe 2000). Vernachlässigte Kinder sind einer Vielzahl von Risikofaktoren ausgesetzt, wie chronischer Armut, schweren Mängeln in der Pflege, Substanzmittelmissbrauch, fehlendem Zuhause, zerbrochenen Familien oder mangelhafter prä- und postnataler Versorgung (Pelton 1994). Vernachlässigung ist die häufigste Form von Kindesmisshandlung. Zu Vernachlässigung gehören chronische Situationen, in denen das Kind mangelhaft beaufsichtigt ist und sich z. B. körperlich verletzt, und/oder körperliche Vernachlässigung, die dem Kind kriminelles Verhalten erlaubt oder das Kind sich selbst überlässt; weitere Formen sind erzieherische Vernachlässigung, medizinische Vernachlässigung und mangelnde Beaufsichtigung, die sexuellen Missbrauch zur Folge haben kann.

Untersuchungen an vernachlässigten Kindern zeigen, dass sie im Vergleich zu misshandelten Kindern deutlich niedrigere intellektuelle Fähigkeiten aufweisen. Sie verfügen nur über eine eingeschränkte Impulskontrolle, geringere Flexibilität und Kreativität. Außerdem zeigen sie deutliche Probleme in der expressiven und rezeptiven Sprachentwicklung. Vor allem scheint emotionale Vernachlässigung einen noch negativeren Effekt auf die Entwicklung zu haben als körperliche Misshandlung.

6.1.4 Misshandlung

Da in Deutschland die Einführung einer Meldepflicht für Kindesmisshandlungen abgelehnt wurde, ist es in der Bundesrepublik nicht möglich, genauere Aussagen über die Häufigkeit von Kindesmisshandlungen zu machen. Die Statistiken zu angezeigten Kindesmisshandlungen sind wenig aussagekräftig. Die Meldepflicht wurde nicht eingeführt, weil befürchtet wurde, dass Eltern dann noch weniger bereit sein würden, die Verletzungen ihres misshandelten Kindes ärztlich behandeln zu lassen.

Schätzungen zufolge bestraft etwa die Hälfte der deutschen Eltern ihre Kinder nach wie vor gelegentlich körperlich. Untersuchungen von Schwind et al. (1990) haben ergeben, dass in rund 10–16 % aller Familien Kinder von ihren Eltern mit einem Gegenstand geschlagen werden. Inwieweit das Gesetz zum Schutz vor körperlicher Züchtigung an Kindern, das seit 2000 in Kraft ist, zu einer Abnahme der körperlichen Gewalt gegenüber Kindern geführt hat, lässt sich noch nicht beurteilen. Viele Eltern kennen die Rechtsprechung nicht einmal.

Remschmidt (1997) geht davon aus, dass Kindesmisshandlungen auf verschiedene Einflussfaktoren zurückzuführen sind, die sowohl mit dem Kind als auch mit den Eltern und der Familie als Ganzes in Verbindung zu bringen sind. Beim Kind spielen ein niedriges Geburtsgewicht und Unreife eine wichtige Rolle (30 %), Missbildungen, Deformationen und Entwicklungsstörungen (bis 70 %), die Unerwünschtheit des Kindes sowie von der Norm abweichendes und unerwartetes Verhalten. Im Bezug auf die Eltern führt Remschmidt Faktoren wie Misshandlung in der eigenen Vorgeschichte, Akzeptanz von körperlicher Züchtigung, Mangel an erzieherischer Kompetenz, ein hoher Anteil aggressiven Verhaltens, relativ niedriger Ausbildungsstand, psychiatrische Erkrankungen und Persönlichkeitszüge wie beispielsweise mangelnde Impulssteuerung an. Auf familiärer Ebene kommen ein niedriges Einkommen, Arbeitslosigkeit des Vaters, Kinderreichtum, soziale Isolation und Elternzwist hinzu (Remschmidt 1997). Bei Müttern, die ihre Kinder ablehnen, fanden sich Einstellungen wie strenge Erziehungshaltungen, harte erzieherische Praktiken, wenig Körperkontakt und Zärtlichkeit, wenig erkennbare Freude im Umgang mit dem Kind, häufige Kritik am Kind und häufige Übertragung der Betreuung des Kindes an andere Personen (Esser et al. 1993; Schmidt 1990). Mangelnde oder inadäquate Anregungen, mangelnde Aufsicht, mangelnde Pflege und Missachtung der Gesundheit des Kindes begünstigen die Vernachlässigung des Kindes durch die frühe Pflegeperson.

Beim Vergleich von Familienformen stellte Wetzels (1997) fest, dass diejenigen Kinder, die bis zum 14. Lebensjahr mit beiden biologischen Eltern aufgewachsen sind, signifikant weniger körperliche Gewalt durch ihre Eltern erfahren haben. Kinder aus unvollständigen Familien waren darüber hinaus zu einem deutlich höheren Anteil mit Gewalt zwischen den Eltern konfrontiert.

Zur Prävalenz innerfamiliärer körperlicher Gewalt durch Eltern gaben 74 % der 2432 erwachsenen Befragten an (Wetzels 1997), in der Kindheit körperliche Gewalt durch die Eltern erfahren zu haben: 10 % wurden Opfer elterlicher Misshandlungen, 38,4 % wurden häufiger körperlich gezüchtigt, 4,7 % häufiger misshandelt. Körperliche Züchtigung ist in den neuen Bundesländern mit 80,7 % gegenüber 72,9 % in den alten Bundesländern signifikant häufiger. Die Misshandlungsrate wird in den neuen Bundesländern mit 7,1 % gegenüber 12 % in den alten Bundesländern signifikant niedriger angegeben. Dies könnte einerseits auf die Entlastung der Familien durch staatlich unterstützte Kindererziehung zurückzuführen sein; andererseits scheinen in den neuen Bundesländern aber auch andere Auffassungen und Einstellungen zu Gewalt in der Familie vorzuherrschen.

Körperliche Gewalt von Eltern ihren Kindern gegenüber, insbesondere körperliche Misshandlung, kommen der Untersuchung von Wetzels (1997) zufolge in allen Gesellschaftsschichten vor, in unteren Statusgruppen allerdings signifikant häufiger.

Untersuchungen zur Konflikthaftigkeit des Familienklimas, des elterlichen Erziehungsverhaltens und körperlicher Gewalt durch Eltern gegenüber ihren Kindern belegen eindeutig, dass familiäre Gewalt generationsübergreifend weitergegeben wird.

Die Intensität und Häufigkeit elterlicher Erziehungsgewalt und negativ strafenden Verhaltens von Eltern unterhalb der Schwelle physischer Gewalt stehen in direktem Zusammenhang miteinander. Opfer physischer elterlicher Gewalt erfahren in der Eltern-Kind-Beziehung weniger positive Zuwendung und sind häufiger mit negativen Reaktionen seitens der Eltern konfrontiert.

Gewalttätigkeit in der elterlichen Partnerbeziehung erhöht die Wahrscheinlichkeit für Gewalt in der Eltern-Kind-Beziehung deutlich. Wenn Mütter ihrerseits als Erwachsene Opfer innerfamiliärer Gewalt waren, ist die aktive körperliche Erziehungsgewalt gegen ihre Kinder signifikant höher. So entstehen Teufelskreise der Gewalt.

6.1.5 Missbrauch

Aussagen über die Häufigkeit von sexuellem Missbrauch von Kindern in Deutschland lassen sich nach wie vor schwer machen. Einer der Gründe dafür liegt darin, dass sexueller Missbrauch sehr unterschiedlich definiert wird. Die geschätzte Anzahl an Fällen von sexuellem Missbrauch in Deutschland liegt zwischen 52000 und 300000 pro Jahr.

Sozialwissenschaftliche Dunkelfelduntersuchungen zeigen indessen andere Verhältnisse (► Tab. 6-1).

Tab. 6-1 Dunkelfelduntersuchungen zur Häufigkeit von sexuellem Missbrauch an Kindern nach Körner und Lenz (2004).

Studie Methode	Befragte		Missbrauchte		Definition des sexuellen Missbrauchs
	Männer (n)	Frauen (n)	Männer (%)	Frauen (%)	
Schötensack et al. (1992) Fragebogen	1841 Berufsschüler/-innen und Studentinnen/Studenten Fragebogen		5,8	16,1	sexuelle Erlebnisse vor dem 14. Lebensjahr mit einer mindestens fünf Jahre älteren Person oder – bei geringerer Altersdifferenz – unter Zwang und/oder mit negativen Gefühlen einhergehend[1]
Bange (1992) Fragebogen	343 Studenten	518	8,2	25,1	gegen den Willen, kein wissentliches Einverständnis möglich, vor dem 16. Lebensjahr1
Wetzels (1997)	1580	1661	6,2	18,1	sexuelle Erlebnisse in Kindheit und Jugend, bei denen der Täter mindestens 5 Jahre älter ist, die Betroffenen die Handlung nicht wollten/nicht verstanden; außerdem sollte die sexuelle Erregung des Täters Ziel der Handlung sein[1]
Raupp u. Eggers (1993) Fragebogen	412 Studenten bzw. Fachschüler	520	6,3	25,2	5 Jahre Altersunterschied oder psychischer/physischer Druck oder von den Befragten als unangenehm erlebt, vor dem 14. Lebensjahr[1]
Richter-Appelt (1995) Fragebogen	452 Studenten	616	4,0	23,0	Zwang oder Gewalt, gegen den Willen, als sexueller Missbrauch erlebt, vor dem 14. Lebensjahr[2]
Bange u. Deegener (1996) Fragebogen	438 Studenten bzw. Fachschüler	431	5,0	22,0	gegen den Willen, kein wissentliches Einverständnis möglich, vor dem 16. Lebensjahr[1]
Lange (2000) Interview	687 16- bis 17-jährige Großstadtjugendliche		4,0	29,0	von Befragten als sexuelle Gewalt empfunden, als »schwer« oder »mittel schwer« eingeschätzt[1]

[1] Erfasst wurden sexuelle Handlungen mit und ohne Körperkontakt.
[2] Nur sexuelle Handlungen mit Körperkontakt wurden erfasst.

Die Opferraten für Jungen und Mädchen stehen in einem Verhältnis von etwa 1:3. Das Erstviktimisierungsalter liegt zwischen 3 und 18 Jahren, im Durchschnitt bei 11,1 Jahren. 11,3 % der Opfer waren zwischen 3 und 6 Jahre, 27,4 % zwischen 7 und 10 Jahre, 33,3 % zwischen 11 und 13 Jahre sowie 28 % zwischen 14 und 16 Jahre alt.

Basierend auf der Untersuchung von Wetzels (1997) kann angenommen werden, dass mindestens 20000 Männer und 520000 Frauen der heutigen jungen Erwachsenen und Jugendlicher vor ihrem 16. Lebensjahr Erfahrungen sexuellen Missbrauchs mit Körperkontakt gemacht haben. Legt man die obere Grenze des Intervalls einer solchen Berechnung zugrunde und bezieht exhibitionistische Delikte mit ein, erhöht sich die Anzahl auf rund 510000 Männer und 1,35 Mio. Frauen.

42,5 % der Befragten haben vor diesen Studien noch nie über ihre Erfahrungen gesprochen; lediglich 9,5 % haben ihre Erfahrungen den Strafverfolgungsbehörden mitgeteilt.

Bei exhibitionistischen Vorfällen liegt die Anzeigequote mit 14,1 % am höchsten. Intrafamiliärer Missbrauch (n = 51) wurde lediglich in einem Fall der Polizei mitgeteilt, extrafamiliäre Vorfälle (n = 203) wurden in 11,4 m der Fälle angezeigt. Der weit größte Teil der schwerwiegenden sexuellen Übergriffe gegen Kinder ist den Strafverfolgungsbehörden somit nicht bekannt. Die meisten Opfer sexuellen Missbrauchs werden von professioneller Beratung und Hilfe nicht erreicht.

Die Hauptgefahr sowohl für weibliche als auch männliche Kinder und Jugendliche geht der Untersuchung von Wetzels zufolge von Personen aus, die zum sozialen Umfeld der Familie gehören. Ein Viertel der Täter bleibt – vermutlich gerade deshalb – unbekannt.

Familien, in denen sexueller Missbrauch vorkommt, zeigen ähnliche Risikofaktoren wie Familien, in denen Kinder misshandelt werden: unvollständige Familien in Armut, mit Erziehungsdefiziten, Alkoholmissbrauch und Gewalttätigkeit. Die Kinder, die Opfer sexuellen Missbrauchs wurden, leben in einem konflikthafteren Familienklima: In der Eltern-Kind-Beziehung ist positive Zuwendung selten, und negative Reaktionen der Eltern sind häufiger. Die Kinder haben häufiger elterliche Partnergewalt miterlebt. Die Konfrontation mit innerfamiliärer körperlicher Gewalt geht mit einer signifikant erhöhten Wahrscheinlichkeit einher, als Kind auch Opfer von sexuellem Missbrauch zu werden (Finkelhor u. Kendall-Tackett 1997; Wetzels 1997). Wir können davon ausgehen, dass mindestens 1,87 Mio. Jugendliche und junge Erwachsene (12,2 %) in ihrer Kindheit und Jugend sexuellem Missbrauch mit Körperkontakt ausgesetzt waren und/oder elterliche physische Misshandlungen erlebt haben (Wetzels 1997). Danach ist die Zahl der Opfer schwerer physischer und/oder sexueller innerfamiliärer Gewalt weit höher als bisher angenommen. Anders als bei Missbrauch im familiären Umfeld scheinen in Institutionen vor allem Jungen in der Pubertät besonders von sexuellem Missbrauch bedroht zu sein (mündliche Mitteilung Fegert; vgl. Kanisius-Kolleg u. a.)

6.1.6 Gewaltbereitschaft

Das Auftreten und die Häufigkeit von Verurteilungen eines Gewalttäters korreliert mit dem Ausmaß an frühen körperlichen Misshandlungs- und Vernachlässigungserfahrungen und der Entwicklung von antisozialen Persönlichkeitszügen. Widom (1987) sowie Widom und Maxfield (1996) haben festgestellt, dass beinahe die Hälfte aller bekannt gewordenen Opfer von früher Misshandlung und Vernachlässigung bis zum Alter von 32 Jahren selber als Täter verurteilt wurden. Diese Daten verdeutlichen, dass kindliche Erfahrungen von Misshandlung und Vernachlässigung Gewaltbereitschaft im Erwachsenenalter nach sich zieht, die sich über Generationen hinweg fortsetzen kann.

In Deutschland ist die Kinderkriminalität seit 2002 um fast 10 % auf derzeit 150000 Delikte gesunken. Dagegen sind Kriminalität und besonders Gewaltkriminalität bei Jugendlichen und Heranwachsenden anhaltend hoch und scheinen eher noch zu wachsen. Insbesondere zeigt sich ein deutlicher Anstieg bei den Aggressionsdelikten wie Körperverletzung, Nötigung, Bedrohung und Straßenraub in Verbindung mit steigender Jugenddelinquenz. Minderjährige und Heranwachsende stellen bei diesen Delikten einen weit überproportionalen Anteil sowohl bei den Tatverdächtigen als auch bei den Opfern. Dabei wird nicht immer genügend differenziert, inwieweit es sich um rechtsradikal motivierte Gewalt handelt.

In einer repräsentativen Stichprobe mit 18000 Erwachsenen konnten Felitti et al. (1998) in San Diego/USA nachweisen, dass frühe Belastungen in der Kindheit wie Gewalterfahrungen, Vernachlässigung, dysfunktionale Familienbeziehungen und sexueller Missbrauch auch nach 50 Jahren noch weitreichenden Einfluss auf die Gesundheit eines Menschen haben kann. In der ACE-Studie (adverse childhood experiences) haben Felitti et al. (1998) dargestellt, dass Personen, die mehr als vier belastende Kindheitserfahrungen angaben, eine ausgesprochen ungesunde Lebensführung aufwiesen. Sie zeigten einen fünf- bis zehnfach erhöhten Alkohol- und Drogenkonsum, vermehrten Nikotinabusus, Übergewicht, wechselten ihre Sexualpartner häufig und wiesen eine 12-mal höhere Häufigkeit an Selbstmordversuchen auf. Die genannten Faktoren werden als unzureichende Versuche im Sinne von Selbstheilungsversuchen angesehen, mit einer erhöhten Stressvulnerabilität umzugehen. Dieses Verhalten erhöht das Risiko an Gefäßerkrankungen, chronisch obstruktiven Lungenerkrankung, Diabetes mellitus des Typs II oder Krebs zu erkranken, was nachweislich mit einer früheren Sterblichkeit einhergeht. Aus klinischer Perspektive sind derartige Zusammenhänge schon länger bekannt, insbesondere, dass Kinder, vor allem aber Jugendliche mit multiplen traumatischen Belastungen sich schädlichen Bedingungen aussetzen, oft unmäßig rauchen und zu Drogen und/oder Alkohol greifen, eine schlechte Gesundheitsfürsorge betreiben und eine erhöhte Unfallneigung zeigen.

Derartige Befunde, die mittlerweile repliziert wurden, sind ein Warnsignal und zeigen, wie dringlich es ist, die Belastungen von Kindern und Jugendlichen in unserer Gesellschaft zu reduzieren.

Tatsächlich nehmen die Scheidungsraten zu (200 000 im Jahr 2002). 40 % der alleinerziehenden Eltern leben in relativer Armut. Alleinerziehende weisen besonders große Belastungsfaktoren in ihrer Lebensgeschichte auf. Angesichts des Mangels an sozialer Unterstützung werden die Kinder alleinerziehender Eltern vermehrt mit emotionaler Vernachlässigung und körperlicher Misshandlung konfrontiert.

Die genannten Umstände werden in ihrer traumatisierenden Bedeutung häufig nicht oder zumindest nicht ausreichend erkannt. Deshalb erscheinen sie nur wie abstrakte Daten in der Biografie von psychisch und sozial auffälligen Kindern und Jugendlichen und ihren Eltern, ziehen aber nicht die erforderlichen Konsequenzen nach sich.

6.2 Geschichte der Traumakonzepte – was heißt Trauma in der Entwicklung?

Während Freud in seinen frühen Theorien noch davon ausging, dass reale traumatische Belastungen zu neurotischen Störungen führen, hat er diese Auffassung später revidiert und stattdessen die Bedeutung des kindlichen Trieblebens und von Fantasien in den Vordergrund gestellt. Unbewusste Konflikte, neurotische Reaktionen und Symptombildungen, die daraus resultierten, wurden zum Mittelpunkt der psychoanalytischen Perspektive.

Dieser Schritt ist vor dem Hintergrund von Freuds Beobachtungen, aber auch angesichts empirischer Forschungen insofern verständlich, als es keine lineare Beziehung zwischen äußeren Ereignissen und der Art psychischer Störungen gibt. Die Psyche ist kein passiver Erlebnisempfänger und -wiedergeber (Lear 1996). Die psychischen Ressourcen der Bewältigung und Verarbeitung von Erfahrungen ebenso wie die Entwicklungsabhängigkeit von Wahrnehmungen prägen den Zusammenhang von Ereignissen und deren Folgen. Die Betonung der Bedeutung von psychischer Realität hat jedoch dazu geführt, dass faktische Ereignisse der Vergangenheit und der Gegenwart gering gewichtet oder gar übersehen wurden.

Krystal (1976) meint, dass Freud zwei Modelle des psychischen Traumas beibehalten habe: Er habe die unerträgliche traumatische Situation in gleicher Weise betrachtet wie die unakzeptablen Triebe:

In seinen Überlegungen zur traumatischen Neurose hat Freud (1916/17/1978; 1920/1976) zwei wichtige Folgen traumatischer Belastungen beschrieben, die für das Verständnis von Traumafolgen und insbesondere von Traumafolgen in der Entwicklung nur unzureichend gewürdigt werden:

Mit der Bläschenmetapher hat Freud (1920/1976) beschrieben, dass traumatische Einwirkungen die Schutzhülle des psychischen Apparats durchbrechen. Freud verglich den lebenden Organismus vereinfachend mit einem Bläschen, das normalerweise einen Reizschutz gegen die Außenwelt entwickelt. Die traumatische Neurose fasst er als Folge eines ausgiebigen Durchbruchs des Reizschutzes auf (Freud 1920/1976, S. 25–30). Die Aufgabe des seelischen Apparats sei es, alle zur Verfügung stehenden Kräfte zu mobilisieren, um Gegenbesetzungen aufzubieten. Freud beschreibt bei traumatischen Einwirkungen damit die traumatische Zerstörung einer Grenzschicht (vgl. Winnicott 1965) oder Grenzmembran des psychischen Apparats bzw. des Selbst, die Folgen für die Fähigkeiten der Grenzziehung zwischen Selbst und Anderen, Innen und Außen hat. Er verweist hier bereits auf die Bedeutung des Reizschutzes bzw. der Entwicklung eines empathischen Schutzschildes, den das verinnerlichte Primärobjekt bildet, ein Aspekt, der in späteren Konzepten aufgegriffen wird.

Zum anderen erklärt Freud, wie es bei traumatischen Neurosen zur Fixierung an den Moment des traumatischen Unfalls kommt: »Es ist so, als ob diese … (Personen; meine Ersetzung) … mit der traumatischen Situation nicht fertig geworden wären, als ob diese noch als unbezwungene Aufgabe vor ihnen stände.« (Freud 1916/17/1978, S. 284). Er betrachtet dieses Verhalten zwar aus einer Einpersonenperspektive, eröffnet damit jedoch auch den Blick auf einen Raum, der von Reinszenierungen ausgefüllt ist, die allerdings nicht nur von der betroffenen Person, sondern von anderen mitgestaltet werden. Obwohl der Wiederholungszwang Psychoanalytiker vielfach beschäftigt hat, findet der Umstand, dass traumatische Erfahrungen **handelnd wiederhergestellt werden** (vgl. Arata 2000) weder in der klinischen Praxis der Psychoanalyse noch in der Forschung die notwendige Beachtung.

Mit Blick auf Traumatisierungen in der Entwicklung hat Freud (1932–1938) darauf hingewiesen, dass sie mit positiven (Symptombildungen) und negativen Reaktionen wie Einschränkungen des Ichs einhergehen. Traumatisierungen in der Kindheit können – so Freud – unter anderem zu anhaltenden Ich-Veränderungen oder in der Pubertät zum Krankheitsausbruch führen.

Ferenczi (1933/1984) hat bereits früh darauf aufmerksam gemacht, dass oftmals falsche und vorschnelle Erklärungen herangezogen werden, wenn äußere Ereignisse und deren Auswirkungen nicht gesehen werden. Leider wurden seine Arbeiten lange Zeit wenig beachtet. Ferenczi war es, der die Folgen des »Beziehungstraumas« (man-made desaster) erstmals geschildert und die Spaltung des Ichs in einen beobachtenden und einen preisgegebenen Teil, die Lähmung von Affekten und insbesondere die Tendenz zur Identifikation mit dem Täter als Traumafolgen beobachtet hat. Darüber hinaus hat Ferenczi charakteristische Persönlichkeitsveränderungen bei Menschen beschrieben, die Traumata erfahren haben, z. B. Mimikry-Entwicklungen, also vordergründige Anpassungen an die traumatisierende Person. Diese Problematik hat Winnicott (1965) später in seinem Konzept der falschen Selbstentwicklung weiter ausgeführt.

In der Folgezeit gewannen Selbst- und Objektbeziehungstheorien, die sich mit der Entwicklung von Beziehung, Struktur und Ich-Fähigkeiten befassten, zunehmend an Bedeutung. Damit wurden Frühstörungen verständlich, erklärbar und auch behandelbar. Die Zweipersonenpsychologie bestimmte zunehmend den therapeutischen Umgang. Eine Tendenz, die Bedeutung traumatischer Ereignisse und Reaktionen darauf auszublenden, setzte sich jedoch fort.

Folgen von Traumata in der Entwicklung wurden zwar mehrfach beschrieben, den realen Umständen wurde dabei jedoch keine besondere Bedeutung beigemessen. Dies lässt beispielsweise der Begriff des kumulativen Traumas (Khan 1963) erkennen. Khan hat das kumulative Trauma als Resultat einer mangelnden Reizschutzschranke beschrieben, infolge dessen überwältigende Erfahrungen kumulieren. Dabei bezieht sich Khan auf das Bläschenmodell von Freud. Andere Konzepte wie das Strain-Trauma (Kris 1956), das eine Folge unterschwelliger Dauerbelastungen ist, oder das sogenannte stille Trauma (Hoffer 1953), das mit frühem innerem Stress in Verbindung steht, blenden ebenfalls die faktischen Umstände traumatisierender Ereignisse aus. Im Gegensatz dazu hat Keilson (1979) mit seiner Beschreibung des sequenziellen Traumas detailliert dargestellt, wie die verschiedenen Belastungen bei wiederholt auftretenden Trennungen aussehen. Er beschreibt Trennungstraumata bei Kindern, die intakte frühe Beziehungen hatten und dann diesen Beziehungen entrissen wurden.

Was genau Traumata in der Entwicklung zur Folge haben, bleibt insgesamt diffus oder wird aus einer adultomorphen Perspektive auf Erfahrungen chronischen Mangels oder chronischer Aggression reduziert. Vergleichbar den Entwicklungsmodellen von Objektbeziehungen, die Folgen chronischer Beziehungsstörungen auf verschiedenen strukturellen Niveaus beschreiben, wäre es notwendig auch ein Objektbeziehungsmodell traumatischer Belastungen zu entwerfen. Dieses Modell müsste erklären, wozu eine traumatische Überwältigung in verschiedenen Entwicklungsphasen führt und welche Bedeutung multiple traumatische Überwältigungen in dem jeweiligen Lebensalter haben (vgl. Fischer u. Riedesser 1998).

Krystal (1978) definiert Trauma als einen gelähmten, überwältigten Zustand, der mit Immobilisierung, Rückzug, Depersonalisation und Desorganisation einhergeht. Er beschreibt bei Erwachsenen roboterhaftes Verhalten als Folge einer Abblendung aller Gefühlsäußerungen und Wahrnehmungen. Diese Abblendung gehe mit einer Unfähigkeit einher, Gefühle zu verbalisieren, symbolische Ausdrucksformen und Fantasieformationen zu finden. Affektentdifferenzierung, Sprachlosigkeit und Resomatisierung treten Krystal zu folge auf. Trotz kompletter Regression hinsichtlich der Form und Natur der Affekte verfüge der Erwachsene über ein intaktes beobachtendes Ich, das erhalten bleibe. Demgegenüber trifft ein Trauma in der Entwicklung – laut Krystal – auf eine unreife Psyche, bei der weder ein Zeitgefühl (was klinische Befunde bei Kindern bestätigen) noch Objekte sicher verankert sind. Vorhandene Bindungen werden zerstört bzw. aufgelöst, der Glaube an eine menschliche Welt geht verloren. Frühe Traumatisierungen führen zu affektivem Abblocken. Gleichzeitig werden Initiative und lebensbewahrende Kognitionen abgeschaltet. Kinder können in traumatischen Zuständen plötzlich einschlafen. Dabei kommt es zu einer Konstriktion und einem fortschreitenden Abblocken mentaler Funktionen wie Gedächtnis, Imagination, Assoziation und Problemlösung – mit fatalen Folgen für die Entwicklung. Insgesamt sei die weitere Entwicklung von der Unfähigkeit bestimmt, katastrophische Gefühle bzw. innere oder äußere Gefahren abzuwenden, Übergriffe abzuwehren (Murray 1938) und mit Alarmreaktionen (Krystal 1978) zu antworten, sodass eine Tendenz besteht, sich Gefahren auszusetzen und zu unterwerfen.

Traumatisierungen im Erwachsenenalter unterscheiden sich von Traumatisierungen in der Entwicklung. Dieser Unterschied wird oft nicht genügend beachtet. Die Tatsache, dass frühe Traumata die **ganze Psyche** des Kindes treffen, hat weitreichende Folgen. Sie verhindern die normale Entwicklung der Fähigkeit zu symbolisieren oder zerstören sie. Bei Erwachsenen kann sie demgegenüber erhalten bleiben. Die symbolische Funktion beinhaltet die Fähigkeit, biologisch organisierte Verhaltens- und Gefühlszustände in mentale Vorstellungen zu transformieren und damit kommunizierbar zu machen. Die Symbolbildung ist abhängig von der Differenzierung von Selbst und Objekten. Erst eine »Grenzschicht zur Realität« – so Winnicott (1978/1987) – versetzt das Kind in die Lage, zwischen der symbolisierten Sache und dem Symbol sicher zu unterscheiden. Indem frühe Traumata die Grenze zwischen Ich und Nicht-Ich auflösen, kann auch zwischen Symbol und symbolisiertem Objekt nicht differenziert werden.

Bei frühen Traumatisierungen wird das Symbol mit dem symbolisierten Objekt gleichgesetzt, z. B. »**ist** das Tuch ein Gespenst«, d. h., es **repräsentiert** nicht – wie im Spiel – das Gespenst. Indem wir Vorstellungen von etwas entwickeln, gelingt es, mit sich, seinem Körper und der äußeren Welt zu kommunizieren, Emotionen und Repräsentationen von Vergangenheit und Zukunft zusammenzubringen und zu denken. Entwickelt sich die Persönlichkeit unter traumatischen Belastungen, wird die verbindende Funktion der Symbolisierung zerstört. Es gibt dann abgespaltene Teile nebeneinander, die nicht kommunizierend miteinander verbunden werden können. Gefühl und Verstand, Körper und Seele (Ferenczi 1933/1984; McDougall 1998; Ogden 2005) werden unter frühen traumatischen Belastungen wie auseinandergerissen. Affekte, die nicht repräsentiert wurden, tauchen wie isoliert auf, scheinbar jenseits irgendwelcher Zusammenhänge, manchmal in befremdenden, unverständlichen körperlichen Gebärden. Gefühlssensationen verbleiben unerkannt im körperlichen Ausdrucksverhalten, während der Verstand – abgetrennt von Emotionen – eine Notreifung durchmacht im Sinne einer vordergründigen Anpassung, eines Mimikry (Ferenczi 1933/1984). So sind auch Versuche, frühe Traumatisierungen symbolisch zu fassen, in Wirklichkeit nachträgliche Überarbeitungen und der Gefahr der Psychologisierung ausgesetzt (Bonomi 2003, 2004).

6.3 Folgen von Traumata

Leonore Terr (1975) hat schon früh die Folgen traumatischer Belastungen von Kindern untersucht und evaluiert. An den Kindern aus Chowchilla hat sie eindringlich dargestellt, welche langfristigen Folgen akute traumatische Belastungen nach sich ziehen. Die Kinder von Chowchilla wurden in einem Bus entführt und in einer Erdhöhle eingesperrt. Dort mussten sie über mehr als 26 Stunden ausharren, bis es dem Busführer zusammen mit einigen Kindern gelang, alle zu befreien. Die Kinder zeigten in der Folgezeit multiple Ängste, die sich unter anderem in ihrem Spiel, in Wiederinszenierungen im Verhalten und in Wiederholungsträumen ausdrückten. Weiter fand Terr bei den Kindern einen Verlust an Vertrauen und Weltuntergangsbefürchtungen. Sie zeigten Störungen in ihren kognitiven Fähigkeiten wie Verzerrungen in ihren Wahrnehmungen, Generalisierungsneigungen und Abweichungen im Zeitgefühl. Darüber hinaus beobachtete Terr (1975) besondere Spielgewohnheiten, die sie als charakteristisch für traumatisches Spiel beschrieben hat: monotone Wiederholungsspiele, die keine Erleichterung im Hinblick auf die darin zum Ausdruck kommende Angst mit sich bringen. Einige Jahre später hat Terr die Kinder erneut untersucht und langfristige Auswirkungen der Traumatisierung feststellen können. An anderen traumatischen Ereignissen hat sie beschrieben, wie sich spezifische Verhaltensweisen, die sich auf die traumatischen Erfahrungen beziehen, im Spiel oder auch in Alltagssituationen wiederholen.

Fallbeispiel

An Steven Kings Lebensgeschichte hat Terr (1989) die Tendenz traumatischer Belastungen zur Wiederholung beschrieben. Steven King spielte im Alter von vier Jahren zusammen mit einem Spielkameraden an Bahngleisen, die in der Nähe seines Elternhauses in einem kleinen Dorf vorbeiführten. Er kehrte alleine zurück, völlig erstarrt, bleich und sprachlos. Von seinem Spielkameraden konnten nur noch Körperteile gefunden werden. Der Junge konnte nicht darüber sprechen, was sich ereignet hatte. Im Alter von zwölf Jahren spielte King dann das Sodom- und Gomorra-Spiel. Er musste im Spiel so schnell er konnte von einem »Boom« weglaufen. Stehen zu bleiben und sich umzuschauen hätte bedeutet, zu einer Salzsäule zu erstarren. Im Alter von 16 Jahren begann er dann, Geschichten mit traumatischem Inhalt zu schreiben. In ihnen geschehen schreckliche Dinge, die ratlos und verwirrt machen oder die Erfahrung vermitteln, dass nur wenige sie überleben. Ein besonders beeindruckender Film ist »Stand by me«, in dem man Steven Kings eigene Geschichte gut wieder erkennen kann. King beschreibt darin, wie vier halbwüchsige Jungen sich auf den Weg über Bahngleise machen, um einen anderen Jungen zu finden, von dem es heißt, dass er vom Zug überfahren worden sei. Auf dem Weg geraten die vier Jungen immer wieder in existenziell bedrohliche Situationen, in denen sie Gefahr laufen, vom Zug überfahren zu werden. Die Erfahrung überwältigender Bedrohung wird im Zeitlupentempo dargestellt und vermittelt die Verzerrungen und sich wiederholenden Überwältigungen, die mit derartigen Erfahrungen verknüpft sind. Vor diesem Hintergrund erscheinen die Monstermaschinen, die die Welt bedrohen, in späteren Filmen von Steven King wie eine Reinszenierung seiner ursprünglichen traumatischen Erfahrung. King scheint damit eine spielerische Ebene gefunden zu haben, mit dem ursprünglich erfahrenen Trauma umzugehen. Der Charakter der Erzählungen bleibt in seinem Grundmuster jedoch ähnlich und durch den Wiederholungscharakter eingeschränkt. Kings Kreativität ist wie in einem Gefängnis des Wiederholungszwangs eingeschlossen. Immerhin scheint es ihm zu gelingen, diese traumatische Erfahrung im traumatischen Spiel immer wieder herzustellen, ohne sie im Alltag reinszenieren zu müssen, wie dies bei chronisch und anhaltend traumatisierten Kindern und Jugendlichen der Fall ist.

Verschiedene Symptome können bei Kindern und Jugendlichen als Folge von traumatischen Belastungen auftreten (Kendall-Tacket et al. 1993; Kiser et al. 1991; Terbutt et al. 1997), die in ihrer Vielfalt verdeutlichen, dass sich traumatischen Hintergründe nicht mit spezifischen Störungen verbinden lassen: Es können allgemeine Ängste auftreten, begleitet von Hyperaktivität, mangelhafter Impulskontrolle, Einnässen, Schlafstörungen, sozial unpassendem Verhalten, Wiederholung des traumatischen Ereignisses in Träumen, Fantasie, aggressivem Spiel, selbstdestruktivem Verhalten und Delinquenz, depressiven Symptome, einem mangelhaft integrierten Selbstkonzept, Gefühlen von Hilflosigkeit, Problemen, ins Bett zu gehen und einzuschlafen, Albträumen, Essstörungen, Schuldgefühlen, Rückzug, Misstrauen, Irritabilität, Vermeiden von Reizen, Betäubung, Erregungszuständen, im Gefolge dann Substanzmittelmissbrauch, Suizidversuchen, chronischem Ärger, instabilen Beziehungen und Dissoziation. Die Bereitschaft zu Hyperaktivität geht meist mit erhöhter Zerstreutheit, Konzentrationsproblemen, Ruhelosigkeit, Konfusion, Tagträumen und Schwierigkeiten in der Schule einher.

Terr (1991) unterscheidet zwei verschiedene Traumatypen: Typ 1 bei akuter einmaliger Traumatisierung und Typ 2, wenn es sich um Folgen chronischer Traumatisierung handelt (► Abb. 6-2). Während bei akut traumatisierten Kindern und Jugendlichen detaillierte Erinnerungen, schlimme Vorahnungen und verzerrte Wahrnehmungen im Vordergrund stehen, beschreibt Terr bei Kindern und Jugendlichen mit chronischen Traumatisierungen (Typ 2) spezifische Störungen, die der Borderline-Pathologie ähneln. Kinder und Jugendliche mit chronischen Traumatisierungen zeigen veränderte Einstellungen gegenüber Menschen, dem Leben und der Zukunft, wiederholte optische oder verzerrt wahrgenommene Erinnerungen, repetitive Verhaltensweisen und traumaspezifische Ängste. Anhaltende und chronische Traumatisierungen führen darüber hinaus zu Verleugnung und psychischer Betäubung, Selbsthypnose, Dissoziation, verzerrter Wahrnehmung und Wut.

Gordon und Wraith (1993) haben die Reaktionen auf traumatische Belastungen genauer aufgeschlüsselt (► Tab. 6-2). Sie haben unmittelbare Antworten auf traumatische Belastungen, mittelfristige und langfristige Antworten von Kindern beschrieben. Daran lässt sich erkennen, dass Persönlichkeitsveränderungen

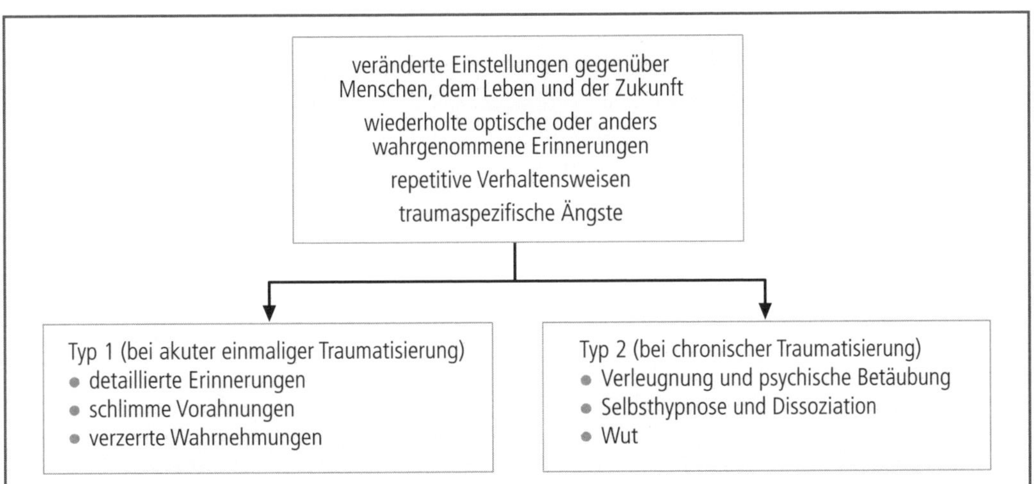

Abb. 6-2 Zwei Traumatypen nach Terr (1991): Gemeinsamkeiten und Unterschiede.

Tab. 6-2 Reaktionen auf traumatische Belastungen zu verschiedenen Zeiten, aufgeschlüsselt nach Gordon und Wraith (1993) (nach Streeck-Fischer 2005).

Kurzzeitantworten (erste Wochen)	Mittelzeitige Effekte (erste Wochen bis ein Jahr)	Langzeiteffekte
• Rückblenden • Angst und Unsicherheit • emotionale Reaktionen, z. B. Rückzug, Traurigkeit, Ärger, schlechte Stimmung, Anspruchsverhalten, Starre, Aufregung • regressives und desorganisiertes Verhalten (Verlust von bereits erreichten motorischen oder kognitiven Fähigkeiten, Interessen, der Fähigkeit sich zu beruhigen, Sprache, Spiel und exploratorischer Aktivität) • Neigung zu erhöhter Erregung mit auffälligem Verhalten und übersteigertem Schreckreflex, sensorischer Hyperaktivität, Schlafstörungen, Ruhelosigkeit • magische Vorstellungen, Verwirrung, Desorientiertheit	• Kurzzeiteffekte persistieren • generelle Stresszeichen, schlechte Gesundheit, Somatisierungsneigung, Schlaflosigkeit, emotionale Instabilität, Konzentrationsmängel • veränderte Beziehungen, Stimmungen und Einstellungen: erhöhte Irritabilität, chronische Unzufriedenheit, Rückzug • eingeschränkte Kommunikation, Einzelgängertum, antisoziales und delinquentes Verhalten • unstetes Verhalten mit erhöhter Anspannung, Angstreaktionen, Negativismus, destruktives Verhalten, Konfliktbereitschaft • pseudoneurotische Symptome • Verlust bisheriger Entwicklungspfade • Vermeiden neuer Herausforderungen, Veränderungen in den Beziehungen zu Gleichaltrigen	• Kurz- und Mittelzeiteffekte persistieren • Schulversagen • Persönlichkeitsveränderungen • Lebensbedingungen, die nach dem Trauma eingetreten sind, stehen im Mittelpunkt • chronische Probleme im Kontakt mit Gleichaltrigen • schlechte körperliche Gesundheit • Beschäftigung mit Traumata • Veränderungen der Identität und veränderte philosophische Ansichten, die die ganze Weltanschauung bestimmen

nicht unbedingt Folge früher spezifischer pathologischer Objektbeziehungsmuster sein müssen, sondern dass Traumata gleichsam in die Persönlichkeit hineinsozialisiert werden (states become traits).

Missbrauch kann internalisierende Störungen wie Depression (Bleich et al. 1997), Angst, posttraumatischen Stress und Selbstmordgedanken zur Folge haben, häufiger bei Mädchen bzw. weiblichen Jugendlichen als bei Jungen. Externalisierendes Verhalten wie Aggression, Impulsivität, Delinquenz, Hyperaktivität und Substanzmissbrauch treten häufiger bei männlichen Jugendlichen auf (► Tab. 6-3) (Teicher et al 1993).

In prospektiven Studien von Cole und Putnam (1993), Putnam und Trickett (1997) an sexuell missbrauchten Mädchen im Alter von acht bis zwölf Jahren wurde eine Reihe von psychiatrischen Auffälligkeiten gefunden. Jedoch konnte keine der Diagnosen die tiefen Entwicklungsstörungen der Mädchen angemessen erfassen.

Die Komplexität der Symptome verweist darauf, dass es hier kein lineares Ursache-Wirkungsprinzip gibt (Schwarz et al. 1998). Folgen traumatischer Belastungen können sich hinter verschiedenen Störungsbildern verbergen – ob in Angststörungen, Störungen des Sozialverhaltens, in PTSD im engeren Sinne oder auch

Tab. 6-3 Geschlechtsspezifische Folgen des Missbrauchs.

Mädchen (Putnam 1997)	Jungen (Giaconia et al. 1995)
• Depression • Suizidalität • Selbstverletzungen • Dissoziation • Somatisierung	• PTBS • Depression • Angststörung • Alkohol, Drogen • Dissozialität, Gewalt

in Störungen der Aufmerksamkeit und der Emotionalität oder in psychotischen Verrückungen. Traumata während der Kindesentwicklung haben in der Regel komplexere Störungen zur Folge und finden sich häufiger bei den sogenannten Frühstörungen oder neurotischen Entwicklungsstörungen, strukturellen Ich-Störungen, Persönlichkeitsentwicklungsstörungen oder Borderline-Störungen – je nach dem, welche Terminologie in diesem Zusammenhang bevorzugt wird.

6.4 Primäre Reaktionen: frühe Formen des Umgangs mit Bedrohung

Selma Fraiberg (1982) hat als eine der ersten anhand von Videoprotokollen von Kleinkindern systematisch die Folgen von missbrauchendem und misshandelndem Verhalten der frühen Pflegeperson beschrieben. Fraiberg schildert verschiedene Übergänge von mangelhaft reguliertem Bindungsverhalten bis hin zu einer aktiven Teilnahme des Kindes an einer traumatischen Beziehung. Sie macht damit auf die Reziprozität von pathologisch verändertem Verhalten der Mutter und dem pathologisch veränderten Verhalten des Kindes aufmerksam (Weber-Nelson 2013). Sie verwendet den Begriff der Abwehr für dieses Verhalten, gibt ihm jedoch eine andere Bedeutung als dies in der psychoanalytischen Begriffswelt üblich ist. Fraiberg meint damit beobachtbare Phänomene und bezieht sich auf Wallerstein (1976), der zwischen Abwehrmechanismen als Konstrukt und Abwehr als tatsächlichem beobachtbarem Phänomen unterscheidet. Fraiberg will damit eine Antwort auf die Fragen finden, die Freud (1926/1969), A. Freud (1936/1968), Hartmann (1960) und Spitz (1969) in Zusammenhang mit der Struktur bestimmter Abwehrmechanismen und ihrer biologischen Grundlage beschäftigt haben. Sie beschreibt pathologische Abwehrformen auf extreme Deprivationserfahrungen, die in der sensomotorischen Phase auftreten. Diese Abwehrformen drücken noch keine Konflikte zwischen Trieben und der Ich-Organisation aus, da zu diesem Zeitpunkt von entsprechenden Strukturen noch nicht ausgegangen werden kann. Es handelt sich um Flight-/Fight-/Freeze-Reaktionen, die als biologisch verankerte Verhaltensmuster auf Bedrohung hin aktiviert werden und darum angemessener als primäre Reaktionen zu bezeichnen sind. Fraibergs Beschreibungen nehmen Beobachtungen der Bindungsforscher vorweg.

Fraiberg (1982) hat verschiedene Reaktionen beschrieben, die altersabhängig auftreten. Im Alter von drei bis 36 Monaten beobachtete sie die **Blickvermeidung** des Kindes als Reaktion auf seine misshandelnde Mutter. Der Säugling tat so, als wäre die Mutter nicht da, während er andere Objekte in der Umwelt betrachtete. Auf diesem Wege konnte er eine schmerzhafte Wahrnehmung oder einen schmerzhaften Affekt selektiv vermeiden. Es handelt sich um ein Verhalten, das mithilfe eines Cut-off-Mechanismus vor äußeren Gefahren schützt, gleichzeitig aber Folgen für die Gedächtnisbildung und Kognitionen hat.

Somatische Notzustände dieser Kinder konnten mithilfe solcher Mechanismen jedoch nicht bewältigt werden. Die Kinder gerieten zeitweilig in Erregungszustände, schrien und schlugen um sich, gefolgt von einem Abschaltmechanismus. Bowlby hat solche Zustände als Flight-/Fight-(Kampf-/Flucht-)Reaktionen beschrieben, denen eine Withdrawal/Conservation-(Rückzug/Selbstbewahrung-)Reaktion folgt.

Ab dem Alter von fünf Monaten beobachtete Fraiberg **Erstarrungsreaktionen**, die bei weiteren Belastungen der Kinder in Panikzustände mündeten.

Ab dem zweiten Lebensjahr zeigten sich bestimmte Kinder als **Kämpfer** (Fight-Verhalten). Sie wurden von ihren Eltern als Monster bezeichnet, die sie terrorisierten und stur oder hyperaktiv waren. Es ist anzunehmen, dass es sich bei diesen Reaktionen um Formen der Bewältigung von Erfahrungen von Hilflosigkeit und Überwältigung handelt. Diese Kinder zeigten sich auch nachts völlig verängstigt.

Weiter beschreibt Fraiberg die **Affekttransformation**, die sie im Alter von neun bis 16 Monaten vor allem an Kindern beobachtete, die ursprünglich mit Vermeiden reagiert hatten. Statt Angstaffekte zu zeigen, ist beispielsweise Lachen zu beobachten, statt distress cry distress happiness. Gleichzeitig konnte sie Handlungen feststellen, die den ursprünglichen Affekt rudimentär ausdrückten (z. B. Augenreiben).

Ab dem achten bis 13. Monat trat schließlich eine **Umkehrung** (Spitz 1969) im Verhalten auf. Die Kinder fügten sich selbst Verletzungen zu und schienen keinen Schmerz zu spüren. Das selbstverletzende Verhalten unterscheidet sich von dem bei Jugendlichen und Erwachsenen. Die Kinder ziehen sich Haare aus, die Augenbrauen, Wimpern oder ihre Finger- und Fußnägeln, schlagen mit dem Kopf an die Wand und kratzen sich verheilende Wunden immer wieder auf.

Diese Beobachtungen, die durch die Bindungsforschung weiter differenziert wurden, sind deshalb so wichtig, weil sie Mechanismen gleichsam in statu nascendi beschreiben, die das Verhalten traumatisierter Kinder und Jugendlicher auch in den folgenden Lebensjahren bestimmen. Fraiberg beobachtet, wie Vermeidungsreaktionen und Erstarrung neue Erfahrungen im Sinne von Lernen aus Erfahrung verhindern. Affekttransformation ist mit Deckverhalten (screen behavior) verbunden, affektive und sensorische Shut-down-Mechanismen führen zur Persistenz sensomotorischer Muster und zu Reizverarbeitungsstörungen.

Diese frühen Reaktionen von Kindern auf erlittene Bedrohungen sind gleichsam eingefroren, weil sie unbewältigt bleiben und immer wieder neu hervorgerufen werden. Im Zustand von Erstarrung bleiben die Kinder in der Position des Opfers, als aggressiv-destruktiv Kämpfende wappnen sie sich gegenüber der erwarteten Bedrohung und werden immer wieder neu überwältigt durch Personen, die mit Gewalt auf ihr Kämpfen reagieren. So setzt sich die ursprüngliche Erfahrung weiter fort. Die Verbindung zwischen der faktischen Realität und dem traumatischen Geschehen (vgl. Fischer u. Riedesser 1998: Traumaschema) ist von großer Bedeutung. Diese primären Reaktionen gehen mit der Abwehr von Sinngebung einher. Sinngebung des Erlebten findet nicht oder nur teilweise statt. Mentalisierung ist nicht möglich. Die Kinder reagieren mit einem sensorischen shut down gegenüber der schmerzhaften traumatischen Erfahrung, was zu einem kognitiven Stillstand (Dopart 1983; Mandler 1984) und zur Dissoziation von unerträglichen Gefühlen und Wahrnehmungen führt. Der traumatische Bruch im frühen und dann auch im weiteren Dialog zwischen Mutter und Kind hat zur Folge, dass sensomotorische und affektive Koordinationsprozesse und – in Verbindung damit – automatisch sich ständig adaptierende Rekategorisierungsprozesse zerstört werden (Edelman 1989). Die Einordnung aktueller Erfahrungen durch Stimulation von unterschiedlichen Sinneskanälen wird infolge von Erstarrung und Abblendung zerstört (Streeck-Fischer u. van der Kolk 2000). Statt einer offenen Reaktionsbereitschaft verharrt das Kind mehr oder weniger auf traumainduzierten Copings, die generell oder durch Mikroauslöser getriggert werden. Infolge der frühen und überwältigenden Traumatisierung fehlen sprachliche Ausdrucksmöglichkeiten. Demgegenüber treten nichtsprachliche Botschaften in Gestalt von Aktionen in den Vordergrund, z. B. somatische Erinnerungen, verkörperte Inszenierungen und Inszenierungen durch Handeln (Santostephano 1995). Eine Vielzahl von Untersuchungen weist darauf hin, dass es vor diesem Hintergrund zu Reviktimisierungen bei Kindern bis ins Erwachsenenalter kommt (z. B. Arata 2000; Classen et al. 2005; Cuevas et al. 2011; Finkelhor et al. 2007; Noli 2005; Orlandini 2004; Streeck-Fischer 2012a).

Die traumatische Situation wird in die frühe sensomotorische, körperliche und affektive Abwehr eingeschrieben und darum nicht aktiv erinnert. Sie wird nur zustandsabhängig vergegenwärtigt. Kontingenzerfahrungen, die sinnvolle Zusammenhänge zwischen sensorischen und affektiven Interaktionen erkennen lassen, fehlen. Sie wurden durch die traumatische Erfahrung zerstört.

6.5 Reaktionsmuster bei chronisch traumatischem Stress

Traumatische Stresserfahrungen haben typischerweise die Unfähigkeit zur Folge, die überwältigenden Ereignisse zu verarbeiten und zu modifizieren. Alleine gelassen und ohne Pflegeperson, die ihre Erregungen erträgt und moduliert, bricht bei diesen Kindern ihre Fähigkeit zusammen, Erfahrungen zu prozessieren, zu integrieren und zu kategorisieren. Kinder, die überwältigenden traumatisierenden Erfahrungen ausgesetzt sind, dissoziieren, desintegrieren oder fragmentieren. Empfindungen, Gefühle und Kognitionen können nicht miteinander verbunden werden, sie sind in sensorische Fragmente dissoziiert. Die Kinder können nicht verstehen, was geschehen ist und keinen passenden Plan für Handlungen entwickeln. Sie sind hilflos.

Bedrohliche Reize führen zu Traumaantworten, ohne dass die Kinder in der Lage wären, aus der Erfahrung zu lernen. In Antwort auf Erinnerungen an das Trauma in Form von Empfindungen, physiologischen Zuständen, Bildern, Tönen oder Situationen und infolge von verzerrten Wahrnehmungen verhalten sie sich, als ob sie immer wieder von neuem traumatisiert werden. Viele Probleme chronisch traumatisierter Kinder oder Jugendlicher können als Anstrengungen verstanden werden, vermeintliche oder reale Bedrohungen zu reduzieren und ihren emotionalen Disstress zu regulieren. Die Verhaltensweisen von traumatisierten Kindern sind das Ergebnis einer Kombination von dissoziativen und desintegrierten Antworten und ihrer traumaspezifischen Reaktionen wie Vermeiden, flight/fight, Erstarrung, Compliance-Verhalten oder Affekttransformierung. Diese basalen Verhaltensmuster werden normalerweise nicht durch nachfolgende Erfahrungen modifiziert. Solange die Eltern die Hintergründe solcher Reenactments nicht verstehen (und dies ist bei Pflegeeltern oder auch Adoptiveltern häufiger der Fall), neigen sie dazu, das Kind oder den Jugendlichen als oppositionell, rebellisch, unmotiviert und antisozial einzuschätzen. Erwachsene sehen die Feindseligkeit, das Schweigen oder andere Reaktionen von misshandelten Kindern oder Jugendlichen als Antworten auf gegenwärtige Ereignisse, statt sie als konditionierte Reaktionen auf Erinnerungen aus der Vergangenheit zu erkennen. Wie oben dargestellt, gehen unerkannte Traumata in die Persönlichkeitsentwicklung ein. In der Adoleszenz werden sie im günstigen Fall mithilfe der neu gewonnenen kognitiven Möglichkeiten nachträglich überarbeitet. Häufiger jedoch werden sie reaktiviert und reinszeniert und führen zu Re- und Neutraumatisierungen.

Der Begriff der traumatischen Erwartungen (Pynoos et al. 1997; Streeck-Fischer u. van der Kolk 2000) verweist auf ein wichtiges Erklärungsmodell für das Verständnis langfristiger Auswirkungen von Traumatisierungen auf die Entwicklung der kindlichen Persönlichkeit. Traumageprägte Erwartungshaltungen verwandeln traumatische Belastungen in Persönlichkeitsstörungen, die sich auf verschiedenen Ebenen äußern, im Denken, Fühlen, Verhalten und in der Biologie. Die Erwartungen prägen das innere Welt- und Selbstbild des Kindes und beeinflussen seinen weiteren Lebenslauf (Riedesser et al. 1998).

Die fixierten Antwortmuster wie flight/fight, Vermeiden/Compliance, Dissoziation und Erstarrung von Kindern und von Jugendlichen, die chronischer interpersoneller Gewalt ausgesetzt waren, sind auch abhängig vom Temperament, Ausmaß und Dauer des Traumas und vom Stand der Persönlichkeitsentwicklung zum Zeitpunkt der Traumatisierung.

6.5.1 Flight-/Fight-Antworten – Auswirkungen auf Regulationen

Kinderfickerjagd

» Kinderlächeln, zarte Haut
haben dir den Verstand versaut.
In der Umkleidekabine wartest du,
schaust den Kids beim Umziehen zu.
Die Kinder deiner Nachbarn
hast du alle schon gefickt,
du bist der Abschaum in Person,
pervers und verrückt.
Wenn ich dich wieder sehe,
schlage ich dir den Schädel ein,
um dich ist es nicht schade,
du mieses Kinderfickerschwein.

Ref.: Kinderficker, wir jagen dich,
Kinderficker, wir kriegen dich,
Kinderficker, wir jagen dich, bis du tot
vor uns zusammenbrichst.

Ich werde dich erschlagen
und dann trinke ich dein Blut.
Mein Hass wird dir die Knochen brechen, niemand
siegt über meine Wut,
und wenn du dann tot bist,
dann hack ich dich in kleine Stücke,
pack dich in Plastiktüten ein
und werf' dich von der Brücke.
Im Wasser des Flusses
wirst du schwimmen und verwesen,
und ich freu mich, denn ich weiß,
es ist ‚ne gute Tat gewesen.

Ref.: Kinderficker, wir jagen dich,
Kinderficker, wir kriegen dich,
Kinderficker, wir jagen dich, bis du tot
vor uns zusammenbrichst. «

(16-jähriger Jugendlicher)

Fallbeispiel

Als der 16-jährige D. auf der Straße angesprochen wird: »Wenn Du mitgehst, gebe ich Dir Drogen«, reagiert er abweisend und noch kontrolliert. In dem Moment, in dem er mitbekommt, dass dieser Mann dieses Angebot auch Kindern macht, prügelt er den Mann in einem hohen Erregungszustand ungebremst blutig.

Es sind häufiger männliche Jugendliche, die mit diesem Fight-Muster reagieren. Man könnte das Verhalten einen Täterreflex nennen, da die Jugendlichen gleichsam reflexhaft ohne jegliches Nachdenken reagieren (Streeck-Fischer et al. 2003). Solche Reaktionen treten auch bei weiblichen Jugendlichen auf, die der überwältigenden Opfererfahrung Fight-Muster entgegensetzen. Häufiger orientieren sich betroffene Mädchen an männlichen Vorbildern, mit denen sie sich identifizieren. In Momenten, in denen sie Überwältigung erleben oder auch nur erwarten, reagieren sie verbal oder körperlich mit Angriffen.

Getriggert von Auslösern, die die ursprünglichen traumatischen Erfahrungen zurückholen, geraten diese Jugendlichen in existenzielle Bedrohungszustände, auf die sie mit plötzlichem, unvorhersehbarem und unverständlichem Kampf-/Fluchtverhalten reagieren. Der Sinn des reflexhaften Täter- und Weglaufverhaltens, auch von innerem Fluchtverhalten, wird häufig nicht erkannt, ist aber oft ein Anzeichen von Traumatisierungen, die Wiederholungscharakter haben. Folgt man Tiermodellen, handelt es sich um klassische Konditionierungen, die durch Trigger gebahnt sind und als reflexhaft perpetuierte Handlungsabfolge nicht überwunden werden können (Pawlow 1927). Dodge und Somberg (1987), Lansford et al. (2010) u. a. wiesen in ihren Untersuchungen zu destruktivem Verhalten Wahrnehmungsverzerrungen als Folge von Attributionsfehlern nach. Handlungen, die für andere unauffällig erscheinen, werden als bedrohlicher Angriff interpretiert oder wirken in Verbindung mit traumatischen Rückblenden als Trigger. Der jugendliche Angreifer fühlt sich daher in der Regel zu Unrecht angegriffen, wenn er als Täter zur Rede gestellt wird. Psychoanalytische Modelle werden bestätigt, weil die verinnerlichte bedrohliche Objektbeziehung im Hier und Jetzt zwangsläufig wiederhergestellt und gehandelt wird – mit entsprechenden Wahrnehmungsstörungen, auf die mit passenden frühen Antwortmustern reagiert wird. Es sind sogenannte schnelle Wege, »Autobahnen im Gehirn« (Perry u. Pollak 1998), die zu diesem Verhaltensautomatismus führen, ohne dass die jeweiligen Reize überprüft werden und differenzierte Antworten möglich sind (Widom 1987). Untersuchungen von Raine et al. (1998) an impulsiven jugendlichen Mördern unterstützen solche Annahmen.

Durch die Triggerung wird eine Abwehr gegen die Sinngebung der aktuellen Wahrnehmung (Ogden 1985) errichtet: Weil das Wahrgenommene nur eine Repetition des Vergangenen darstellt, bleibt es unbesetzt und unassimiliert. Diese reflexhafte Abwehr führt dazu, dass aus Erfahrungen nicht gelernt werden kann. Die Fähigkeit, Ungewissheit zu ertragen – die von Bion (1962/1990) sogenannte negative capability – ist eine Voraussetzung dafür, dass sich Selbstreflexivität und weitere kognitive Strukturen entwickeln können (Fonagy 1991). Das wird durch frühe traumatische Erfahrungen unmöglich – mit weitreichenden Folgen für die affektive und kognitive Entwicklung. Teicher et al. (2002) haben solche Phänomene bei Kindern, die von einem logischen, überwertigen linkshemisphärischen Zustand in einen hochnegativen emotionalen rechtshemisphärischen State abrupt wechseln mit einer durch frühe Störungen in der Mutter-Kind-Interaktion zerstörten Integration der rechten und linken hemisphärischen Funktionen erklärt. Dabei herrschen zwei hermetisch gegeneinander abgeschottete, gegensätzliche Zustände vor (vgl. auch Schore).

6.5.2 Vermeiden, Compliance-Verhalten – Verlust von Fantasie, Konstriktion

Fallbeispiel

Im Umgang mit Erwachsenen ist der 15-jährige K. freundlich und bemüht sich, es nach Möglichkeit allen recht zu machen. Lässt man ihn jedoch mit kleineren Kindern allein, so provoziert und quält er sie, wie er das selbst früh erlebt hat.

Unter strukturierten Bedingungen sagen und tun Jugendliche mit einem Akkommodationsverhalten genau das, von dem sie meinen, dass es von ihnen erwartet wird, ohne dass sie dabei emotional involviert sind. Summit (1983) verwendet bei missbrauchten Kindern den Begriff des Akkommodationssyndroms, um zu beschreiben, wie traumatisierte Kinder und Jugendliche lernen, ihr Leben an die sie umgebenden Realitäten anzupassen.

Oberflächliches Akkommodationsverhalten ermöglicht ihnen, einen totalen Zusammenbruch ihrer Beziehungen zu vermeiden und mit bedrohlichen Gefühlen konfrontiert zu werden. Sie erfahren Menschen überwiegend als potenzielle Schmerzquellen. Ihre Akkommodation ist ein Deckverhalten, ein kognitives Coping, das ihnen hilft, Kontakt zu ertragen. Man könnte von einem persistierenden frühen Imitationsverhalten sprechen. Imitation spielt in der Entwicklung der theory of mind eines Kindes eine wichtige Rolle. Drei Aspekte sind dabei bedeutsam (Meltzoff u. Moore 1992): soziales Spiegeln, soziales Modellieren und die Selbstübung. Kinder bevorzugen Erwachsene, die auf sie mit imitierendem Verhalten reagieren. Sie haben Freude daran, zu erkennen, dass der Erwachsene so handelt wie sie selbst (like me). Soziales Spiegeln ist eine primordiale Form der Kommunikation zwischen Erwachsenen und dem Säugling. Es verstärkt und unterstützt beim Kind ein Gefühl für das eigene Handeln und von Kausalität. Seine Bedeutung für die Entwicklung ist durch die Entdeckung der Spiegelneurone unterstrichen worden. Piaget und Inhelder (1968) sehen in der progressiven Verknüpfung und der Gleichgewichtsbildung zwischen Assimilation und Akkommodation einen wichtigen Vorgang für eine normale Entwicklung. Mithilfe von Akkommodation erfolgt die Anpassung an die Schemata der äußeren Gegebenheiten und mithilfe von Assimilation an die Schemata der eigenen Aktivität und der eigenen Erfahrung. Wenn diese Dialektik zwischen Akkommodation und Assimilation zerstört wird, und das ist bei Compliance-Verhalten der Fall, bleibt das Kind in vordergründiger Imitation fixiert. Winnicott (1965/1974) hat solche Entwicklungen falsche Selbstentwicklung genannt. Akkommodation an die bedrohlich erfahrene Pflegeperson ist als selbst schützende Maßnahme wichtig, um weitere Desorganisation und Bedrohung abzuwehren. Es kommt zu einer Anpassung an die fremde Geste mit einer vordergründigen Kolonisierung und Entwicklung eines Untergrundlebens (Ferenczi 1933; Glasser 1992).

Der Preis für dieses Akkommodationsverhalten ist der Verlust der Fähigkeit, die Verbindung zu eigenen Gefühlen und Fantasien aufrechtzuerhalten. Das emotionale Leben dieser Kinder ist ähnlich wie ihr Verhalten eingefroren und eingeschränkt. Spiel und Sprache, mit denen die innere Situation ausgedrückt werden könnten, fehlen. Während ihr Verhalten in der Regel an die jeweilige äußere Situation angepasst ist, bleiben emotionale Elemente des Bedrohlichen und Schmerzvollen dissoziiert. Es handelt sich bei dieser Anpassung um ein

Mimikry-Verhalten (Streeck-Fischer 1998). Mimikry ist ein aus der Tierwelt bekanntes Schutzverhalten: So gleichen sich beispielsweise Insekten gefährlichen Wespen in deren Farbe und Mustern an, um sich durch diese Täuschung vor Angriffen zu schützen.

Weil sie nicht in der Lage sind, ihre eigenen Gefühle zu erfassen, können die Kinder und Jugendlichen auch keine Empathie für andere entwickeln. Unter Stress kann ihr kognitionsorientiertes Coping versagen, und sie verhalten sich ähnlich destruktiv, wie sie das selbst von anderen erfahren haben. Im Fall einer Affekttransformation – eine weitere Form der Bewältigung von Bedrohung – lachen sie, wenn ihnen zum Weinen zumute ist, oder sie zeigen statt Disstress erstarrte Freude.

Kognitives Coping erlaubt planvolle und durchdachte Handlungen. Solche Fähigkeiten hängen von hemmenden und ausführenden Funktionen des Planens, Denkens und Vorstellens ab, die mit bestimmten Hirnregionen verknüpft sind. Diese entwickeln sich im Zusammenhang mit der Myelinisierung verschiedener Bereiche des Stirnlappens, insbesondere des Gyrus cinguli und des orbitofrontalen und dorsolateralen präfrontalen Cortex (Posner 1998; Schore 1994). Gewalttätige traumatisierte Jugendliche (Raine et al. 1998), die zu systematischer und planvoller (instrumenteller) Gewalt greifen, sind zu kognitionsorientiertem Coping in der Lage. Die Funktion des Stirnlappens ist bei ihrer instrumentellen Gewaltausübung nicht beeinträchtigt. Dieser Typ wird von Jacobson und Richardson (1987) auch als vagaler Reaktionstyp beschrieben, da Betroffene vor allem mit dem parasympathischen Nervensystem reagieren (z. B. sinkender Puls). Eine niedrige Herzfrequenzrate scheint mittlerweile das am besten replizierte Korrelat bei antisozialem und aggressivem Verhalten zu sein (Raine 2002).

6.5.3 Dissoziation

Dissoziation ist ein komplexer psychophysiologischer Prozess mit einer Störung oder Veränderung in den normalen integrativen Funktionen der Identität, des Gedächtnisses und des Bewusstseins (Putnam 1997). Dissoziative Störungen des Bewusstseins und der Aufmerksamkeit können sich auch auf einzelne Bereiche beschränken, etwa den Verlust von Gefühlen, die isolierte Wahrnehmung einzelner Körperteile, von einzelnen kognitiven Fähigkeiten und von traumaspezifischen Erinnerungen. Dissoziation umfasst ein breites Spektrum von normalen Reaktionen bis hin zu ausgeprägten psychopathologischen Phänomenen. Unter massiven Traumatisierungen kann es zur Desintegration von psychischem Erleben mit Ausbildung unterschiedlicher Zustände (States) oder verschiedener Persönlichkeiten nebeneinander kommen (Briere 1988; Sanders u. Giolas 1991; Spiegel u. Cardena 1991). Betroffene Jugendliche können verschiedene Zustände emotionaler Beteiligung nicht innerhalb derselben Persönlichkeitsorganisation integrieren. Sie erfahren sich selbst – abhängig von internen und externen Reizen – zu unterschiedlichen Zeiten als unterschiedliche Personen. Konfrontiert mit traumatischen Triggern neigen sie dazu auf frühere Entwicklungsstufen zurückzufallen oder sie bewegen sich in ihrer Ich-Organisation auf verschiedenen Ebenen, die zwischen frühkindlichen und psychosenahen bis zu überreifen Verhaltensweisen pendeln können. Um unerträgliche Zustände von Betäubung zu überwinden, reagieren sie oftmals selbstdestruktiv. Perry und Pollak (1998) beschreiben die verschiedenen Störungen auf einem Dissoziationskontinuum: Die Betroffenen geraten in Zustände von Betäubung (numbing), Apathie und Rückzug, Gedanken und Gefühle werden vermieden, bestimmte Orte, Aktivitäten oder Menschen aufgegeben. Daraus folgen eine

Einschränkung der Bandbreite von Affekten und eine Einengung in der zukünftigen Lebensgestaltung.

6.5.4 Erstarrung und der Mangel an sensorischer Integration

Frühe Traumatisierungen hinterlassen Störungen der Informationsverarbeitung, die sich vor allem im und am Körper manifestieren und die kognitive Entwicklung bestimmen. Sie äußern sich in Entwicklungsstopps und persistierenden Wahrnehmungsverzerrungen. Sie führen ebenso wie die bereits erwähnten Reaktionsmuster auf traumatischen Stress zu Verhaltensautomatismen, die geeignet sind, traumatische Szenarien zu perpetuieren. Die körperlichen Phänomene können mithilfe von zwei Regulationsprinzipien erklärt werden: Bei gestörter Top-down-Regulation werden höhere kortikale Gebiete als Kontrollzentren für die sensorische und motorische Wahrnehmung abgeschaltet und damit die Wahrnehmung vermieden. Bei gestörter Bottom-up-Regulation werden traumatische Reaktionen in inneren Körperzuständen festgehalten, die mit sensomotorischen Auffälligkeiten einhergehen und zu Wahrnehmungseinschränkungen führen (Piaget 1952; Schore 1994). Schore (1994) zufolge können wiederholte Traumatisierungen zu einem funktionellen Dyskonnektionssyndrom führen (Mucke et al. 1982). Markowitsch (1998) hat dies an einem traumatisierten Patienten beschrieben.

Abblendungen, Betäubungen und Erstarrungen, die meist als ausschließlich psychische Reaktionen verstanden werden, finden sich entsprechend auch im körperlichen Bereich. Diese Abblendungen lassen sich mit einer differenzierten Körperdiagnostik (► Kap. 7.11, S. 168) nachweisen.

Die Fähigkeit, multimodale sensorische Informationen in einem sozialen Kontext aufzunehmen, zu modulieren und in passende Interaktionen zu überführen, wird gestört, wenn es zu frühen Überwältigungen gekommen ist und die frühe Pflegeperson das Kind mangelhaft begleitet hat. Nicht in der Lage zu sein, sensorische Informationen zu kohärenten Wahrnehmungen zu organisieren, geht mit einer Unfähigkeit einher, passende Antworten bereit zu stellen. Wahrnehmungsmuster, die aus traumatischen Erfahrungen herrühren, sind eingefroren und werden mit entsprechenden Handlungsautomatismen beantwortet.

Das hat massive Auswirkungen auf die kognitive Entwicklung (Cahill et al. 1999; Saigh et al. 1997; Streeck-Fischer 2000c; Streeck-Fischer et al. 2002), insbesondere die exekutiven Fähigkeiten der Aufmerksamkeitsregulierung, des planvollen Handelns und des Antizipierens zur Folge.

6.6 Komplexe Traumafolgestörung oder die Entwicklungstrauma-Diagnose – zwei gegenwärtig verwendete Konzepte

Bei Jugendlichen mit traumatischen Belastungen in der Entwicklung haben wir es immer mit einer **Kombination von Traumareaktionen, Traumaverarbeitungen und Entwicklungsstörungen** zu tun.

Betroffene Jugendliche zeigen vielfältige Auffälligkeiten, die aus verschiedenen Perspektiven betrachtet werden können. Wendet man Selbst- und Objektbeziehungstheorien an, können charakteristische Merkmale der Borderline-Störungen beschrieben werden. Werden neuere Befunde der Säuglingsbeobachtung, der neurobiologischen und Traumaforschung einbezogen, treten andere Aspekte

Tab. 6-4 Komplexe traumatisch bedingte Störungen und Borderline-Störungen im Vergleich (s. auch Sack et al. 2013).

Modell komplexer traumatisch bedingter Störungen	Borderline-Modell
mangelnde Integration von Selbst-/Objekt-Konzept mit Brüchen im Selbst, Ich und den Objektbeziehungen	frühe pathologische Objektbeziehungen
Grenzenstörungen zwischen sich und anderen, Realität und Fantasie, Vergangenheit und Gegenwart, Selbstwahrnehmung, Wahrnehmung von anderen	Selbst-/Objekt-Spaltung (gute/böse Teilobjekte, unterschiedliche Ich-Selbstzustände) primitive Abwehrmechanismen (Projektion, projektive Identifikation, Idealisierung, Entwertung)
Selbst-, Affekt-, Impulsregulationsstörung (hyperarousal, numbing) Störung der Affekt-/Impuls-Steuerung	eingeschränkte Spannungstoleranz
	chronisches Gefühl von Leere
selbstverletzendes und suizidales Verhalten, Viktimisierung, Reviktimisierung	suizidale Handlungen, Suiziddrohung
Amnesie, Flashback, Albträume, **Dissoziation**	Verleugnung, Spaltung
zerstörtes basales Vertrauen in Personen und Werte	korruptes Über-Ich
kognitive Störungen	nicht genannt
sensorische Abblendungen (shut down) mit Entwicklungsstopps	nicht genannt

in den Vordergrund (vgl. Brett 1993). Eine Reihe von Auffälligkeiten können so umfassender erklärt und verstanden werden.

Tabelle 6-4 zeigt die verschiedenen Modelle zum Verständnis von komplexen traumabedingten Störungen und Borderline-Störungen im Vergleich.

Wir haben es mit einem Streitthema zu tun, inwieweit Borderline-Störungen Traumafolgestörungen sind oder auch nicht (Herman et al. 1989; Kernberg 1999; Zanarini et al. 1997). Wie bereits erwähnt, hat sich Kernberg (1999; Kernberg u. Hörz 2011) Bestrebungen entgegengestellt, die Folgen früher Traumatisierung in der Entwicklung von Borderline-Störungen übermäßig zu gewichten bzw. die Borderline-Störung als komplexe traumatische Belastungsstörung zu sehen. Die Posttraumatische Belastungsstörung geht – so Kernberg – ausschließlich auf einmalige, intensiv überwältigende und desorganisierende Erfahrungen zurück. Er meint damit den Traumatyp I nach Terr.

Frühe und komplexe Traumatisierungen haben weitreichende Folgen für die Entwicklung des Kindes, die sich nicht nur in den von Kernberg (1978) beschriebenen pathologischen Objektbeziehungen zeigen, sondern auch in komplexen Entwicklungsstörungen und traumatischen Reinszenierungen. Aus der Perspektive der Traumaforschung kann der Abwehrmechanismus der Spaltung anders verstanden und interpretiert werden. Das

Kind/der Jugendliche gerät – ausgelöst durch äußere Trigger – in verschiedene Zustände (States). Es/er kippt gleichsam in Verbindung mit bedrohlichen, beängstigenden Auslösern, die mit verzerrten Wahrnehmungen verbunden sind, aus altersentsprechenden Zuständen in Verhaltensweisen, die früheren Entwicklungsphasen entsprechen (Streeck-Fischer 2011). Die beeinträchtigte Selbst-, Affekt- und Impulsregulation wird im Zusammenhang mit der neuropsychobiologisch gestörten Stressregulation gesehen. Gedächtnisstörungen führen zu massiven Erinnerungslücken und dazu, dass diese Kinder sich so verhalten, als sei die Vergangenheit gegenwärtig (vgl. Fonagy et al. 2004). Infolge ausgeprägter Mentalisierungsstörungen wird gehandelt, statt sich mit Worten mitzuteilen. Die verschiedenen dissoziativen Phänomene erklären Beeinträchtigungen dieser Kinder und Jugendlichen, wie affektive Blindheit, Lernstörungen und Körperwahrnehmungsstörungen.

Die Bestrebungen, eine entwicklungsbezogene Diagnose zu den Traumafolgestörungen im DSM-V einzubringen bzw. eine komplexe Traumafolgestörung zu klassifizieren, sind gescheitert. Die Veränderungen im DSM-V scheinen allerdings zumindest zu gewährleisten, dass eine Traumafolgestörung bei Kindern und Jugendlichen eher diagnostizierbar wird. Hier besteht weiterhin dringender Forschungs- und Handlungsbedarf. Die vorgeschlagene Diagnose der Entwicklungstraumastörung (developmental trauma disorder, DTD; van der Kolk 2009) bezieht die Traumaexposition sowie die multiplen getriggerten Muster wiederholter Dysregulation im Bereich der Affekte, des Verhaltens, der Stressregulation sowie die sozialen, kognitiven und emotionalen Einschränkungen ein.

Die Entwicklungstraumastörung bezieht sich auf verschiedene Kriterien von A–E, die ausführlich dargestellt werden sollen (van der Kolk und Pynoos 2009). Dabei gilt es allerdings einschränkend festzustellen, dass hier eher externalisierende Traumafolgestörungen im Kindes- und Jugendalter beschrieben werden, während die internalisierenden Traumafolgestörungen nur ungenügend berücksichtigt sind.

- **Kriterium A – Exposition**
  Das Kind bzw. der Jugendliche hat multiple oder längere belastende Erfahrungen gemacht oder war Zeuge davon über einen Zeitraum von wenigstens einem Jahr in seiner Kindheit oder frühen Adoleszenz:
  - unmittelbare Erfahrungen oder Zeuge von wiederholten und schweren Episoden interpersoneller Gewalt;
  - signifikante Störungen einer beschützenden Pflege infolge von wiederholtem Wechsel von Pflegepersonen, wiederholte Trennungen von der primären Pflegeperson oder Exposition von schwerem und anhaltendem emotionalem Missbrauch.
- **Kriterium B – affektive und physiologische Dysregulation**
  Das Kind zeigt gestörte Entwicklungskompetenzen im Bereich der Erregungsregulation einschließlich zwei der folgenden Aspekte:
  - Unfähigkeit, Affekte zu modulieren, zu ertragen oder sich von extremen affektiven Zuständen zu erholen (z. B. Furcht, Ärger, Scham) einschließlich verlängerter und extremer Ausbrüche oder Immobilisierung;
  - Störung in der Regulation von Körperfunktionen (z. B. anhaltende Störungen beim Schlafen, Essen und der Ausscheidung, Hyperreaktivität oder mangelnde Reaktion bei Berührungen und Geräuschen), Desorganisation während Routinevorgängen;
  - verminderte Aufmerksamkeit/Dissoziation von Wahrnehmungen, Gefühlen und Körperzuständen;

- eingeschränkte Fähigkeit, Gefühle und Körperzustände zu beschreiben.
- **Kriterium C – Aufmerksamkeits- und Verhaltensdysregulation**
  Das Kind zeigt eingeschränkte Entwicklungskompetenzen in Bezug auf Aufmerksamkeitsspanne, Lernen und Umgang mit Stress einschließlich wenigstens drei der folgenden Aspekte:
  - Vorstellungen von Drohungen oder eingeschränkte Fähigkeit, Bedrohung wahrzunehmen, einschließlich mangelhaftem Erkennen von Sicherheit oder Gefahrenmerkmalen;
  - eingeschränkte Fähigkeit zum Selbstschutz einschließlich extremes Risikoverhalten oder Thrill-Suche;
  - maladaptive Versuche der Selbsttröstung (Schaukeln, andere rhythmische Bewegungen, zwanghafte Masturbation);
  - habituell (intentional oder automatisch) oder reaktive Selbstverletzungen;
  - Unfähigkeit zu zielgerichtetem Verhalten bzw. der Fähigkeit, dies aufrechtzuerhalten.
- **Kriterium D – Selbst- und Beziehungsdysregulation**
  - nach Trennung die Beziehung wieder aufzunehmen;
  - anhaltend negatives Selbstgefühl einschließlich Hilflosigkeit, Wertlosigkeit, mangelnde Effektivität oder Mangelgefühle;
  - extremes und anhaltendes Misstrauen, Verweigerung oder Mangel von reziprokem Verhalten in engen Beziehungen mit Erwachsenen oder Gleichaltrigen;
  - reaktive körperliche oder verbale Aggression gegenüber Gleichaltrigen, Pflegepersonen oder anderen Erwachsenen;
  - unpassende Versuche, intimen Kontakt zu bekommen, oder exzessive Erwartung an Gleichaltrige und Erwachsene im Hinblick auf Sicherheit und Bestätigung;
  - eingeschränkte Fähigkeit, empathische Erregungen zu regulieren bei tatsächlichem Mangel an Empathie für oder Intoleranz in Bezug auf Ausdrucksformen von Belastungen anderer oder exzessive Antwortbereitschaft auf Belastungen anderer.
- **Kriterium E – posttraumatische Symptome im engeren Sinne**
  Das Kind zeigt wenigstens ein Symptom in wenigstens zwei der PTBS-Symptom-Clustern B, C und D.
- **Kriterium F – Dauer der Störung**
  Wenigstens 6 Monate.
- **Kriterium G – funktionelle Beeinträchtigungen**
  Die Störungen verursachen klinisch signifikante Beeinträchtigungen in wenigstens zwei der folgenden Bereiche:
  - Schule: Leistungseinschränkung, Schulverweigerung, Disziplinprobleme, Schulabbruch, Schulscheitern, Konflikte mit Lehrern, Lernbeeinträchtigungen oder intellektuelle Einschränkungen, die nicht durch neurologische oder andere Faktoren erklärt werden können;
  - Familie: Konflikte, Vermeidung/Passivität, Weglaufen, Beziehungsabbruch und Fremdunterbringung, Versuche, Familienmitglieder körperlich und psychisch zu verletzen, mangelnde Übernahme von Verantwortung;
  - Gleichaltrigengruppe: Isolation, abweichende Bindungen, anhaltende körperliche und emotionale Konflikte, Ver- meidung/Passivität, Teilnahme an gewalttätigen und gefährlichen Handlungen, altersunangemessenes Verhalten;
  - Gesetzesprobleme: wiederholte Verurteilung, Haft, Vorstrafe, Gefängnisaufenthalte, Verletzung von Auflagen, zunehmend schwere Taten, Verbrechen

gegenüber Personen, Missachtung des Gesetzes oder moralischer Standards;
- Gesundheit: körperliche Erkrankungen oder Probleme, die nicht mit körperlichen Verletzungen und Beeinträchtigungen voll erklärt werden können, bezogen auf das Verdauungssystem, neurologische Störungen (einschließlich Konversionssymptomen und Analgesie), Störungen des sexuellen, immunologischen, kardiopulmonalen, sensorischen Systems oder schwere Kopfschmerzen (einschließlich Migräne) oder chronischer Schmerz oder Müdigkeit;
- Ausbildung: mangelndes Interesse in Arbeit/Ausbildung, Unfähigkeit, Jobs zu behalten oder zu bekommen, anhaltende Konflikte mit Arbeitskollegen oder Vorgesetzten, Unterbeschäftigung in Verhältnis zu den Fähigkeiten, Scheitern im beruflichen Fortkommen.

Abbildung 6-3 zeigt die unterschiedlichen Perspektiven der verschiedenen Diagnosen. Dabei wird deutlich, dass die jeweilige Diagnose jeweils verschiedene Aspekte erfasst – andere jedoch auch nicht. Wenn die dissoziativen Störungen hier nicht aufgeführt werden, bedeutet das nicht, dass sie im jugendlichen Alter nicht vorkommen. Dafür wird ein ausführliches Kapitel der Dissoziation gewidmet (► Kap. 7.6, S. 150). Auch bildet die Entwicklungstraumastörung (DTD) nicht die internalisierenden Störungen als Traumafolge ab.

Anhand des folgenden Beispiels soll gezeigt werden, welche Probleme bereits bei der Diagnostik auftreten.

Fallbeispiel

Eine 17-jährige Jugendliche wies u. a. folgende Symptome auf: Zustand nach Polytoxikomanie, Alkoholmissbrauch, Suizidalität, Essstörung, erhebliche Stimmungsschwankungen, generalisierte Angststörung, Stalking, selbstverletzendes Verhalten (SVV), fragliches Anfallsleiden. Die Differenzialdiagnosen lauteten: Dissoziative Störung, Unfallneigung.

Sie bekam die folgenden Diagnosen (erfasst mit SCID I, II und DISYPS): oppositionelle Störung des

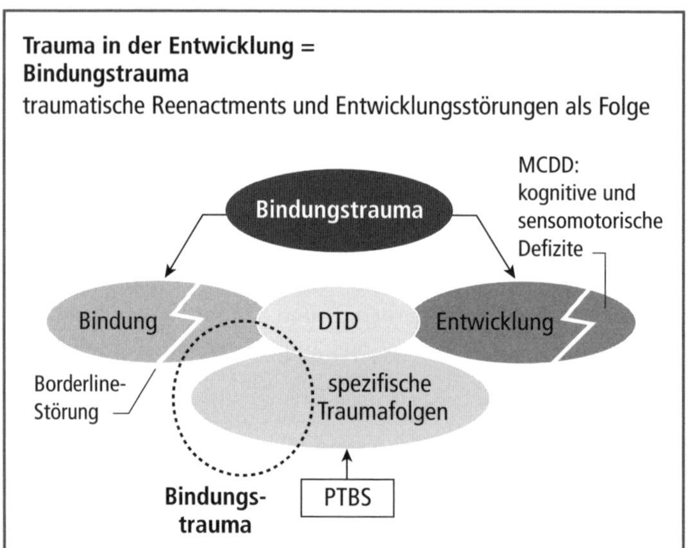

Abb. 6-3 Die verschiedenen Diagnosen der Entwicklungstraumastörung (developmental trauma disorder, DTD). MCDD = multiple complex developmental disorder; PTBS = Posttraumatische Belastungsstörung.

Sozialverhaltens, rezidivierende depressive Störung, soziale Phobie, generalisierte Angststörung, Borderline-Persönlichkeitsstörung. Sie zeigte keine ausreichenden Symptome für Posttraumatischen Belastungsstörung (PTBS). Im Children Traumatic Questionnaire (CTQ) fanden sich bei Aufnahme lediglich Inkonsistenzerfahrungen, bei ihrer Entlassung wurden emotionaler Missbrauch und Vernachlässigung hinzugefügt.

Dass die Symptome einer PTBS fehlten, war insofern erstaunlich, da ihre Verhaltensweisen auf der Station wie ständige Trauma-Überlebensinszenierungen erschienen. Täglich kam es zu Selbstverletzungen, selbst verursachten Unfällen und tranceartigen Anfallszuständen, die Traumatisierungen zuzuordnen waren.

In ihrer Lebensgeschichte blieb die frühe Kindheit eigenartig blande. Im Alter von zehn Jahren traten dann jedoch einige Auffälligkeiten auf. Sie schrieb Drohbriefe an Mitschüler. Mit elf Jahren sei sie nachts nackt auf einem Feld gefunden worden. Sie habe sich bedroht gefühlt.

Damals begann das selbstverletzende Verhalten (SVV), es kam zu Misshandlungen durch Schüler. Ein fraglicher sexueller Kontakt zu einem minderbegabten Mann ist erinnerlich.

Erst bei der zweiten stationären Aufnahme im Alter von 19 Jahren konnte sie über die Traumatisierungen im Alter von 16 Jahren sprechen, als sie im alkoholisierten Zustand von einem Jugendliche n während einer Freizeit überwältigt wurde. Diesem Ereignis folgten ähnliche Situationen sexueller Überwältigung, z. B. in einem Zustand, in dem sie durch Medikamente in ihrer Steuerung eingeschränkt war. Die Diagnose einer PTBS konnte jetzt gestellt werden. Voraussetzung dafür war, dass sie ihre Traumatisierungen mitteilen konnte und dass sie die damit verbundenen Symptome bei sich wahrnahm und anerkannte.

Trotz gründlicher Eingangsdiagnostik war es also bei der ersten Aufnahme dieser jugendlichen Patientin nicht möglich gewesen, aus ihren Mitteilungen ausreichende Hinweise für die traumatische Genese der multiplen Störungen zu bekommen. Zielführend war hauptsächlich das sehr eindeutige traumaspezifische Verhalten, das eine Traumafolgestörung nahelegte. In der Regel werden jedoch – zumal bei Jugendlichen – Verhaltensbeobachtungen nicht als Kriterium für die Diagnose genommen, sodass sich die Frage stellt, ob und wie solche Jugendlichen einer passenden Behandlung zugeführt werden, wenn wir mit unseren diagnostischen Annahmen bei Vermutungen bleiben (»die ist wahrscheinlich traumatisiert«).

7 Aspekte der Psychopathologie der Folgen von Traumatisierung in der Entwicklung

7.1 Was ist ein psychisches Trauma?

> Ein psychisches Trauma ist ein Ereignis, das die Fähigkeit der Person, für ein minimales Gefühl von Sicherheit und integrativer Vollständigkeit zu sorgen, abrupt überwältigt. Das Trauma geht mit überwältigender Angst und Hilflosigkeit einher.

Bei der Definition von Trauma in der Entwicklung muss jedoch Folgendes berücksichtigt werden: Ein psychisches Trauma ist ein Ereignis, das sowohl die psychischen als auch die biologischen Bewältigungsmechanismen einer Person überfordert und »das nicht durch die Unterstützung einer anderen Person, die die Unfähigkeit dieses Menschen bzw. Organismus ausgleichen könnte, kompensiert werden kann« (Streeck-Fischer u. van der Kolk 2000).

Ein Trauma ist demnach kein objektives Ereignis, sondern eine Erfahrung, die aufgrund der persönlichen Interpretation des Opfers und seines Entwicklungsstandes sowie seiner konstitutionellen Voraussetzungen – in Verbindung mit der frühen Pflegeperson – überwältigend ist. Diese Definition erlaubt, auch Vernachlässigung als Traumafolgestörung zu sehen. Allerdings sind dann die Kriterien der PTBS in der Regel nicht erfüllt.

Im Trauma ist die Fähigkeit, Erinnerungsspuren in mentale Selbst- und Objektrepräsentanzen zu organisieren, beeinträchtigt. Traumatische Ereignisse werden durchlebt, aber nicht als Teil des Selbst erfahren. Das hat weitreichende Folgen.

7.2 Verlust von Kohärenz

! Wenn die Kohärenz verloren geht, führen traumatische Erfahrungen zu einem mangelhaft integrierten Selbstkonzept mit Brüchen im Selbst, dem Ich und den Objektbeziehungen.

Traumatische Belastungen haben unterschiedliche Folgen für die weitere Entwicklung. Integrationsfähigkeiten, über die der Säugling bereits von Geburt an verfügt, brechen mehr oder weniger auseinander (vgl. Dornes 1993). Die Kohärenz des Selbst zerbricht – Stern (1985/1996) hat sie auf das körperliche Ganze als Handlungszentrum bezogen, Karl Jaspers (1913) definiert sie umfassender als Einheit der Identität und des Ich. Es kommt zu einer Verdoppelung der Persönlichkeit oder zur Aufspaltung in verschiedene Selbstzustände im affektiven Erleben, in den kognitiven und sprachlichen Fähigkeiten und der somatosensorischen Integration.

Dieser Verlust des Einheitserlebens als Folge früher traumatischer Übergriffe geht über die Aufspaltung in Teilobjektbeziehungen wie bei Borderline-Störungen weit hinaus. Denn es betrifft nicht nur dissoziative Mechanismen im Erleben, sondern – weit umfassender – auch kognitive, sprachliche, somatosensorische und affektive Bereiche. Zur Beschreibung dieses Auseinanderbrechen mag das »Schichtenmodell« hilfreich sein. Wird die oberste Schicht verletzt, kann der Heilungsvorgang zu einer restitutio ad integrum führen. Je durchschlagender jedoch das Trauma war, um so mehr wird aufgespalten, aufgebrochen bzw. dissoziiert.

Traumatische Erfahrungen werden als Fremdkörper in die Psyche implantiert, die als mentale Zustände auftauchen, jedoch abgespalten von der übrigen Persönlichkeit wie Abteilungen existieren können. Je nach dem wie früh die Traumatisierung einsetzt, ist diese Fremdkörperimplantierung mehr oder weniger global. Misshandelte Frauen und Mütter erkennen oft das Ausmaß ihrer Traumatisierung und ihrer Bereitschaft, sich wiederholt Gewalt auszusetzen, nicht. Ihre traumatischen Erfahrungen sind zustandsabhängig. Ähnliches Verhalten zeigen misshandelte Kinder und Jugendliche, was als Slick-but-sick-Phänomen (glatt aber krank) beschrieben wurde. Verschiedene Entwicklungen mit mehr oder weniger tief greifenden Störungen sind die Folge:

- Wenn ein einmaliges Trauma zu einer vorübergehenden akuten posttraumatischen Belastung führt, wird es in der Folgezeit entweder verarbeitet, überwunden (▶ Abb. 7-1a) oder geht in die psychische Struktur ein, oder die traumatische Erfahrung wird abgekapselt und nicht mehr erinnert. So können sich z. B. 38 % der in der Kindheit sexuell missbrauchten Personen im Erwachsenenalter nicht mehr an den Missbrauch erinnern. Eine unauffällige Entwicklung ist möglich, jedoch mit einer gewissen Anfälligkeit für Retraumatisierungen verknüpft. Eine erneute Traumatisierung kann dann zu einer massiven Störung führen, das eingekapselte Trauma bricht wieder auf (▶ Abb. 7-1b). Denkbar ist auch, dass Persönlichkeitsstörungen im Jugendalter mit vorübergehenden psychotischen Entgleisungen solchen frühen, per Amnesie abgespaltenen Erfahrungen zugrunde liegen. Eine kritische Phase ist bei betroffenen Kindern und Jugendlichen die Pubertät bzw. Adoleszenz, weil es hier nicht selten zu »bewusstlosen« Reenactments kommen kann, die eine Neu- oder Retraumatisierung zur Folge haben.

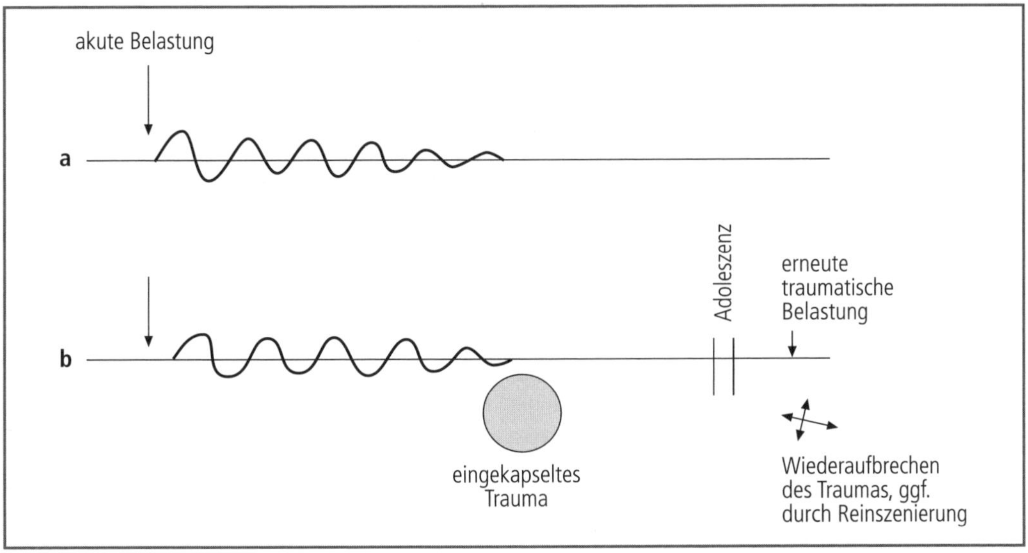

Abb. 7-1 Einflüsse von akuter Belastung und ihre Verarbeitung. **a** Akute Belastung und ihre normale Verarbeitung: vom Aufschrei über die Verarbeitung (Konstriktion, Intrusion, Flashback) zur Integration (Schlangenlinie). **b** Akute Belastung, partielle Verarbeitung und Einkapselung des Traumas mit Wiederaufbrechen der traumatischen Belastung in der Adoleszenz.

- Bei anhaltenden und komplexen Erfahrungen von Misshandlung und Missbrauch kommt es häufiger zu einer Anpassungsentwicklung, einer Notreifung mit abgespaltenen und desintegrierten Anteilen (▶ Abb. 7-2) (Glasser 1992: kolonisierte Persönlichkeiten mit einer Untergrundbewegung; Winnicott 1974: falsche Selbstentwicklung). Insbesondere antisoziale Entwicklungen gehen mit Mimikry-Entwicklungen einher. Solchen vordergründig unauffälligen Entwicklungen begegnen wir in der Latenzzeit bei Adoptivkindern, misshandelten und missbrauchten Kindern häufig. Burgner (1985) beschreibt sie als Kinder mit einer Pseudolatenzorganisation oder Notreifung. Ihre Entwicklung ist Folge eines früh erworbenen Deckverhaltens (screen behavior). Pine (1974, 1986) bezeichnet sie als Kinder, deren innere Desorganisation von der äußeren Desorganisation abhängt. Ihre Fähigkeit zur Selbstregulation hängt mit äußeren strukturierenden Angeboten zusammen. Ausgelöst durch psychobiologische Reifungsvorgänge und Verlust von steuernden Bindungen kommt es bei ihnen in der Adoleszenz häufiger – oft auch verstärkt durch Retraumatisierungen – zu massiven Dekompensationen mit Abwanderung in die Drogen- oder Gewaltszene, Kriminalität oder Dissozialität oder zur psychischen Dekompensation mit selbstdestruktivem Verhalten, zu dissoziativen Störungen oder zu Borderline-Störungen. Das sind Selbsthilfemaßnahmen bzw. Versuche, mithilfe von externen Regulatoren wie Drogen innere Stabilität zu gewinnen. Diese Jugendlichen sind nicht mehr vordergründig angepasst, sondern zeigen fluktuierende Organisationsebenen.
- Störungen mit wechselnden Ebenen des Funktionierens können bereits im Kindes-

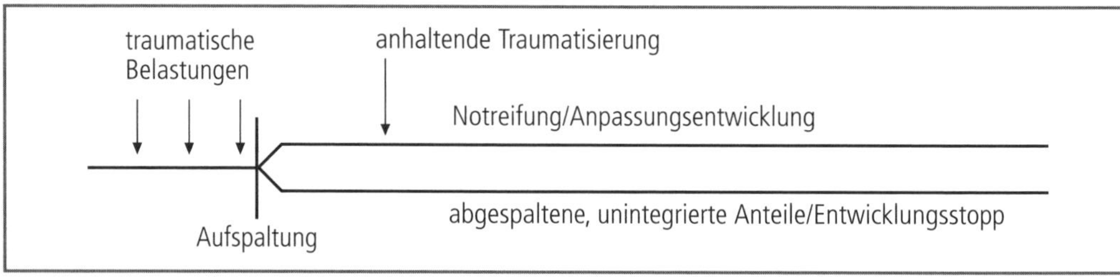

Abb. 7-2 Anpassungsentwicklung mit Notreifung. Anhaltende und früh beginnende Traumatisierungen (3 Pfeile) können zu Aufspaltungen in der Selbst-Entwicklung führen. Es kommt dann zu einer vordergründig guten Anpassung an die Erwartungen anderer (Notreifung) mit abgespaltenen unintegrierten Anteilen, die unsozialisiert verbleiben (Entwicklungsstopp). Diese unintegrierten Anteile werden durch Stressbelastungen (z. B. weitere Traumata und Entwicklungen) in der Adoleszenz aktiviert.

alter vorliegen (► Abb. 7-3c). Häufig betrifft das Kinder und Jugendliche, die zwischen unruhigem, aggressivem, destruktiv-agierendem und passiv-depressivem Verhalten hin und her pendeln. Diese verschiedenen Selbst- oder Ich-Zustände – switching states (Ego-States) – können bis in maniforme und depressive Zustände reichen oder mit Zuständen von Betäubung, Trance und Dissoziation einhergehen (► Abb. 7-3a, b) (Putnam 1997). Bei Krankheitsbildern aus dem zyklothymen Formenkreis sollte immer überprüft werden, inwieweit traumatische Belastungen die auffälligen Verhaltensweisen beeinflussen. Jugendliche mit switching states sind besonders von Retraumatisierungen bedroht. Hierzu gehören auch die Borderline-Störungen, die widersprüchliche Bilder von sich selbst und von anderen (Kernberg 1978) in einem aktiven Abwehrvorgang abspalten. Die unterschiedlichen Wahrnehmungen von sich selbst und von anderen organisieren sich vor allem um die Affekte Wut, Hass, Destruktivität, Liebe und Zuneigung.

- Bei einigen Kindern und Jugendlichen treten in Verbindung mit traumatischen Erfahrungen deutliche Entwicklungsstopps bzw. -blockaden auf, die insofern zu disparaten Entwicklungen führen, als neben einer vordergründigen Anpassung und Notreifung frühere Entwicklungszustände persistieren. Eine 20-jährige Jugendliche war einerseits ihrem Alter gemäß entwickelt und verhielt sich entsprechend, lebte daneben aber andererseits zeitweilig in zwei anderen Lebensphasen ihrer Entwicklung, einmal in dem Lebensabschnitt einer Sechsjährigen und zum anderen dem einer Zwölfjährigen (► Abb. 7-4). Es lagen traumatisch bedingte Entwicklungsblockierungen vor mit einem Festhalten an verschiedenen Entwicklungsphasen, die unter bestimmten Bedingungen aktiviert wurden und die nicht mit einer multiplen Persönlichkeit oder dissoziativen Identitätsstörung verwechselt werden sollten.
- Häufiger finden sich jedoch Entwicklungsstopps, die weniger generalisiert, sondern eher punktuell und situativ sind. Es handelt sich dabei eher um fluktuierende Ebenen der Entwicklung. So reagierte beispielsweise ein siebenjähriges missbrauchtes Mädchen auf innere und äußere Bedrohungen zunächst mit Kontrollzwängen und dekompensierte bei weiterer Belastung, indem sie auf die Stufe eines dreijährigen Kindes regredierte und sich unter dem Schreibtisch versteckte.

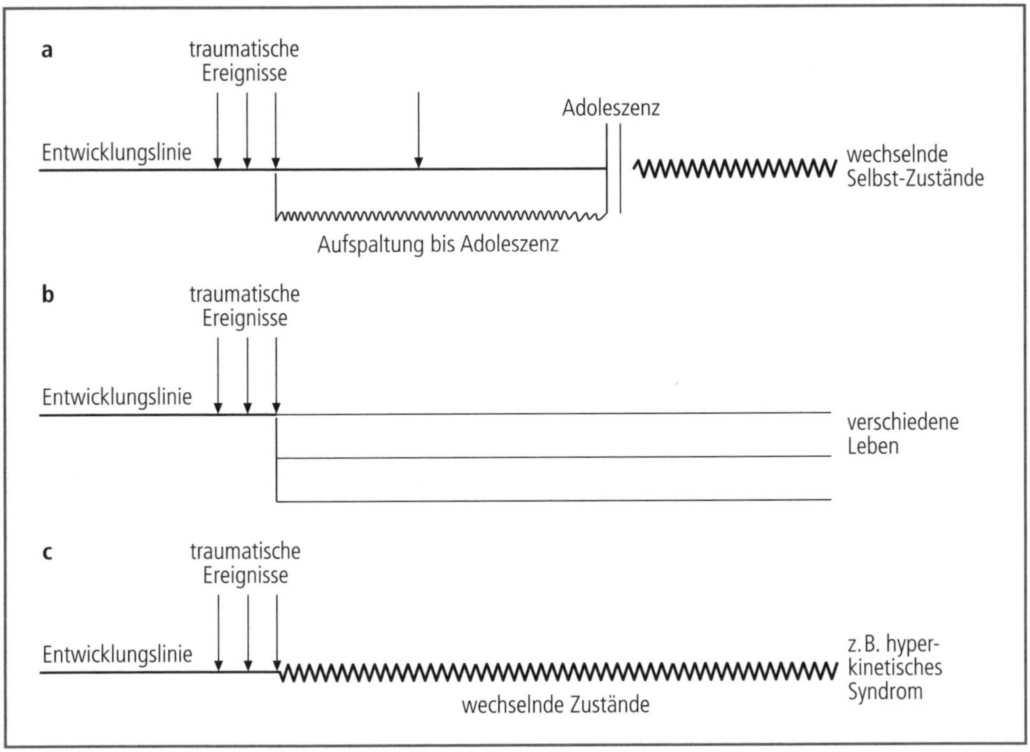

Abb. 7-3 Störungen mit Zustandswechsel (sekundäre Dissoziation). **a** Notreifung und Aufbrechen der bisherigen Anpassungsentwicklung, Auftreten wechselnder States (z. B. Erregung mit selbst-/fremddestruktivem Verhalten und Betäubung/Rückzug): Die Anpassungsentwicklung wird im Rahmen der adoleszentären Ablösung von den Eltern, an die die vordergründige Anpassung erfolgt ist, aufgebrochen. **b** Entwicklung zur dissoziativen Identitätsstörung. **c** Anhaltend wechselnde Zustände: Das Kind nimmt keine Anpassungsentwicklung, sondern wird unter anhaltender Traumatisierung zum Störenfried – mit wechselnden Zuständen von Übererregung und Betäubung.

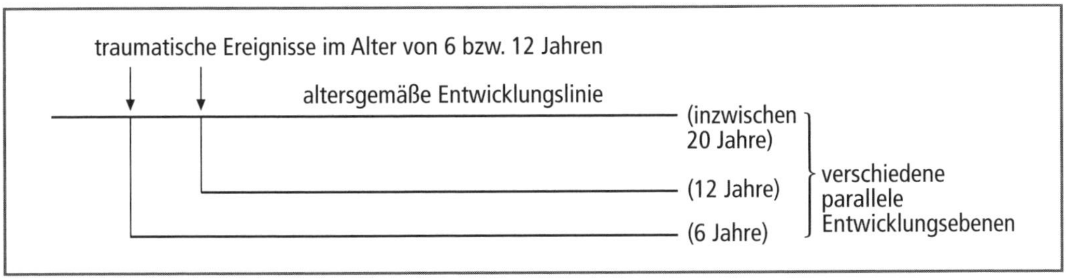

Abb. 7-4 Disparate Entwicklungen mit Entwicklungsstopps durch traumatische Erlebnisse in verschiedenen Lebensphasen; der Wechsel auf die unterschiedlichen Ebenen erfolgt u. a. durch äußere Trigger.

Unter massiven Traumatisierungen kann es zur Desintegration von psychischem Erleben mit Ausbildung von verschiedenen Persönlichkeiten nebeneinander kommen (Briere 1988; Spiegel u. Cardena 1991). Betroffene Jugendliche erfahren sich selbst als unterschiedliche Personen zu unterschiedlichen Zeiten, abhängig von internen und externen Reizen. Sie entsprechen dem Bild einer multiplen Persönlichkeit (alter states). Die Persönlichkeit fällt aufgrund eines tief greifenden Integrationsmangels in verschiedene Personen auseinander, oder es kommt zu einer psychotischen Fragmentierung. Auch das sind in der Regel Folgen schwerer traumatischer Belastungen.

Konfrontiert mit existenzieller Not und Konfusion regrediert das traumatisierte Kind in einen Trancezustand: Weil Angriff oder Flucht nicht möglich sind, ist Dissoziation die einzige Rettung (Ferenczi 1933/1984).

Nijenhuis et al. (2004), Steele et al. (2004) und van der Hart et al. (2005) schlagen verschiedene Ebenen der Dissoziation vor, die das Ausmaß der posttraumatischen Belastungsstörung und damit unterschiedliche Schweregrade erklären. Das Modell von van der Hart (Steele et al. 2004) ist mit dem Schichtenmodell vergleichbar. Unter Bezug auf Myers (1940), der von verschiedenen Persönlichkeitsanteilen – ANP (apparently normal personality) und einer EP (emotional personality) – bei Traumatisierten gesprochen hat, beschreibt das Modell unterschiedliche Ausmaße der Dissoziation, die zu immer weiteren Aufspaltungen der Persönlichkeit führen.

Primäre Dissoziation tritt bei einfacher und akuter Traumatisierung auf. Die Aufspaltung erfolgt einerseits in einen emotionalen Persönlichkeitsanteil, der die traumatische Erfahrung aufbewahrt und auf der gefühlshaften und sensomotorischen Ebene immer wieder durchlebt, und andererseits in einen vordergründig normalen Persönlichkeitsanteil, der körperlich und gefühlsmäßig betäubt ist.

Sekundäre Dissoziation geschieht bei komplexer und chronischer Traumatisierung. Diese ist Steele et al. (2004) zufolge mit weiteren Aufspaltungen im Bereich des emotionalen Persönlichkeitsanteils verbunden. Personen mit komplexer PTSD greifen auf tierähnliche Schutzmechanismen zurück wie Schreckreflex (startle response), Flucht (flight), Kampf (fight), Erstarrung (freeze), Betäubung (anesthesia), Schmerzunempfindlichkeit (analgesia) und Unterwerfung (submission), die jeweils unterschiedliche Persönlichkeitsanteile ausmachen.

Die **tertiäre Dissoziation** entspricht der dissoziativen Identitätsstörung (Kluft 1991). In diesem Fall ist sowohl die emotionale Persönlichkeit als auch die vordergründig normale Persönlichkeit in verschiedene Personen aufgeteilt.

Diese Unterscheidung von Dissoziationen ist für den klinischen Umgang hilfreich. Allerdings berücksichtigen Steele et al. (2004) bei dem von Myers übernommenen Ansatz nicht, dass das Niveau und das Ausmaß der Dissoziation auch von der prämorbiden Persönlichkeit abhängen. Insbesondere die vordergründigen Anpassungen finden wir auf unterschiedlichen Entwicklungsebenen: Bei einer frühen chronischen und komplexen Störung etwa gehen vordergründige Anpassungen mit einem völligen Verlust von Verbindungen zu authentischen Gefühlen einher. Der emotionale Persönlichkeitsanteil verbleibt rudimentär und unsozialisiert.

Wolff (1995) spricht von Versionen des Selbst in der frühen Kindheit, die erkannt, koordiniert und verbunden werden müssen. Die verschiedenen Selbstanteile ermöglichen verschiedene Einstellungen zu den Dingen, um schließlich im Alter von etwa zwei bis drei Jahren von einem Autorenselbst integriert zu werden. Die Entwicklung eines Autorenselbst ermöglicht Integration. Es ist ein Selbst, das wechselnde Perspektiven übernehmen kann und zur Selbstbetrachtung in der Lage ist. Die Fähigkeit der Selbstobjektivierung ist ein Schritt, der in Verbindung mit der Schamentwicklung vollzogen wird. Sich selbst im Auge des anderen zu erkennen, unterstützt selbstreflexive Fähigkeiten. Auf die Bedeutung dieser Fähigkeit wurde von verschiedenen Autoren hingewiesen (Fonagy u. Target 1995a, 1995b, 2004; Lempp 1992; Streeck-Fischer 1994). Fonagy und Target(2001) knüpfen daran die Fähigkeit zur Mentalisierung. Piaget (1952) spricht von Dezentrierung, der Fähigkeit, eine Erfahrung zu haben, statt die Erfahrung zu sein.

Mit Wolffs (1995) Ansatz des »being in several minds« können auch Phänomene erklärt werden, die vor allem bei traumatisierten Kindern und Jugendlichen auftreten, die sich – abhängig vom Zeitpunkt der Traumatisierung – in zeitlich unterschiedlichen Entwicklungsstufen bewegen können.

7.3 Störungen in der Selbst-, Affekt- und Impulsregulierung

! Folge einer chronischen psychobiologischen Dysregulation sind Störungen in der Selbst-, Affekt- und Impulsregulierung. Sie zeigen sich in Erregungs- und Betäubungszuständen, Zuständen von Interesselosigkeit, Apathie, Dumpfheit und Rückzug, die sich in sensorisch-affektiver Betäubung (numbing) gegenüber äußeren und inneren Reizen äußern, und Zuständen von Übererregung (hyperarousal), Unruhe und/oder einem Mangel, innere Spannungszustände zu ertragen und zu regulieren.

Fallbeispiel

Der 16-jährige A. hat große Probleme mit seiner Selbst- und Impulsregulation. Er neigte zu aggressiv-destruktiven Durchbrüchen. Er zeigte ausgeprägte Stimmungsschwankungen. Er hatte mehrere Selbstmordversuche unternommen und andere massiv tätlich angegriffen. Er hatte eine Weile auf der Straße gelebt, dort unterschiedliche Drogen zu sich genommen und schwerste Gewalterfahrungen gemacht. Trotz guter intellektueller Fähigkeiten hatte er nur seinen Hauptschulabschluss erreicht. Ab dem Alter von acht Jahren war er über längere Zeit hinweg sexuell missbraucht worden. In der frühen Adoleszenz geriet er in Situationen, die seine traumatischen Belastungen reaktivierten und dazu führten, dass er aus allen familiären und sozialen Bezügen heraus fiel. Er begab sich in die Gewaltszene. Dort war er Täter-/Opfererfahrungen gleichermaßen ausgesetzt. Er bot das flirrende Bild eines Jugendlichen, der auf der Straße lebt. Mit seinen zu Spitzen gerollten rastaähnlichen Haarzacken, die einem Irokesenschnitt glichen, seinen Piercings, Tätowierungen und aufgeschnittenen Klamotten, die seine Narben auf der Haut sichtbar machten, wirkte er stark, teilweise bedrohlich, teilweise heruntergekommen und bemitleidenswert. Seine Gesichtszüge waren mal weich, dann wie erstarrt. Im Gespräch war er ein ausgesprochen netter und sympathischer Jugendlicher, mit dem man gerne zu tun hatte und den man beschützen wollte. Wie reflexhaft reagierte er jedoch auf Versuche, ihn zu verstehen, mit Gegenangriff, Drohungen und Verneinungen. Offenbar wurde hier der Täterreflex (Fight-Mechanismus) aktiviert, der aus einer überwältigenden Opfererfahrung stammte. In der Adoleszenz wurden traumatische Belastungen reaktiviert. Auf dem von ihm gemalten Bild (► Abb. 7-5) wird deutlich, wie er sich selbst sieht: Er ist eingesperrt in einem blutig-zackigen Stern.

Die psychobiologische Dysregulation ist eine der wichtigsten Folgen von Traumatisierungen in der Entwicklung. Sie resultiert aus dem Versagen der Mutter in ihren regulierenden

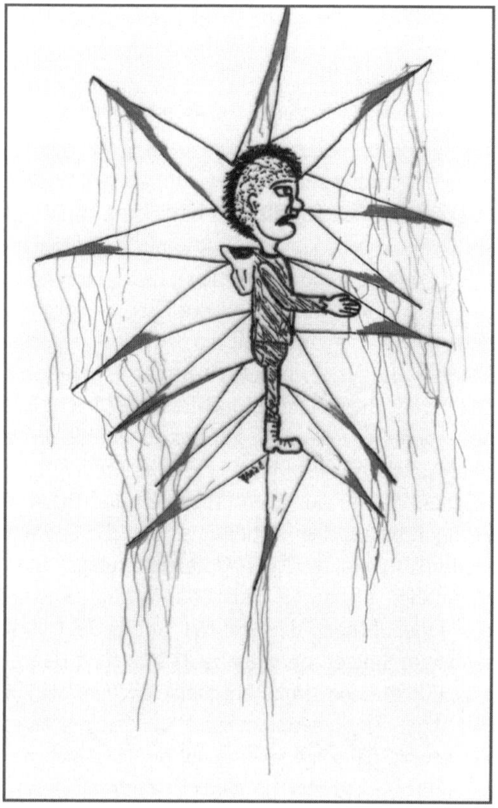

Abb. 7-5 Selbstbildnis eines Jugendlichen.

Fähigkeiten, sei es, dass die Mutter solche Funktionen primär nicht übernimmt oder sekundär – konfrontiert mit dem traumatisierten Kind oder Jugendlichen – versagt.

! Fremd- und selbstdestruktives, impulsives, riskantes und süchtiges Verhalten haben Ventilfunktion für diese unerträglichen Zustände. Drogenabusus, und Risikoverhalten, kriminelles Verhalten oder auch selbstverletzendes Verhalten sind Selbsthilfemaßnahmen.

Grothstein (1986) zufolge gehen letztlich alle Formen psychiatrischer Psychopathologie mit Störungen in der Selbstregulation einher. Sie entstehen als Folge eines Mangels an internalisierten Regulatoren und/oder internalisierten Objekten oder Selbst/Objektmodulatoren.

Auch der Unterscheidung von externalisierenden und internalisierenden Störungen liegt die Perspektive von Regulationsstörungen zugrunde. Menninger (1974) hat schon vor vielen Jahren vorgeschlagen, Krankheiten in Abhängigkeit von verfügbaren Fähigkeiten zur Impulssteuerung zu differenzieren.

Die spezifischen Störungen in der Selbstregulation nach traumatischen Belastungen gehen mit Erregungszuständen oder apathischen Zuständen einher. Bei der Übererregung (hyperarousal) und bei der Betäubung (numbing) werden zwei verschiedene Stresssysteme aktiviert.

Auf dem Erregungsniveau sind Kinder und Jugendliche anhaltend aktiv, unruhig, in ständiger Beschäftigung und Bewegung, um die Situation zu kontrollieren, nicht überwältigt zu werden und beschämenden Situationen ausgesetzt, entwertet oder gequält zu werden. Auf dem Betäubungslevel wirken sie wie eingefroren, starr, gefühlsmäßig kaum erreichbar. Sie vermeiden Blicke und Kontakt, neigen zu heimlichen destruktiven Attacken gegen sich und andere.

Anhaltend eingefrorenen Zuständen begegnen wir bei Jugendlichen, die eine von außen abgestützte Regulation entwickelt haben. Häufiger sind es Jugendliche, die familiärer Gewalt in der frühen Entwicklung ausgesetzt waren. Bis in die Pubertät erscheinen sie erstaunlich entwickelt und unauffällig. Ihre Selbstregulation wird gleichsam von außen mithilfe der Erwartungen und Strukturierungen Erwachsener abgestützt. Man könnte auch davon sprechen, dass die erfahrene Bedrohung anhaltend externalisiert und durch äußere Personen kontrolliert wird (vgl. Fonagy et al. 2004). In der Adoleszenz, wenn die Bedeutung von Erwachsenen für Jugendliche relativiert wird, wird die mangelnde Internalisierung von selbstregulativen Fähigkeiten erkennbar.

Diese abgestützte Form der Selbstregulation, auch als falsche Selbstanpassung, Mimikry-Verhalten oder Notreifung bezeichnet, ist als eine vorzeitige Anpassung an äußere Umstände zu verstehen. Sie verhindert, dass Affekte, Impulse und Triebwünsche integriert werden. Die abgespaltenen Anteile werden in Situationen aktiviert, in denen das unberechenbar-bedrohliche Objekt als äußerer Kontrolleur abwesend ist und die unintegrierten Impulse bei Überlastung oder durch Trigger überhand nehmen. Das können z. B. Tiere aber auch ungesteuerte Kinder sein, die aggressiv-destruktiv agieren, klauen oder zerstören und zum Mitmachen verführen. Bei der Entwicklung der Selbstregulation spielen verschiedene Aspekte wie Bindungsentwicklung, Stressregulation, Neurobiologie oder die Mutter als neuropsychobiologischer Regulator eine Rolle (► Kap. 8, S. 181 ff., und Kap. 9.5, S. 227 f.).

7.4 Grenzenstörungen und die verschiedenen Realitäten

! Die Jugendlichen sind in ihrer **Selbstwahrnehmung** und in ihrer **Wahrnehmung** von anderen und der Umwelt gestört. Sie haben **multiple Grenzenstörungen**, z. B. mangelnde Fähigkeiten, zwischen sich und anderen bzw. Selbst und Objekt, Realität und Fantasie, Vergangenheit und Gegenwart zu trennen.

Beziehungen von Kindern, Jugendlichen und Erwachsenen mit chronischen traumatischen Belastungen gehen mit Grenzenstörungen einher. Den Betroffenen fehlt die Fähigkeit, zwischen sich und anderen bzw. Selbst und Objekt, Realität und Fantasie, Vergangenheit und Gegenwart Grenzen zu ziehen und aufrechtzuerhalten. Das hat gravierende Folgen für den Umgang mit Realität. Die Verwirrung des Jugendlichen hinsichtlich dessen, was wirklich und was nicht wirklich ist, überträgt sich auf den Erwachsenen, der leicht geneigt ist, alles der jugendlichen Fantasie zuzuordnen oder anzunehmen, dass der Jugendliche lügt. Das Phänomen der Pseudologia phantastica (Dithrich 1991) ist eine Folge mangelnder Grenzziehung. Eine weitere gravierende Beeinträchtigung manifestiert sich im Zeiterleben, der mangelnden Fähigkeit zwischen Vergangenheit und Gegenwart zu trennen. Das ist verständlich, wenn man weiß, dass traumatische Vergangenheiten ständig in die Gegenwart einbrechen, so als würden sie im Moment geschehen. Traumatische Belastungen verändern die Gedächtnisspeicherung.

Betroffene Kinder, Jugendlichen und Erwachsenen sind einem essenziellen Paradoxon ausgeliefert, einem »Paradoxon, das sich auf die Person bezieht und das heißt – bin ich es oder der andere –, es bezieht sich auf das Handeln – habe ich es getan oder der andere –, auf die Zeit – ist es jetzt oder dann – und auf die Gefühle« (Russel 1993). Traumatisierung erschwert die Wahrnehmung von Realität, da eine Grenzschicht, die es möglich machen würde, zwischen innerer und äußerer Realität zu trennen und über ein einheitliches Selbst zu verfügen, nicht entwickelt wurde (Winnicott 1978/1987).

Fallbeispiele

Vor geraumer Zeit fragte ich bei einer Visite eine Jugendliche, die zwei Tage zuvor zur Behandlung gekommen war, wie es ihr ginge und ob sie sich nicht zu alleine und zu weit weg von allem Vertrauten in ihrem Zimmer fühle. Sie sagte daraufhin, dass es ihr ganz schlecht gehe und sich keiner um sie kümmere. Die begleitende Erzieherin widersprach ihr: Das stimme doch nicht, man habe immer nach ihr geschaut. Die Jugendliche geriet daraufhin in einen Ausnahmezustand, fing an zu hyperventilieren, schrie, zitterte, jammerte und rief nach ihrer Mutter. Ich beruhigte sie und sagte, dass es wohl so sei, wie sie gesagt hatte, und dass die

Erzieherin wohl noch nicht verstanden habe, wie es bei ihr aussehe. Ihre Realität unterschied sich von der Realität der Erzieherin. Die Infragestellung ihrer Realität durch die Erzieherin führte sie an den Rand einer psychotischen Dekompensation.

In einem anderen Fall geriet eine Jugendliche in einen blindwütigen Ausnahmezustand, weil eine Erzieherin ihr nicht zustimmte, als sie gemeint hatte, dass sie in einem besonders belasteten Zustand sei.

Was geschieht in solchen Situationen? Offenbar bedroht die Infragestellung ihrer Realitätswahrnehmung oder nur der Hinweis, dass es verschiedene Realitätswahrnehmungen gibt, die Kohärenz des Selbst solcher Jugendlichen. Die Bestätigung einer gemeinsam geteilten Realität ist für sie von zentraler Bedeutung. Es darf keine unterschiedlichen Betrachtungsweisen geben. Die eigene innere Realität muss imperativisch der äußeren Realität entsprechen.

Fonagy und Target (2004) führen diese Problematik auf eine Entwicklungsarretierung zurück. Sie meinen, dass sich die Fähigkeit, mit der Realität zu spielen und damit verschiedene Sichtweisen von Realität zu akzeptieren, in den ersten vier Lebensjahren erst entwickelt. Unterschiede in der Wahrnehmung von innerer und äußerer Realität könnten nicht einfach vorausgesetzt werden. Das gelinge erst, wenn zwei verschiedene Modalitäten der Differenzierung von innen und außen integriert worden sind, **ein Äquivalenzmodus und ein Als-ob-Modus**. Als Äquivalenzmodus bezeichnen Fonagy und Target einen Funktionsmodus psychischer Realität. Er beinhaltet, dass mentale Ereignisse für das Kleinkind im Hinblick auf Kraft, Ursächlichkeit und Folgen den Ereignissen in der physikalischen Welt genau entsprechen. Die Wahrnehmungen sind unmittelbar und allenfalls durch Bedürfniszustände und entwicklungsabhängige Reifungen verzerrt. Dieser Äquivalenzmodus psychischer Realität ist nicht gleichzusetzen mit der symbolischen Gleichsetzung, die Hannah Segal (1957) bei Psychosen beschrieben hat. Im Äquivalenzmodus werden nicht Symbol und Symbolisiertes gleichgesetzt (z. B. der Apfel ist eine Bombe), wie wir das bei psychotischen Personen finden, sondern um die mangelnde Trennung zwischen innen und außen. Im Modus der psychischen Äquivalenz entspricht der innere Zustand genau der äußeren Realität. Äquivalenz bezeichnet die Annahme, dass der Gedanke sich zwangsläufig realisiert. Gleichzeitig nimmt das Kind in omnipotenter Weise an, dass es alles Reale auch gleich weiß.

Mit Als-ob-Modus meinen Fonagy und Target (2004) einen Zustand, in dem das Kind Gefühle und Gedanken als ausschließlich repräsentional oder symbolisch erlebt, als hätten sie keine Auswirkungen auf die äußere Realität. Dieser Als-ob-Modus geht mit einem Verlust der Verbindung von innerer und äußerer Realität einher. Er stellt einen Ausweg dar, die Verbindung zwischen innerer Verfassung und unerträglicher äußerer Realität zu kappen. Im Spiel kann die Kluft zwischen innerer und äußerer Realität nicht überbrückt werden. Der Als-ob-Modus erscheint wie ein dissoziativer Prozess, in dem Teile des Erlebens abgespalten sind und von der aktuellen Realität ferngehalten werden. Der gewählte Begriff Als-ob-Modus ist allerdings insofern problematisch, als wir beim Kind gerade dann von der Als-ob-Fähigkeit sprechen, wenn es zur spielerischen Kommunikation in der Lage ist. Missbrauch und andere traumatische Belastungen verhindern die Integration der beiden kindlichen Modalitäten mentaler Erfahrung. Beide werden ins Gegenteil verstärkt: Die Modalität psychischer Äquivalenz, weil sie das Kind zwingt, sich vor allem an der äußeren Welt zu orientieren und jeder Verspieltheit zu misstrauen. Die Modalität des Als-ob, weil sie für das Kind den einzigen Ausweg darstellt, die Verbindung zwischen innerer Verfassung und einer äußeren unerträglichen Realität zu trennen.

Der Hinweis auf die eingeschränkten Fähigkeiten im Umgang mit der inneren und äußeren Realität ist aus der Entwicklungsperspektive wichtig. Die Überlegungen von Fonagy und Target (2004) zu verschiedenen Modi psychischer Realität orientieren sich an Winnicott (1978/1987), der die Entwicklung der Fähigkeit zur Kommunikation im Kontext der Mutter-Kind-Interaktion und damit als ein interpersonelles Geschehen dargestellt hat (► Kap. 8.1, S. 182 ff.). Fonagy und Target beschreiben die verschiedenen Modi psychischer Realität sowohl im Rahmen normaler Entwicklung als auch um Pathologien zu erklären. Dies birgt die Gefahr, wie an den Konzepten Mahlers (Mahler et al. 1978) deutlich wurde, dass die Unterschiede zwischen Normalität und Pathologie verwischt werden.

Auch Arlow (1996) spricht von einer reifen Fähigkeit des Als-ob. **Psychische Realität** ist bei neurotischen und weniger gestörten Personen nicht die Fantasie, die im Hinblick auf ein Ereignis als Realität genommen wird, sondern die Erinnerung an ein psychisches Ereignis mit einer Mixtur von Fakten und Fantasie. Wichtig ist vor diesem Hintergrund, dass mit der Fähigkeit zur Symbolbildung eine **fantasierte Verzerrung der Realitätswahrnehmung** möglich wird. Dieser strukturelle Fortschritt geht auf Kosten der Wahrnehmung. Er ermöglicht gleichzeitig zu erkennen, dass es verschiedene Betrachtungsweisen geben kann. Zuvor ist die Wahrnehmung unmittelbarer, erlebnisnäher, jedoch gefärbt durch aktuelle Bedürfniszustände, Affekte und kognitive Mängel bzw. mangelhafte sensorische Integration. Die innere Realität entspricht der äußeren.

Winnicott (1978/1987) erklärt das Phänomen der mangelnden Trennung zwischen innen und außen als Folge einer gestörten Mutter-Kind-Interaktion. Er unterscheidet drei Bereiche, in denen der Mensch sich und seine Umwelt erlebt:

- den Bereich der vorgegebenen äußeren Realität
- den der inneren Realität, der durch den Grad der Entwicklung bestimmt ist
- den des Handelns

Bricht der Bereich des Handelns, der im Spannungsfeld zwischen Mutter und Kind lokalisiert ist, zusammen und macht das Kind die Erfahrung, dass es die Handlungen der Mutter nicht durch seine spontanen Gesten beeinflussen kann, wird die Fähigkeit des Kindes zu spielen und zu kommunizieren beeinträchtigt. Der Spiel- oder Übergangsraum und damit auch ein Raum des Kommunizierens können sich unter solchen Umständen nicht entfalten, kollabieren oder existieren nur in verzerrter Form. Der Als-ob-Charakter des Spiels und der Kommunikation, der durch die ausgewogene Dialektik von Realität und Fantasie gewahrt ist, geht verloren. Gleichzeitig wird eine »Grenzschicht zur Realität« (Winnicott 1978/1987), die das Kind in die Lage versetzt, zwischen der symbolisierten Sache und dem Symbol sicher zu unterscheiden, nur eingeschränkt entwickelt. Winnicott hat die Fähigkeit, zwischen innerer und äußerer Realität zu unterscheiden, mit der Entwicklung eines einheitlichen Selbst verbunden, das eine Grenzschicht zwischen innen und außen entwickelt. Gergeley und Watson (1996) nehmen an, dass dieses Können durch die Art der Affektspiegelung seitens der frühen Pflegeperson entwickelt wird. Indem diese passend affektiv antwortet und gleichzeitig vermittelt, dass beispielsweise dies oder das auszuhalten, nicht so schlimm sei, bringt sie – so Gergeley und Watson – eine Art Kippmechanismus in Gang, der die Unterscheidung zwischen innerer und äußerer Realität ermöglicht.

Das Fehlen eben dieses Kippmechanismus oder auch das Zerstören der Grenzschicht durch Traumata hat bereits Freud (1920/1976) mit seinem Reizschutzmodell beschrieben. Das Konzept der Reizschutzschranke hat Freud zur Erklärung von traumatischen Neurosen gedient. Die Schutzhülle, die den Organismus umgibt, wird durch sensorische Überwältigung zerstört. Die Reizoffenheit, die mangelnde Fähigkeit, Reize auszuwählen und zuzuordnen, führt zu Zuständen von Übererregung und Desorganisation. Die Betäubungsreaktion ist dann eine Form der Bewältigung, indem Reize gar nicht erst aufgenommen werden. Die durchlässigen Grenzen zwischen Selbst und Objekt, Realität und Fantasie, innen und außen oder auch massive Abschottung sind charakteristisch für traumatische Belastungsstörungen. Die Zerstörung der Reizschutzbarriere führt zu einer Fixierung an den Wiederholungszwang, der unmittelbar aktiviert wird. Hier helfen weder Kippmechanismus noch reflexive Betrachtung.

Reale traumatische Erfahrungen zerstören den intersubjektiven Raum, der für die Ich-Bildung und die Bearbeitung durch ein intaktes Ich notwendig ist. Der Einbruch, die Überwältigung des Ichs, zerstört die Dialektik zwischen Realität und Fantasie, die im intersubjektiven Raum, dem Übergangsraum zwischen Mutter und Kind, erschaffen wird.

Das dialektische Verhältnis von Fantasie und Realität, von äußerer und innerer Realität ist eine Voraussetzung für die Fähigkeit zur Symbolisierung, die Fähigkeit, Bilder und Vorstellungen von sich selbst und anderen zu entwickeln.

7.4.1 Zusammenbruch der Dialektik von Realität und Fantasie

Ogden (1985) hat den Zusammenbruch des Spannungsverhältnisses von Fantasie und Realität im Spiel- oder Übergangsraum beschrieben und damit darauf hingewiesen, welche Folgen traumatische Belastungen in frühen Interaktionen haben. Es sind verschiedene Störungen, die mit einem Mangel an Grenzziehung zwischen Realität und Fantasie einhergehen.

- Wenn die Dialektik von Realität und Fantasie zusammenbricht und Fantasie zur Realität wird, ist die Psyche so etwas wie ein Erlebnisempfänger und -wiedergeber. Die Wahrnehmungen sind unmittelbar und allenfalls durch Bedürfniszustände verzerrt. Dies entspräche dem Äquivalenzmodus von Fonagy und Target (2004). Was diese mangelhafte Grenzziehung zwischen Realität und Fantasie zur Folge haben kann, wenn kein geschützter Raum angeboten wird, wird aus dem Dossier »Unrecht im Namen des Volkes« aus der Wochenzeitschrift »Die Zeit« vom 02.05.2002 deutlich. Es berichtet über das »Versagen der Justiz und der behandelnden Ärzte im Umgang mit einer traumatisierten Jugendlichen«: »Perfekt verschraubte die Jugendliche Wahrheit und Fiktion miteinander«, so charakterisiert der Autor das Verhalten der Jugendlichen. Die Jugendliche beschuldigte Vater und Onkel, sie vergewaltigt zu haben. Ein Landgericht verurteilte beide Männer zu einer mehrjährigen Gefängnisstrafe, ein Justizirrtum, wie sich später – so »Die Zeit« – herausstellen sollte. Während ihrer stationären psychiatrischen Behandlung hatte die 18-jährige Jugendliche angegeben, von ihrem Vater und ihrem Onkel sexuell missbraucht worden zu sein. Daraufhin erhoben die behandelnden Ärzte und Therapeuten der Einrichtung Anzeige. »Die Zeit« berichtet weiter: Beide Männer seien ohne weitere Prüfung des Sachverhalts verurteilt worden. Weder sei man der Frage nachgegangen, wie es zu verstehen sei, dass die Jugendliche bei der gynäkologischen Untersuchung als noch unberührt diagnostiziert worden sei, noch seien andere Realitäten genauer überprüft worden. Erst nach Absitzen der Haftstrafe sei bekannt geworden, dass der Onkel an einer seltenen primären Alibido leide, was ihn als Täter ausschließe. Der Tatbestand des sexuellen Missbrauchs erscheint demnach absolut fragwürdig. Andererseits bestehen keine Zweifel, dass die Jugendliche durch schwerste Misshandlungen seitens ihres Vaters traumatisiert wurde. Das dokumentieren ärztliche Befunde, die schwere Körperverletzungen beschreiben. Dass vergleichbare Grenzziehungsstörungen ein Teil der Problematik von Traumatisierten – egal ob durch sexuelle oder körperliche Gewalt – darstellen, wird an keiner Stelle des Dossiers erwähnt.

- Wenn die Dialektik von Realität und Fantasie in der anderen Richtung zusammenbricht, wird die äußere Realität vorzeitig besetzt. Die äußere Realität wird zur Abwehr von Fantasien eingesetzt. Die innere Realität wird abgetrennt. Solche vordergründigen Anpassungen finden wir bei traumatisierten Kindern und Jugendlichen in Mimikry-Entwicklungen. Ferenczi (1933/1984) war der erste, der Mimikry als eine frühe Reaktion von Traumatisierten beschrieben hat: »Das wissenschaftlich Bedeutsame an dieser Beobachtung ist die Vermutung, dass die noch zu schwach entwickelte Persönlichkeit auf plötzliche Unlust, anstatt mit Abwehr, mit ängstlicher Identifizierung und Introjektion des Bedrohenden oder Angreifenden antwortet. Ein Teil ihrer Persönlichkeit, ja der Kern derselben, ist irgendwann auf einem Niveau stecken geblieben, auf dem man noch der alloplastischen Reaktionsweise unfähig ist und man autoplastisch gleichsam mit einer Art Mimikry reagiert« (Ferenczi 1933/1984, S. 309). Ferenczi (1933/1984) beschreibt hier eine Sonderform des Mechanismus der Identifikation mit dem Angreifer – eigentlich der Introjektion –, indem die Opferposition in der Beziehung zum Erwachsenen perpetuiert wird (vgl. Hirsch 1996, 2004). Es entwickeln sich kolonisierende Beziehungskonstellationen, die von Angleichungen, Anpassungen und Unterdrückungen auf der einen Seite sowie Machtausübung und Enteignung auf der anderen Seite bestimmt sind. Hinter einer vordergründigen, von Papageiendialogen gekennzeichneten Übereinkunft entsteht ein Prozess wechselseitiger Enteignung von sinnhaftem Tun. Das gefährliche Andere, das abgespalten ist, verbleibt unter Umständen unangetastet, dissoziiert und kommt allenfalls in Untergrundbewegungen abgespalten zum Ausdruck.
- Wird die Dialektik von Realität und Fantasie eingeengt, werden Realität und Fantasie voneinander abgetrennt, um spezifische, oft traumatische Erfahrungen zu vermeiden. Das Ich wird gespalten. Dies entspricht dem Als-ob-Modus (Fonagy et al. 2004) mit Ich-, Selbst- und Objektspaltungen.
- Die Abwehr kann auch gegen eine Sinngebung von Wahrnehmung errichtet werden. Wenn dem Wahrgenommenen keine Bedeutung gegeben werden kann, bleibt es wie ein Fremdkörper unbesetzt und unassimiliert, wie dies bei Traumatisierten der Fall ist. Dies wäre eine andere Beschreibung dessen, was Fonagy und Target (2004) Mentalisierungsstörung nennen. Hier handelt es sich jedoch mehr um ein aktives Abwehrphänomen (s. Fraiberg 1982) als um die Folge einer fehlenden Antwort oder ausbleibenden sozialen Spiegelung durch die frühe Pflegeperson.

Die Realität traumatischer Erfahrungen hat eine Tendenz zu verschwinden. Das Phänomen der Seelenblindheit (Shengold 1995) ist bei Traumatisierten häufig; auch in der Umwelt von Traumatisierten findet sich die Neigung, das Unangenehme, Schreckliche und Überwältigende auszublenden. Das sind Mechanismen der Dissoziation und Gegendissoziation.

7.4.2 Zerstörte Dialektiken im Übergangsraum

Wenn unklar ist, was Realität ist und was Fantasie, treten Verwirrungen auf.

Eine junge Therapeutin sagt zu einer 17-jährigen Jugendlichen, die seit ihrem achten Lebensjahr sexuell missbraucht wurde: »Nein, ich weiß, dass das nicht stimmt«. Die Jugendliche hatte ihr erzählt, dass einer der Betreuer sich in anzüglicher Weise benimmt und sich ihr nähert. Die Jugendliche hatte gerade mit einem Erwachsenen heimlich ein sadomasochistisches Inszenarium in einem Hotelzimmer hinter sich gebracht und wurde wegen ihrer Blessuren röntgenologisch untersucht. Sie behauptete, vom Röntgenassistenten sexuell belästigt worden zu sein und ebenso vom Betreuer, der sie zum Arzt begleitet hatte. Die Therapeutin hatte zu Recht das Bedürfnis, den sehr umsichtigen und verlässlichen Betreuer in Schutz zu nehmen – zugleich verlor sie jedoch die Jugendliche mit ihrer Realität, die sich aus ihrer psychischen und der wahrgenommenen verzerrten faktischen Realität mischte, aus den Augen. Sie widersetzte sich der Verwirrung, die bei solchen Patienten auftritt, der Verwirrung, nicht zu wissen, was Fantasie und was Wirklichkeit ist (► Tab. 7-1).

Ebenso wie das dialektische Spannungsverhältnis zwischen innerer und äußerer Realität zerbricht oder kollabiert, werden auch andere Verbindungen zerstört. Es wurde bereits darauf hingewiesen, dass es unter Belastungen zu vordergründigen Anpassungen kommt, die mit kognitiven Coping-Mechanismen einhergehen, während affektive Regungen gleichzeitig ausgeblendet werden. Dadurch geht die Verbindung zu den eigenen authentischen Gefühlen verloren.

Die Bindungsforschung unterscheidet zwischen kognitionsorientierten Copings bei vermeidend gebundenen Kindern und emotionsorientierten Bewältigungen bei ambivalent verstrickten Kindern. In beiden Fällen wird das Spannungsverhältnis zwischen Emotion und Kognition eingebüßt. Wir benötigen die Verbindung zu unseren Gefühlen, um Beziehungen herstellen zu können, und wir brauchen Kognitionen, um uns weiterentwickeln zu können.

Fonagy et al. (2004) sprechen vom IIMa und IIMc – den affektregulierenden und den kognitionsregulierenden interpersonellen Interpretationsmechanismen (IIM), die der Fähigkeit zur Mentalisierung zugrunde liege. Sie verstehen den IIM (IIMa und c) als ein Pro-

Tab. 7-1 Zerstörte Dialektiken im Übergangsraum nach Traumatisierung.

Zerstörte Dialektiken von			Quelle
Realität	und	Fantasie	Ogden 1985
Akkommodation	und	Assimilation	Piaget u. Inhelder 1977
Kognition	und	Emotion	Crittenden 1995
kognitionsregulierenden interpersonellen Interpretationsmechanismen (IIMc)	und	affektregulierenden interpersonellen Interpretationsmechanismen (IIMa)	Fonagy et al. 2004

dukt komplexer psychischer Prozesse, einen Mechanismus zur Verarbeitung neuer Erfahrungen, der der von Bion beschriebenen Alpha-Funktion (Bion 1962) ähnelt. Sie begreifen den IIM als übergreifende hypothetische Struktur, als System zur Verarbeitung sozialer Informationen, das durch frühe ungünstige Einflüsse gestört werden kann.

Ein weiteres gesundes Wechselverhältnis ist für die normale Entwicklung erforderlich, nämlich das zwischen Akkommodation und Assimilation (Piaget u. Inhelder 1977). Dabei wird Akkommodation als Prozess der Anpassung an die frühe Pflegeperson, Assimilation als verdauende Aneignung verstanden. Ist das Spannungsverhältnis zwischen beiden aufgehoben, kommt es bei Akkommodation zu Mimikry und bei Assimilation zu einer inneren Ähnlichmachung. Gampel (1993) hat solche assimilatorischen Prozesse unter Terror beschrieben und sie als radioaktive Infizierung bezeichnet.

Mit dem Akkommodationssyndrom geht Summit (1983) auf einen zentralen Aspekt der Anpassungsnotwendigkeit von Kindern und Jugendlichen ein, die sexuell missbraucht wurden. Der Akkommodationsprozess – so Summit – gehört zur Welt des jungen Menschen mit sexuellem Missbrauch. Sie werden damit konfrontiert, dass sie Vorurteile und Zurückweisungen bei den Erwachsenen auslösen, die von der Hilflosigkeit, dem Schmerz und dem kindlichen Dilemma nichts wissen wollen, oder die erwarten, dass die Kinder sich »passend« verhalten.

Wenn dieses Akkommodationssyndrom nicht verstanden wird, fällt es schwer zu erkennen, mit welchen schwierigen Bedingungen die Kinder und Jugendlichen zu tun haben. Das Syndrom schließt fünf Aspekte ein:

- das Verschweigen
- die Hilflosigkeit
- das Gefangensein und die Akkommodation
- die verzögerte, konflikthafte und wenig überzeugende Offenbarung
- den Rückzug

Tab. 7-2 Anpassungsentwicklungen: Folgen des Zusammenbruchs der Dialektik von Akkommodation und Assimilation.

• Notreifung
• Screen behavior
• vordergründige Anpassungsentwicklung
• Mimikry-Entwicklung
• ANP (apparently normal personality)
• Als-ob-Persönlichkeit
• Compliance-Verhalten

Kinder und Jugendliche, die anhaltend Überwältigungen ausgesetzt sind, suchen nach Möglichkeiten, um ein Gefühl von Macht und Kontrolle zu gewinnen (► Tab. 7-2). Die gespaltene Realität, Bewusstseinsveränderungen, Delinquenz, aggressiv-destruktives Verhalten oder Selbstverletzungen sind Überlebensstrategien der Jugendlichen in Verbindung mit Akkommodationsmechanismen.

7.5 Auswirkungen von traumatischen Belastungen auf das Gedächtnis/ Beeinträchtigungen der Fähigkeit des Mentalisierens

! Traumatische Belastungen verursachen Bewusstseinsveränderungen, die mit Erinnerungslücken, plötzlichen schrecklichen Erinnerungen, nächtlichen Albträumen und Zuständen von Depersonalisation und Derealisation einhergehen.

Fallbeispiel

Vor einiger Zeit wurde mir meine Handtasche geklaut. Ich brauchte 24 Stunden, um die Erinnerungsfetzen so zusammen zu führen, dass ich ein stimmiges Geschehen rekonstruieren konnte. Ich hatte wenig Zeit, im Kaufhaus noch schnell etwas eingekauft und mich beeilt – beladen mit Tüten – zu meinem Auto zu kommen, das am Rande der Fußgängerzone geparkt war. Da entdeckte ich, dass meine Handtasche verschwunden war. Ich war schockiert und versuchte schnell zu rekonstruieren, wo ich sie möglicherweise hätte liegenlassen können. Ich vermutete, ich könne sie beim letzten Einkauf im Kaufhaus unmittelbar beim Bezahlen verloren haben – ich hatte sie über die Schulter gehängt, was ich normalerweise nicht tue – und vermutlich war sie mir von der Schulter gerutscht. Ich lief zurück ins Kaufhaus und fragte dort nach. Ich lief alle Wege noch einmal ab, wandte mich an die Sammelkasse, fuhr dann nach Hause, meldete den Verlust bei der Bank und bei der Polizei. Dann bat ich meinen Mann, mit mir den Weg noch einmal abzugehen. Ich traute meiner Wahrnehmung nicht, sah mich mit meiner Schusseligkeit konfrontiert und fragte mich, was mich in den Zustand versetzt haben könnte, dermaßen achtlos zu sein. Ich machte mir Vorwürfe und fühlte mich schlecht. Erst am nächsten Tag fiel mir ein, dass ich im Kaufhaus von einer älteren Frau angerempelt worden war. Sie war mir aufgefallen, weil sie eher wie ein Mann ausgesehen und sich bei mir für das Anrempeln entschuldigt hatte, was mich irritiert hatte, denn bei meinem Versuch, durch das Gedränge schneller vorwärts zu kommen, hatte doch ich – so mein Eindruck – die Rempelei herbeigeführt. Und erst dann erinnerte ich mich, dass es unmittelbar danach eine große Bewegung an meinem rechten Arm gab, was erklären konnte, dass die Tasche über die Einkaufstüten hinweg gezogen wurde. Erst jetzt war ich ziemlich sicher, dass ich beklaut wurde, und die Polizei bestätigte mir, dass Diebstähle ganz ähnlichen Musters bereits mehrfach gemeldet worden seien.

Daran wird deutlich, wie schwierig es sein kann, ein belastendes Ereignis zu rekonstruieren und Erinnerungen so zusammenzufügen, dass eine Geschichte entsteht, die die Tatsachen wiedergibt. Die erste Erklärung – meine Schusseligkeit – war zwar nicht unzutreffend, bewegte sich in einem gewohnten und bekannten Erklärungsschema, verhinderte aber, die ebenfalls gespeicherten irritierenden Erfahrungen als bedeutsames Narrativ zu erinnern und miteinander zu verbinden. Obwohl mein Gedächtnis vermutlich nicht beeinträchtigt war, war ich kaum in der Lage, die Ereignisse passend zusammenzufügen.

In der Erwachsenenpsychiatrie finden Krankheitsbilder, die mit Veränderungen des Gedächtnisses einhergehen, schon seit langer Zeit Beachtung. Auffälligkeiten im Gedächtnis und dissoziative Phänomene bei Kindern und Jugendlichen werden dagegen erst seit wenigen Jahren beobachtet und beschrieben (Brunner u. Resch 2004; Lynch u. Cicchetti 1998; Putnam 1997; Resch et al. 1999; Terr 1995; Toth u. Cicchetti 1998). Identitätsbildung beruht auf der Fähigkeit sich zu erinnern, also auf dem Gedächtnis. Nur wenn diese Fähigkeit verfügbar ist, kann sich jemand als eine Person wahrnehmen, die vergangene Erfahrungen mit gegenwärtigen Vorstellungen und zukünftigen Zielen verbinden kann. Das Gedächtnis unterstützt ein Gefühl der Identität, der Kontinuität und Vorhersehbarkeit. Das Jugendalter, in dem eine eigene Lebensgeschichte mithilfe von Erinnerungen bewusst und nachträglich erst geschrieben wird (Streeck-Fischer 1994), ist für das Studium der Entwicklung des Gedächtnisses und seiner Störungen von besonderem Interesse, bislang jedoch ein weitgehend unerforschtes Gebiet.

Die Art, wie das Gedächtnis einer Person arbeitet, bestimmt, wie das Gehirn von Erfahrungen beeinflusst wird und sie beantwortet (Siegel 2001). Mithilfe des Gedächtnisses konstruiert die jeweilige Person die Vergangenheit, Gegenwart und Zukunft. Gedächtnisphänomene müssen als komplexe Prozesse angesehen werden, die Aufmerksamkeits- und Motivationssysteme ebenso wie die Aktivität von Neurotransmittern und Hormonen einschließen. Gegenwärtig geht man von zwei Gedächtnissystemen aus, von einem impliziten, frühen indirekten, prozeduralen oder nichtdeklarativen Gedächtnis und einem expliziten, späteren, direkten oder deklarativen Gedächtnis (► Abb. 7-6) (Tulving 1972). Beide sind in verschiedenen Hirnsystemen verankert. Das deklarative Gedächtnis wird willentlich abgerufen. Es schließt das semantische Kenntnissystem ein, ebenso wie das autobiografische Gedächtnis (episodisch, emotional). Im Gegensatz dazu ist das nichtdeklarative Gedächtnis nur im Kontext von Erfahrungen herstellbar und durch aktive Demonstration erreichbar (► Abb. 7-6).

Vermutlich können Ereignisse aus den ersten beiden Lebensjahren deshalb nicht erinnert werden, weil sie in einem anderen Gedächtnissystem gespeichert werden als spätere Ereignisse. Während in dem frühen System überwiegend Handlungen und Affekte (Schore: rechte Hirnhemisphäre) gespeichert werden, ist das spätere Gedächtnissystem überwiegend an Worte und verbale Kategorien gebunden (Bauer et al. 1998; Lewis 1995). Das prozedurale Gedächtnis bezieht sich auf automatisiert ablaufende Fertigkeiten und speichert unbewusst wahrgenommene Informationen. Es ist deshalb in Verbindung mit traumatischen Erfahrungen von Kindern und Jugendlichen von so großer Bedeutung, weil sich daran Entwicklungsstufen der Gedächtnisbildung, aber auch der Gedächtnisblockierung erkennen lassen (z. B. bei Traumatisierung: Nelson u. Carver [1998] interpretieren die Erstarrungsreaktion eines Kindes auf den Missbraucher als eine Art Priming). Das prozedurale Gedächtnis setzt sich aus unbewussten sensomotorischen Schemata zusammen, die im Körpergedächtnis festgehalten werden und das Verhalten unbewusst bestimmen.

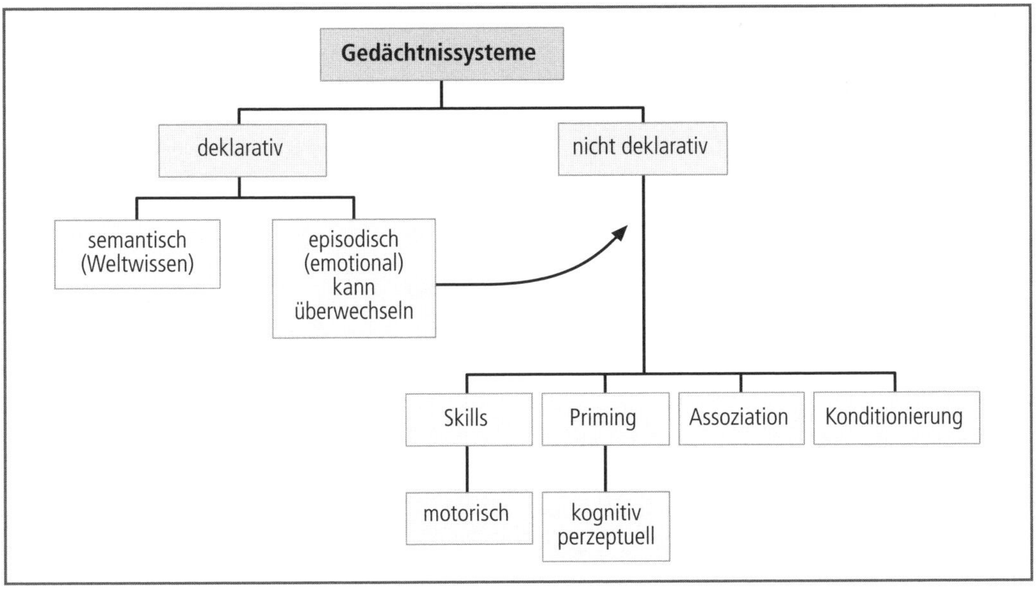

Abb. 7-6 Zwei Gedächtnissysteme.

Fallbeispiel

Im Fall von Monika (Spitz 1969, zitiert nach Dornes 1993), eine Frau, deren Entwicklung vom frühen Säuglingsalter bis ins hohe Alter dokumentiert wurde, konnte beobachtet werden, wie unbewusste sensomotorische Schemata weitergegeben werden. Die Mutter musste den Säugling Monika wegen einer Kiefer-Lippen-Gaumen-Spalte auf dem Schoß liegend mit dem Kopf nach hinten gedreht füttern. Eine entsprechende Fütterhaltung wählte Monika, als sie selbst Mutter eines Säuglings wurde. Als Monikas Kind selbst Mutter wurde, griff auch sie zu dem gleichen Verhalten. Hier wurde ein frühes Verhalten sensomotorisch tradiert und über das Körpergedächtnis weitergegeben.

Das bildhafte Gedächtnis umfasst Bilder von Vorstellungen, die mit sicheren oder gefährlichen Erfahrungen verbunden sind. Es wird viszeral als körperliche Sensation wahrgenommen, die die Signifikanz des Bildes für das Selbst definiert. Das bildhafte Gedächtnis ist deshalb eine basale affektive Information, die unbewusst durch das limbische System prozessiert wird (Handtaschen-Beispiel: »Ich hatte vor allem das Bild dieser auffälligen Frau im Gedächtnis.«). Ein besonders wichtiger Aspekt des verkörperten kognitiven Erfassens ist, dass körperliche Erfahrung zentral ist, um die Kognition zu verstehen (Pollak et al. 1998) (Handtaschen-Beispiel: »Aus der Armbewegung kann ich schließen, dass an meiner Handtasche gezogen wurde.«). Das heißt, was durch veränderte körperliche Zustände auftaucht, verändert auch die Konzeptualisierung einer Situation. Wenn es hier eine Blockade gibt, hat das Folgen für die kognitive Entwicklung. Emotionale Erfahrungen können ebenfalls Körperzustände verändern, z. B. die Konzeptualisierung einer Situation, das heißt der Affekt bestimmt, wie die Situation interpretiert wird (Handtaschen-Beispiel: »Ich war schon vor dem Ereignis nicht gut drauf.« Diese eher negativen Gefühle unterstützten dann die Interpretation, »mal wieder schusselig gewesen zu sein«.) (vgl. auch Damasio 1999). Bei Misshandlung würden sich wiederholte traumatisierende Ereignisse in Körperzuständen und Konzeptualisierungen der Situation niederschlagen. Daraus können zwei Fehler in den Gedächtnisfunktionen resultieren,

- die Unfähigkeit zu lernen und eine Situation zu antizipieren und
- inadäquate Reaktionen infolge von einer fehlenden Flexibilität in der Affektregulierung.

Das Handeln und die Situation passen nicht zusammen (Pollak et al. 1998).

Grundsätzlich greifen traumatische Belastungen in der Entwicklung massiv in das Gedächtnis und den Prozess der Gedächtnisentwicklung ein. Dabei ist zu unterscheiden zwischen

- frühkindlichen Amnesien, bei denen frühe Erinnerungen in einer vorsprachlichen Form gespeichert sind. Solche Amnesien sind physiologisch. Vergessen bedeutet jedoch nicht, dass die Erfahrungen in der weiteren Entwicklung keine Rolle mehr spielen. Sie können sich in affektiven, sensorischen und motorischen Gedächtnismustern äußern. Bei frühen Traumatisierungen können sie im Jugendlichenalter im Verhalten reaktiviert werden, ohne dass der Jugendliche sich darüber im Klaren ist.

Fallbeispiel

Die 14-jährige K. räumt seit zwei Jahren mit ihren Händen ihren Kot aus dem After aus. Sie verletzt sich dabei zum Teil so stark, dass sie blutet. Sie reißt sich auch die Zehennägel aus. Es ist nur bekannt, das der Großvater ihr gegenüber sexuell übergriffig war, sodass die Kontakte eingeschränkt wurden. Näheres kann nicht erinnert werden. Ihre Handlungen könnten sich auf Erinnerungen beziehen, die im Körpergedächtnis festgehalten sind.

- Gedächtnisleere bei Seelenblindheit oder innere Leere als Folge mangelnder Mentalisierung, z. B. bei vernachlässigten Kindern und Jugendlichen, die keine kontingente affektspiegelnde Umgebung erfahren haben: Unbewusste primäre Zustände wurden bei ihnen nicht in kognitiv zugängliche Repräsentationen verwandelt, und
- den traumatischen Gedächtnisimplantationen in der Entwicklung, die Gedächtnisprozesse verändern. Mentalisierungsstörungen ebenso wie traumatische Gedächtnisimplantationen gehen mit beeinträchtigten selbstreflexiven Fähigkeiten einher und scheinen das autobiografische Gedächtnis zu beeinflussen. Traumatische Erinnerungen können aber auch besonders intensiv sein. Sie dringen als Flashbacks plötzlich in die Wahrnehmungen ein, sind dann aber unerreichbar, wenn sie abgerufen werden sollen. Unter solchen Umständen kann es zu Pseudogedächtnisformen kommen. Um Gedächtnislücken zu schließen, werden Erinnerungen erfunden.

Das Konzept der traumatischen Gedächtnisspeicherung (Bremner u. Narayan 1998; Lynch u. Cicchetti 1998) geht davon aus, dass die Notwendigkeit, außergewöhnliche Erregung abzuwehren, mit einem veränderten (dissoziierten) Zustand des Bewusstseins verbunden ist, der Enkodierung von Erfahrung verhindert. Die linguistischen Kanäle sind abgespalten, stattdessen reagieren die sensomotorischen Kanäle vermehrt. Das Ergebnis ist ein Set von primitiv enkodierten unsymbolisierten oder unflexiblen und nicht variablen Reizen, die außerhalb des Bewusstseins und der willentlichen Kontrolle liegen und automatisch durch spezielle Trigger aktiviert werden können (Tromp et al. 1995; van der Kolk u. Fisler 1995). Sie tauchen multimodal und/oder in nichtsprachlicher Form auf und beziehen Geruchs-, Wahrnehmungs-, Gehör- und kinästhetische Komponenten mit ein. Sensibilisierung und Kindling (Anzünden) unterstützen diesen Prozess.

Ein solches Gedächtnis kann reaktiviert werden, wenn die Person der ursprünglichen Situation wieder ausgesetzt ist oder in einen somatischen Zustand gerät, der die ursprüngliche Erinnerung wachruft. Kramer u. Akhtar (1991) benutzen den Begriff der somatischen Erinnerungen für frühe Traumata. Burgess et al. (1995) sprechen von motorischen Enactments, die bei Kindern auftreten und mit denen sie sich mitteilen.

Fallbeispiel

Der 17-jährige B. war ein gut aussehender großer, schlanker Jugendlicher mit schwarz gefärbten Haaren. Er wechselte in seiner Erscheinung zwischen hart gesottenem Rocker und berockter Frau mit dunkel geschminkten Augenlidern und rot gefärbten Lippen. Er hatte bereits mehrere schwere Suizidversuche hinter sich. Sein Körper ist übersät mit Narben von Selbstverletzungen. In der Zweitsicht meinte er, dass es ihm seit drei Jahren so schlecht gehe. Zusammenhänge zwischen seinem Verhalten und besonderen Belastungen sah er nicht, wahrscheinlich sei alles vererbt. Lediglich dem Team fiel auf, wie wenig sich die Eltern um seine Belange kümmerten, ihn geradezu vernachlässigten. Beobachtete Verhaltensweisen im Alltag wie z. B. Erregungszustände mit Bedrohung anderer, Rückzüge in Apathie und Passivität, Selbstverletzungsneigungen und Ähnliches wiesen auf traumatische Belastungen hin. B. wurde damit konfrontiert: Er verhalte sich wie einer, der Schlimmes durchgemacht hat. B. meinte, er könne sich an nichts erinnern, es sei alles vererbt.

Prozedurale Gedächtnisformen, wie in den letzten beiden Fallbeispielen verdeutlicht, kommen in Handlungen, affektiven Reaktionen und anderen präverbalen Reenactments zum Ausdruck. Infolge einer Enkodierung ohne Bedeutungsinformation werden die traumatischen Erlebnisse nicht auf einem symbolischen Niveau, sondern in einem primitiven sensomotorischen Bereich gespeichert. Eindrucksvoll ist ein Beispiel von Terr (1995). Sie beschreibt, wie ein Kind, das aufgrund einer Todesdrohung die schreckliche Tat des Vaters – er hatte ihre Freundin mit einem Stein erschlagen – vergessen hatte, sich jedoch die Haare genau an der Stelle am Kopf herauszog, wo der Vater den Schädel des von ihm missbrauchten Kindes zertrümmert hatte.

In der Psychotherapie wird in der Regel davon ausgegangen, dass Gedächtnisinhalte, die nicht in verbaler Form, sondern z. B. in physiologischen Reaktionen, intermittierenden Handlungen und Affekten wieder belebt werden, in der Übertragungs-/Gegenübertragungsbeziehung fassbar werden, indem sie aus den sprachlichen Mitteilungen erspürt, erkannt, benannt und narrativ geformt werden. Dabei wird es vielfach für wichtiger gehalten, eine Art psychologische Konstruktion zu finden, die (nachträglich) einen Sinn ergibt, statt eine psychologische Momentaufnahme von dem, was sich in der Vergangenheit ereignet hat, zu erhalten (vgl. dritte Dimension). Die Vorstellung, es sei möglich, mithilfe von Übertragungs- und Gegenübertragungsprozessen frühe traumatische Gedächtnisimplantationen und mangelhaft mentalisierte Erfahrungen zu erfassen, ist jedoch unzutreffend. Solche Erinnerungen tauchen nicht in einer ausreichend gut regulierten Interaktion auf, sondern zeigen sich in bestimmten Zuständen in offenen Handlungssequenzen, in Makro- und Mikroinszenierungen oder auch in Verhaltensprägungen (priming), einem bestimmten Handlungsmuster, das durch einen Reiz ausgelöst wird.

Hier ist noch einmal der Hinweis von Bonomi wichtig, dass Versuche, frühe Traumatisierungen symbolisch zu fassen, in Wirklichkeit nachträgliche Überarbeitungen sind und der Gefahr der Psychologisierung ausgesetzt werden (Bonomi 2003, 2004; vgl. Kap. 6.2, S. 113).

Sowohl Vergessen als auch Erinnern sind selektiv (Christianson u. Lindstrom 1998). Williams fand heraus, dass sich von 129 sexuell missbrauchten Frauen 38 % nicht an den Missbrauch erinnern konnten, dessentwegen sie 17 Jahre vorher behandelt worden waren (Williams 1995). Leider gibt es keine Hinweise dazu, ob sich die Frauen in einer anderen Form (körperlich gehandelt) an die traumatische Erfahrung erinnerten.

7.6 Dissoziation oder Flucht, wenn keine Flucht möglich ist

Freud gab den Begriff der Dissoziation oder Bewusstseinsspaltung, den er ursprünglich von Janet übernommen hatte, in seinen Theorien auf. Stattdessen beschrieb er die Verdrängung als eine psychische Operation, mit der das Subjekt versucht, Vorstellungen, die an einen Trieb geknüpft sind, in das Unbewusste zurückzustoßen oder dort festzuhalten. Den Begriff der Spaltung hat er für andere Störungsbilder verwendet, z. B. für die Paranoia: »Die Paranoia zerlegt so wie die Hysterie verdichtet … die in der unbewussten Fantasie vorgenommenen Verdichtungen und Identifizierungen werden durch Spaltungen wieder aufgelöst« (Freud 1909, S. 285). Ähnlich bei einem Fall von multipler Persönlichkeit: »Es kann zu einer Aufsplitterung des Ichs kommen, indem sich die einzelnen Identifizierungen durch Widerstände aneinander abschließen, und vielleicht ist es das Geheimnis der Fälle von sog. multipler Persönlichkeit, dass die einzelnen Identifizierungen alternierend das Bewusstsein an sich reißen« (Freud 1923/1969, S. 259). Freuds Reduzierung des umfassenderen Begriffs der Dissoziation auf Spaltung und Verdrängung hat es erschwert, die Unterbrechungen der integrativen Funktionen des Bewusstseins, des Gedächtnisses, der Identität, des Körpers und der Wahrnehmung von Umwelt in ihrer Vielfalt zu erkennen. Mit den Begriffen Spaltung und Verdrängung werden theoretische Modelle assoziiert, die Vorgänge, wie das Auseinanderbrechen von Kontingenzerfahrungen bzw. von einer körperlich-seelischen und geistigen Integration unzureichend erklären. Die Dissoziation wird als Gegensatz zu einem integrierten Selbst konzeptualisiert.

! Dissoziation ist ein Begriff, der heute in verschiedenen Zusammenhängen verwendet wird:
- zur Bezeichnung für Störungsbilder (s. oben),
- für psychische Vorgänge, die von normal bis pathologisch reichen, und
- bei spezifischen Persönlichkeitsveränderungen nach Traumatisierung.

Dissoziation als psychischer Schutz- und Abwehrvorgang ist ein komplexer psychophysiologischer Prozess, der mit einer Veränderung oder Störung in den normalen integrativen Funktionen der Identität, des Gedächtnisses und des Bewusstseins einhergeht (Hoffmann u. Eckhardt-Henn 2004; Putnam 1997; van der Kolk et al. 1996). Man könnte auch von einer Art Ausklinken auf verschiedenen Ebenen sprechen.

Dissoziation umfasst das Spektrum von normalen Reaktionen bis hin zu ausgeprägten psychopathologischen Phänomenen. Zu normalen dissoziativen Prozessen gehören – so Putnam (1997) – eine bestimmte Anzahl unterschiedlicher Bewusstseinszustände, die dadurch charakterisiert sind, dass Wahrnehmung und Aufmerksamkeit eingeengt sein können, ohne dass das Gedächtnis oder die Identität davon mit betroffen wären. Es sind physiologische Prozesse der Reizabschirmung (s. oben, Freud), die für die Psychohygiene wichtig sind.

Dissoziation ist verbunden mit einer gestörten Informationsaufnahme und mit Abwehrprozessen (Cicchetti 1995; Cicchetti u. Lynch 1995). Als normaler Abwehrprozess hilft Dissoziation einem Kind, mentale Traumata zu vermeiden, die es körperlich nicht verhindern kann. Dissoziation als psychopathologisches Phänomen ist ein Fehler in der Informationsaufnahme und -speicherung angesichts von Traumata. In Verbindung mit exzessiven Erregungszuständen des sympathischen Nervensystems brechen normale Prozesse im Selbst auf, die Erfahrungen integrieren und assimilieren.

Pathologische dissoziative Zustände sind dadurch charakterisiert, dass sie aus dem Bewusstsein abgespalten sind und nur zustandsabhängig mit bestimmten autobiografischen Erinnerungen und Identitäten verknüpft werden können. Nemiroff et al. (2000) haben (pathologische) Dissoziation als Verlust eines sekundär erworbenen Einheitserlebens und einer Reaktivierung des primären Gespaltenseins beschrieben (vgl. auch Dell u. O'Nell 2009). Frühe ungünstige Entwicklungsbedingungen oder Traumata können die Fähigkeit zur Integration von Verhaltenszuständen beeinträchtigen. Zudem können infolge einer nur mühsam erreichten Einheit des Bewusstseins Vulnerabilitäten entstehen, die bei traumatischen Belastungen zu einem Auseinanderbrechen bisher integrierter Funktionen führen.

Putnam (1997) beschreibt vier Typen der Dissoziation:
- die Automatisierung des Verhaltens
- die Kompartmentalisierung von Information und Affekt
- die Veränderung der Identität
- die Selbstentfremdung

Automatisierung des Verhaltens und Kompartmentalisierung verbunden mit einer Trennung der Wahrnehmungsbereiche und des Gedächtnisses sowie mit einem Fehler in der Integration von Erfahrung und Wissen können noch im Rahmen von normalen dissoziativen Prozessen vorkommen. Verändern sich Selbst und Identität, ist das ein Kernproblem der pathologischen Dissoziation.

Laut DSM-V sind dissoziative Störungen von Brüchen in der normalen Integration von Bewusstsein, Erinnerung, Identität, Gefühlen, Wahrnehmung, Körperrepräsentation, der motorischen Kontrolle und des Verhaltens gekennzeichnet. Können Erinnerung und Wahrnehmung nicht miteinander verbunden werden, kann das zur Folge haben, dass keine Erinnerung an bestimmte traumatische Gegebenheiten vorliegt.

Nicht selten werden aufgrund von Gedächtnislücken Verbindungen hergestellt, die nicht das wiedergeben, was tatsächlich geschehen ist. Dieses Phänomen, das wie Lügen erscheint, wird als Pseudologia phantastica (Dithrich 1991) bezeichnet. Dissoziative Brüche in der Wahrnehmung werden nicht gerne zugegeben. Sie führen zu Konfusionen zwischen Fantasie und Realität, eventuell auch zu einer verstärkten Hinwendung zur Fantasie, zu Abdriften in Trancezustände oder zu innerem Abschalten.

Bisher ist noch wenig darüber bekannt, wie sich dissoziative Prozesse im Laufe der Entwicklung verhalten (Brunner et al. 2001). Einiges von dem, was als psychopathologische Dissoziation später in der Entwicklung erscheint, wird im jungen Alter noch als normal angesehen. So scheinen dissoziative Phänomene bei Kindern normale Reaktionen auf Trennung und Stresserfahrungen zu sein. Bei Kindern und Jugendlichen findet man eine manchmal überraschende Fluktuation in ihren Fähigkeiten, ihren Gewohnheiten und ihrem Wissen. Während der Vorschulperiode ist die Dissoziation stärker ausgeprägt und nimmt im Schulalter ab. Ältere Kinder zeigen weniger dissoziative Mechanismen. Normale Dissoziation bei Kindern bezieht Fantasiespiele und die Kreation eines imaginären Begleiters mit ein. In der Adoleszenz und im jungen Erwachsenenalter ist eine dissoziative Symptomatik dagegen Ausdruck einer Störung (Brunner u. Resch 2004).

Das Kind bildet mit zunehmender Reifung kognitive Schemata aus, die zu Vorstellungen über sich selbst und die Welt führen. Kognitive Schemata erlauben, Erfahrungen in einen Sinnzusammenhang zu stellen, und dienen als Puffer gegen überwältigende Erlebnisse. Putnam (1997) schlägt vor, dissoziative Erscheinungsbilder im Kindes- und Jugendalter, aber auch bei Erwachsenen im Rahmen eines Modells diskreter Verhaltenszustände zu sehen und zu verstehen. Er bezieht sich dabei auf Forschungen über infantile Verhaltenszustände von Wolff (1987), die ein Basisset von Verhaltenszuständen an gesunden Kindern beobachtet haben. In der Regel erlernen Kinder die Kontrolle über ihre verschiedenen Verhaltenszustände und entwickeln mithilfe ihrer primären Objekte die Fähigkeit, Brücken zwischen verschiedenen Selbstzuständen zu schlagen und diese aktiv zu beeinflussen. Wolff (1995) spricht von einem Autorenselbst, das kleine Kinder zu entwickeln beginnen. Das lässt sich mit Loewalds (1986) konzeptuellen Überlegungen zur synthetisch-integrierenden Funktion des Ichs verbinden, das entsprechend seinem Wesen eine Übereinstimmung mit dem primären mütterlichen Objekt sucht und eine Einheit auf immer komplexeren Differenzierungs- und Objektivierungsebenen der Realität herstellt.

Verschiedene Stimmen und Versionen des Selbst werden in der frühen Kindheit zunehmend koordiniert und verbunden. Wolff (1995) hat sechs basale Verhaltenszustände bei Neugeborenen beschrieben, die genau zu unterscheiden sind. Es sind der Halbschlaf, die wache Inaktivität, die wache Aktivität, die Quengeligkeit, der Non-REM-Schlaf und der REM-Schlaf. Die verschiedenen Selbst ermöglichen verschiedene Einstellungen zu den Dingen, um schließlich etwa im Alter von zwei bis drei Jahren integriert zu werden. Dann entsteht ein Autorenselbst, das wechselnde Perspektiven übernehmen kann und zur Selbstbetrachtung in der Lage ist. Die Fähigkeit der Selbstobjektivierung ist ein Schritt, der in Verbindung mit der Schamentwicklung vollzogen wird. Sich selbst im Auge des anderen zu erkennen, unterstützt selbstreflexive Fähigkeiten.

In seinem Modell diskreter Verhaltenszustände versucht Putnam (1997) orientiert an den Beobachtungen und Konzepten von Wolff (1980), pathologische dissoziative Prozesse genauer zu erklären. Mentale States sind – so Putnam – Kernkomponenten des Bewusstseins, Verhaltens und der Persönlichkeit. Viele der mentalen und verhaltensbezogenen Phänomene sind verbunden mit pathologischer Dissoziation. Putnam interessieren besonders die Übergänge von einem Zustand in den anderen, Übergänge, die gegebenenfalls von plötzlichen Wechseln gekennzeichnet sind. Um die verschiedenen States zu modulieren, sind weitere spezielle Fähigkeiten notwendig:

- die Fähigkeit, einen erwünschten Zustand trotz Ablenkung und mangelnder Reize aufrechtzuerhalten
- die Fähigkeit, sich von Unterbrechungen des Zustandes wieder in den gewünschten State zu bringen
- die Fähigkeit, den jeweiligen Zustand mit den Umgebungsbedingungen in Einklang zu bringen

Hier scheint die frühe Pflegeperson als psychobiologischer Regulator eine wichtige Rolle zu spielen, indem sie State-Regulationen (Aspekte der Selbstregulation) unterstützt. Wichtig ist das Konzept verschiedener States insofern, als es die Verschiedenheit von Selbstzuständen als normalen Entwicklungsschritt ansieht. Durch ein Autorenselbst werden diese verschiedenen Selbstzustände schließlich integriert. Putnam möchte das Konzept der Dissoziation vor diesem Hintergrund erklären. Stern (1985/1996) relativiert allerdings die Auffassung von verschiedenen States. Er meint, dass das frühkindliche Erleben einheitlicher und globaler sei. Jegliches Lernen und schöpferisches Tun – so Stern – beginnt im Bereich der auftauchenden Bezogenheit des Kindes – und nicht in verschiedenen wahrnehmbaren States. Gleichwohl ist dieses Konzept hilfreich, um spätere Pathologien zu erklären.

In einer Untersuchung von Cicchetti und Toth (1997) wurde anhand von story steems (Spiele aus der Bindungsdiagnostik) festgestellt, welche dissoziativen Prozesse bei Kindern vorliegen. Kinder, die Opfer von sexuellem Missbrauch, von Misshandlung und von Vernachlässigung geworden sind, zeigen mehr Dissoziation. Ihr Gedächtnis, ihre Wahrnehmung und Identität zeigen Brüche. Während Kinder, die keine Misshandlungserfahrungen haben, ein kohärentes Selbst zeigen, ist das Selbst bei Misshandelten zunehmend fragmentiert und dissoziiert. Resch und Brunner (2004) beziehen die stressbedingten Beeinträchtigungen der exekutiven Funktionen, die im Zusammenhang mit einer gestörten Handlungsplanung und im Bereich der motorischen Funktionen auftreten, ebenfalls als bedeutungsvolle Elemente bei dissoziativen Störungen mit ein.

Misshandelte Kinder neigen zu einem Compliance-Verhalten (Cicchetti u. Beeghly 1987), indem sie den Pflegepersonen gegenüber einen vordergründig positiven Affekt zeigen und sich hauptsächlich auf die Erwartungen der Pflegeperson fokussieren (vgl. dazu Mimikry und Akkommodation, Kap. 7.4.2, S. 145).

7.6.1 Das Übererregungskontinuum – das Dissoziationskontinuum

Perry und Pollard (1998) haben den Begriff des sensibilisierten Übererregungskontinuums geprägt, das sich nach einer Traumatisierung entwickeln kann. Dabei hat sich die ursprüngliche Alarmreaktion in Reaktion auf die drohende Gefahr verselbstständigt. Die Erregungsantworten kommen eher bei externalisierenden Störungen und damit bei Jungen vor, während Mädchen vielmehr zu internalisierenden Störungen mit Dissoziation neigen. Das Erregungskontinuum geht mit einer neurophysiologischen Überreaktion einher, die sich in erhöhter Erregung, motorischer Hyperaktivität, Angst, Impulsivität und Aufmerksamkeitsaktivierung äußert. Sie basiert auf dem Flight-/Fight-Muster. Statt eines Flight-/Fight-Musters kann primär auch eine Erstarrungsreaktion auftreten, die als kombinierte Erregungs-Dissoziationsantwort häufiger im Dissoziationskontinuum mündet. Tabelle 7-3 gibt eine Übersicht über die verschiedenen Erscheinungsformen bei Übererregung und Dissoziation. Solche Reaktionen zeigen kleine Kinder oder weibliche Kinder und Jugendliche, deren Gesichtsausdruck, Körperbewegungen und Vokalisierungen sich verändern. Sie reagieren desorientiert und bewirken unter Umständen damit, durch die Erwachsenen schlecht behandelt zu werden. Es kommt zu dissoziativen Adaptationen, die mit einem Ausklinken aus dem Umfeld und einer Zentrierung auf innere Stimuli verbunden sind. Das kann mit Zerstreutheit, Vermeidung, Betäubung (numbing), Tagträumen, Fantasie, Derealisation, Depersonalisation und extremen katatonoiden Einschränkungen einhergehen. Bei beiden Reaktionstypen wird das ZNS mit einer erhöhten Ausschüttung von Adrenalin und Stresshormonen aktiviert. Ein zentraler Unterschied zwischen den beiden Kontinuen besteht darin, dass bei dem Dissoziationskontinuum der Vagotonus dramatisch ansteigt mit einer Senkung des Blutdrucks und der Herzrate trotz erhöhtem Adrenalinspiegel. Kinder greifen zu künstlichen Maßnahmen, sich selbst zu trösten wie Schaukeln oder Kopfschlagen, Jugendliche zu Selbstverletzungen und Schneiden.

7.6.2 Dissoziation und Transmission

Aus Untersuchungen an Überlebenden des Holocaust ist bekannt, wie unbewältigte Traumatisierungen in der zweiten und dritten Generation fortwirken und mit welchen unterschiedlichen Bewältigungsformen – von neu-

Tab. 7-3 Gegenüberstellung von Dissoziations- und Erregungskontinuum.

Dissoziationskontinuum	Erregungskontinuum
• Erstarrung	• Angst
• Vermeiden/Rückzug	• impulsives Verhalten, selbst-/fremddestruktiv
• Ausklinken (Beziehungsabbruch)	• Unruhe, Hyperaktivität
• Betäubung (affektiv, sensorisch)	• Erregungszustände
• Reizabschottung	• Reizdurchlässigkeit
• Depersonalisation, Derealisation	• Albträume
• Gefühlsabschaltung	• Flashbacks
• Einengung	• Halluzinationen (optisch/akustisch)
• Sprachlosigkeit	• Durchbrüche (selbst/fremdaggressiv)

rotischer bis psychotischer Symptomatik – sie einhergehen können.

Neuere retrospektive Untersuchungen an Missbrauchsopfern weisen darauf hin, dass bei 40–60 % der Patienten in der nächsten Generation traumatische Erfahrungen weiterhin wirksam sind. Prospektive Untersuchungen weisen eine deutlich geringere Weitergabe auf.

Die inter- oder transgenerationalen Zyklen von Misshandlung und Gewalt werden unterschiedlich erklärt (Newcomb u. Locke 2001):

- Das Kind lernt und legitimiert die Philosophien und Disziplinierungspraktiken seiner Eltern.
- Dem Kind fehlen ausreichende interpersonelle und soziale Kompetenzen, es hat Probleme mit Aggression, Affektregulation und Empathie.
- Familiäre und Umweltstressoren sowie soziale Strukturen, die die Misshandlung unterstützen, werden aufrechterhalten.
- Gelernte Bindungsmuster beeinflussen ein Verhalten, das mit Misshandlung und Gewalt in Verbindung steht.

Das sind allgemeine Erklärungen. Sie sagen zwar aus, dass familiäre Muster und früh erworbene Beziehungsformen in breitem Umfang weitergegeben werden, welche spezifischen Mechanismen der Weitergabe aber in Verbindung mit Traumatisierungen eine Rolle spielen, wird nicht erklärt. Im klinischen Alltag begegnen uns mitunter Familien, in denen sich sexueller Missbrauch oder Misshandlung in drei, manchmal auch in vier Generationen nachweisen lässt. Dafür bedarf es weitergehender Erklärungen (Green 1998).

An Holocaust-Überlebenden der zweiten und dritten Generation hat Faimberg (1987) Phänomene beobachten können, die er Telescoping genannt hat. Gemeint sind damit Bilder von Personen der Vergangenheit, die in das Leben der nächsten Generation eindringen. Grubrich-Simitis (1979) hat die Einschränkungen im Ich als Folge von Traumata als zeitlose Konkretionen im psychischen Funktionieren bezeichnet, die mit einem Leben jenseits von Bildern einhergehen und in der nächsten Generation fortdauern.

Selma Fraiberg et al. (1975) unterschieden in ihrer Arbeit »Ghosts in the Nursery« drei verschiedene Formen der Weitergabe:

- Es liegen starke und sichere Bindungen vor. Die Eindringlinge der elterlichen Vergangenheit durchbrechen in unerwarteten Momenten den magischen Zirkel. Es kommt zu einer mentalen Reinszenierung oder einer Szene aus einer anderen Zeit. Solche Ereignisse werden im familiären Theater zumeist weder erkannt noch verstanden.
- Einige vorübergehende Geister besetzen unter besonderen Bedingungen die Pflege und den Umgang mit dem Kind. Solche Geister machen sich z. B. in Verbindung mit dem Füttern, dem Schlafen, dem Toilettentraining oder anderen disziplinabhängigen Verhaltensweisen bemerkbar. Obwohl die Bindungen zwischen Eltern und Kind stark sind, geraten die Eltern in solchen Momenten in Zustände von Hilflosigkeit.
- Es gibt Familien, die von ihren Geistern beherrscht werden. Die Eindringlinge der Vergangenheit haben den Umgang mit dem Kind völlig besetzt. Sie beziehen sich auf Tradition und Besitzerrechte. Das Kind wird dann zum stillen Partner einer familiären Tragödie.

»Geister« bestimmen Wiederholungen der Vergangenheit in der Gegenwart. Während die flüchtigen und unwillkommenen Eindringlinge kurze oder konfliktbezogene Beziehungsepisoden bestimmen, die möglicherweise zu neurotischen Konfliktlösungen führen, bestimmen beherrschende Geister der Vergangenheit ganze Lebens- und Beziehungsformen.

Die gegenwärtige Bindungsforschung hat gezeigt, dass Eltern, die Trauer und Traumatisierungen nicht bearbeitet haben, bei ihren Kindern desorganisierte Bindungsmuster verursachen. Es wird angenommen, dass unbewältigte Traumata bei den Eltern zu Furchtreaktionen führen, wenn sie mit kindlichem Disstress konfrontiert werden (Main u. Hesse 1990; Schuengel et al. 1995). Solche Mütter oder Väter sind häufiger von angstvollen und angstmachenden oder auch dissoziativen Reaktionen in Antwort auf ihr Kind bestimmt. Das Kind reagiert darauf mit primären, biologisch verankerten Verhaltensweisen wie flight, fight, freeze (Kampf, Flucht, Erstarrung), die ebenfalls in Dissoziationen als Formen der Abspaltung aus dem Bewusstsein münden (vgl. auch Narang u. Contreras 2000). Solche Episoden machen die Kinder anfällig für die direkte Transmission von unbewussten traumatischen Fantasien ihrer Mutter oder ihres Vaters. Fonagy (1999) hat einen solchen Prozess bei einem Jugendlichen mit psychosenaher Zwangsneurose beschrieben, dessen Großmutter den Holocaust überlebt hat. In Verbindung mit Dissoziationen werden Grenzen zwischen Fantasie und Realität nicht sicher gezogen, sodass es zu einer Gleichschaltung von innerer Realität und äußerer Realität kommt.

Ein verzweifelt schreiendes Kind kann die Vergegenwärtigung einer Verzweiflung in Verbindung mit einer früheren traumatischen Erfahrung der Mutter durch das Kind sein. Im Kind wird eine eigene Problematik der Mutter abgewehrt und bekämpft, mit fremden Gesten beantwortet oder gegebenenfalls kontrolliert, wie dies bei Zwangsstörungen der Fall sein kann (Streeck-Fischer 1998b). Indem die Mutter selbst in einen dissoziierten Zustand, der möglicherweise ihr Entsetzen abbildet, gerät, kommt es beim Kind zu einer Art downloaden der traumatischen Erfahrung (Schore 2002).

Welzer et al. (2001) haben Dreigenerationen-Interviews zur Nazivergangenheit im Familiengedächtnis durchgeführt. Die Interviews lassen erkennen, dass vom Großvater Beteiligungen an Kriegsverbrechen erzählt wurden, die wie bedeutungslos im Gespräch verschwanden, also offenbar dissoziiert wurden; erst beim Abhören der Tonbandprotokolle fielen sie wieder auf. Die Autoren sehen diese Reaktion im Zusammenhang mit der Funktion der »Vereindeutigung«. Es sei vorher festgelegt, was gut und was böse ist. Das Verbrechen taucht dann beim Guten nicht auf, obwohl es mitgeteilt wird. Von solchen Vereindeutigungen sind intergenerational kumulierende Heroisierungs- und Viktimisierungsgeschichten voll. Das Wissen um den Holocaust verbleibt im kognitiven Wissensspeicher und wird nicht mit emotionalen Erinnerungsstrukturen verbunden.

Kogan bringt die Weitergabe mit den durchlässigen Grenzen zwischen Vergangenheit und Gegenwart in Verbindung. Durch globale Identifizierungen des Kindes mit dem traumatisierten Elternteil komme es bei Durchlässigkeit der Grenzen zur Teilhabe des Kindes an den traumatischen Belastungserfahrungen (Kogan 1998). Bohleber (2012) bringt die Weitergabe mit dem Mechanismus der projektiven Identifikation in Verbindung. Unerträgliche Vorstellungen würden aus dem eigenen Selbstbild ausgestoßen, in das Objekt hineinverlagert und dort beobachtet und kontrolliert. Das habe zur Folge, dass diese Kinder in zwei Wirklichkeiten leben. Daraus ergebe sich eine partielle Identitätsverwirrung. Problematisch sei zusätzlich, wenn diesen Kindern im Sinne einer Rollenumkehr elternähnliche Funktionen zugewiesen würden.

7.7 Sprachlosigkeit und Acting out

Plaut (1979) meint, das Verhalten von Jugendlichen sei ein Spiel an und mit Grenzen. Mit Spiel verbindet Plaut wie auch Winnicott (1978) die Fähigkeit zur Kommunikation.

Josselyn (1996) erklärt das Handeln Jugendlicher aus einer Entwicklungsperspektive als eine Notwendigkeit, die davon determiniert ist zu lernen, wer sie selbst sind, Erinnerungen aufzubauen und Material zu gewinnen für symbolisches Denken. Handeln ist gleichsam ein physiologisches Kommunikationsmittel Jugendlicher. Blos (1964) sprach vom Agieren des Jugendlichen im Dienste der Erinnerung und der Entwicklung. Da sie nicht mehr spielen, d.h. mit Spielfiguren handelnd denken und die Ebene der Als-ob-Kommunikation mit sprachlichen Mitteln noch nicht sicher etabliert haben, drücken sie sich nun in action thoughts aus (Busch 1995). Dem Handeln Jugendlicher wird gleichsam das Denken nachgetragen. Handeln ist der Königsweg zum Unbewussten bei Jugendlichen (Baumann: mündliche Mitteilung). Der Prozess der Dezentrierung, der Selbstreflexion ermöglicht, bekommt in dieser Zeit eine hohe Bedeutung. Tatsächlich kann es aber zu einem vorübergehenden Zusammenbruch oder einer Verweigerung der Mentalisierung der Jugendlichen kommen. Fonagy und Target (2004, S. 322) beschreiben eine entwicklungsbedingte Hypersensibilität für mentale Zustände, welche die Fähigkeit des Jugendlichen, mit Gedanken und Gefühlen umzugehen, überfordern kann. Das sei der Grund dafür, dass sie auf körperliche Symptome und körperliche Aktionen zurückgreifen.

Das Handeln an und mit Grenzen macht Jugendliche zur Avantgarde der Gesellschaft (Erdheim 1993), indem sie Neues schaffen, Neues denken und verbinden sowie Grenzen des bisher Möglichen und Ausgedrückten überschreiten: zwischen Schock und Schöpfung – kreativ oder auch destruktiv.

Reden über sich selbst ist ungeübt und auch infolge des gesteigerten Narzissmus der Adoleszenz beschämend, beängstigend und bedrohlich. Deshalb greifen sie auf Handlungen zurück, die schwer Mitteilbares darstellen. Handlungen sind in diesem Alter Wege der Selbsterkenntnis.

Solche entwicklungsphysiologischen Sprachbarrieren sind zu unterscheiden von der Unfähigkeit, reale traumatische Erfahrungen sprachlich zu fassen. Hier spielen zum einen Entwicklungsaspekte eine Rolle, die mit der Fähigkeit zur Mentalisierung zu tun haben, zum anderen traumaspezifische Einschränkungen. Bei frühen und komplexen Traumatisierungen begegnen wir einer umfassenden Sprachlosigkeit. Jugendliche mit solchen Störungen haben Erfahrungen auf einer präverbalen Ebene gemacht, die sich in Körper und Sensorium eingegraben haben, aber sprachlich nicht verfügbar sind. Infolge von Erstarrung und Abblendung sind die verschiedenen Sinneskanäle beeinträchtigt. Primäre Reaktionen prägen die Entwicklung und den Aufbau des kindlichen Gehirns. »Schnelle Spuren« (Perry u. Pollard 1998) im Gehirn, auf die in Gefahrensituationen zurückgegriffen wird, verhindern eine Entwicklung, die aus Lernen durch Erfahrung (Bion 1962) besteht. Statt einer offenen Reaktionsbereitschaft mit Lernen und Neuerfahrung verharren betroffene Kinder und Jugendlichen in traumainduzierten Copings, die generell oder durch Mikroauslöser getriggert werden. Infolge der frühen und überwältigenden Traumatisierungen fehlt sprachliche Sinngebung, Ausdrucksmöglichkeiten werden nicht entwickelt. Demgegenüber treten nichtsprachliche Botschaften in Gestalt von Aktionen in den Vordergrund, z.B. als somatische Erinnerungen, verkörperte Inszenierungen und Inszenierungen durch Handeln (Streeck-Fischer 1998c).

Putnam (1997) sieht das Verhalten Jugendlicher mit massivem selbstverletzenden Verhalten, Sachzerstörungen, Drogenmissbrauch, Alkoholabusus oder kriminellem Agieren als tertiäre dissoziative Symptome. Sie verhalten sich in dieser Weise, um sich mitzuteilen. Ihre Botschaften sind geschlechtsspezifisch unterschiedlich: Männliche Jugendliche zerstören häufiger Grenzen der Institution oder der sozialen Realität, weibliche Jugendliche attackieren eher Beziehungsgrenzen und Grenzen am eigenen Körper. In solchen gehandelten Botschaften sind eingefrorene Mitteilungen erkennbar, mit denen die Jugendlichen ausdrücken, was sprachlich nicht fassbar ist oder unsagbar war.

Auch wenn Jugendliche über traumatische Erfahrungen sprechen, können sie oft nicht den tatsächlichen Inhalt ihrer Erfahrungen wiedergeben. Ihre nachträglichen Konstruktionen sollen nicht einen verborgenen Sinn aufdecken, sondern haben die Funktion einer nachgeschobenen Sinngebung. Sie wehren die traumatische Erfahrung, die nicht zu bewältigen ist, ab (vgl. Bonomi 2003, 2004).

Handeln wird zu einer eigenen und unintegrierten Mitteilungsform, z. B. wenn es in bestimmten Kontexten auftaucht, oder wenn Reden und Körpersprache völlig auseinander fallen. Der Körper mit seinem Ausdruckverhalten, der als Bühne der Gefühle (Damasio 1999) und als ein fundamentales Bezugssystem für alle psychischen Prozesse zu verstehen ist, ist völlig abgetrennt von der sprachlichen Beschreibung einer diffusen Befindlichkeit. Dadurch kommt es zur wiederholten Reinszenierung traumatischer Belastungen (s. Abb. 7-7).

Fallbeispiel

Der jugendliche N., bei dem eine Störung auf mäßig integriertem Niveau diagnostiziert wurde (► Kap. 3.3, S. 61), zeigt in seinen Handlungen eine Problematik, die er sich sprachlich nicht verfügbar machen kann. N. war in der Gewaltszene traumatisierenden Erfahrungen ausgesetzt gewesen. In der Gruppensitzung war seine ungezügelte Sado-Maso-Tour, wie er seine verbalen Prügeleien bezeichnete, deutlich geworden. Er war nicht in der Lage, diese Szene zu reflektieren bzw. sich in irgendeiner Weise davon zu distanzieren. Er geriet zwangsläufig in eine Handlung, die er herstellte, aber in der er sich wie vorprogrammiert und von fremden Mächten bestimmt, verhielt. Seine einzige Rettung war, die Behandlung abzubrechen und nach Hause zurückzukehren.

7.8 Verlust von Vertrauen – Traumatisierung in der Bindung – traumatische Reenactments

! Basales Vertrauen in Personen und die Umwelt wird nach traumatischen Erfahrungen nicht entwickelt oder in Verbindung mit den traumatischen Ereignissen zerstört.

Konfrontiert mit Erwachsenen, Vätern oder Müttern, die unberechenbar aggressiv und gewalttätig sind, die sich zuwenden aber im nächsten Moment Schmerzen zufügen, die Zärtlichkeit mit missbrauchenden Handlungen vermischen, können Kinder und Jugendliche keine klaren Vorstellungen von Gut und Böse entwickeln. Gut-/Böse-Konfusionen entstehen. Erwachsene bieten keine Sicherheit, sondern sind potenziell gefährlich. Das wirkt sich auf die Beziehungen zu Personen, zur Umwelt und zu sozialen Ordnungen aus. Beziehungen sind unzuverlässig. Es gibt keine klaren Orientierungen. Wertsysteme und Normen sind korrupt oder brüchig, wie das Verhalten Erwachsener, die sich nicht an Recht und Ordnung halten. Die Bedeutung von Traumatisierungen für dissoziale Entwicklungen ist lange nicht gesehen worden.

Fallbeispiel

Den vaterlos aufgewachsenen S. haben traumatische Belastungen in der Pubertät völlig aus der Bahn geworfen. Im Alter von 12 Jahren suchte er nach einem Ersatzvater. Als fleißiger Messdiener verehrte er besonders den Priester, der ihn sexuell verführte und missbrauchte.

Eine Vielzahl von Untersuchungen weist darauf hin, dass es bei Kindern zu Reviktimisierungen bis ins Erwachsenenalter kommen kann (Arata 2000; Classen et al. 2005; Cuevas et al. 2011; Finkelhor et al. 2007; Noli et al. 2009; Streeck-Fischer 2012a). Danach wiederholt mindestens ein Viertel derer, die in der Entwicklung traumatisiert wurden, die Traumatisierungen ein- oder mehrfach. Das bedeutet aber nicht unbedingt, dass diese Kinder und Jugendlichen in einem Umfeld leben, das die Retraumatisierungen aktiv herbeiführt, sondern dass diese Kinder und Jugendlichen Verhaltensweisen zeigen, die sie zu einer erneuten Traumatisierung prädestinieren.

Ein wichtiger Befund ergibt sich aus der Entdeckung der Spiegelneurone (Bråten 2011). Kindliche Misshandlungsopfer sind – so Bråten – in einem doppelten Teufelskreis gefangen. Sie sind nicht nur mit eigenen traumatischen Belastungserfahrungen konfrontiert, sondern eingebunden in einen Nachvollzugskreislauf, der durch die Spiegelneurone aktiviert wird. Das misshandelte Kind erlebt nicht nur das Leiden, sondern es wirkt auch an den Körperbewegungen und den Gefühlen des Misshandlers mit, d.h., es trägt eine körperliche und emotionale Erinnerung in sich, die reaktiviert werden kann. Dies wird durch empirische Belege gestützt, die zeigen, dass misshandelte Kinder häufiger auch andere Kinder misshandeln (George u. Main 1979), und entspricht psychoanalytischen Annahmen, dass es zu Täter-Opfer-Introjektionen kommt, die in wechselnden Positionen reaktiviert werden können (Hirsch 1996).

Wegen des Gefährdungspotenzials ist es erforderlich, dass dies in der Diagnostik stärker berücksichtigt wird. Es wäre wünschenswert, dass die diagnostischen Kriterien die Bedeutung von Reenactments mehr hervorheben (ähnlich wie das bei Kindern in Bezug auf das Spiel berücksichtigt wird).

Bei Traumatisierungen in der bedeutsamen Bindungsbeziehung konfligieren traumatische Belastungen und Bindungswünsche miteinander. Die Folgen sind ein Bindungstrauma (Schore 2001) und Gut/Böse-Konfusionen.

Frühe Traumatisierungen in der Entwicklung aktivieren das Bindungssystem. Gerät das Kind in Disstress aufgrund von Panik bei Schmerz oder Gefahr, sucht es normalerweise die körperliche Nähe der frühen Pflegeperson. In diesem Zustand stehen Bedürfnisse nach Sicherheit und neuropsychobiologischer Regulation im Vordergrund. Untersuchungen mit bildgebenden Verfahren (Bartels u. Zeki 2000) lassen vermuten, dass frühe Bindungssuche – wie übrigens auch die romantische Liebe – mit einer Unterdrückung der Hirnregionen verbunden sind, die mit sozialer Beurteilung und Mentalisierung, d.h. der Fähigkeit, sich Vorstellungen über sich und andere bilden zu können, einhergehen. Ein intensiver emotionaler Zustand hemmt die Fähigkeit zu mentalisieren und verhindert, das Bindungsobjekt als Person in ihrer eigenen Realität wahrzunehmen (Fonagy 2008). Ein frühes, sicheres Bindungsangebot dagegen fördert die Ausbildung der Fähigkeit zum Mentalisieren. Sicherheit und Verlässlichkeit bilden dann gleichsam den Rahmen oder den Behälter (vgl. Green 1975), innerhalb dessen Mentalisierung stattfinden kann.

Kommt es zu Traumatisierungen innerhalb der Bindungsbeziehung, wird einerseits die Bindung gesucht, andererseits jedoch ist die Fähigkeit, sich vor Traumatisierungen zu schützen, verstellt; das als Sicherheit gesuchte Bindungsobjekt ist das traumatisierende Objekt. Das hat besonders schwerwiegende Folgen für das Kind bzw. den Jugendlichen. Sie sind gefangen in einem traumaaktivierenden Bindungssystem, das mit Suchtneigungen verbunden ist (Insel 2003). Es handelt sich dabei um einen biologischen Teufelskreis (► Abb. 7-7).

Abbildung 7-7 zeigt die Reinszenierungstendenz, die dem Bindungstrauma innewohnt. Das von der frühen Pflegeperson importierte Trauma wird in der Beziehung reaktiviert.

Die Bindung verursachende Hemmung der Mentalisierung ist kombiniert mit einer Trauma verursachenden Hyperaktivierung des Bindungssystems (Fonagy 2008). Dieser Sog, der vom Bindungstrauma ausgeht, erklärt, warum es mitunter zu malignen Entwicklungen unter der Therapie misshandelter Jugendlicher kommt. Jugendliche sind in ihrem Ablösungsprozess besonders gefährdet, da sie jetzt auf der Suche nach Bindung dem Sog in traumatische Reinszenierungen kaum etwas entgegensetzen können. Diese totale Abhängigkeit scheint durchaus vergleichbar zu sein mit Erfahrungen von Gefolterten, die – wie Amati (1990) beschrieben hat – ihr Überleben dadurch zu sichern versuchen, dass sie auf einen nicht integrierten Zustand regredieren, der mit einem Verlust der Einheit von Psyche und Soma und dem Verlust des Realitätssinns einhergeht. Der Gefolterte kehrt zurück zu einem Zustand – Amati spricht von Doppeldeutigkeit (den ambiguiden Kern) –, in dem er sich in völliger Abhängigkeit, Symbiose und Hörigkeit an den Folterer bindet (Amati 1977). Winnicott (1978/1987) nannte diesen Zustand »primäre Agonie«. Auch das Stockholm-Phänomen (Julich 2005) scheint damit verwandt zu sein: Die traumatisierte Person – unfähig zu fliehen und isoliert von Mitmenschen – nimmt den bedrohlichen Täter als Versorger und Beschützer wahr, besser gesagt: muss ihn zwangsläufig so wahrnehmen.

Bei einem Bindungstrauma ist allerdings – anders als im Erwachsenenalter – die gesamte Persönlichkeit davon erfasst. Wir suchen hier

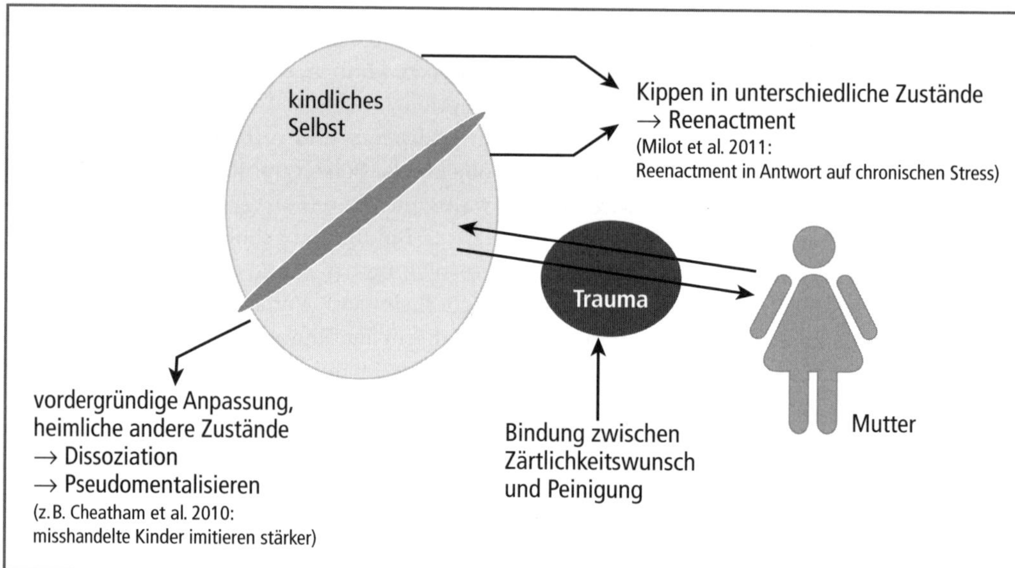

Abb. 7-7 Verlust von Kohärenz, Mentalisierungsstörung und Reinszenierung.

auch keine traumatischen Erinnerungen, sondern werden in traumatische Beziehungskonstellationen hineingezogen (Davies 1997), die durch angstauslösende Situationen immer wieder aktiviert werden. Ich erinnere hier an das Fallbeispiel der Jugendlichen (► Kap. 6.6, S. 128), die mit Traumaüberlebensinszenierungen auf das Ausmaß ihrer Problematik hinwies, ohne dass bis dahin klar war, wie ausgedehnt ihre Reenactments waren.

Wichtig ist, dabei zwischen Trauma-States, in denen die Mentalisierungs- und Symbolisierungsfähigkeit ebenfalls nicht vorhanden ist, und Bindungstraumata zu unterscheiden. Bei frühen und schweren Traumatisierungen schieben sich beide States gleichsam übereinander, sodass kein therapeutisches Arbeiten zustande kommt, sondern nur traumatische Bindungserfahrungen wiederholt statt mentalisiert werden. Wenn sich dieser Zustand aktualisiert, kann mit einem jugendlichen Arbeitspartner nicht mehr gerechnet werden. Der Jugendliche ist dann in einem Zustand, in dem primitive Kampf-Flucht-Mechanismen oder Erstarrungs-Reaktionen dominieren und eine Verbindung zu Vernunft, Sprache, Symbolen, Cortex und Frontalhirn-Kontrolle gerade nicht herstellbar ist (Sachsse u. Streeck-Fischer 2009). Wurden solche Zustände erst einmal aktualisiert, ist die Therapie zumeist infrage gestellt, ggf. ist dann ein neuer Anfang unter veränderten Bedingungen erforderlich.

7.9 Sucht als Selbsthilfemaßnahme

Die Neigung traumatisierter Jugendlicher, auf Suchtmittel zur Selbstregulierung zurückzugreifen, ist mehrfach determiniert. Wie bereits im Kapitel 2.3 (S. 15) erwähnt, sucht der Jugendliche eher schnelle Befriedigung als Triebund Belohnungsaufschub. Der unreife präfrontale Cortex kann noch keine ausreichende Top-down-Kontrolle der Affekte (Amygdala) und der Belohnung versprechenden Regionen (N. accumbens) übernehmen. In Spannungszuständen erscheint der Griff zu Alkohol oder zur Droge naheliegender und ungefährlicher, als sich hilfesuchend an Erwachsene zu wenden. Eine dysregulierte HPA-Achse prädisponiert zu Substanzmittelmissbrauch.

Das Belohnungssystem scheint durch frühe Traumata beschädigt zu werden. Normale Bremsen in Hippocampus und Präfrontalhirn sind beschädigt.

Die reifungsbedingten Veränderungen im Präfrontalhirn aktivieren die Drogensuche bei einer zunächst während der Kindheit schlafenden Vulnerabilität (Andersen u. Teicher 2009).

Der Alkoholmissbrauch ist ein massives Gesundheitsproblem bei Jugendlichen; ihr Alkoholgebrauch liegt bei 50–70 %. Mehr als 30 % der Gymnasiasten trinken massiv Alkohol. Diejenigen Jugendlichen, die mit 14 Jahren anfangen zu trinken, haben eine Lebenszeitabhängigkeit von 40 %. Der Anteil der 12- bis 17-Jährigen, die in den letzten 30 Tagen Alkohol getrunken haben, beträgt 42 % (Bundeszentrale für Gesundheitliche Aufklärung, www.bzga.de); 12,2 % der Jugendlichen trinken regelmäßig, 15,2 % haben in den letzten 30 Tagen mindestens einmal fünf Gläser Alkohol hintereinander getrunken.

Bei jungen Erwachsenen zwischen 18 und 25 Jahren beträgt die 30-Tage-Prävalenz 81,9 %, regelmäßig konsumieren 39,8 % Alkohol. Die 30-Tage-Prävalenz des Rauschtrinkens beträgt 41,9 %. Die Verbreitung des Rauschtrinkens mit 12,9 % zeigt, dass Substanzgebrauch in der »Emerging adulthood« besonders ausgeprägt ist.

Jugendliche und junge Erwachsene mit traumatischen Belastungserfahrungen sind in besonders hohem Maße suchtgefährdet.

Darüber hinaus gibt es wichtige Verbindungen zu Angststörungen, Depressionen und Alkoholmissbrauch. Hinzu kommt die Suchtneigung bei einem traumaaktivierenden Bindungssystem. Lüdecke et al. (2013) erklären damit, dass so viele Süchtige eine Traumakarriere haben. Hier scheint ein Entgegenkommen von zwei Seiten vorzuliegen.

7.10 Stress und kognitive Einschränkungen

! Traumatische Erfahrungen haben primäre Antwortmuster, die mit Shut-down-Phänomenen als Formen des Herunterklappens oder Abblendens von Erfahrungen und mit Entwicklungsstopps einhergehen.

Die Bedeutung, die die Schule für die seelische Entwicklung von Jugendlichen hat, wird in der Regel unterschätzt. Für die Adoleszenzentwicklung kann es entscheidend wichtig sein, in welchem Verhältnis der Jugendliche zu Lehrern steht, ob Lernen und Lernerfahrungen positiv besetzt sind und Fantasie- und Entwicklungsräume bereitgestellt werden können, die Neuerfahrungen ermöglichen. Kinder und Jugendliche, die in der Schule durchweg negative Erfahrungen machen, scheitern und denen narzisstische Bestätigung im Lern- und Leistungsbereich anhaltend versagt bleibt, tragen in der Regel schwere narzisstische Wunden davon, die gar nicht oder erst spät ausheilen und unter Umständen ihren gesamten Lebensweg bis hin zur gesellschaftlichen Ausgrenzung prägen.

Kinder und Jugendliche, die in ihrer Entwicklung traumatische Erfahrungen gemacht haben, zeigen häufig ausgeprägte Lernprobleme. Sie bleiben hinter ihrem eigenen und von anderen erwarteten Leistungsansprüchen zurück. In Leistungstests können sie zwar durchschnittliche bis überdurchschnittliche Werte erbringen, trotzdem scheitern sie und durchlaufen zum Teil desaströse Schulkarrieren, indem sie sitzen bleiben, vom Gymnasium abgehen und am Ende nach einigen Zwischenspielen an anderen Schulen in der Hauptschule landen bzw. die Schule ohne Perspektive abbrechen. Der Jugendliche gibt sich auf und wandert nicht selten in die ihn weiter schädigende Subkultur ab.

Was Stresserfahrungen für die Entwicklung von Lern- und Leistungsfähigkeiten bedeuten, wird zumeist in den gängigen Lern- und Lehrplänen wenig oder kaum berücksichtigt. Es wird kaum darüber nachgedacht, was Gewaltspiralen, die nicht selten auch den schulischen Alltag bestimmen, für das Lernen bedeuten. Tatsächlich ist Lernen nur unter Bedingungen von secure readiness (Cicchetti 1995) möglich. Aufnahme, Erfassung und Speicherung von Informationen werden ansonsten beeinträchtigt.

Aufgrund ihrer oft multiplen traumatischen Belastungen haben traumatisierte Kinder und Jugendliche Konzentrationsprobleme. Sie können nicht bei der Sache bleiben, weil Anderes und Wichtigeres sie belastet. Sie haben Aufmerksamkeitsprobleme, weil sie nicht in der Lage sind, zwischen relevanter und irrelevanter Information zu unterscheiden. Sie neigen dazu, unwichtige Reize als traumatisch zu missdeuten oder sie überhaupt nicht wahrzunehmen. Da sie gelernt haben, auf traumabezogene Reize zu achten, haben sie Schwierigkeiten beim Lernen alltäglicher Erfahrungen. In Erwartung von Bedrohlichem neigen sie dazu, durch Kleinigkeiten physiologisch erregt zu werden. Probleme mit der Verarbeitung von neuer Information und Schwierigkeiten, mentale Bilder zu formen, die Gegenwart, Vergangenheit und Zukunft zugeordnet sind, sind eng damit verknüpft. Sie sind leicht überstimuliert und können den Zustand der secure readiness (Cicchetti 1995) nicht erreichen, der notwendig ist, um für neue Informationen offen zu sein. Dissoziative Episoden führen zu einem Ausklinken aus dem Lernprozess. Die Vulnerabilität, mit Erregungszuständen zu reagieren, macht es schwer, Ungewissheit zu ertragen und sich neuen Situationen zu stellen.

Ihre Shut-down-Mechanismen, die mit sensorischen Abblendungen einhergehen (Bemporad et al. 1987; Cohen et al. 1987; Dopart 1983; Mandler 1984; Towbin et al. 1993), erschweren es ihnen, Konzepte zu integrieren und Informationen gleichzeitig auf verschiedenen Ebenen der Abstraktion zu verstehen. Ihre Schwierigkeiten mit der Verarbeitung von sensorischen Reizen stören die Sinngebung von Informationen. Ihre Sprachprobleme beeinflussen das Verstehen komplexer Situationen und das Erzählen von komplexen Geschichten.

Untersuchungen zu Folgen traumatischer Belastungen auf das Lern- und Leistungsverhalten zeigen langfristige affektive und kognitive Störungen in allen Altersgruppen (Bower u. Sivers 1998; Carrey et al. 1995; Perna u. Kiefner 2013; Saigh et al. 1997; Shields u. Cicchetti 1998; Shonk u. Cicchetti 2001; Wildin et al. 1991). Kindesmisshandlung zieht ausgeprägte Defizite im Erwerb schulischer Fertigkeiten nach sich. Heranwachsende mit Misshandlungserfahrungen haben niedrigere Schulabschlüsse als andere Gleichaltrige. Ein Viertel der Kinder und Jugendlichen braucht eine spezielle Beschulung, bei nicht misshandelten Kindern und Jugendlichen sind es lediglich 14 %.

Immerhin erreichen 42 % der misshandelten Kinder das Abitur, bei einer Kontrollgruppe sind es allerdings etwa 70 %. Leistungsabfall und Schulverweigerung sind unmittelbar verbunden mit dem Zeitpunkt der Misshandlung und wirken sich kumulativ aus. Insofern hat Misshandlung nicht zuletzt auch erhebliche ökonomische Folgen für die Gesellschaft (Gilbert et al. 2009).

Dabei scheint es Unterschiede abhängig von der Art der Traumatisierung zu geben. Am schlechtesten schneiden vernachlässigte Kinder mit ihren kognitiven Fähigkeiten ab. Ihre Leistungspotenziale sind generell niedrig (Erickson u. Egeland 1996). Außerdem zeigen sie Probleme im rezeptiven und expressiven Spracherwerb. Sie schneiden insgesamt deutlich schlechter ab in ihren Kompetenzen als Kinder und Jugendliche mit anderen Misshandlungserfahrungen (Eckenrode et al. 1993; Perez u. Widom 1994). Das bedeutet, dass Vernachlässigung pervasivere Folgen für die Entwicklung hat.

Untersuchungen von Berenbaum (1999) an College-Studenten – einer Population, die klinisch nicht auffällig wurde – verweisen darauf, dass Misshandlungserfahrungen in der Lebensgeschichte zu Störungen in der Wahrnehmungsorganisation führen. Brown et al. (2000) haben vor allem bei Jugendlichen mit Substanzmittelmissbrauch kognitive Defizite festgestellt, wobei sie offen lassen, ob die Ergebnisse Folge des Drogenmissbrauchs sind oder traumatische Belastungen im Vorfeld reflektieren. Yang und Clum (2000) führen ebenfalls kognitive Defizite (Defizite bei der Problembewältigung) auf traumatisierende life events zurück. Dodge und Somberg (1987) haben bei aggressiven Kindern Wahrnehmungsverzerrungen als Reaktionen auf Trigger festgestellt, die eine kognitive Überarbeitung ausschließen, weil sie reflexhaft erfolgen, sodass Lernen aus Erfahrung verhindert wird. Es handelt sich dabei um komplexe Störungen des Enkodierens, der Interpretation, der Antwortsuche, der Antwortevaluation und des Handelns.

Putnam (1997) hat bei traumatisierten Kindern Störungen in der Aufmerksamkeitsregulierung und Reizdiskriminierung beobachtet. Glod und Teicher (1996) und Ruggiero et al.

(2000) haben auf Aufmerksamkeits- und Hyperaktivitätsstörungen hingewiesen.

Dass bei Borderline-Störungen im Kindes- und Jugendalter kognitive Defizite die Regel sind, ist lange bekannt. Bemporad et al. (1982) haben von soft signs der Organizität gesprochen (► MCDD, Kap. 5.5.5, S. 93). In der Literatur werden sie zumeist als ein zusätzliches Problem betrachtet (vgl. Kunert et al. 2000). Rutter (1980, 1989), Gudzer et al. (1996), Paris et al. (1999) und andere vertreten die Meinung, dass Traumatisierungen und Defizite in den exekutiven Funktionen als Risikofaktoren für die Entwicklung einer Borderline-Pathologie aufzufassen sind, sehen jedoch keinen primären Zusammenhang zwischen Trauma und neurokognitiven Defiziten. Paris et al. (1999) erwähnen Beeinträchtigungen in der kognitiven Flexibilität, des planenden Verhaltens, der Aufmerksamkeit und Erregung, ohne diese Ergebnisse im Hinblick auf ihre Ätiologie genauer zu diskutieren.

Demgegenüber konnten Arnsten (1999, 2011) sowie Beers und DeBellis (2002) Korrelationen zwischen der Dauer der Traumatisierung und kognitiven Defiziten nachweisen (vgl. auch Jin 2011). Dies stimmt mit Untersuchungen zur frühen kognitiven Entwicklung überein. Studien zu Hirnwachstum und Hirnaktivität zeigen, dass Stress und traumatische Belastungen nachhaltige Folgen für die kognitiven Fähigkeiten haben.

Arnsten (1999) fand Entwicklungsblockaden als Folge von Stressexposition. Sie erklärt die vielfältigen kognitiven Veränderungen in Antwort auf Stress als dessen Folge und nicht vor dem Hintergrund von Vulnerabilität unabhängig von den belastenden Entwicklungsbedingungen.

Neurochemische Veränderungen im präfrontalen Cortex in Perioden von Stress haben zur Folge, dass Hirnregionen abgeschaltet werden, sodass das Kind unfähig wird, sein Verhalten zu steuern. Normalerweise – so Arnsten – nutzen die präfrontalen Rindengebiete die Repräsentationen, um Verhalten wirksam zu steuern, und befreien uns von schnellen Reaktionen, die unmittelbar auf die Umgebung reagieren, indem unpassende Antworten und Ablenkungen ausgeschaltet werden. Sie erlauben uns, zu planen und zu organisieren. Dies misslingt im Fall von anhaltendem Stress.

Markowitsch (1998) stellte fest, dass reaktiver Stress die Aktivität weit gestreuter gedächtnissensitiver Hirnregionen blockieren kann, was mit Störungen in der Informationsaufnahme und -verarbeitung einhergeht.

Perry u. Pollard (1998) nehmen an, dass infolge traumatischer Belastungen schnelle neuronale Bahnungen entstehen, die mit Wahrnehmungsenkodierung im präfrontalen Cortex ohne Bedeutungserfassung einhergehen. Traumatische Belastungen führen subkortikal zu sensomotorischen Enkodierungen, die sprachlicher Erfassung nicht zugänglich sind und bewusstes Erfassen verhindern. Die Bedeutung des Erfassten, wird im präfrontalen Cortex nicht registriert. Abwehr von Sinngebung und Entwicklungsstopps sind die Folge.

Flight-/Fight- oder Freeze-Reaktionen blockieren kurz- oder längerfristig die Verarbeitung neuer Informationen. Triggerreaktionen gehen mit Wahrnehmungsverzerrung (Dodge u. Somberg 1987) einher und aktivieren schnelle Bahnen im Gehirn, die eine kognitive Überarbeitung ausschließen und Lernen aus Erfahrung verhindern. Es sind möglicherweise völlig unauffällige Trigger, die als bedrohlich wahrgenommen werden und primäre Reaktionen auslösen. Der schnelle sensorische Weg läuft über den Thalamus zur Amygdala und aktiviert selbstschützende Verhaltensweisen, die infolge häufiger Nutzung gebahnt sind. Der langsame Weg, der mit einem komplexen Wahrnehmen und Erfassen einer Situation einhergeht und alternatives Handeln ermöglicht, steht Kindern und Jugendlichen, die Bedrohungsreaktionen zeigen, nicht zur Verfügung. Häufig können wir dies bei Jugendlichen beobachten, die mit Fight-Mechanismen reagieren und Situationen als bedrohlich verkennen.

Die Abwehr von Sinngebung hat komplexe Folgen für die Entwicklung. Das wirkt sich unter anderem negativ auf Kognitionen aus. Ogden (1985) hat die Abwehr von »Sinngebung der Wahrnehmung« als eine Form des Zusammenbruchs der Dialektik im Übergangsraum beschrieben: Wenn dem Wahrgenommenen keine Bedeutung oder keinen Sinn gegeben werden kann, bleibt es wie ein Fremdkörper unbesetzt und unassimiliert. Trigger mit Wahrnehmungsverzerrungen aktivieren primäre Reaktionen, die Wahrnehmung von neuem verhindern. Infolge der Vermeidung von Sinngebung der neuen Wahrnehmung kann aus bestimmten Erfahrungen nicht gelernt werden und keine Systematisierung der Erfahrung (vgl. Damasio 1999; Pollak et al. 1998: zum Gedächtnis) erfolgen. Voraussetzung für Lernen und die Fähigkeit, neue Erfahrungen zu machen, ist die Fähigkeit, Ungewissheit zu ertragen, die von Bion sogenannte negative capability (1962/1990). Diese Fähigkeit rührt aus der potenziellen Sicherheit her, von Neuem und Unvorhersehbarem nicht existenziell bedroht zu werden. Über diese Fähigkeit verfügen Traumatisierte in der Regel nicht. Stattdessen versuchen sie, den Zustand der Ungewissheit mit Unruhe, Aktionismus oder Destruktivität zu füllen. Da die Fähigkeit, Ungewissheit zu ertragen, die Entwicklung von Selbstreflexivität ermöglicht und kognitive Strukturen aufbaut (Fonagy 1991; Fonagy et al. 2004), hat dies gravierende Folgen für die Entwicklung.

Die Leistungsdiagnostik emotional und komplex traumatisierter Jugendlicher (► Abb. 7-8) zeigt, dass Letztere im Mittelwert deutlich schlechtere Ergebnisse haben. Es handelt sich nur um eine kleine Gruppe Jugendlicher, sodass dieses Ergebnis lediglich einen gewissen Trend wiedergeben kann, der allerdings mit Befunden in der Literatur übereinstimmt.

Weitere Schwierigkeiten der betroffenen Kinder und Jugendlichen zeigen sich in der Aufmerksamkeitsregulierung: Im WCST (Wisconsin Card Sorting Test) zeigen sie auffällige Probleme der Perseveration, im D2-Aufmerksamkeitstest machen sie überdurchschnittlich viele Fehler, im TAP (Testbatterie zur Aufmerksamkeitsprüfung) zeigen sich verzögerte Antworten bei geteilter Aufmerksamkeit und eine unterdurchschnittliche Merkfähigkeit im Kurzzeitspeicher des Arbeitsgedächtnisses mit überdurchschnittlich hohen Antwortverzögerungen bei Reaktionswechseln.

Trotz ihrer teilweise überdurchschnittlichen Begabungsausstattung sind die früh traumatisierten Jugendlichen in der Regel aus der Schule ausgestiegen oder haben eine Karriere schulischen Abstiegs hinter sich. Die Diskrepanzen in den verschiedenen Bereichen sind zum Teil statisch hoch signifikant.

Solche Ergebnisse haben eine wichtige Bedeutung für die Therapie, weil ein Ansatz, der ausschließlich die psychischen Belastungen des Jugendlichen aufgreift, nicht ausreicht.

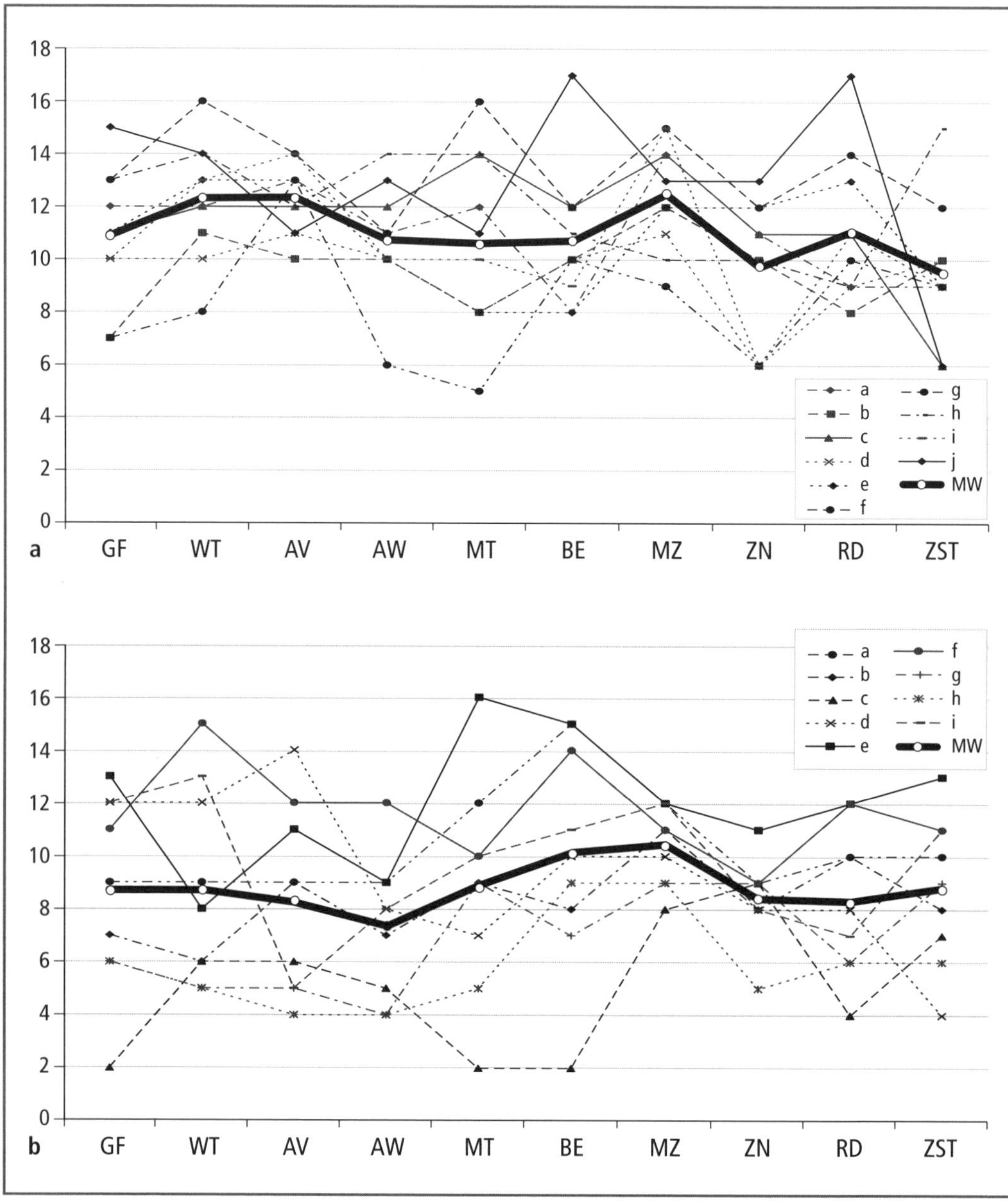

Abb. 7-8 **a** Ergebnisse der Leistungsdiagnostik (HAWIK/WIE) von 10 jugendlichen Patienten mit emotionaler Traumatisierung. **b** Ergebnisse der Leistungsdiagnostik (HAWIK/WIE) von 9 jugendlichen Patienten mit komplexer Traumatisierung.
HAWIK = Hamburg-Wechsler-Intelligenztest für Kinder, WIE = Wechsler Intelligenztest für Erwachsene; Subskalen: GF = Gemeinsamkeiten finden; WT = Wortschatztest, AV = allgemeines Verständnis, AW = allgemeines Wissen, MT = Mosaiktest, BE = Bilder ergänzen, MZ = Matritzentest, ZN = Zahlen nachsprechen, RD = rechnerisches Denken, ZST = Zahlen-Symbol-Test; MW = Mittelwert aller 10 (**a**) bzw. 9 (**b**) Patienten.

7.11 Posttraumatischer Stress und sensomotorische Störungen

! Bei den traumatisierten Kindern und Jugendlichen sind nichtsymbolisierte Erfahrungen im Körper, seinen Bewegungen und Reaktionen aufbewahrt.

Eine der Thesen zur sensomotorischen Integration besagt, dass eine gestörte Verarbeitung und Integration sensorischer und motorischer Abläufe zu Beeinträchtigungen bei der Planung und Abwicklung von Verhalten führt, die sich negativ auf konzeptuelle und motorische Lernprozesse auswirken (vgl. Fischer et al. 1997). Mit »sensomotorischer Integration« bezeichnet Ayres (1994) »jenen neurologischen Prozess, bei dem vom eigenen Körper und der Umwelt ausgehende Sinneseindrücke geordnet werden und der es dem Menschen ermöglicht, seinen Körper sinnvoll einzusetzen. Räumliche und zeitliche Aspekte der verschiedenen Sinneseindrücke werden interpretiert.« Bei Kindern und Jugendlichen mit Traumatisierungen in der frühen Entwicklung finden wir in der Regel sensorische und motorische Integrationsstörungen, die mit Beeinträchtigungen in den Wahrnehmungsmodalitäten einhergehen und darüber hinaus mit Störungen der Bilateralintegration und der Stellintegration verbunden sind. Solche Störungen führen zu multiplen Teilleistungsschwächen, z. B. in der akustischen, visuellen und visomotorischen Differenzierung.

Freuds Konzept des Körper-Ichs erfasst diese Störungen nicht. Das Körper-Ich, wie Freud es definiert, formt höhere mentale Funktionen: Handeln, Fantasieren und Verbalisieren sind alternative kodierende Systeme, die aus konkreten Erfahrungen resultieren. Das Körper-Ich ist danach ein psychologisches Konstrukt, das durch die Tür der Kognition geht. Auch Fischer et al. (1997), die das Körperbild als eine kognitive, überwiegend unbewusste Konstruktion definieren, nehmen Bezug auf eine höhere Ebene, indem sie das Körperbild als eine Synthese sehen, die Wünsche, Gefühle und Interaktionen mit anderen repräsentiert. Sie unterscheiden zwischen der Körperwahrnehmung im Raum (Körperschema), dem Wissen über den Körper, das mit Worten ausgedrückt wird (Körperkonzept), sowie emotional getragenen Haltungen, die über den Körper gemacht werden (Körperwert).

Santostephano (1995) hat untersucht, wie ursprünglich verkörperte, nichtsymbolisierte psychische Realität in symbolisierte umgewandelt wird und psychisches Wachstum erleichtert. Verkörperte nichtverbale unbewusste Schemata werden in den ersten beiden Lebensjahren konstruiert (Young 1992). Sie werden konserviert und repräsentieren Erfahrungen mit anderen und mit Dingen. Sie formen eine Hierarchie in der Organisation von Wahrnehmungen, Aktionen, Kognitionen und Emotionen. Solche Differenzierungen sind möglich, wenn die Entwicklungsbedingungen günstig sind (vgl. Pipp 1995: sensomotorische Arbeitsmodelle).

Eine Aufgabe der Entwicklung ist es zu lernen, die verschiedenen sensorischen Wahrnehmungen zu unterscheiden und motorische Antworten zu finden. Sensomotorische Erfahrungen sind unter anderem die Grundlage der Bildung von Gedächtnissystemen und des Denkens (Damasio 1999). Dies betrifft die kognitiven, motorischen und psychischen Systeme. Körpererfahrungen beeinflussen die Wahrnehmung von Objekten und ihre Sinngebung. Muster körperlicher Bewegungen und der interpersonalen Interaktion geben Hinweise für eine organisierte Sinngebung. Die Entwicklung von Bewusstsein ist mit Fähigkeiten verbunden, den Körper wahrzunehmen und die verschiedenen Sinnesnuancen körperlicher Sensationen zu verstehen. Kinder lernen, die Botschaften ihres Körpers zu deuten und in den Sequenzen zu verstehen (Pipp 1995). Indem sie zunehmend in der Lage sind, akkumulierte Wahrnehmungen zu etwas Ganzem zu koordinieren, lernen sie, wer sie sind. Indem sie ihre Handlungen erinnern, die sich als wirksam erwiesen haben, lernen sie zudem vorherzusehen, wie ihre Antworten am effektivsten sind.

Sensomotorische Störungen bei Traumatisierten werden zwar verschiedentlich erwähnt (z. B. bei Cahill et al. 1999; Carrey et al. 1995; Cicchetti u. Toth 1994; McPhillips u. Jordan-Black 2007; Perry u. Pollard 1998; Teicher et al. 2002), wurden jedoch bisher – auch infolge der Schwierigkeit, ausreichend valide Untersuchungsanordnungen zu finden – kaum untersucht. Klinische Befunde weisen darauf hin, dass gerade in diesem Bereich defizitäre Entwicklungen häufig sind. Infolge von Traumatisierungen ist die Beziehung zum Körper basal gestört. Wenn Kinder durch Traumata oder Vernachlässigung überwältigt wurden, ist die Fähigkeit, Botschaften des Körpers zu deuten und in Sequenzen zu verstehen, beeinträchtigt oder zerstört. Der Körper zeigt Spuren der Erstarrung und/oder Blockaden in der sensorischen Wahrnehmung und in motorischen Abläufen. Mentale Funktionen, die die Erfahrung prozessieren könnten, sind ebenfalls eingefroren.

Schore (1994) beschreibt, dass Überlastungen des sensorischen Systems wie bei wiederholten Traumatisierungen zu einem funktionellen Dyskonnektionssyndrom führen (Mucke et al. 1982). Markowitsch (1998) spricht von einem funktionellen Blockadesyndrom. Dissoziation geht mit der Abspaltung von Wahrnehmung einher – auch auf der körperlichen Ebene. Diese im Körper verankerten dissoziativen Vorgänge sind eine Folge von Blockaden in der sensorischen Informationsverarbeitung. Eine anästhetisierte Person fühlt keinen Schmerz.

Sensopsychische Verbindungen zur Umwelt werden heruntergeklappt und führen zu den klinisch beobachtbaren sensorischen Shut-down-Mechanismen. Dabei scheint im sensorischen Bereich vor allem das taktile System in Mitleidenschaft gezogen zu werden.

Im Rahmen der klinischen Routine wird in der kinder- und jugendpsychiatrischen Abteilung der Klinik Tiefenbrunn eine ausführliche sensomotorische Diagnostik durchgeführt. Die Untersuchungen führten wir mit folgenden Testverfahren durch: TIE-Test (Touch Inventory for Elementary School-Aged Children) (Royeen u. Fortune 1990), 2-PD (Zweipunkt-Diskrimination), Tüluc (Tübinger Luria-Christensen Neuropsychologische Untersuchungsreihe) (Hamster et al. 1980), Orientierende Bestimmung der Hemisphärendominanz nach Luria (1980), Elternfragebogen zur sensomotorischen Entwicklung (Arbeitsgruppe J. Kepper, H. Schrader-Mosbach, S. Bünger, A. Wagner). Die entsprechenden Diagnostikergebnisse einer Stichprobe von n = 106 Kindern und Jugendlichen mit schweren Entwicklungstraumatisierungen sind in Tabelle 7-4 dargestellt. Die Stichprobe bestand aus 58 Mädchen (54,7 %) und 48 Jungen. Das Durchschnittsalter der Kinder und Jugendlichen betrug 14,5 Jahre (SD = 2,62).

Die Ergebnisse der sensomotorischen Diagnostik zeigen, dass diese Kinder und Jugendlichen insbesondere im Bereich der Taktilität, hinsichtlich der Lateralisation und im Körperschema Auffälligkeiten aufweisen. Im Bereich der Taktilität zeichnen sich die Patienten mehrheitlich dadurch aus, dass sie entweder hypersensibel oder aber hyposensibel auf Schmerzreize reagieren. Sie können zudem Berührungen auf der Haut nicht gut lokalisieren und haben eine übermäßige taktile Abwehr. Bezüglich der Lateralisation lässt sich eine mangelhafte Bilateralintegration beob-

Tab. 7-4 Ergebnisse der sensomotorischen Diagnostik bei Kindern und Jugendlichen mit Entwicklungstraumatisierungen (n = 106)[1] (nach Cropp et al. 2012).

	Auffälliger Befund, n (%)
Vestibuläres System	
persistierende Nackenreflexe	48 (45,3)
Gravitationsverunsicherung	17 (16,0)
postrotatorischer Nystagmus	30 (28,3)
statisches Gleichgewicht	46 (43,4)
dynamisches Gleichgewicht	27 (25,5)
Taktiles System	
Schmerzempfinden	**68 (64,2)**
Berührungslokalisation	**77 (72,6)**
Abwehr	**72 (67,9)**
Formerkennung	56 (52,8)
Tiefensensibilität	
isolierte Bewegungen der oberen Extremitäten	44 (41,5)
isolierte Bewegungen der unteren Extremitäten	53 (50,0)
Muskeltonus	59 (55,7)
Nachahmen von Bewegungen	12 (11,3)
Kraftregulation	61 (57,5)
Lateralisation	
Bilateralintegration	**88 (83,0)**
Überkreuzen der Mittellinie	**80 (75,5)**
Händigkeit	24 (22,6)
Rechts-Links-Unterscheidung	27 (25,5)
Symmetrie der Körperseiten	12 (11,3)
assoziierte Mitbewegungen	49 (46,2)
Körperschema	
Körperkenntnis	8 (7,5)
Anpassung an äußere Bedingungen	**69 (65,1)**
Raumorientierung	23 (21,7)
Körperbild	**81 (76,4)**
Koordinative Fähigkeiten	
Feinmotorik	41 (38,7)
Schnelligkeit	36 (34,0)

Tab. 7-4 *Fortsetzung*

	Auffälliger Befund, n (%)
Ausdauer	40 (37,7)
Beweglichkeit	10 (9,4)
differenziertes Kraftmaß	61 (57,5)
Reaktionsfähigkeit	30 (28,3)
Körperkontrolle	58 (54,7)
Handlungsplanung	26 (24,5)
Visuelles System	
Visomotorik	44 (41,5)
Augensprünge	40 (37,7)
Verfolgen von Gegenständen/Zeilen	38 (35,8)

[1] Die Unterschiede in den Häufigkeiten der Merkmalsausprägungen (auffällig vs. nicht auffällig) wurden mittels Binomialtest auf Signifikanz geprüft.
fett = $p < 0{,}01$

achten. Die Kinder und Jugendlichen haben ferner Schwierigkeiten, über die Mittellinie zu kreuzen. Hinsichtlich des Körperschemas fällt vor allem ein wenig differenziertes Körperbild auf. Die Patienten sind außerdem nicht fähig, sich mit ihren Körperbewegungen adäquat an die äußere Umgebung anzupassen. In allen anderen untersuchten sensomotorischen Bereichen sind die Patienten der Stichprobe hingegen nicht signifikant häufiger beeinträchtigt. Man kann davon ausgehen kann, dass sich Auffälligkeiten bei frühkindlichen Traumatisierungen vor allem im Bereich der Nahsinne, der Bilateralintegration und des Körperschemas zeigen. Einschränkend muss allerdings erwähnt werden, dass entsprechende Untersuchungen an einer Stichprobe mit gesunden Kindern und Jugendlichen bislang fehlen.

Traumatische Belastungen gehen mit den bekannten Kampf-/Flucht-(Flight-/Fight-) und Erstarrungs-(Freeze-)Reaktionen (LeDoux 1992) einher. Die daraus folgenden Störungen in der Informationsverarbeitung lassen sich vor dem Hintergrund zweier unterschiedlicher Regulationsprinzipien erklären, die Folgen für die Enkodierung haben:

- Höhere kortikale Gebiete sind als Kontrollzentren ausgeschaltet. Wahrnehmung wird vermieden (gestörte Top-down-Regulation). Wahrnehmungsenkodierungen sind ohne Bedeutungsinformation.
- Bei traumatischen Reaktionen werden Körperzustände festgehalten bzw. eingefroren, die mit sensomotorischen Auffälligkeiten einhergehen (gestörte Bottom-up-Regulation, Schore 1994). Wir können solche eingefrorenen körperlichen Zustände gelegentlich bei sexuell traumatisierten Kindern an der Art erkennen, wie sie gehen. Sie drehen ihre Oberschenkel nach innen und pressen die Beine aneinander. (Dass umgekehrt aus solchen verkörperten Ausdrucksformen nicht unmittelbar auf Missbrauch zu schließen ist, dürfte sich von selbst verstehen.)

Traumamarkierungen manifestieren sich gerade auf der Körperebene. Unter traumatischen Belastungserfahrungen hören die verschiedenen Körpersensationen auf, zusammen zu arbeiten und eine kohärente sinnvolle Aktion zu orchestrieren (Damasio 1999). Während die geschockte Psyche und der Geist desorganisieren und fragmentieren, erstarrt der Körper im Zuge einer ursprünglich sinnvollen Handlungssequenz, die die Funktion der Selbstbewahrung hatte. Diese Sensationen sind nicht als Erinnerung gespeichert, sondern körperlich eingefroren und mit Konstriktion, Disstress, Erschrecken, Rigidität, Mangel an Energie oder anderen verwirrenden Symptomen verbunden. Körper und Geist sind unfähig, eine effektive Antwort zu finden. Unter normalen Umständen sind körperliche Sensationen Signale für Handlungen. Für Traumatisierte werden sie zu Signalen, die Lähmung oder unfokussierte Attacken herbeiführen.

Störungen im sensorischen System führen zu Auffälligkeiten im Körperbild und der Körperwahrnehmung. Die rechtsparietalen kortikalen Areale sind mit den taktil-kutanen und tiefen kinästhetischen Muskelsensationen assoziiert und bilden das neurobiologische Substrat des Körperschemas (Luria 1980). Störungen im Körperbild und im -schema von Kindern und Jugendlichen mit traumatischen Belastungen in der Entwicklung können im Mann-Zeichen-Test deutlich werden. Jugendliche **sparen** beispielsweise Teile ihres Körpers aus, **nehmen** Hände und Füße nicht wahr oder sehen ihren Körper völlig verzerrt (► Abb. 7-9).

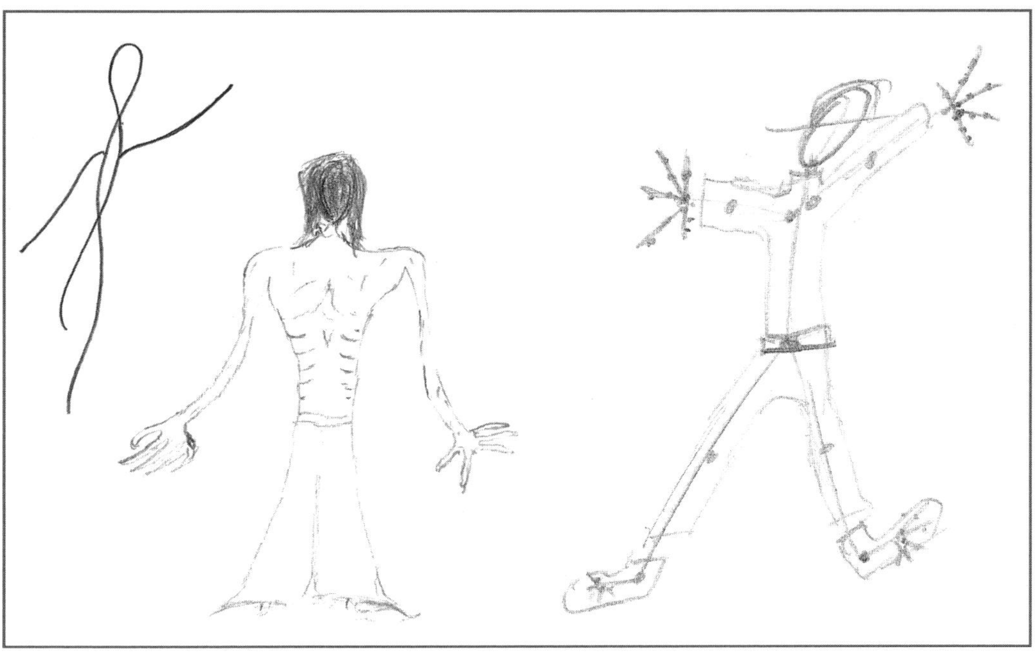

Abb. 7-9 Bilder eines 18-Jährigen, der seine wechselnden Körperzustände darstellt: zart, wie fliegend, Macho und durchsichtig bis auf die Knochen.

Fallbeispiel

An D. lassen sich die Störungen der sensomotorischen Integration gut verdeutlichen. Bei der Untersuchung seiner sensorischen Integrationsfähigkeit zeigt er deutliche Störungen in der taktilen Reizverarbeitung. Er konnte Reize schwer lokalisieren und differenzieren, hatte kein Schmerzempfinden, zeigte eine ausgeprägte Raumorientierungsstörung. Er war bemüht, einen guten Eindruck von sich abzugeben, und zeigte ein vordergründig angepasstes Verhalten. In seiner Gesichtsmimik brachte er tiefe Erstarrung zum Ausdruck. Sein Gesicht wirkte verhangen und depressiv. Dies waren Körperzustände, zu denen er keinerlei Verbindung herstellen konnte. Dass ihm das Schmerzempfinden fehlte, erklärten wir damit, dass er offenbar in Verbindung mit frühen schweren Schmerzerfahrungen die Wahrnehmung in diesem Bereich »heruntergeklappt« bzw. dissoziiert hatte. Seine Haut, insbesondere am Gesäß war übersät mit Narben, die durch frühe Misshandlung und Vernachlässigung entstanden waren. Seine körperliche Erstarrung ohne Verbindung zu Gefühlsempfindungen erschien als Fixierung in einer eingefrorenen traumatischen Szene. Seine Störung in der Raumorientierung könnte Folge seiner Vernachlässigung sein – statt Orientierungen in verschiedenen Räumen zu entwickeln, verbrachte er die Zeit unversorgt im Kinderbett.

Infolge seines ausgeprägten Erstarrungs- und Betäubungszustandes zeigte er starkes Interesse für grauenhafte traumatische Inszenierungen. In der Behandlung wurde deutlich, dass er über diese grauenhaften Bilder versuchte, eigene Bilder für das so früh erlebte Schreckliche zu finden, das jenseits jeglicher bebilderten Erfahrung lag und bisher nur in sensorischer Erstarrung ausgedrückt wurde.

Parietale Areale spielen eine zentrale Rolle bei der Verarbeitung somatosensorischer Informationen. Im primären parietalen Cortex sitzt das neuronale Gedächtnis des Körpers. Neuere Untersuchungen mit bildgebenden Verfahren an komplex traumatisierten Patienten bestätigen die Annahme einer neuronalen Entwicklungsstörung im rechten Parietallappen insofern, als ihr rechter Parietallappen in seiner Größe reduziert ist (Irle et al. 2005).

Es liegt daher nahe, dass sich auch im haptischen Bereich auffällige Befunde bei traumatisierten Patienten zeigen müssen. Haptische Wahrnehmung umfasst nicht nur Informationen über mechanische Reize auf der Körperoberfläche (taktile Wahrnehmung), sondern auch über die Beschaffenheit von Gegenständen. Untersuchungen zur haptischen Wahrnehmungsfähigkeit, einer Kombination von aktiv-taktiler und kinästhetischer Wahrnehmung, wurden unter anderem an jugendlichen Anorexiepatienten durchgeführt (Grunwald 1999; Grunwald u. Gertz 2001; Grunwald et al. 2001 a, b, c). Sie zeigten deutliche Auffälligkeiten in ihrer haptischen Wahrnehmung bei gestörtem multisensorischen Integrationsprozess. Eigene Untersuchungen an traumatisierten Jugendlichen verdeutlichen einen beeinträchtigten multisensorischen Verarbeitungs- und Integrationsprozess im rechten Parietallappen (► Abb. 7-10). Bei der Untersuchung ertasten traumatisierte Jugendliche eine Form, die sie nicht sehen können, und malen sie anschließend auf. Traumatisierte Jugendliche haben dabei große Probleme. Bei einzelnen gehen die Beeinträchtigungen bis hin zu einem Gestaltzerfall.

Fallbeispiel

M., ein 16-jähriger Jugendlicher, hat eine gute Wahrnehmungsfähigkeit mit einer erhöhten Reizoffenheit. Er kann sich nicht gut schützen und als geschützt erleben. Neue Räume scheinen zu Desorganisation zu führen. Er kann sich in einem größeren Raum nicht gut orientieren und braucht relativ viel Zeit, um sich zurechtzufinden. Ebenso führen neue Materialien im ersten Schritt zu einer Art Desorganisation. Wird er sicherer, lernt er relativ schnell. Beim Ertasten der haptischen Platten erfolgt ein völliger Gestaltzerfall, und die räumliche Zuordnung gelingt ihm nicht. M. zeigt keine ein-

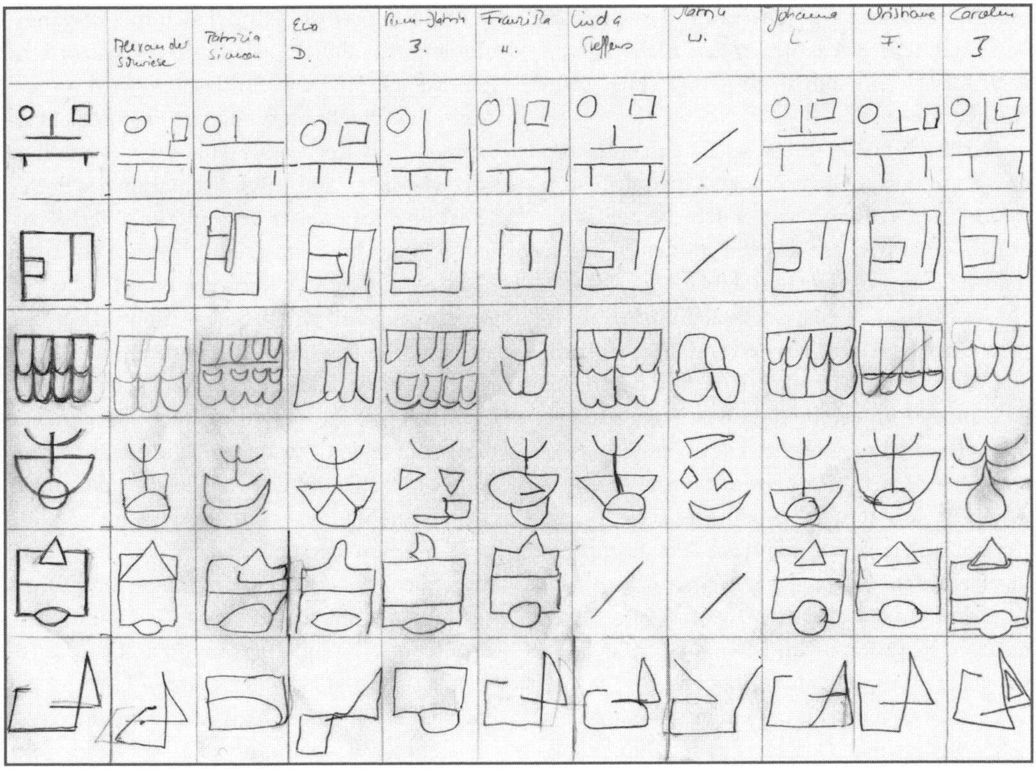

Abb. 7-10 Gestaltzerfall bei ertasteten Formen durch Beeinträchtigungen im rechten Parietallappen.

deutige Händigkeit. Er benutzt zwar beim Schreiben die rechte Hand, greift aber bei vielen Tätigkeiten mit der anderen Hand. Es finden sich Hinweise für eine Lateralisierungsstörung und einer gestörten Hemisphärendominanz.

Weitere Befunde von traumatisierten Jugendlichen verweisen auf die Komplexität ihrer im Körper verankerten Störungen.

Therapeutische Arbeit mit dem Körper bedeutet, an den Störungen in der Top-down- und der Bottom-up-Regulation, den Shut-down-Mechanismen, der Erstarrung und an körperlichen Dissoziationen und damit an den Notfallreaktionen des limbischen Systems und an den Spannungen in den Eingeweiden und Blutgefäßen zu arbeiten. In Abbildung 7-12 (S. 179) sind die Auswirkungen früher Traumatisierung zusammengefasst aufgeführt.

7.12 Bewusstsein – Körper – Fühlen: ein Exkurs zu Damasio

» Ich fühle, also bin ich. « (Damasio 1999)

Die folgenden Ausführungen greifen die Frage auf, wie Damasio die Entstehung von Bewusstsein aus körperlichen Zuständen erklärt. Damasio verwendet eine abstrakte Sprache. Um den Sinn seiner Ausführungen nicht zu verzerren, verwende ich in diesem Exkurs seine Ausdrucksweise.

Kernberg (1978, 1988) spricht davon, dass das Kind aus Selbst-Objekt-Affekteinheiten, die in der frühen Mutter-Kind-Interaktion auftauchen, Repräsentanzen bildet. Ähnlich meint Damasio »Die einfachste Form einer Gegenwart des Selbst in Beziehungen zu einem Objekt sei eine Vorstellung, und zwar die Art von Vorstellung, die ein Gefühl darstellt.«

Damasio unterscheidet zwischen mentalen Mustern, die Vorstellungen von Personen, Orten, Melodien und anderem beinhalten, und geistigen Mustern, die automatisch erzeugt werden und den Selbstsinn im Akt des Erkennens ergeben. Vorstellungen von einem Objekt, von einer komplexen Matrix aus Beziehungen, Reaktionen und Plänen sind geistige Eigenschaften eines autobiografischen Selbst, das ein Beobachter, ein Wahrnehmender, ein Erkennender, ein Denkender und ein potenziell Handelnder ist. Es handelt sich um das reflexive Selbst, das in der Lage ist, sich und andere zu betrachten, eine Fähigkeit, die Personen mit Traumatisierungen in der Entwicklung nicht selbstverständlich zur Verfügung steht. Ihre Erfahrungen sind (im Protoselbst) gespeichert, jedoch nicht reflexiv verfügbar.

Damasio erklärt, wie Bewusstsein entsteht: Er unterscheidet zwischen Protoselbst, Kernselbst und autobiografischem Selbst bzw. Selbstsinn. Das Protoselbst ist eine Ansammlung von Mustern von Augenblick zu Augenblick. Es handelt sich um einen Aktivitätszustand des Gehirns, der verschiedene Mechanismen repräsentiert – ein unbewusster Zustand des lebendigen Körpers in seinen Dimensionen. Viele Veränderungen bzw. Erfahrungen treffen die mehrdimensionale Gehirnrepräsentation des Körpers im engeren Sinne, ohne dass sie je bewusst werden.

Das Protoselbst befindet sich im Ausgangsmoment, das Objekt gelangt in die sensorische Repräsentation, das Protoselbst wird in ein durch das Objekt modifiziertes Protoselbst verwandelt. Das Kernselbst ist auf das Protoselbst angewiesen, es ist die Repräsentation des Protoselbst im Zustand der Veränderung. Das Kernselbst ist uns bewusst. Die einfachs-te Form des Bewusstseins ist das Kernbewusstsein, das den Organismus mit einem Selbstsinn im Hier und Jetzt ausstattet. Kernbewusstsein liegt vor, wenn die Repräsentationsmechanismen des Gehirns einen vorgestellten, nichtsprachlichen Bericht erzeugen, in dem niedergelegt ist, wie der eigene Zustand des Organismus davon beeinflusst wird, dass er ein Objekt verarbeitet.

Die komplexe Form des Bewusstseins, das erweiterte Bewusstsein, stattet den Organismus mit einem höheren Selbstsinn aus, mit Identität und Personalität. Das Kernbewusstsein ist ein einfaches biologisches Phänomen, eine einzige nichtsprachliche Organisationsebene, während das erweiterte Bewusstsein ein komplexes biologisches Phänomen mit verschiedenen Organisationsebenen darstellt. Das erweiterte Bewusstsein hängt vom konventionellen Gedächtnis und Arbeitsgedächtnis ab. Die beiden Bewusstseinsformen, das Kernselbstbewusstsein und das erweiterte Bewusstsein, entsprechen zwei Arten des Selbst. Der Selbstsinn, der aus dem Kernbewusstsein erwächst, ist das Kernselbst, ein flüchtiges Phänomen, das für jedes Objekt, mit dem das Gehirn interagiert, neu geschaffen wird.

Das autobiografische Selbst beruht auf den systematischen Erinnerungen an Situationen, in denen dem Kernselbst die grundlegenden Ereignisse im Leben des Organismus zur Kenntnis gelangt sind. Das autobiografische Selbst verfügt über ein autobiografisches Gedächtnis, das wächst und sich wandelt und auf permanenten Aufzeichnungen von Kernselbsterfahrungen beruht. Es ist Bestandteil des erweiterten Bewusstseins.

Es ist anzunehmen, dass Traumatisierte zwischen diesen beiden Arten des Selbst – dem Kernselbst und dem autobiografischen Selbst – eine Bewusstseinslücke aufweisen. Systematische Erinnerungen an traumatisierende Situationen werden nicht gespeichert. Zwar zeigen sich sichtbare Interaktionsphänomene von Traumatisierten mit potenziell traumatisierenden Objekten in Form von primären Reaktionen, die auf der Körperebene bzw. im Protoselbst repräsentiert sind, beispielsweise Erstarrung, ohne dass diese Reaktion (über die Strukturen zweiter Ordnung) jedoch im autobiografischen Selbst systematisiert würde.

Entwicklungsbezogen betrachtet gibt es Damasio zufolge in den frühen Stadien unserer Existenz kaum mehr als wiederholte Zustände des Kernselbst. Mit wachsender Erfahrung weitet sich das autobiografische Gedächtnis jedoch aus, und das autobiografische Selbst kann sich entfalten. Möglicherweise gehen die Phasen in der kindlichen Entwicklung auf eine sprunghafte Erweiterung des autobiografischen Gedächtnisses und eine sprunghafte Entfaltung des autobiografischen Selbst zurück. Dabei handelt sich zum Teil auch um Sprünge, die erst in der Adoleszenz vollzogen werden.

Die Kontinuität des Bewusstseins erwächst aus dem strömenden Fluss von nichtsprachlichen Erzählungen des Kernbewusstseins zu den Strukturen zweiter Ordnung. Die wichtigsten Funktionen der Strukturen zweiter Ordnung sind:

- Signale von Orten zu empfangen, die an der Repräsentation des Protoselbst beteiligt sind und die ein Objekt repräsentieren können
- ein neuronales Muster zu erzeugen, das in zeitlich geordneter Weise die Ereignisse beschreibt, die in den Karten erster Ordnung stattfinden
- die Vorstellung, die sich aus dem neuronalen Muster ergibt, direkt oder indirekt in den allgemeinen Strom von Vorstellungen einzuführen, den wir Denken nennen
- die Strukturen, die das Objekt verarbeitet, direkt oder indirekt mit Rückmeldungen zu versorgen, sodass die Objektvorstellung verstärkt werden kann

Protoselbst und Strukturen zweiter Ordnung bilden eine zentrale Instanz, deren Störung zu einer allgemeinen Aufhebung des Bewusstseins für jedes Objekt wird.

In den Strukturen, die dem Protoselbst und den Karten zweiter Ordnung zugrunde liegen, überschneiden sich die biologischen Funktionen bemerkenswert. An dieser Stelle wird die Homöostase reguliert sowie die Struktur und der Zustand des Körpers signalisiert. Dazu zählt auch die Verarbeitung von Signalen, die mit Schmerz, Lust und Trieben zu tun haben. Sie sind an den Prozessen der Emotion, des Gefühls, der Aufmerksamkeit und den Lernprozessen beteiligt.

Damasio unterscheidet drei verschiedene, miteinander verwandte Phänomene hinsichtlich des Fühlens: die Emotion, das Fühlen der Emotion und das Erkennen, dass wir ein Gefühl dieser Emotionen haben.

Wir wissen erst, dass wir eine Emotion fühlen, wenn wir merken, dass diese Emotion in unserem Organismus gespürt wird. Der Sinn für das Geschehen im Organismus entsteht, wenn das Protoselbst und seine Veränderungen in Strukturen zweiter Ordnung repräsentiert werden. Wir spüren die »Emotion als Objekt«, weil wir die Aktivitätsmuster in den Auslegeregionen der Emotionen und Strukturen repräsentieren, die für Repräsentationen zweiter Ordnung zuständig sind.

Damasio unterscheidet drei verschiedene Verarbeitungsstadien entlang eines Kontinuums:

- den emotionalen Zustand, der nicht bewusst ausgelöst und ausgeführt werden kann

- einen Gefühlszustand, der nicht bewusst repräsentiert werden kann
- einen bewusst gemachten Gefühlszustand

Die Emotion meldet sich in uns, wenn wir auf Auslösereize reagieren, die wir häufig gar nicht bewusst wahrnehmen. Gefühle rufen dagegen ihre endgültigen und dauerhaften Wirkungen im Theater des Bewusstseins hervor. Emotion und Bewusstsein sind unterschiedliche Phänomene, wenngleich ihre Grundlagen miteinander verknüpft sind. Niemand kann Gefühle beim anderen beobachten, jedoch gewisse Aspekte der Emotionen, die die Gefühle hervorrufen, die körperlich sichtbar werden. Repräsentationen der Außen- oder Innenwelt können unterhalb der Bewusstseinsschwelle erfolgen und trotzdem emotionale Reaktionen auslösen. Emotionen können nicht bewusst hervorgerufen werden und daher dem bewussten Selbst relativ unmotiviert erscheinen. Primäre Emotionen sind Trauer, Furcht, Freude, Ärger, Überraschung, Ekel. Zu den sekundären Emotionen zählen Verlegenheit, Eifersucht, Schuld und Stolz.

Emotionen sind komplizierte Bündel von chemischen und neuronalen Reaktionen, die ein Muster bilden. Emotionen haben mit dem Leben eines Organismus bzw. eines Körpers zu tun. Sie sind biologisch determinierte Prozesse, die von angeborenen Hirnstrukturen abhängen. Sie können automatisch, ohne bewusste Auslösung in Gang gesetzt werden.

Der Körper, das innere Milieu, das viszerale und vestibuläre System sowie der Bewegungsapparat, dienen den Emotionen als Theater. Emotionen beeinflussen auch die Arbeitsweise zahlreicher Schaltkreise des Gehirns. Die Vielfalt der emotionalen Reaktionen ist für tief greifende Veränderungen in der Landschaft des Körpers und des Gehirns verantwortlich. Damasios somatische Markerhypothese verweist auf die zentrale Rolle des Körpers und der emotionalen Regulation bei Entscheidungsprozessen und beim Planen.

Hintergrundemotionen bemerken wir an unauffälligen Details der Körperhaltung, der Geschwindigkeit oder des Schemas von Bewegungen, an minimalen Veränderungen der Häufigkeit oder des Tempos von Augenbewegungen und daran, wie stark die Kontraktion der Gesichtsmuskeln ist. Auslöser der Hintergrundemotionen sind in der Regel interne Prozesse. Lebensnotwendige Regulationsprozesse können Hintergrundsemotionen auslösen. Sie weisen die konstituierenden Reaktionen größerer Nähe zum inneren Kern des Lebens auf. Profile des internen Milieus und der Eingeweide spielen dabei eine entscheidende Rolle. Sie manifestieren sich in Veränderungen des Bewegungsapparates, etwa in unauffälligen Merkmalen der Körperhaltung und im allgemeinen Ausdruck der Körperhaltung. Daraus ergeben sich die Ebenen der Lebensregulation, die in Abbildung 7-11 dargestellt sind.

Die Allgegenwart der Emotionen in unserer Entwicklung und unserer Alltagserfahrung verknüpft praktisch jedes Objekt und jede Situation unserer Erfahrungen durch Konditionierung mit den fundamentalen Werten der homöostatischen Regulation (Belohnung, Bestrafung, Lust, Schmerz, Annäherung, Rückzug). Die maximale Wirkung entfalten Gefühle, wenn Bewusstsein vorliegt.

Abgesehen von der Emotion selber, die durch die Gesamtheit der Reaktionen bestimmt ist, müssen noch zwei weitere Schritte stattfinden, bevor die Emotion erkannt wird. Der erste Schritt ist das Fühlen, die Vorstellung von den Veränderungen, der zweite die Anwendung des Kernbewusstseins auf den ganzen Komplex von Phänomenen. Das Erkennen einer Emotion, das Fühlen eines Gefühls findet erst jetzt statt.

Die neuronalen Muster, die das Substrat eines Gefühls darstellen, entstehen aus zwei Klassen von biologischen Veränderungen:

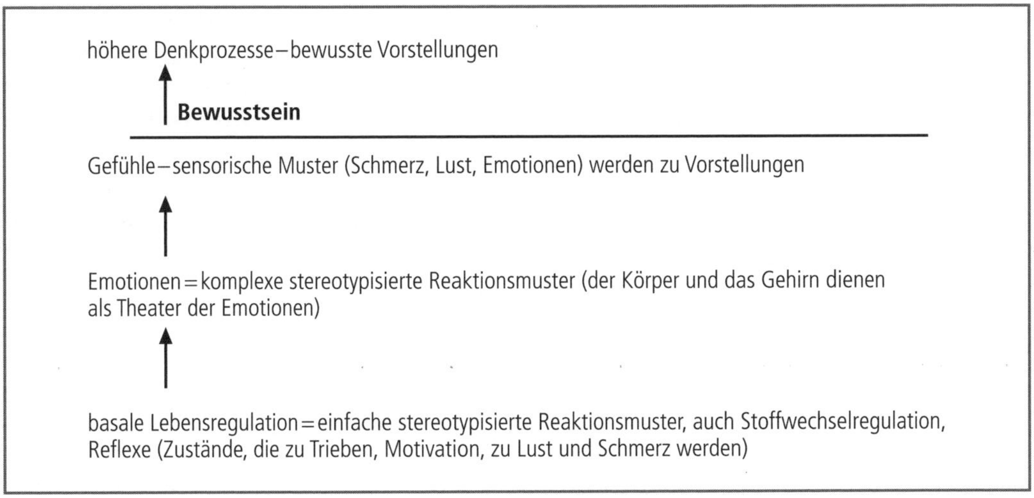

Abb. 7-11 Ebenen der Lebensregulation.

- Veränderungen, die mit dem Körperzustand zu tun haben
- Veränderungen, die den kognitiven Zustand betreffen

Damasio meint, dass ein Teil des Geistes, den wir Selbst nennen, biologisch gesprochen in einer Reihe von unbewussten neuronalen Mustern wurzelt, die wir den Körper im engeren Sinne nennen. Relative Stabilität ist auf allen Ebenen der Informationsverarbeitung erforderlich. Stabilität muss vorhanden sein, wenn dieser Teil des Geistes mit verschiedenen Objekten im Raum in Beziehung tritt oder wenn seine emotionalen Reaktionen auf bestimmte Situationen beständig sind. Zur Spezifikation des Überlebens gehören eine Grenze, eine innere Struktur und eine dispositionale Organisation für die Regulierung innerer Zustände, die die Aufgabe hat, das Leben aufrechtzuerhalten. Die Konstanz des inneren Milieus ist ein entscheidender Faktor für die Erhaltung des Lebens und zugleich Entwurf und Ansatzpunkt für das, was später ein Selbst im Geist wird.

Das somatosensorische System ist kein isoliertes System. Es ist eine Verbindung aus mehreren Subsystemen, die dem Gehirn Signale übermitteln und es jeweils über ganz verschiedene Aspekte des Körpers informieren. Die Signalgebung ist in drei große Bereiche untergliedert:

- das System des inneren Milieus und der inneren Organe
- das Vestibulärsystem und das System des Bewegungsapparates
- das System des feinen Tastsinns

Alle drei Systeme können sowohl in enger Zusammenarbeit als auch in relativer Unabhängigkeit arbeiten. Bei Berührung eines Objekts werden alle drei Systeme auf Karten des ZNS übertragen. Das Gehirn ist das aufmerksame Publikum des Körpers.

Zu erkennen, dass wir ein Gefühl haben, ein Gefühl zu fühlen, gelingt erst, nachdem die Repräsentanzen zweiter Ordnung angelegt sind, die für das Kernbewusstsein erforderlich sind. Es mag sich zunächst merkwürdig anhören, dass die Gefühle von Emotionen, die in der Repräsentation von Körperzuständen verwurzelt sind, erst erkannt werden, nachdem andere Repräsentationen des Körperzustandes integriert sind, die das Protoselbst erzeugen. Das Protoselbst geht dem Basisgefühl voraus und beide gehen dem Gefühl des Erkennens voraus, welches das Kernbewusstsein konstituiert. Der Körper ist – so Damasio – die wichtigste Bühne für Emotionen, ob direkt oder über seine Repräsentation in somatosensorischen Strukturen des Gehirns. Es gibt deutliche Hinweise dafür, dass sichere Bindung nicht nur mit der Fähigkeit zur Exploration der äußeren Welt, sondern auch mit einem metakognitiven Funktionieren und Explorieren der inneren Welt verbunden ist. Über den Körper und seine Zustände erhalten wir Botschaften, die sich auf der Grenze unterhalb des Bewusstseins bewegen.

Ein beeinträchtigtes erweitertes Bewusstsein scheint zur Auflösung des autobiografischen Selbst beizutragen, das bei Depersonalisationszuständen und bei multiplen Persönlichkeiten zu beobachten ist. Damasio wählt dabei das Bild einer Orchesterpartitur, die sich aus Verhaltenspartituren und kognitiven Partituren zusammensetzt. Bei verändertem erweitertem Bewusstsein sind Wachsein, basale Aufmerksamkeit und Hintergrundemotionen intakt, ebenso Routineverhalten und einige spezifische Emotionen. Auch einfache gezielte Verhaltensweisen sind nicht beeinträchtigt. Es ist in der Regel die kognitive Partitur, die bei einem beeinträchtigten erweiterten Bewusstsein mangelhaft ist. Die mentale Repräsentation des autobiografischen Geistes kann dann dermaßen verarmt sein, dass der Geist nicht mehr weiß, woher dieses Selbst kommt und wohin es geht.

Die Ausführungen von Damasio sind für die Behandlung von Kindern und Jugendlichen mit Traumatisierungen und Mentalisierungsstörungen (die unterentwickelte oder verarmte kognitive Partitur) wichtig. Die Sinnesabblendungen, die Abwehr von Sinngebung, die Seelenblindheit, die Störungen in der Informationsaufnahme, -weitergabe und -speicherung und die sensorischen Störungen begegnen uns nicht in verbalen Mitteilungen. Wir erkennen sie auch nur teilweise in der Gegenübertragung, der projektiven Identifikation, den Beta-Elementen, die wir in uns aufnehmen und erspüren. Vielmehr erkennen wir sie in den körperlichen Mitteilungen, in dem, was die körperlichen Gestaltungen des Kindes oder Jugendlichen zeigen. Wir bewegen uns hier an der Schwelle des Bewussten, und alle unsere Sinne sind darauf eingestellt, das vergangene und vor allem aktuelle Drama kognitiv, emotional und sensomotorisch miteinander zu verbinden.

Kinder und Jugendliche mit Traumatisierungen in der Entwicklung sind in früheren Ebenen der Lebensregulation stecken geblieben, da sie kaum Vorstellungen von sich selbst und von anderen bilden konnten und keine Übersetzungen ihrer Befindensäußerungen erfahren haben (► Abb. 7-12).

Fallbeispiel

D., dessen emotionale Zustände verkörperlicht, jedoch für ihn abgespalten, nicht verfügbar waren, hatte das, was Winnicott als zentrale frühe Erfahrung beschreibt, nicht erlebt, dass die Mutter dem Baby sein eigenes Selbst zurückgibt. Ihm hatte eine Mutter gefehlt, die ihn als denkendes, fühlendes und sehendes Wesen hätte wahrnehmen können und ihm eine solche Existenz als denkendes, fühlendes und sehendes Wesen hätte geben können. Die Erfahrung eines empathischen, seine Befindenszustände spiegelnden Objekts fehlte ihm. Stattdessen verblieb sein Körper Austragungsort für erstarrte emotionale Zustände, die einem erweiterten Bewusstsein infolge der fixierten Abspaltung nicht zugänglich wurden. So persistierten bei D. konkrete gehandelte und körperlich gelebte Zustände.

! Nicht: Ich denke, also bin ich, sondern: Ich fühle, also bin ich (Damasio 1999).
Oder:
Die Mutter gibt dem Baby sein eigenes Selbst zurück (Winnicott 1965/1974).
Oder:
Sie denkt mich als denkend, also existiere ich als denkendes Wesen (z. B. Fonagy 2002).

Auswirkungen von Vernachlässigung, Misshandlung und Missbrauch in der Entwicklung

Stressdeprivation – ungehaltener Stress – (sensorisch-affektive Deprivation)

↓

- (insuffiziente dyadische Regulation der Affekte durch die frühe Pflegeperson, mangelhafte Modulation von Zuständen) = Aktivierung von falschen, stresssensitiven Verbindungen
- Erregung (Zustände unregulierter hyper(para)sympathischer Erregung)
- Betäubung (Zustände von unreguliertem Rückzug und Selbstbewahrung)

primäre Reaktion

↓

- Kampf-/Flucht-/Erstarrungsmechanismen/Vermeidung, Dissoziation
- sensorische Shut-down-Mechanismen, kognitive Stillstände (gestörte Antwortbereitschaft)

Störungen infolge von Mängeln in der Informationsverarbeitung

↓

- in den Gedächtnisfunktionen
- in der Selbstregulation
- in sensorischen Modalitäten (z. B. Körperschemastörungen)
- in der Sprachentwicklung

Unfähigkeit, Stress zu regulieren

↓

- fortgesetzte Aktivierung beeinträchtigter interner Systeme
- Rückblenden – Reinszenierungen – Erregung – Betäubung

funktionell automatisierte Feedback-Mechanismen – Habitualisierung

↓

- Attributionsfehler
- Wiederholungszwang = Retraumatisierung

Abb. 7-12 Die Kaskade von Trauma in der Entwicklung: Anfang des Teufelskreises.

8 Normale und pathologische Entwicklung

8.1 Normale Entwicklung in der Kindheit

Säuglinge aktivieren in der frühen Pflegeperson Beschützerinstinkte. Mit ihrem Lächeln, Gurren, Schreien und vielfältigen Disstresssignalen gestalten sie aktiv die Interaktion mit der frühen Pflegeperson mit. Diese Fähigkeit bewirkt eine beinahe sofortige Korrektur von Dissonanzen in einem synchronisierten Prozess. Dabei bemühen sich die miteinander Interagierenden, einen Zustand der Reziprozität zu erreichen. Matching, attunement, Synchronisation, wechselseitige Freude oder wechselseitige Regulation beschreiben Vergleichbares. Bei diesem Miteinander handelt es sich um ein feedbackreguliertes Kontrollsystem, das hauptsächlich auf der affektiven Ebene arbeitet. Ziel ist, einen interpersonellen Zustand herzustellen, der Intimität, Bezogenheit, Soziabilität, Einssein, Liebe, Bindung und Wechselseitigkeit gewährleistet. Normalerweise sind Mutter und Säugling in dem erstaunlich hohen Umfang von 70 % der Zeit nicht aufeinander abgestimmt. Während normaler Interaktion entstehen bei einem gut regulierten Austausch positive Affekte, dagegen negative Affekte bei mismatch. Positive und negative Affekte befähigen den Säugling zunehmend, die Interaktion zu regulieren und wechselseitige Abstimmung zu erreichen. Dabei ist die Fähigkeit zur interaktiven Reparation, also die erfolgreiche Lösung von mismatch von zentraler Bedeutung, um negative Affekte zu reduzieren. Sie dient vielen Entwicklungsaufgaben. Durch die Mismatch-Reparation entwickelt das Kind ein Gefühl der Effektivität in der interaktiven Sphäre (Gianino u. Tronnick 1988). Diese auf Säuglingsbeobachtung basierenden Untersuchungen bestätigen Winnicotts (1965) Beobachtungen zur frühen Mutter-Kind-Beziehung. Innerhalb eines harmonisch regulierten frühen Mutter-Kind-Systems macht der Säugling die Erfahrung – so Winnicott –, dass seine Handlungen (durch Mismatch-Reparation; meine Ergänzung) die eigenen Zustände auf gewünschte Effekte hin beeinflussen können. Die Erfahrung von Omnipotenz oder Wirkmächtigkeit resultiert aus der Fähigkeit der Mutter, sich den Bedürfnissen des Kindes anzupassen und ihm die Illusion zu gewähren, dass das, was es erschafft, wirklich ist. Indem die Mutter die vorgegebene äußere Realität an die entwicklungsabhängigen inneren Bedingungen des Säuglings anpasst, produziert sie mit ihm einen gemeinsamen potenziellen oder intermediären Raum, der Mutter und Kind im Zusammenspiel verbindet. Der Säugling entwickelt im handelnden Ausüben von Initiative ein Gespür von etwas selbst Geschaffenem, von eigenen Bildern und Emotionen. Diese Erfahrung von Wirkmächtigkeit hat eine wichtige Bedeutung für die Entwicklung von Selbstregulation.

Das Neugeborene ist mit sensorischen und motorischen Fähigkeiten ausgestattet, die es ihm ermöglichen, sowohl kausale wie auch affektive Botschaften zu einer einheitlichen Information zu verbinden (Walker 1982; Walker-Andrews 1986). Stern (1985/1996) spricht von der Fähigkeit, amodal (multimodal) wahrzunehmen. Über diese amodale Wahrnehmung verfügen Säuglinge bereits von Anfang an. Sie versetzt sie in die Lage, verschiedene sensorische Ebenen gleichzeitig zu erfassen. Die globale Wahrnehmung erleichtert eine schnelle Entwicklung von relativ genauer Wahrnehmung von Formen, Dauer und Intensität.

Kleine Kinder sind eingebettet in das Hier und Jetzt. Sie können sich noch nicht selbst in einem größeren Kontext wahrnehmen, sondern sich selbst nur als Zentrum des Universums sehen. Alles, was passiert, ist direkt verbunden mit ihren eigenen Sensationen. Entwicklung besteht aus Lernen, eigene Erfahrungen zu meistern und zu besitzen sowie zu lernen, das Gegenwärtige als überdauernden Teil der eigenen persönlichen Erfahrungen zu erfassen (Kegan 1982). Piaget und Inhelder (1977) nennen das Dezentrierung – eine Fähigkeit, nicht mehr nur von den Erfahrungen, seine eigenen Reflexe, Bewegungen und Sensationen bestimmt zu sein (wie der Säugling), sondern sie zu haben (vgl. auch Young 1992: Körper sein und Körper haben). Dies ist ein sehr bedeutsamer Schritt in der Entwicklung. Er bedeutet nämlich, sich in selbstdistanzierender Weise zu betrachten und Erfahrungen zu mentalisieren, Fähigkeiten, die bei Kindern und Jugendlichen mit Selbstregulationsstörungen nur mangelhaft entwickelt sind. Die frühe Pflegeperson ist dabei von zentraler Bedeutung. Das Kind nimmt im Verhalten der Mutter nicht nur deren Reflexivität wahr, auf die es schließt, um ihr Verhalten erklären zu können, sondern es nimmt zuvor in der Haltung der Mutter ein Bild seiner selbst als mentalisierendes, wünschendes und glaubendes Selbst wahr. Der erste Spiegel, in dem sich der Säugling betrachtet, ist die frühe Pflegeperson, die in der Art ihrer Reflexion die kindliche Existenz widerspiegelt.

Im Erleben des Säuglings spiegelt die Mutter, was er handelnd erfährt. Erst durch den Dialog mit der frühen Pflegeperson wird für das Kind in Bildern fassbar, was es mit ihr im gemeinsamen Tun erschafft. Solange die Fähigkeit zur Objektpermanenz noch nicht entwickelt ist, erfährt der Säugling das Objekt als Teil einer Handlung. Er stellt mithilfe von Handlungen interessante Erfahrungen aus der Vergangenheit wieder her. Er handelt, als ob er denken würde. Tatsächlich empfindet er, dass er etwas bewirken kann, ohne dass diese Vorstellung bereits repräsentiert ist. Schaukelbewegungen können Versuche der Objektvergegenwärtigung sein, die als solche noch nicht repräsentiert sind, sondern sensomotorisch im Handeln erfahrbar gemacht werden. Sensomotorisch-perzeptuell-affektive Schemata werden zu Handlungs-Wahrnehmungs-Affekt-Mustern. Sie verhelfen dem Kind, ein Empfinden für die Privatheit seines geistigen Binnenraumes herzustellen (Lichtenberg 1991).

Aus den Erfahrungen von Urheberschaft, Selbstkohärenz, Selbstaffektivität und Selbstgeschichtlichkeit entwickelt sich ein Kern-Selbst (Stern 1985/1996). Unter Kern-Selbst versteht Stern ein erlebnishaftes Empfinden, das sowohl sensomotorische Schemata als auch affektive Züge einschließt. Damasio (1999) scheint etwas Ähnliches zu meinen, wenn er vom Kern-Selbst spricht, das auf das Protoselbst angewiesen sei – als Repräsentation des Protoselbst im Zustand der Veränderung. Das Kern-Selbst – so Damasio und Stern – ist uns bewusst oder kann mit Mühe bewusst gemacht werden. Die einfachste Form des Bewusstseins ist das Kernbewusstsein, das den Organismus mit einem Selbstsinn im Jetzt und Hier ausstattet. Dies passt mit der Aussage zusammen, dass der Säugling sich handelnd erfährt.

Erfahrungen von Urheberschaft und Selbstkohärenz sind bei frühen Traumatisierungen nicht selbstverständlich. Vorhersagbarkeit und Kontinuität sind jedoch wichtig, um ein Gefühl für Kausalität zu entwickeln und um Erfahrungen kategorisieren zu lernen. Ein Kind muss Kategorien entwickeln, um fähig zu sein, jede einzelne Erfahrung in einen größeren Kontext einzuordnen. Nur wenn es das tun kann, wird es in der Lage sein zu erfassen, was gegenwärtig geschieht.

Fonagy und Target (1995b, 2000) unterscheiden zwischen einem präreflexiven Selbst als unmittelbare, unvermittelte Erfahrung des Lebens und einem psychologischen Selbst als einem inneren Beobachter des seelischen Lebens. Ein präreflexives Selbst kann seine Reaktionen und seine mentalen Vorgänge weder in Vorstellungen erfassen noch sie innerlich abbilden. Reflexivität wird erst durch einen intersubjektiven Prozess erworben. Mentale Zustände wie Fühlen, Überzeugungen, Wünsche, Hoffnungen und Absichten werden durch ein geteiltes Verständnis zwischen Mutter und Kind erschaffen. Die Aufgabe der Mutter ist es, dem Kind gleichsam einen kreativen Spiegel zur Verfügung zu stellen, einen sozialen Spiegel, der für den Säugling Aspekte seiner Aktivität fassbar macht. Selbstreflexivität (Fonagy u. Target 2001; Fonagy et al. 2004) entwickelt sich, indem die Spiegelungen zusammen mit dem eigenen Erleben internalisiert werden und kognitiv zugängliche Repräsentationen initial unbewusster primärer Zustände bilden. Eine in sich kontingente, affektspiegelnde Umgebung bewirkt, dass eigenes Verhalten zu Selbstrepräsentanzen internalisiert wird, die die primären prozeduralen Selbstzustände des konstitutionellen oder auch des seelenblinden Selbst überlagern. Das ursprüngliche oder auch konstitutionelle Selbst – so Gergely und Watson (1996) – ist vor allem prozedural repräsentiert und der bewussten Introspektion nicht zugänglich. Um dennoch Verbindungen aufrechtzuerhalten zwischen den prozeduralen Zuständen und dem selbstreflexiven Selbst, ist das Prinzip der mentalen Kohärenz (Dennett 1987) von Bedeutung.

Exploratorische Aktivität von kleinen Kindern erfordert die Gegenwart von vertrauten Bindungspersonen, die physiologische Erregung modulieren, indem sie eine Balance zwi-

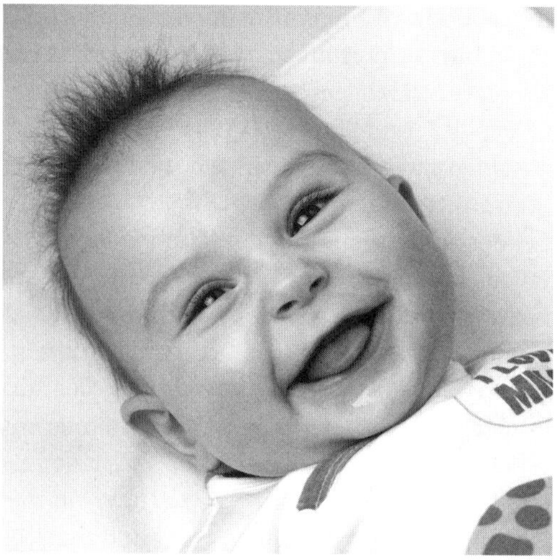

Abb. 8-1 Normale Entwicklung: Lust auf die Welt (© Ana Blazic Pavlovic – Fotolia.com).

schen Stimulierung und Beruhigung herstellen. In der Abbildung 8-1 wird die Lust auf Neues in mimischem Ausdrucksverhalten des Babys erkennbar. Es hat sich gezeigt, dass solche Regulationen sogar die Herzfrequenz von Müttern mit ihren kleinen Kindern während ihrer Interaktionen einschließen (Reite u. Fields 1985). Die Fähigkeit von Müttern, physiologische Erregung zu modulieren, verstärkt die Bindung des Kindes und ermöglicht Aktivitäten, die die Erregung verstärken und reduzieren, wenn die Kinder beispielsweise zwischen Exploration der Umwelt und Rückkehr zu ihrer Mutter hin und her pendeln. Dabei ist die Affektabstimmung zwischen Pflegeperson und Kind wichtig. In Sterns (1985/1996) Studien zeigten sich 48 wider Mütter in ihrem Verhalten in Reaktion auf ihre Kinder affektabgestimmt, spiegelnd und nachahmend (echoing). Die inneren Arbeitsmodelle, die aus solchen Interaktionen entstehen, hat Stern als Schemata »a way of being with« beschrieben.

Die Antworten der Pflegeperson wie Trösten und Beruhigen im passenden Moment schützen nicht nur das Kind vor den Wirkungen von überwältigendem Stress, sie befähigen das Kind vor allem, psychobiologische Regulationen zu entwickeln, um mit zukünftigen stressvollen Erfahrungen umzugehen. In diesem Prozess spielt die Mutter die zentrale Rolle eines psychoneurobiologischen Regulators der kindlichen affektiven Zustände. Mithilfe der Mutter werden zunächst Fähigkeiten zur kontrollierten Stressreaktion erworben.

Ergebnisse aus der Tierforschung geben Hinweise darauf, dass versteckte Regulatoren in frühen menschlichen Beziehungen eine zentrale Rolle spielen (► Abb. 8-2) (Hofer 1996). Die Mutter ist in einem weitaus umfassenderen Maße Regulator der kindlichen Gefühlszustände, als gemeinhin angenommen wird. Der Übergang von einer »Vorbindungsphase« im Sinne des Bindungserwerbs zu einer gebundenen Phase wird als Übergang von versteckten physiologischen Regulationen, die durch mütterliches Pflegeverhalten mit reguliert werden, hin zu gelernten Antworten verstanden, die mit spezifischen neuronalen Verschaltungen im zentralen Nervensystem (ZNS) einhergehen.

Biologische Systeme werden auf diese Weise mit inneren Objektrepräsentanzen verbunden, die emotionale und kognitive Zustände beeinflussen (Crittenden 1995; Schore 1994). Mütterliche Regulatoren kontrollieren neuronale Systeme, die Belohnung, Erregung und Schlaf ermöglichen, ebenso wie motivationale Zustände, Thermoregulation und Hunger (Hofer 1996).

Studien wie die über die Mannheimer Risikokinder (Laucht et al. 1997, 2002) haben gezeigt, dass gute Bemutterung einen positiven Einfluss auf die Langzeiteffekte von ungünstigen biologischen Risikofaktoren haben. Je mehr unterschiedlichen Risikofaktoren die Kinder ausgesetzt sind, umso weniger resilient sind sie. Wenn die Kinder eine Pflegeperson haben, die sich intensiv um ihr Wohl küm-

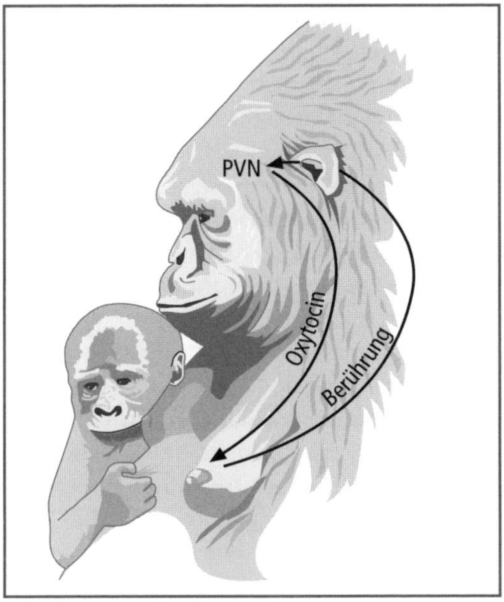

Abb. 8-2 Biologie und Bindung (nach Panksepp 1998). PVN = Nucleus paraventricularis des Hypothalamus.

mert, werden vermutlich die besten Resilienzbedingungen geschaffen.

Es gibt mittlerweile eine breite Forschung zu genetischen, epigenetischen und neuronalen Mechanismen der Resilienz, auf die an dieser Stelle nur ausschnitthaft eingegangen werden kann. Besonders erwähnenswert sind hier neurobiologische Untersuchungen zur Stressresilienz, weil sie die Fähigkeiten im Umgang mit Belastungsfaktoren maßgeblich erfassen und beispielsweise erklären, warum in einem Fall stressbedingte Lebensereignisse zu traumabedingten Störungen führen, im anderen Fall aber verkraftet werden können.

Vor allem in der Antwort auf Stress kann deutlich werden, inwieweit eine Person resilient reagiert. Hier spielt die HPA-Achse (Hypothalamus-Hypophysen-Nebennierenrinden-Achse; engl.: Hypothalamic-pituitary-adrenocortical axis) eine zentrale Rolle (Heim u. Nemeroff 2001). In zahlreichen Tiermodellen und auch in manchen Studien an Menschen konnte deutlich gemacht werden, dass Resilienz mit einer gut funktionierenden HPA-Achse verbunden ist. Dies bedeutet, dass es unter Stress zu einer schnellen Aktivierung von Kortisol und einer wirksamen Beendigung kommt. Bei anhaltendem und unkontrolliertem Stress kommt es jedoch zu hohen Kortisol-Ausschüttungen, die zu Hochdruck, Immunsuppression sowie kardiovaskulären Krankheiten und anderen gesundheitlichen Problemen führen können. Hohe Kortisol-Ausschüttungen haben aufgrund ihrer neurotoxischen Wirkung fatale Folgen für das Gehirn. So kann es insbesondere in der Hippocampusregion zu Atrophie von Neuronen kommen (McEwen u. Milner 2007). BDBF (brain-derived neurotrophic factor), ein neurotropher Faktor, schützt bei Gesunden neuronale Hirnstrukturen vor schädigenden Wirkungen von Stress (Duman u. Monteggia 2006). Da die Stressantwort sehr eng mit dem Bindungssystem verbunden ist, spielen die frühen Entwicklungsbedingungen eine zentrale Rolle (s. u.).

Auf Stress reagieren ebenfalls das adrenerge und das noradrenerge System. Beide sind mit Kampf- und Fluchtreaktionen in Belastungssituationen assoziiert. Ihre genauere Wirkungsweise kann bisher noch nicht klar definiert werden, das Gleiche gilt für das serotonerge und dopaminerge System.

Wichtig sind die Wirkungen von Gen-Umwelt-Interaktionen auf die Resilienz. So sind HPA-Achsen-bezogene Gene bekannt. Es gibt funktionelle Varianten von mineralocorticoiden und glucocorticoiden Rezeptorgenen, welche die Aktivierung und Beendigung der Antwort der HPA-Achse auf Stress regulieren. Am besten untersucht ist die Gen-Umwelt-Interaktion im Promoter des menschlichen Serotonin-Transporter-Gens. So scheinen Träger des kurzen Allels von 5-HTTLPR mit einem Risiko für Depressionen bei belastenden Lebenserfahrungen, einschließlich Kindesmisshandlungen, assoziiert zu sein (Caspi et al. 2003; Ising et al. 2008). Die funktionelle Bildgebung zeigt, dass Personen mit kurzen Allelen gleichsam einen biologischen Marker für eine verstärkte Reaktionsbereitschaft auf Stress tragen. Auch weitere Polymorphismen scheinen mit einer gewissen Risikobelastung einherzugehen.

Bei Gen-Gen- und Gen-Umwelt-Interaktionen zeigt sich, dass eine Monoaminoxidase-A-Interaktion die endokrine Antwort auf psychologische Herausforderungen mit beeinflusst. Soziale Unterstützung scheint Effekte des kurzen Allels abzuschwächen, ebenso scheint dies auch bei anderen Genotypen der Fall zu sein.

Des Weiteren finden sich auch wichtige epigenetische Mechanismen bei der Resilienz-Entwicklung. Hier sind insbesondere die Studien der Arbeitsgruppe um Meaney (Meaney u. Szyf 2005) wichtig, die an Tiermodellen deutlich machen konnten, dass Mäuse, die eine fürsorgliche Aufzucht erfahren haben, deutlich stressresilienter, d.h. mit abgeschwächten Kortisol-Reaktionen, reagierten als schlecht versorgte Mäusebabys. Dabei konnte eine Anreicherung von Glucocorticoid-Rezeptoren im Hippocampus bei gut versorgten Mäusebabys festgestellt werden. Bemerkenswert ist, dass Mäuse von schlecht versorgenden Müttern durch die Aufzucht von gut versorgenden Müttern diese Stressresilienz ebenfalls entwickelten. Diese Unterschiede in der Methylierung und Demethylierung bei der Genexpression entwickeln sich in den ersten Lebenstagen und dauern bis ins hohe Erwachsenenalter an. Es kommt zu epigenetischen Veränderungen, die auch an die nächste Generation weitergegeben werden (Weaver et al. 2004). Die Bedeutung der Tiermodelle mit den Veränderungen der Glucocorticoid-Rezeptoren im Hippocampus konnte partiell auch bei Erwachsenen nachgewiesen werden. Diese Untersuchung wurde an Personen durchgeführt, die sich erfolgreich suizidiert hatten. Bei der Unterscheidung zwischen Personen, die frühe Traumatisierungen erfahren hatten, und Personen ohne frühe Traumatisierungen zeigt sich, dass die Traumatisierten eine deutlich niedrigere Glucocorticoid-Rezeptorendichte im Hippocampus aufwiesen (McGowan et al. 2009).

Diese Untersuchungen verdeutlichen die langfristige Bedeutung früher Kindheitsbelastungen für die Entwicklung. Es kann mittlerweile als gesichert gelten, dass eine frühe gute Pflege mit feinfühliger Abstimmung, Affektspiegelung, Markierung, Kontinuität und Vorhersehbarkeit aufseiten der frühen Pflegeperson zu Expression von Genabschnitten führt, die eine erhöhte Stressresilienz und Fähigkeiten zur Mentalisierung zur Folge haben und mit sicheren Bindungsmustern einhergehen. Die Fähigkeit zur Mentalisierung bedeutet, dass man sich Gedanken, Gefühle, Bilder und Vorstellungen von sich selbst und anderen machen kann und damit im Umgang mit sich und der sozialen Umwelt, im Lernen und kognitiven Erfassen sowie in den Immunantworten günstigere Voraussetzungen hat.

Bei ungünstigen frühen Pflegebedingungen werden demgegenüber Genabschnitte aktiviert, die mit einer mangelnden Fähigkeit im Umgang mit Stress einhergehen, zu Mentalisierungsstörungen und Einschränkungen in der sozialen, kognitiven und emotionalen Entwicklung führen, die mit frühen primären Antwortmustern wie Kampf, Flucht, Erstarrung, Dissoziation, Verlust von Kohärenz und mangelnder Selbst- und Affektregulation assoziiert sind.

Insgesamt verweisen die Studien darauf, dass sowohl Anlage- als auch Umweltfaktoren einen wichtigen Beitrag zur Resilienz leisten und in ihrer Bedeutung nicht vernachlässigt werden sollten.

8.2 Bindungsmuster

Frühe Bindungen erschaffen eine innere Landkarte von der Welt (Bowlby 1969, 1973, 1980). Diese Karte hält die Bilder des Kindes von sich selbst, seinen Pflegepersonen und von der Art fest, wie es in der Welt zugeht. Die inneren Bilder der Welt sind aus kognitivem und affektivem Wissen über die Welt zusammengesetzt. Die Gefühle und das subjektive Wissen wirken als Übersetzer von dem, was eine gegenwärtige Situation bedeutet, indem die aktuelle Erfahrung mit vergangenen Erfahrungen verglichen wird (Damasio 1999). Die besonderen Gefühle werden durch die hereinkommende Information geweckt und determinieren beides, die Intensität der Reaktion ebenso wie die Spezifität der Antwort. Gefühle werden durch das kognitive Verstehen dessen, was passiert, moduliert und erlauben so flexible Antworten. Beides, Gefühle und Kognition, sind wichtig: Kinder, die nur kognitive Schemata benutzen und keinen Kontakt zu ihren Gefühlen haben, sind ebenso gestört wie andere, die nur Gefühle verwenden (vgl. Verlust dialektischer Spannungen: IIMa, c; Kap. 7.4.2, S. 144).

Ärger und Wut sind wichtige kommunikative Signale für die Bindungsfigur (Bowlby 1969, 1973), da sie ein Weg sind, die Intensität der Kommunikation zu verstärken. Wenn solche Strategien misslingen, kann der Dialog entgleisen, weil das Ziel, Kommunikation herzustellen, nicht erreicht wird. Bei Abwesenheit passender Regulierungen durch die Pflegeperson können verschiedene intersubjektive, intrapsychische und physiologische Kompensationsmechanismen aktiviert werden, die unpassendes, widersprüchliches oder auch kontrollierendes Verhalten zur Folge haben. Angst kann mit dem Mangel an gefühlter Sicherheit, mit Aufmerksamkeitsausblendungen, mangelhafter Kommunikation und unregulierten Erregungszuständen verbunden sein.

Bindungsrepräsentanzen und innere Arbeitsmodelle regulieren weitgehend unbewusst die Richtung und Organisation von Aufmerksamkeit und Gedächtnis sowie den Zugang zum Wissen über sich selbst und den Zugang zu anderen. Unverzerrte kognitive und emotionale Prozesse sind das Ergebnis eines erfolgreichen Containments.

Bindungsmuster wirken sich auf die gesamte Lebensentwicklung aus: Sie setzen Fundamente, die die Richtung bestimmen, wie Kinder Information aufnehmen und prozessieren (Adshead et al. 2000; Greenberg 1999). In ihren Kleinkindstudien hat Mary Ainsworth (1985) drei Bindungstypen beschrieben, die das Verhalten kleiner Kinder im Verhältnis zu ihrer Pflegeperson organisieren: sicheres, unsicher-vermeidendes und ängstlich-ambivalentes Verhalten. Diese Muster sind eine Folge unterschiedlicher mütterlicher Antworten auf die Signale ihres Kindes. Sichere Kinder sind in der Lage, sich auf beides, ihre Gefühle und ihre Gedanken zu verlassen, die ihnen helfen, ihre Reaktionen in jeglicher Situation zu gestalten.

55–65 % der Kinder verfügen über eine sichere Bindung. Eine sichere Bindung entsteht, wenn die frühe Pflegeperson als sichere Basis zur Verfügung steht. In der fremden Situation zeigt das sicher gebundene Kind spezifische Verhaltensweisen: Es kann frei explorieren, wenn die Pflegeperson erreichbar ist, und reagiert bei Trennung mit Stressreaktionen. Es begrüßt die Mutter bei Wiedervereinigung, sucht Kontakt, wenn unangenehme Erfahrungen gemacht werden, und beginnt danach wieder mit Exploration. Sicher gebundene Kinder haben gelernt, ihre Gefühle und ihr Denken miteinander zu verbinden (Crittenden 1995; Crittenden u. McKinsey 1997). Sich verstanden zu fühlen, gibt ihnen Selbstvertrauen und das Gefühl, in der Lage zu sein, schwierige Situationen zu bewältigen und Menschen zu finden, die ihnen helfen, damit umzugehen. Sicher gebundene Kinder lernen ein komplexeres Vokabular, um ihre Gefühle zu beschreiben, z. B. Hass, Ekel und Ärger, und verbringen mehr Zeit damit, physiologische Zustände wie Hunger und Durst zu beschreiben als misshandelte Kinder (Cicchetti u. White 1990). Sie können über ihre Gefühle kommunizieren oder wirksame Antworten formulieren. Sichere Bindung ist somit nicht nur mit der Fähigkeit zur Exploration der äußeren Welt verbunden, sondern auch mit einem metakognitiven Funktionieren und Explorieren der inneren Welt. Sicher gebundene Kinder können für sich sorgen, solange die Umgebung mehr oder weniger vorhersehbar ist, während sie zugleich wissen, wie sie Hilfe bekommen, wenn sie von Stresssituationen überwältigt werden. Sie haben ein basales Gefühl, verstanden zu werden, da sie von ihrer Pflegeperson passende Antworten bekommen, die ihr Verhalten reflektieren.

Untersuchungen an Tiermodellen zeigen, dass Oxytocin eine Schüsselrolle in der Regulation von komplexem sozialem Verhalten spielt (Carter 2014; Heinrichs et al. 2009). Oxytocin ist das Hormon, das Bindungsprozesse unterstützt. Es hat eine wichtige Bedeutung beim Geburtsprozess. Durch das Saugen des Babys an der Mutterbrust wird Oxytocin ausgeschüttet, was die Bindung zwischen Mutter und Kind stärkt. Dieses interaktive Geschehen trägt zur Stressresilienz bei. Oxytocin beeinflusst aber nicht nur das Verhalten in der frühen Mutter-Kind-Beziehung, sondern generell Beziehungen von Menschen. Wegen seiner beziehungsaktivierenden Funktion wird es gegenwärtig auch in der Behandlung von autistischen Störungen eingesetzt.

Sind Pflegepersonen inkonsistent, frustrierend, gewalttätig, intrusiv oder auch vernachlässigend, werden Kinder unerträglichem Stress ausgesetzt, ihnen fehlt das Gefühl, dass jemand da ist, der ihnen helfen könnte (Cicchetti 1995; Cicchetti u. Carlson 1989). Ohne die Erfahrung, sich auf ihre Pflegepersonen verlassen zu können, erleben diese Kinder exzessive Angst, Wut und Verzweiflung. Diese Gefühle können so extrem sein, dass sie dissoziative Zustände oder auch autoaggressives Verhalten (vgl. Bürgin 1998; Fraiberg 1982; Riedesser et al. 2008) in Gang setzen. Diese verängstigten, außer sich geratenen und erregten Kinder lernen entweder ihre Gefühle zu ignorieren – wie das bei vermeidend gebundenen Kindern der Fall ist – oder ihre Wahrnehmungen (Kognitionen) auszublenden – dies findet man bei ängstlich ambivalent gebundenen Kindern (Crittenden 1988).

Das misshandelnde Verhalten der Pflegeperson unterminiert die kindliche »theory of mind«. Es kommt zu einem breiten Mangel in der Fähigkeit zur Symbolisierung. Da sie nicht in der Lage sind, ihre Pflegeperson dazu zu bringen, ihnen Sicherheit und Wohlbefinden zu vermitteln, greifen die Kinder auf innere Erfahrungen zurück, um ihre Erregung zu modulieren.

Dodge und Somberg (1987) weisen eine besondere Form sozialer Wahrnehmung bei körperlich misshandelten Kindern nach, die dem anderen feindliche Absichten attribuiert oder auf ihn projiziert. Ihre Untersuchungen zeigen, dass Kinder und Erwachsene sich so verhalten, dass frühe Bindungsmuster entsprechend den inneren Arbeitsmodellen verstärkt und fortgesetzt werden. Bei einer sicheren Bindung werden gutartige Kreise geschaffen, die Zuneigung zu entsprechenden Bindungsfiguren wieder herstellen (Mitchell 1988). Dem entsprechen auch Untersuchungen von Sroufe et al. (1990), die festgestellt haben, dass sich Lehrer sehr unterschiedlich gegenüber Kindern mit sicheren und unsicheren Bindungsmuster verhalten. Sie waren warm, unkontrolliert und positiv zu sicher gebundenen Kindern, während sie kontrolliert, mit negativen Erwartungen und Ärger im Hinblick auf Zusammenarbeit mit vermeidend gebundenen Kindern reagierten. Ein Teufelskreis entsteht bei einem dysfunktionalen Arbeitsmodell, das gleichsam zum Selbstläufer wird. Das hat auch Bedeutung für die Psychotherapie, indem das Verhalten von Patienten bestimmte Antworten beim Therapeuten hervorruft (Eagle 1995).

Fairbairn (1952) schreibt über eigenartige Loyalitäten, die Menschen gegenüber ihren deprivierenden, zurückweisenden frühen Bindungsfiguren haben. Er sieht eine solche Loyalität in Verbindung mit dem Bedürfnis, innere Objekte zu haben, auch wenn es sich um schädigende Objekte handelt, weil ein Besetzungsabzug oder der Verlust solcher Objekte zu einer leeren inneren Welt führen würde. Dies ist in der Therapie von früh und komplex traumatisierten Kindern und Jugendlichen ein besonders wichtiger Aspekt, der sich mit der Frage verknüpft, welcher Teil der elterlichen Objekte Bestand haben kann, weil er nicht böse, betrügerisch, missbrauchend usw. ist. Bindung führt zumindest zu der Fähigkeit zur Selbstexploration und -reflexion. Eine objektlose Welt, die ohne Objekte und Identifizierung verbleibt, ist – so Fairbairn – eine ultimative psychische Gefahr und Terror, denen man begegnen muss.

Lösungen, die Kleinkinder für den Umgang mit solchen frühen traumatisierenden Erfahrungen finden, zeigen sich in ihren Arbeitsmodellen (Kobak 1999 u. a.). So besteht ein Zusammenhang zwischen Deprivation und Bindungsstörung, der allerdings nicht linear zu verstehen ist (O'Connor et al. 2000). Eine zwei Jahre anhaltende Deprivation mit der Trennung von der Mutter bei gleichzeitig günstigen Pflegebedingungen hat nicht unbedingt eine schwerere Bindungsstörung zur Folge als eine frühe, aber nur kurze Deprivationserfahrung.

20–25 % der Kinder sind vermeidend gebunden. Das vermeidend gebundene Kind zeigt sich in der fremden Situation an der Pflegeperson wenig interessiert und exploriert eifrig. Bei Trennung zeigt das Kind äußerlich kaum Disstress. Es ignoriert oder vermeidet die Pflegeperson, wenn diese wieder auftaucht. Vermeidend gebundene Kinder ignorieren ihren Disstress und ihre Wünsche und richten ihre Bedürfnisse extrem nach den Bedingungen um sie herum aus. Indem es ihnen gelingt, unangenehme Gefühle zu vermeiden, schützen sie sich gegen weitere Verletzungen. Sie neigen dazu, sich nach außen hin falsch positiv zu geben, ohne auszudrücken, was innerlich mit ihnen ist. Infolge dessen entwickeln sie keine Sprache, mit der sie ihre Gefühle beschreiben können, und sie bleiben »unverbunden« mit dem, was sie fühlen (Crittenden 1995). Sie wissen nicht, wer sie sind und was sie zufrieden stellt. An der Oberfläche erscheinen sie unabhängiger als andere Kinder, sind tatsächlich aber unfähig, Freundschaften zu entwickeln und Intimität zu erleben. Sie bleiben unter Umständen auch durch Psychotherapie unberührt, weil eine wechselseitige Beziehung nicht zustande kommt.

Etwa 10–15 % der Kinder in der Normalbevölkerung sind ambivalent gebunden. In der fremden Situation zeigt das ambivalent gebundene Kind wenig explorierende Aktivität. Es nimmt die Pflegeperson in Beschlag und hat Schwierigkeiten, sich zu beschäftigen. Es sucht Kontakt und leistet Widerstand dagegen. Es ist ärgerlich oder sehr passiv.

Im Gegensatz zu vermeidend gebundenen Kindern neigen ängstlich-ambivalente Kinder dazu, sich auf ihre Gefühle zu verlassen, ohne an die Folgen ihrer Aktionen zu denken. Verwirrt über das, was sie wahrnehmen, beziehen sie sich auf ihre Gefühle, sind aber nicht in der Lage, über die Bedeutung ihrer Erfahrungen nachzudenken. Deshalb bleiben sie sozial isoliert. Im Gegensatz zu den vermeidend gebundenen Kindern suchen sie anhaltend nach sozialer Unterstützung und fühlen sich gleichzeitig unverstanden und schlecht behandelt. Logische Argumente haben in der Regel wenig Wirkung auf ihre Erwartungen.

15–20 % der Kinder in der Normalbevölkerung werden als desorganisiert oder desorientiert eingestuft. Kinder mit desorganisierter Bindung haben in der Regel traumatisierende Erfahrungen gemacht. Wenn Kinder unkontrollierbarem Stress ausgesetzt waren und die Pflegeperson Erregung nicht ausgeglichen hat – wie das bei Kindern der Fall ist, die familiärer Gewalt ausgesetzt waren – wird das Kind unfähig sein, Erfahrungen in einer kohärenten Form zu organisieren und zu kategorisieren (Lyons-Ruth u. Jacobvitz 1999). Carlson et al. (1989, 1998) haben gezeigt, dass 80 der traumatisierten Kinder desorganisierte Bindungsmuster aufweisen. Sie können weder ihre emotionalen Zustände regulieren, noch sind sie fähig, sich auf andere zu verlassen, die ihnen helfen könnten.

Maine und Solomon (1986, 1990) haben erstmals Kinder beschrieben, die sie als desorganisiert bezeichnet haben. Die Kinder erscheinen beunruhigt, schreien, fallen zusammengekauert auf den Boden, stecken ihre Hand in den Mund und reagieren mit eingezogenen Schultern auf eine kurze Trennung von den Eltern. Andere desorganisierte Kinder zeigen widersprüchliches Verhalten, indem sie sich beispielsweise wie in einem Kreis drehen und sich gleichzeitig den Eltern nähern. Wieder andere Kinder erscheinen desorientiert, erstarrt in allen Bewegungen, während sie gleichzeitig ein tranceähnliches Ausdruckverhalten zeigen (Erstarrung, Dissoziation). Die Pflegeperson ist beides gleichzeitig, Quelle von Wohlbefinden und von Bedrohung. Das führt zu widersprüchlichen Reaktionen, Flucht (flight) und Annäherung an die Pflegeperson, was mit einem Erleben von Furcht ohne Lösung verbunden ist und zu einem Kollaps der Verhaltensstrategien führt. Die Kinder zeigen neben starkem Bindungsverhalten plötzliches Vermeiden, Erstarren und betäubtes Verhalten, Unlust oder Ärger. Sie präsentieren Stereotypien, asymmetrische Bewegungen, unpassende Bewegungen und anormale Körperhaltungen, wenn ein Elternteil anwesend ist. Ihr Verhalten ist desorganisiert und desorientiert: Sie laufen desorientiert herum, ihre Ausdruckformen sind verwirrend, ihre Affekte wechseln rasch (Lyons-Ruth 1991, Lyons-Ruth et al. 1999). Es scheint so, als ob diesen Kindern kohärente organisierte Strategien im Umgang mit Trennungsstress fehlen.

Das Verhalten einiger Kinder lässt sich schwer klassifizieren, unter anderem deshalb, weil sich im Alter von fünf bis sieben Jahren das desorganisierte Muster durch die Fähigkeit des Kindes erweitert, die Beziehung zu kontrollieren. Das zeigt sich darin, dass sich das Kind anstrengt, den Elternteil zu unterhalten oder ihn in einer erniedrigenden befehlenden Art zu behandeln (Goldberg et al. 2003). In zwei prospektiven Studien konnte dieses Phänomen des Wechsels von desorganisiertem Verhalten zu einem Kontrolle ausübenden Verhalten beobachtet werden (Jacobvitz u. Hazen 1999). Die Kontrolle wird durch angepasstes oder aggressives Verhalten ausgeübt oder durch verdeckte Mechanismen wie Rückzug, Schuldinduktion oder Selbstbeschäftigung. Schließlich entwickeln diese Kinder ein kognitiv gesteuertes Verhalten, um sich und die Mutter vor Desorganisation zu schützen (vgl. dazu Notreifung, Mimikry usw.).

Desorganisierte Kinder haben aufgrund eingeschränkter kognitiver Funktionen schlechte Voraussetzungen für die Schule. Jacobsen et al. (1994) vermuten, dass sie zu dysregulierten Denkprozessen neigen, die durch Angst aktiviert werden. Bei misshandelten, desorganisiert gebundenen Kindern wurden sprachliche Defizite, aggressive und andere maladaptive Verhaltensprobleme festgestellt. Die Kinder haben negative Selbstkonzepte, Probleme in der Affektregulation und Schwierigkeiten in nahen Beziehungen.

In ICD-10 und DSM werden zwei Bindungsstörungen beschrieben: die reaktive Bindungsstörung, bei der sich das Kind in sozialen Situationen widersprüchlich oder ambivalent verhält (das Kind ist massiv gehemmt, übermäßig wachsam, hochambivalent, vermeidend oder aggressiv), und die Bindungsstörung mit Enthemmung (das Kind ist anklammernd, emotional flach, distanzlos, oberflächlich und wenig emotional bezogen). Bei diesen Kindern liegen ausgeprägte Schädigungen des Bindungssystems vor. Solomon und George (1999) verbinden solche Störungen mit Kindern, die von der primären Pflegeperson in den ersten Wochen unter belastenden Bedingungen getrennt waren. Danach kommt es zu einer pervasiven Unterdrückung von Affekten und Verhaltensweisen, die sich auf die Mutter richten. Das Kind erscheint extrem passiv, abgeschaltet und verwirrt. Diese Störungen können am ehesten dem desorganisierten Bindungsmuster zugeordnet werden (Hildyard u. Wolfe 2002) (► Abb. 8-3).

8.3 Das fantasmatische Kind

Eltern erschaffen ihr Kind auf der Grundlage der Bedeutungen, die sie ihm zuschreiben. Sie behandeln das Kind von Anfang an so, als ob seine Handlungen und Äußerungen bestimm-

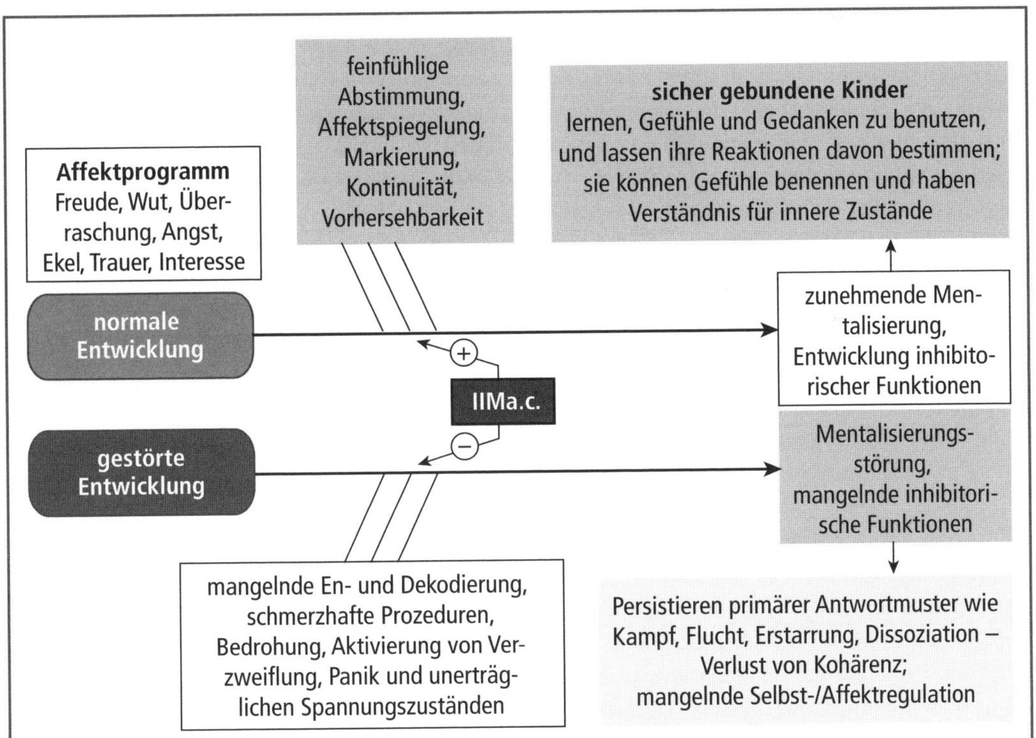

Abb. 8-3 Synopsis: gestörte Affektentwicklung, mangelnde Mentalisierung, mangelnde Impulsregulation (Fonagy et al. 2004; Krause 1998; Panksepp 1998).
IIM = interpersonal interpretative mechanism (IIMa.c. = affekt- und kognitionsregulierende interpersonelle Interpretationsmechanismen).

te Absichten verfolgen. Das machen alle Eltern so. Sie haben gleichsam ein fantasmatisches Kind im Kopf, mit dem sie interagieren. Je nachdem wie neurotisch oder verstrickt sie sind, eröffnen oder verschließen sie dem Kind damit den Weg zum symbolischen Universum.

Wenn Eltern das Verhalten ihres Kindes in dem Moment, wo es anfängt, seine Umwelt zu explorieren, als Aggression missverstehen, geschieht ein Akt der Bedeutungszuschreibung. Das Verhalten des Kindes hat nicht das Ziel, etwas zu zerstören, sondern will etwas erfassen oder erreichen. Wird – um ein anderes Beispiel heranzuziehen – das Verhalten eines eineinhalbjährigen Kindes, das Pflanzen anfasst und in der Erde von Blumentöpfen wühlt, als Zerstörungsakt interpretiert, dann verschmilzt der Selbstausdruck des Kindes mit aggressivem Verhalten und führt unter Umständen zu einer pathologischen Freude an Destruktivität. Ist die Fähigkeit der Mutter oder des Vaters erheblich beeinträchtigt, reflexive Funktionen zu übernehmen, macht das Kind keine Erfahrungen geteilten Verstehens. Es kann die Fähigkeit zur Mentalisierung (Fonagy u. Target 1995a) nicht entwickeln.

Durch aggressives Verhalten kann ein Kind kurzfristig sein Selbst erfolgreich schützen (Cierpka 1999). Misslingt dem Kind der Versuch, sein psychologisches Selbst zu schützen, verschmelzen Dauer pathologisch Selbststruktur und aggressive Selbstverteidigung. In der Verknüpfung von Aggression und Selbstdarstellung liegt die Wurzel von sinnloser Destruktivität. Die mangelhaft entwickelte Fähigkeit, über mentale Zustände zu denken, sie zu erfassen, Vorstellungen zu entwickeln und sie zu symbolisieren, führt zur Austragung von Gedanken, Vorstellungen und Wünsche als körperliche Zustände. Das psychologische Selbst bleibt schwach und muss durch Aggression verteidigt werden. Das wiederum reduziert die Fähigkeit, den anderen in seiner eigenen Realität zu erkennen. Aggression »ohne Seele oder Geist« ist charakterisiert durch unerträgliche Spannung, Wut und der Wahrnehmung, bedrohtes Opfer zu sein. Aggression dient der Wiederherstellung eines intrapsychischen Gleichgewichts. Sie basiert auf dem Bedürfnis, Bedrohungsgefühle abzuwehren. Das können auch unerträgliche Gedanken in sich und anderen sein, die angegriffen und bekämpft werden, weil sie als vernichtend erlebt werden. Unerträgliche Gedanken, Gefühle und eine unerträgliche Realität müssen zerstört werden. Infolge von frühen Erfahrungen von »ungehaltenem« Stress werden sie als selbstzerstörerische Akte erfahren. Statt einer frühen Erfahrung eines intersubjektiven haltenden Raumes innerhalb eines funktionierenden Mutter-Kind-Systems existiert nur ein leerer Raum. Die Fähigkeit zur Selbstreflexion wurde nicht entwickelt. Das Kind ist Sinnlosigkeit, Chaos und namenloser Furcht ausgeliefert. Angriffe gegen sich oder andere und Destruktivität werden so zum Überlebenskampf und zur Selbstrettung.

Sich den eigenen subjektiven Zustand vorstellen zu können, ist also eine Konsequenz der Erfahrung, aktiver Beobachter des Denkens anderer und zugleich Gegenstand dieses Denkens zu sein (Cavell 1991). Selbsterkenntnis und Selbstreflexion schließen ein, dass wir den anderen sehen und erkennen.

8.4 Selbst- und Aufmerksamkeitsregulation

8.4.1 Normale Entwicklung

Aus der Perspektive der Bindungsforschung entwickelt sich die Fähigkeit zur Selbstregulation in der Regel im zweiten Lebensjahr (Stayton u. Ainsworth 1973). Sie wird aus der Erfahrung eines mit der frühen Pflegeperson interaktiv hergestellten psychobiologischen Aufeinander-abgestimmt-Seins (attunement) erworben. Wird ein solches regulierendes System verinnerlicht, kann das Kind mit Belastungen und Erregungszuständen umgehen. Wie sich ein Kind hinsichtlich seiner Affekte, Kognitionen und seines Verhaltens entwickelt, hängt von der emotionalen Antwort der Mutter ab. Die Mutter übernimmt zunächst eine selbstobjekthafte psychobiologische Regulationsfunktion (Schore 1994, 2001, 2002). Sie unterstützt die basale Herstellung homöostatischer Systeme des Kindes. Die Regulationsfähigkeiten entwickeln sich somit ursprünglich interpersonell im Mutter-Kind-System und führen zunehmend zur Fähigkeit der Autoregulation beim Kind. Eine Wachstum verhindernde Umgebung (Greenspan 1991) zerstört die Entwicklung von selbstregulatorischen Systemen.

Gianino und Tronnick (1988) haben das wechselseitige Regulationsmodell beschrieben. Im Zusammenhang mit der Fähigkeit zur Mismatch-Reparation entwickelt das Kind selbstregulatorische Fähigkeiten, die besonders bei verlängerten und verschärften Formen von interaktivem Stress notwendig sind. Gelingt es dem Kind nicht, mit signifikanten und längeren Verzerrungen von Reziprozität umzugehen, steigen Stress und negative Affekte an. Die Grenze zwischen Fähigkeiten der Selbstregulation und Coping ist fließend. Bereits Kinder im Alter von einem Monat haben verschiedene Verhaltensstrategien, um mit Stress umzugehen. Sie sind in der Lage, das stressvolle Objekt abzuwehren, sie können

- sich durch Abwendung vom Stressor zurückziehen,
- mit Verlust von Haltungskontrolle reagieren oder
- ihre Wahrnehmung herunterfahren, was heißt, zu sehen, ohne wahrzunehmen.

Diese Coping-Strategien reduzieren negative Affekte. Von zentraler Bedeutung für den Umgang mit stressvoller Erfahrung ist die Fähigkeit zum Signalisieren. Ein signalisierendes Kind behält durch die veränderte Aufmerksamkeitsausrichtung die Fähigkeit, sich mit jemandem oder etwas in der Umwelt zu engagieren. Wenn das Kind jedoch auf eine der anderen Coping-Strategien zurückgreift, verzichtet es auf soziales Engagement, um sich innerlich zu regulieren. Unter Umständen wird dann die Beziehung abgebrochen.

Das ist der Fall, wenn ein Kind die Umgebung scannt, ohne sie zu fokussieren. Seine Aufmerksamkeit bleibt frei flottierend, ohne etwas zu besetzen. Im anderen Fall richtet sich seine Aufmerksamkeit auf ein ihn umgebendes Objekt und bezieht den eigenen Körper mit ein. Diese Verhaltensweisen erlauben dem Kind, sich von dem stressvollen Reiz weg zu orientieren und geben ihm Kontrolle über Zeit und Dauer im Umgang mit dem Stressor.

Obwohl das Scannen der Umgebung dem Kind ermöglicht, den stressvollen Reiz zu reduzieren, verhindert es das Engagement mit der Objektwelt ebenso wie ein Reengagement mit der Mutter. Diese Strategie ist in einem nichtpathologischen Sinn autistisch (Gianino u. Tronnick 1988). Wählt das Kind die Taktik, seine Aufmerksamkeit auf ein anderes Objekt zu lenken, kann es den stressvollen Reiz vermeiden und sich gleichzeitig gefühlvoll in positiven Aktivitäten engagieren. Diese unterschiedlichen Regulationsmechanismen haben längerfristige Bedeutung für den Umgang mit Konflikten und Aufmerksamkeitsregulierungen (z. B. auch bei der Entwicklung von Aufmerksamkeitsstörungen).

Bei der Untersuchung von Coping in Verbindung mit Still-Face-Experimenten beschreiben Gianino und Tronnick (1988) weiter, dass Kinder im Alter von drei bis sechs Monaten nur begrenzt in der Lage sind, ihre Aufmerksamkeit für eine Sache festzuhalten. Neun Monate alte Kinder können demgegenüber eher ihre Aufmerksamkeit mit einem Objekt regulieren, wenn sie interaktiv gestresst werden. Sie können die Beschäftigung mit einem Objekt als eine wirksame Coping-Strategie verwenden, ohne ihr eigentliches Ziel aufzugeben, die Mutter wieder so zu aktivieren, dass sie passend antwortet. Je älter das Kind ist, desto mehr verfügt es über Verhaltensoptionen und desto größer sind seine Möglichkeiten, auf selbstregulatorische Funktionen zurückzugreifen, wenn interpersoneller Stress auftritt. Es gibt Hinweise darauf, dass das Kind ab dem Alter von sechs Monaten stabile individuelle Umgangsformen mit Stress entwickelt. Kinder, die im Alter von sechs Monaten signalisiert haben, waren ab dem Alter von einem Jahr sicher gebunden. Länger dauernde Verzerrungen des interaktiven Prozesses treten zwischen Säuglingen und depressiven Müttern auf, was sich ungünstig auf die sozialen Fähigkeiten des Kindes, seine Objektbeziehungen und seine Selbstregulation auswirkt.

Die enge Verbindung zwischen Selbstregulation und interaktiver Regulation haben vor allem Beebe und Lachmann (2002) sowie Schore (1994, 2002) hervorgehoben. Dabei steht nicht im Vordergrund, dass das Kind lernt, generell seine Erregungszustände zu regulieren, sondern das Kind muss mit der Intensität seiner affektiven Zustände umgehen lernen. Sobald das Verhalten des sozialen Interaktionspartners durch das kommunikative Verhalten des Kindes modifiziert werden kann und der Partner bereit ist, sensibel auf die kindlichen Signale zu reagieren, kann das Kind die Interaktion ebenso regulieren, wie seine eigenen affektiven Zustände. Wenn der Interaktionspartner unsensibel ist, wird es dem Kind schwer fallen, die aktuelle Quelle seines Disstress zu erfassen. Eine Kontrolle über seine sozialen Ziele wird ihm nicht gelingen. Damit wird verhindert, dass es das Gefühl der Wirkmächtigkeit entwickeln kann.

Wenn das Kind Coping-Strategien wie automatisch unflexibel und ohne Unterscheidung anwendet, entwickeln sie sich zu Abwehrverhalten. Sie werden eingesetzt, um die Erfahrung von interaktivem Stress zu vermeiden. In einer normalen Population ist Abwendung adaptiv, solange sie erlaubt, dass das Kind sich selbst reguliert und es nicht daran gehindert ist, zur Mutter zurückzukehren, sobald sie wieder erreichbar ist. Solange die Mutter in der Nähe bleibt, macht das Kind bei vielen Gelegenheiten die Erfahrung, dass sein Engagieren zu Erfolg führt, ebenso wie es sich bei interaktivem Stress von der Mutter zurückzieht, um mit dem mismatch umzugehen. Das Kind entwickelt somit eine Kompetenz, mismatch zu regulieren. Dagegen entwickelt es ein Gefühl von Ineffektivität und Hilflosigkeit, wenn diese Reparation nicht gelingt.

Bei der Affektregulierung spielen Prozesse wie Aufzeichnen, Auswerten und Verändern von emotionalen Reaktionen, insbesondere in ihrer Intensität und zeitlichen Dauer, eine Rolle. Nach Masters (1991) ist Affektregulation sowohl bei der Erhaltung und Verstärkung als auch der Kontrolle von Gefühlsreaktionen von Bedeutung. Hinsichtlich der Erregungsprozesse wird im ersten Jahr eine zunehmende Stabilität in Bezug auf das HPA-(»hypothalamic pituitary adrenal«-)Arousal-System erreicht, das die Erregungsbereitschaft beim Neugeborenen reduziert. Parallel dazu unterstützen Reifungsvorgänge die parasympathische Regulation. Erregungsprozesse werden emotional und motivational zunehmend komplexer. Diese Veränderungen erlauben eine größere emotionale Selbstkontrolle, z. B. durch selbsttröstendes Verhalten wie Saugen oder Daumenlutschen (Wright et al. 1997).

Fähigkeiten zur Selbstregulation stehen in engem Zusammenhang mit der Entwicklung exekutiver Funktionen (Barkley 1997, 2003).

Kleine Kinder, die hohe kognitive Stimulation und geringe Einschränkungen durch die frühe Pflegeperson erfahren haben, erreichen die höchsten Werte im Hinblick auf selbstregulatorische Kompetenz (Olson et al. 2002).

Entwicklungsgestörte Kinder weisen in der Regel verschiedene Beeinträchtigungen auf wie Störungen in der motorischen Kontrolle, im Arbeitsgedächtnis, in den exekutiven Funktionen, in der Antwortinhibition und in der Selbstregulation (Resch et al. 2004). Kognitive Prozesse höherer Ordnung wie Planen, Verhaltensprogrammierung, Organisation in Gedächtnis und Selbstregulation stehen ihnen ebenso wie die Fähigkeit, komplexere motorische Aufgaben zu lösen, oft nicht zur Verfügung.

In seiner Theorie der präfrontalen Funktionen betont Fuster (1997) die Bedeutung des präfrontalen Cortex für eine gesunde Entwicklung. Um zeitlich überdauernde zielgerichtete Aktionen durchführen zu können, unterstützt ein funktionsfähiges präfrontales Gehirn die Regulierung von basalen Bestrebungen oder motivationalen Zuständen. Kognitive und exekutive Kompetenzen, die in den ersten zwei Jahren entwickelt werden, sind wichtige Prädiktoren für spätere selbstregulatorische Fähigkeiten. Luu et al. (2000) haben gezeigt, dass negative Emotionalität und daraus folgende Verhaltensdysregulation eng mit beeinträchtigten exekutiven Funktionen im Frontallappen verbunden sind.

Bei der Entwicklung von Fähigkeiten zur Steuerung und Kontrolle über frühe Verhaltensmuster spielen im ersten Lebensjahr eine Reihe von Faktoren eine Rolle:

- Der Auf- und Ausbau des inhibitorisch wirksamen Frontalhirnzentrums führt zu einer Zunahme von Wachheit und emotionaler Antwortbereitschaft gegenüber äußeren und inneren Reizen.
- Aufmerksamkeitsprozesse unterstützen emotionale Regulationen.
- Eine hilfreiche, verlässliche und erreichbare Pflegeperson hilft bei der Interpretation eines Ereignisses, das Gefühle auslöst, ebenso wie mit schwierigen erregenden Bedingungen umzugehen. Sie ermöglicht, die inneren Reaktionen auf emotionale Erregung zu verstehen, zu interpretieren und zu bewerten.

Die Fähigkeit zur Selbstregulation (► Tab. 8-1) befähigt in der weiteren Entwicklung zur Compliance und zur Verzögerung von Gratifikation auch dann, wenn äußere Beobachter nicht dabei sind (Silverman u. Ragusa 1992).

Barkley (1997) hat mit seinen Arbeiten zur Selbstregulation ein neuropsychologisches Konzept zur Verhaltensinhibition entworfen, um ein Erklärungsmodell für das Störungsbild der ADHS zu entwickeln (► Abb. 8-4). Seine Zusammenstellung von Ich-Fähigkeiten und Kompetenzen, die ein Kind bei der Entwicklung von Selbstregulation erwirbt, erinnert an verfeinerte Beschreibungen der amerikanischen Ich-Psychologie, die sich gut in das psychodynamische Denken einbeziehen lassen. Ein zentraler Unterschied zum psychodynamischen Denken im Ansatz Barkleys ist jedoch, dass er ausschließen will, dass bei den komplexen Störungen der Verhaltenssteuerung frühe ungünstige Pflegebedingungen eine verursachende Rolle spielen. Er geht vielmehr davon aus, dass zuerst die genetische, konstitutionelle oder auch tempera-

Tab. 8-1 Was ist Selbstregulation?

Selbstregulation als Fähigkeit
• zur Anpassung • von Befriedigungsaufschub • zur Impulskontrolle • zur Affektregulation • zu gezielten motorischen und verbalen Aktivitäten • sich an soziale Normen halten zu können

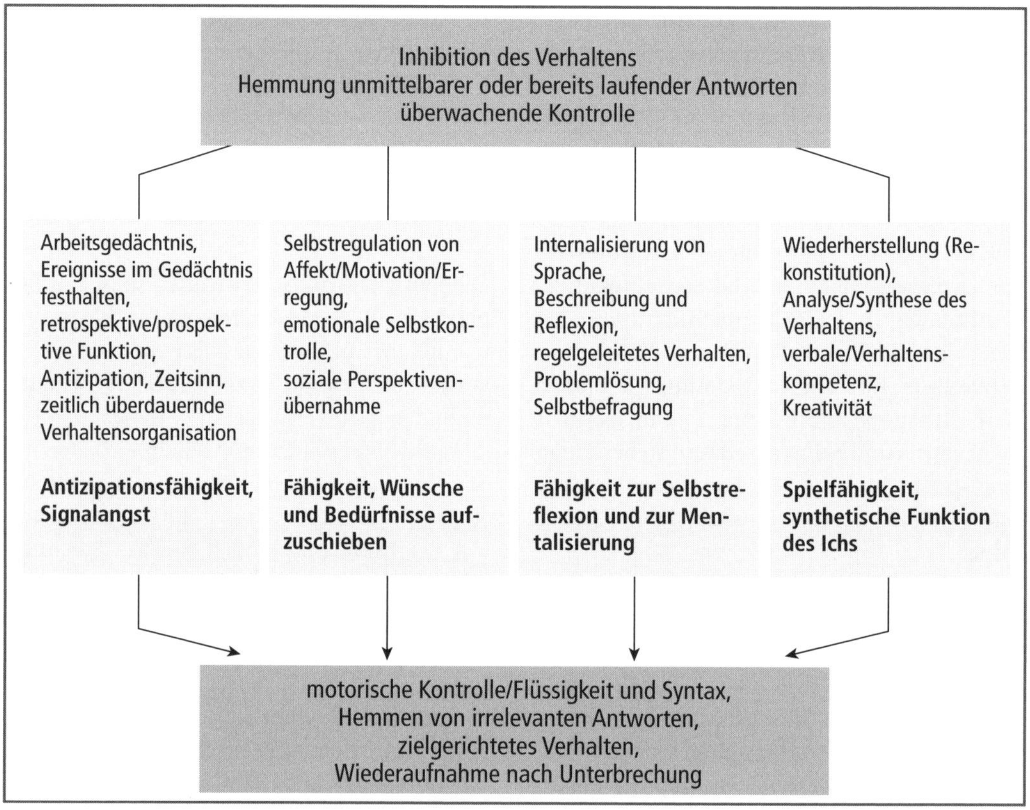
Inhibition des Verhaltens
Hemmung unmittelbarer oder bereits laufender Antworten
überwachende Kontrolle
Arbeitsgedächtnis, Ereignisse im Gedächtnis festhalten, retrospektive/prospektive Funktion, Antizipation, Zeitsinn, zeitlich überdauernde Verhaltensorganisation
Antizipationsfähigkeit, Signalangst
Selbstregulation von Affekt/Motivation/Erregung, emotionale Selbstkontrolle, soziale Perspektivenübernahme
Fähigkeit, Wünsche und Bedürfnisse aufzuschieben
Internalisierung von Sprache, Beschreibung und Reflexion, regelgeleitetes Verhalten, Problemlösung, Selbstbefragung
Fähigkeit zur Selbstreflexion und zur Mentalisierung
Wiederherstellung (Rekonstitution), Analyse/Synthese des Verhaltens, verbale/Verhaltenskompetenz, Kreativität
Spielfähigkeit, synthetische Funktion des Ichs
motorische Kontrolle/Flüssigkeit und Syntax,
Hemmen von irrelevanten Antworten,
zielgerichtetes Verhalten,
Wiederaufnahme nach Unterbrechung

Abb. 8-4 Das konzeptuelle Modell nach Barkley (1997) mit Ergänzungen von Panksepp (2004) und aus der psychoanalytischen Perspektive.

mentsbedingte Aufmerksamkeitsstörung vorliegt, die dann zu pathologischen Interaktionen in der Mutter-Kind-Dyade führt. Panksepp (2004) hat sich dieses Modell von Barkley zu eigen gemacht, abgewandelt und damit die Reifung des Frontallappens verdeutlicht. Statt von Internalisierung der Sprache spricht er von Reflexion (Selbstgespräch), statt von Arbeitsgedächtnis von Imagination (im Geist Vorwärts- und Rückwärtsschauen), statt von Selbstregulation von Empathie und statt von Wiederherstellung von Kreativität und Spiel (Synthese neuer Ideen). In der folgenden Übersicht wurden die dargestellten Fähigkeiten um psychoanalytisches Vokabular erweitert.

Die Auffälligkeiten in der Struktur und Funktion des präfrontalen Gehirns mit seinem Netzwerk, ebenso wie in anderen Hirnregionen, insbesondere dem Striatum – so Barkley – zeigen, dass die Aufmerksamkeitsregulierung vor allem mit exekutiven Fähigkeiten zu tun hat, die der Selbstkontrolle und einem zielgerichteten Verhalten dienen. Seinem Modell der Entwicklung exekutiver und selbstregulatorischer Funktionen zufolge basiert die Fähigkeit zur Verhaltenssteuerung, zu verzögerten Antworten und zur überwachenden Kontrolle auf vier Säulen:

- der Selbstregulation von affektiven Motivations- und Erregungszuständen

- den erreichten Kapazitäten im Arbeitsgedächtnis
- der Verwendung der Sprache
- der Rekonstitution (Wiederherstellung)

Selbstregulation von Affektmotivation und -erregung

Der Prozess der Selbstregulation von Affekten beginnt im Alter von fünf bis zehn Monaten. Das Kind lernt, Erregungslevels zu regulieren. Hierzu gehören:

- die Regulation von Gefühlen
- die Fähigkeit zur Objektivität und zur objektiven und sozialen Perspektivenübernahme
- die Regulation von Antrieb und motivationalen Zuständen
- die Regulation von Erregung

Das Arbeitsgedächtnis

Das Arbeitsgedächtnis umfasst Fähigkeiten, Ereignisse im Gedächtnis festzuhalten, Ereignisse rückblickend und vorausschauend zu betrachten und die Fähigkeit zur Antizipation. Der Zeitsinn und die zeitlich überdauernde Verhaltensorganisation sind davon mit betroffen. Die retrospektiven Funktionen machen es möglich, auf entwickelte Verhaltensstrukturen zurückzugreifen und sie zu benennen. Diese definieren die prospektiven Funktionen und führen zur Vorbereitung von Handlungen, zur Antizipation von Ereignissen oder zu einem antizipatorischen Verhaltensset. Die Fähigkeit, Ereignisse in einer korrekten zeitlichen Sequenz im Kopf festzuhalten, ermöglicht die Entwicklung eines psychischen Gefühls von Zeit. Die Fähigkeit, Zeit zu bestimmen und zu fühlen, ist notwendig, um antizipatorische Fähigkeiten für motorische Antworten zu ermöglichen. Selbstdirektive Regeln unterstützen bei der Überbrückung von zeitlichen Brüchen kontingentes Verhalten und damit zeitlich überdauernde Organisationen von Verhalten.

Fallbeispiel

T. wies eine komplexe Entwicklungsstörung auf. Seit der Trennung der Eltern hatte sie sich zwar körperlich, aber in kognitiven und psychischen Bereichen kaum mehr entwickelt. Sie war acht Jahre alt, verhielt sich jedoch wie ein vierjähriges desorganisiertes Kind. Ihr fehlte ein Zeitsinn. Sie wollte alles sofort und erfuhr darin zumeist auch von ihren von Schuldgefühlen gepeinigten Eltern die sofortige Befriedigung. Sobald sie sich jedoch überfordert fühlten – und dies geschah recht leicht – wandten sie sich abrupt von ihr ab, ohne ihr irgendwelche zeitlichen Perspektiven im Hinblick auf die etwaige spätere Befriedigung ihrer Wünsche zu eröffnen. Befriedigung gab es sofort oder gar nicht. So war es für T. unvorstellbar, darüber nachzudenken, wie sie irgendein Ziel erreichen konnte. Sie war ständig in Aktion und versetzte andere in Aktion. Nachdenken, einen Raum des Reflektierens und Fühlens zu eröffnen, bedeutete für sie, in einem Gefängnis mit einem tiefen schwarzen Loch zu sitzen, wie sie meinte, aus dem sie nie mehr herauskommen würde.

Internalisierung von Sprache

Die Internalisierung von Sprache hat eine wichtige Bedeutung für die Entwicklung der Fähigkeit zur Selbstkontrolle. Der Schritt eines Kindes, zu sich selbst zu sprechen, ist ein Meilenstein in der Entwicklung von Selbstkontrolle. Der Einfluss von Sprache auf Verhalten entwickelt sich in drei Stadien (Skinner 1978):

- Kontrolle des Verhaltens durch die Sprache anderer
- progressive Kontrolle des Verhaltens durch das Sprechen mit sich selbst bzw. durch eine Privatsprache

- Entwicklung neuer individueller Regeln, die durch selbst gestellte Fragen auftauchen

Das Sprechen mit sich selbst impliziert Fähigkeiten der Beschreibung und Reflexion, Fähigkeiten zur Problemlösung und Selbstbefragung und unterstützt regelgeleitetes Verhalten nach eigenen Vorstellungen. Gleichzeitig werden damit motorische Reaktionen gesteuert.

Wiederherstellung (Rekonstitution)

Wiederherstellung beinhaltet die Fähigkeit, multiple neue und komplexe alternative Antworten zu finden, entweder in der Sprache oder im motorischen Verhalten. Rekonstitution ermöglicht die Fähigkeit zur Analyse und Synthese des Verhaltens, zur verbalen und Verhaltenskompetenz sowie Kreativität. Dies schließt die Fähigkeit zu kreativem Spiel mit ein, also sich auch in nichtverbaler figürlich-kreativer Form ausdrücken zu können.

Eine gesunde Entwicklung in diesen vier Bereichen führt zu Fähigkeiten, die ADHS-Kindern bzw. strukturell Ich-gestörten Kindern und Jugendlichen in weiten Bereichen nicht zur Verfügung stehen. Wie das Beispiel von T. zeigt, konnte sie diese Fähigkeiten nicht erwerben, weil ihre Eltern ihr keinen Entwicklungsspielraum mehr geben konnten, nachdem sie sich getrennt hatten.

8.5 Spielfähigkeit

Im Spiel machen Kinder Erfahrungen, die ihnen helfen, Konflikte und schwierige Realitätsbedingungen zu bewältigen. Das Spiel erlaubt ihnen, sich aus einer enttäuschenden und unangenehmen Welt zurückzuziehen. Es mildert Konflikte und bietet illusorische Gratifikationen und bessere Alternativen (Ostow 1987; Solnit 1987). Im heilsamen Spiel werden konflikthafte Situationen nicht einfach nur wiederholt, sondern aktiv neu hergestellt. Der Arztbesuch beispielsweise, der für ein Kind mit einer erschreckenden Blutentnahme verknüpft war, wird im Arztspiel wiederholt. Die spielerische Wiederherstellung dieser Situation dient dem Zweck, die schmerzliche Erfahrung zu kontrollieren und zu bewältigen – in wechselnden Positionen: der des leidtragenden, geängstigten Kindes und der des Arztes, der dem Kind Schmerz zufügt und Blut abnimmt. In der Arztrolle können durch den Mechanismus der Identifikation mit dem Angreifer Wünsche nach Rache und Vergeltung befriedigt werden. Das Spiel wirkt als Protektors für das Selbst. Wichtige interaktive Erfahrungen werden spielerisch gleichsam »durchgekaut«, überprüft, ins Selbstbild integriert oder verworfen. Normales Spielen ist eine mit Freude und Hingabe ausgeübte Tätigkeit, die spontan begonnen und über ein sich entwickelndes Thema zu einer Lösung geführt wird. Erikson (1937) spricht von Spielsättigung, wenn das Thema natürlich beendet wird und damit einer vorläufigen oder auch definitiven Bewältigung gedient hat. Das Spiel wird so zu einer Quelle von Selbstachtung und Lebensbewältigung. Ist das Spiel einer Person jedoch rigide und eingeengt, weist es in sich Brüche auf, werden immer dieselben Themen konflikthaft wiederholt, herrschen negative Gefühlszustände vor und ist Entwicklung nicht erkennbar, dann bildet sich darin eine Problematik ab, die auch in anderen Lebensräumen auftaucht (P. Kernberg 1995). Hier ist therapeutische Hilfe sinnvoll, die einen heilsamen Spielfluss wieder in Gang bringen kann. P. Kernberg hat verschiedene Spielformen beschrieben, die sie für das jeweilige Störungsbild als charakteristisch ansieht (Spiel des autistischen, psychotischen, Borderline, narzisstischen und verhaltensgestörten Kindes). Ich halte dies für einen wichtigen Untersuchungsgegenstand in der Psychoanalyse (vgl. Streeck-Fischer 1997).

Traumatische Belastungen in der Kindheit stören die Fähigkeit zu spielen (Streeck-Fischer 1997; Terr 1981). Das posttraumatische Spiel ist rigide und eingeengt: Dieselben Ereignisse werden konkret und konstant wiederholt ohne eine Modifikation über die Zeit hinweg. Diese Kinder können auf Reize mechanisch reagieren, aber sobald sie durch affektive Auslöser involviert werden, reagieren sie in der Gegenwart, als wären sie wieder in der traumatischen Situation. Entweder antworten sie mit hoher Intensität, die mit dem Trauma zusammenhängt, oder sie reagieren kaum.

Kinder mit frühen Traumatisierungen sind kaum in der Lage zu symbolisieren, zu fantasieren oder zu sublimieren. Sie erfahren Disstress und Hilflosigkeit dort, wo nichttraumatisierte Kinder Vergnügen und Kompetenz erfahren. Da die Belastungen der Realität so intensiv sind, können sie sich von der Realität nicht distanzieren und in eine Fantasiewelt eintauchen, die ihnen ermöglichen könnte, ihre emotionalen Antworten zu modifizieren: Spiel und Realität verschwimmen. Deshalb wird das Spiel für diese Kinder häufiger zu einer Retraumatisierung. Das hat zur Folge, dass ihnen Möglichkeiten fehlen, Bewältigungen zu erwerben, wie dies Kinder normalerweise können.

8.6 Exkurs zur Entwicklung von mangelnder Selbstregulation bei ADHS

Aufmerksamkeitsdefizitstörungen werden ursächlich mit einem Defekt der Selbstregulation infolge eines dysfunktionalen frühen Pflegesystems in Verbindung gebracht (► Tab. 8-2).

Tab. 8-2 Auffälligkeiten bei ADHS-Kindern.

- Anomalien auf der Ebene der Verhaltenssteuerung
- vermehrt impulsiv begangene Fehler bei Aufmerksamkeitstests
- längere Reaktionszeiten bei erzwungenen Entscheidungen
- Defizite der kognitiven Flexibilität, des Arbeitsgedächtnisses, der Interferenzkontrolle und im motorischen Inhibitionsvermögen
- kognitive und sprachliche Defizite

Andere sprechen von einem State-Regulationsdefekt (Barkley 1998; Sonuga-Barke et al. 1997), einer Motivationsdefizitstörung oder einem Defekt der exekutiven Kontrolle.

Die Probleme, die vor allem Kinder mit ADHS in der Selbstregulation zeigen, haben zu Vermutungen Anlass gegeben, dass sie in ihrem Verhalten zu sehr von Sofortbefriedigung dominiert seien und eingeschränkte Möglichkeiten hätten, auf positive Verstärkung zu reagieren. Barkley (1997) geht der plausibleren Erklärung aus, dass Kinder, die keine ADHS haben, auch bei geringer oder bei Fehlen von Belohnung in der Lage sind, etwas Schwieriges oder Unangenehmes zu tun, Kinder mit ADHS jedoch nicht. Gesunde Kinder sind in ihrem Verhalten zunehmend regelgeleitet und innerlich kontrolliert. Kinder mit ADHS suchen nach sofortigen Belohnungen, weil sie über geringere Fähigkeiten verfügen, sich selbst zu regulieren, und nicht in der Lage sind, multiple neue und komplexe alternative Antworten zu finden, weder in der Sprache noch im motorischen Verhalten. Kinder mit ADHS können ihre Erfahrungen weniger in Narrativen organisieren. Ihre Kreativität im Spiel und ihre Leistungsfähigkeit in nichtverbalen kreativen Aufgaben sind deutlich niedriger als die normaler Kinder. Wegen der Vielfalt der Störungen wird

Unaufmerksamkeit deshalb weniger als primäres Symptom, sondern als ein sekundäres angesehen, eine Störung bei eingeschränkter Verhaltenssteuerung, bei mangelnder Selbstregulation oder gestörter exekutiver Verhaltenskontrolle.

In Untersuchungen an Kindern mit ADHS und ihren Müttern konnten charakteristische Interaktionen nachgewiesen werden (Luu et al. 2000; Olson et al. 2002; Silverman u. Ragusa 1992): ADHS-Kinder verhalten sich weniger angepasst und negativer als normale Kinder (► Tab. 8-3). Die Mütter sind direktiver, reagieren abweisender und weniger belohnend auf ihre Kinder. Vielfach wird das Verhalten der betreffenden Mütter damit erklärt, dass die Kinder von Anfang an schwieriger und provokativer sind (Barkley 1997). Andere sehen das Problem der negativen Emotionalität oder der emotionalen Dysregulation auch im Kontext von Temperamentmustern. Eher selten wird die Problematik im Zusammenhang mit der generellen Qualität der Mutter-Kind-Beziehung diskutiert.

Untersuchungen zur frühen Mutter-Kind-Interaktion zeigen, dass Mütter von Kindern mit ADHS sich zu einem Zeitpunkt, als die Kinder sechs Monate alt waren, deutlich intrusiver als andere Mütter verhalten haben. Wahrscheinlich hindert intrusive Sorge das Kind mit seinen Erregungszuständen daran, sich selbst zu regulieren. Mütterliche Übergriffigkeit erschwert die Entwicklung von Impulskontrolle. Verschiedene Formen negativen Bemutterns sind verbunden mit hyperaktiven Symptomen und Aufmerksamkeitsstörungen. Statt eigene selbstinitiierte Interessen des Kindes zu unterstützen, neigt die frühe Pflegeperson dazu, die Aktionen des Kindes durch intrusives Eingreifen zu unterbrechen. Das führt zu geringerem Engagement und geringerer Aufmerksamkeit aufseiten des Kindes und hat im Ergebnis eine gestörte Aufmerksamkeitsentwicklung zur Folge. Strenge Einstellungen der Eltern ziehen Vermeidung und eingeschränkte Aufmerksamkeit als gelernte Antworten im Umgang mit kognitiven Forderungen nach sich. Die Aversion gegenüber Forderungen kann als devianter Motivationsstil angesehen werden.

Tab. 8-3 Prädiktoren für die Entwicklung von Hyperaktivität.

- intrusive, übergriffige mütterliche Verhaltensweisen
- mütterliche Negativität (Feindseligkeit, Strenge)
- laxe disziplinierende Praktiken, aber auch strafende Disziplin und Zurechtweisung
- seltene Eltern-Kind-Kommunikation
- unbesetztes Wandern (ungerichtete Aufmerksamkeit)

Silverman und Ragusa (1992) beschreiben eine Untersuchung an 41 Kindern im Alter von zwei Jahren. Je mehr die Mutter das Kind ermutigt hat, die Dinge selbst anzupacken, umso weniger zeigten die Kinder später ADHS-Symptome und umso höher war ihre Selbstkontrolle. Mütterliche Negativität wirkt sich danach ungünstig aus, während eine mütterliche Versorgungshaltung, die Wärme und Unterstützung zeigt, einen günstigen Einfluss auf die Entwicklung von Selbstregulation im Alter von vier Jahren hat. Mütterliche Interaktionsstile haben direkten Einfluss auf die Entwicklung der Selbstregulation des Kindes.

Unsensible, nichtkontingente Reaktionen Erwachsener im Umgang mit Kindern führen zu einem Mangel an Aufmerksamkeit in sozialen Interaktionen. Dabei ist mütterliche Negativität oft Teil einer umfassenderen Problematik mütterlichen Verhaltens, das oft mit mütterlicher Depression und sozialen Belastungen verbunden ist.

Negative mütterliche Emotionalität und damit verbundene Verhaltensdysregulationen des Kindes sind eng mit Defiziten in den exekutiven Funktionen im Frontallappen verbunden (Luu et al. 2000). Präfrontale regulatorische Defizite spielen eine wichtige Rolle bei der Entwicklung von externalisierendem Verhalten und Hyperaktivität, bei mangelnder Antwortinhibition und Beeinträchtigungen des Arbeitsgedächtnisses. Es wird daher angenommen, dass ADHS eine Störung der Regulation der Erregung, Aktivierung und Anstrengung ist. Der präzise Mechanismus, warum mütterliche Zurückweisung und Strenge ein Kind zu emotionaler und verhaltensmäßiger Dysregulation führt, bedarf weiterer Klärung.

Ein schwieriges Temperament in der frühen Entwicklung kann spätere Impulsivität und Unaufmerksamkeit nicht voraussagen (Olson et al. 2002). Das mangelnde In-Beziehung-Sein, ein Verhaltensindex für ein unbesetztes Wandern oder eine ungerichtete Aufmerksamkeit, ist dagegen ein signifikanter Prädiktor. Ein Verhalten, das von Umtriebigkeit und mangelndem Besetzen von Personen und Gegenständen gekennzeichnet ist, hat wahrscheinlich ganz unterschiedliche Ursachen wie Reizoffenheit, erhöhte Aktionslevel und/oder Angst.

In biomedizinischen Modellen geht die Bedeutung von Emotionen und von Beziehungsangeboten in der Regel verloren. Wenn vor dem Hintergrund der Forschungsergebnisse am Ende vermutet wird, dass diese Kinder lediglich Störungen in den exekutiven Funktionen haben, werden wichtige Faktoren der Entwicklung nicht gesehen. Ein Kind, das Besetzungen nicht zustande bringt, ist nicht nur in seiner Aufmerksamkeit, sondern auch in seiner emotionalen und Beziehungsentwicklung beeinträchtigt.

Daher wird von psychodynamischer Seite vertreten, dass eine zentrale Problematik der ADHS in den ausgeprägten Störungen der Mentalisierung liegt. Bei der derzeit laufenden Therapiestudie zu ADHS in der Klinik Tiefenbrunn zeigt sich, dass die ausgeprägten Mentalisierungsstörungen der Kinder und Jugendlichen die Therapie bestimmen.

Folgende zusammenfassenden Auffälligkeiten lassen sich aufführen: Die Kinder und Jugendlichen zeigen

- mangelnde Fähigkeiten, ihre Affekte wahrzunehmen, sie zu ertragen oder auch genauer zu benennen.
- Regulationsstörungen im Bereich der Impulse, Affekte und des Selbst.
- ausgeprägte Unruhe, die Abwehrfunktion zu haben scheint in dem Sinne, die Situation unter Kontrolle zu behalten, da der Zustand der Ungewissheit unerträglich ist.
- häufige Unfähigkeit zu spielen; ihr Spielgerät außer Kontrolle oder bleibt nichtssagend, sie sind nicht oder mangelhaft in der Lage zu spielerischer Kommunikation und zeigen eine Unfähigkeit, sich sprachlich mitzuteilen; Sprache hat für diese Kinder und Jugendlichen offenbar nicht die Funktion, Verbindungen herzustellen, sondern eher etwas Trennendes; sie sind nicht oder wenig in der Lage zu symbolisieren; die Problematik lässt sich als **Unfähigkeit zur Selbstreflexivität, als Mentalisierungsstörung** oder – bei gravierenden Störungen – auch als **Alexithymie** bezeichnen.

8.7 Mentalisierung und Affektregulation

Je reichhaltiger und flexibler die Bilder sind, die eine Person sich von sich und anderen macht, desto eher kann sie über die eigenen und die Gedanken und Gefühle anderer nachdenken. Fonagy et al. (2004) messen der interpersonalen Interaktion zwischen Säugling und früher Pflegeperson bei Entwicklung der Selbst- und

Affektregulation eine zentrale Bedeutung zu. Die Fähigkeit der Mentalisierung trägt entscheidend zur Affektregulierung der Kinder bei. Wie dieses Theorem in der Praxis funktioniert, erklärt die sogenannte Affektspiegelungstheorie. Ohne die sozial-affektiven Beziehungserfahrungen zwischen Mutter (Vater) und Kind kann sich die Mentalisierung nicht entwickeln. Die Annahme ist, dass der Säugling und das Kleinkind sogenannte »primäre Affektzustände« erleben. Diese Affekte sind somatobiologisch verankert und tragen zur fundamentalen Entwicklung des Psychischen bei. Damit die Fähigkeit des »Mentalisierens« erworben werden kann, müssen dem Kind in frühen Pflegesituationen seine Affekte gespiegelt, markiert und »gekippt« (in etwas veränderter Form zurückgespiegelt) worden sein.

Dieses affektive Spiegeln bedeutet, dass dem Säugling seine Gefühlsäußerungen zurückgegeben werden, ohne dass sie völlig identisch wären. Der Erwerb der Mentalisierungsfähigkeit wird mit der Fast-wie-ich-aber-nicht-genau-wie-ich-Hypothese (soziale Biofeedbacktheorie von Gergeley u. Watson 1996) erklärt. Indem etwas fast genauso zurückgespiegelt wird, ermöglicht dies dem Säugling, zwischen Ich und Nicht-Ich zu differenzieren. So wird beispielsweise Beängstigendes, Unerträgliches von der Pflegeperson aufgenommen, gespiegelt und in veränderter und damit erträglicher Form zurückgegeben. Durch die Spiegelungsprozesse der Eltern entstehen beim Säugling »mentale Repräsentanzen«: »Der Gesichtsausdruck der Eltern wird … zu einer sekundären Repräsentanz seines primären Gefühlszustandes« (Dornes 2006, S. 526). Der Säugling entwickelt anhand der Reaktionen seiner Mitmenschen ein Bild von sich selbst und seinen eigenen affektiven Zuständen. Durch die spiegelnden, markierenden Reaktionen der primären Pflegepersonen werden dem Säugling bzw. Kleinkind die eigenen Affektzustände immer bewusster und deutlicher.

Auch im spielerischen Als-ob, das in der Entwicklung später bedeutsam wird, spiegeln die Eltern die Affekte zurück: Angesichts des Tuchs, das im Spiel ein Gespenst repräsentiert, sagt die Mutter etwa: »Oh, bist du ein liebes oder ein böses Gespenst – wenn du böse bist, möchte ich dich lieber im Schrank einsperren.« Durch solche Spiegelungen und Metabolisierungen von Affekten entwickeln sich beim Kind Repräsentationen des Selbst und der Objekte, die es in die Lage versetzen, sich in Sprache oder Spiel symbolisch mitzuteilen.

8.8 Zwei Stressregulationssysteme

Engel und Schmale (1972) gehen von zwei strukturell unterschiedlichen biologischen Abwehrsystemen aus, dem Fight-(Kampf-)/Flight-(Flucht-)Mechanismus und einem zweiten Regulationsmechanismus der Selbstbewahrung und des Rückzugs, der von der Aktivität des parasympathischen Nervensystems bestimmt ist und auf die Umgebung nicht unmittelbar antwortet. Der Fight/Flight-Mechanismus geht mit einer verstärkten Aktivität des sympathischen Nervensystems in Antwort auf Umgebungsbedingungen einer. Er ist verbunden mit katabolisch-metabolischen Änderungen wie erhöhter Herzfrequenz und erhöhtem Blutdruck, während das Selbstbewahrungs-/Rückzugssystem mit anabolischen Veränderungen wie Absenkung von Blutdruck und Herzfrequenz assoziiert ist. Das Selbstbewahrungs-/Rückzugssystem wird aktiviert, wenn Bewältigungen misslingen, und ist verbunden mit Gefühlen von Hilflosigkeit und Hoffnungslosigkeit, Kontaktabbruch und Passivität. Es impliziert einen Zustand des tiefen Bindungsabbruchs. Dies wurde von Bindungsforschern bei anhaltenden Traumatisierungen oder verlängerten Trennungen beobachtet und wird als Disstress ohne Anstrengung angesehen. Der Selbstbewahrungs-/Rückzugszustand ist charakterisiert durch einen niedrigeren Aktivitätslevel und sensorische Abblendungen in allen Bereichen. Spitz (1969) hat diesen Zustand als anaklitische Depression bei Säuglingen beschrieben, die über längere Zeit depriviert wurden (► Abb. 8-5).

Normalerweise wird die autonome Balance zwischen sympathischen und parasympathischen Regulationen nach Stress durch reparative Interaktionen zwischen Mutter und Kind wiederhergestellt. Im Verlauf der weiteren kindlichen Entwicklung moduliert der frontolimbische Wechselmechanismus die sympathischen und parasympathischen Komponenten des autonomen Nervensystems, die in Antwort auf die jeweilige Umgebung aktiviert werden, bzw. blockt diese ab und verhindert, dass sie in Kampf-/Flucht- oder Rückzugs-/Bewahrungsreaktionen münden. Damit kann sich das Kind an die äußere Umwelt psychobiologisch anpassen (vgl. auch Porges et al. 1996).

Fehlen reparative Angebote der frühen Pflegeperson, entwickeln sich psychobiologische Dysregulationen mit einer entsprechend gestörten Hirnchemie.

Die Unfähigkeit der Mutter, in eine passende Interaktion einzutreten, das Kind in einem sozialen Kontext zu begleiten und dabei zu helfen, multimodale sensorische Informationen zu modulieren, verhindert die Entwicklung von infantilem Interesse und Spiel, den positiven Gefühlen, die für ein erfahrungsabhängiges Gehirnwachstum notwendig sind. Besonders betroffen sind rechtshemisphärische Gebiete.

Kinder mit unsicheren ambivalenten, vermeidenden und desorganisierten Bindungen zeigen Beeinträchtigungen in ihren Stressregulierungen. Wenn eine Mutter ihr Kind wegstößt, induziert sie bei ihm Übererregung, die

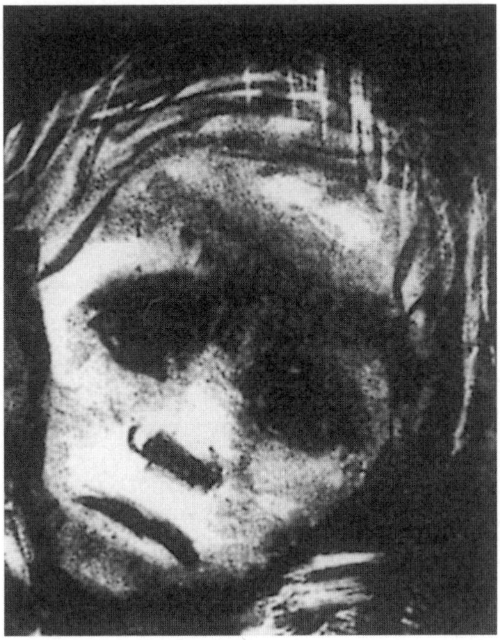

Abb. 8-5 Anaklitische Depression. Ausschnitt aus dem Bild »Nie wieder Krieg« von Käthe Kollwitz. Kreide- und Pinsellithografie, 1924. Mit freundlicher Genehmigung der VG Bild-Kunst (© VG Bild-Kunst, Bonn 2014). Originalbild s. S. 338.

mit negativen Gefühlen und einer erhöhten Herzfrequenz einhergeht.

Blickabwendung und -vermeidung in Reaktion auf die Mutter sind dann Selbstbewahrungs-/Rückzugsreaktionen bzw. primäre Regulationsprozesse im Umgang mit Stress. Das übererregte Kind, das unerträglichem Stress ausgesetzt ist, wechselt von einem sympathikusdominierten agitierten Stresszustand in einen parasympathisch dominierten Verzweiflungszustand.

Vermeidend gebundene Kinder entwickeln unter solchen Umständen eine Strategie der defensiven Unabhängigkeit (Main u. Solomon 1986), ein Zustand der gewappneten Bereitschaft (braced readiness) im Unterschied zur sicheren Bereitschaft (secure readiness). Wird

Tab. 8-4 Defensive Antworten des vegetativen Nervensystems auf Stress (nach Wright et al. 1997).

Flight oder fight/hyperarousal	Akute Erstarrungsantwort	Verlängerte dissoziative Antwort
gesteigerte Herzfrequenz	gesteigerte Herzfrequenz	verminderte Herzfrequenz erhöhter Vagotonus
erhöhter Blutdruck vermehrtes Schwitzen	erhöhter Blutdruck	herabgeminderter Blutdruck
Pupillendilatation stehende Haare herabgeminderte Magenmotilität	Pupillendilatation	verringerte Schmerzempfindlichkeit
übersteigerter Schreckreflex	gesteigerter Schreckreflex	–

das Kind wiederholt unerträglichen Disstresserfahrungen ausgesetzt, können Reaktionen auftreten, die solche Zustände umgehen helfen, indem schmerzvolle Gefühle vermieden und später abgetrennt werden. Sie entwickeln dann entweder ein Deckverhalten (screen behavior) und/oder reagieren mit Konstriktion.

Bei unsicher-ambivalent gebundenen Kindern sehen die Bedingungen anders aus. Sie sind gleichsam mit einer psychotoxischen frühen Pflegeperson konfrontiert, die ihre Affekte nicht moduliert, sondern sie noch weiter erregt. Durch ihr inkonsistentes und unberechenbares Verhalten verschärft die Pflegeperson den massiven unregulierten Ärger und Disstress des Kindes. Sie hilft dem Kind nicht, mit Stress umzugehen, sondern verstärkt diesen noch, indem sie unkontrolliert auf Stress reagiert.

Im **traumatischen Zustand**, der lange anhalten kann, sind beide Komponenten des autonomen Nervensystems (ANS) aktiviert, die sympathikotone – Energie erzeugende – und die parasympathikotone – Energie bewahrende – Komponente. Das beinhaltet einen Zustand der Übererregung und der massiven Bremsung, der mit einer Erstarrungsreaktion einhergeht. Es ist ein Zustand, den Schore (2001) als »gleichzeitig auf das Gas und die Bremse treten« (S. 231) beschrieben hat. Solche traumatischen States werden vor allem bei desorganisierten Kindern beobachtet. Tabelle 8-4 gibt einen Überblick über die traumatischen Körperreaktionen in Antwort auf Stress. Der Zustand der frozen watchfulness, der häufiger bei diesen Kindern beschrieben wird, stellt eine Form der Erstarrung dar. Im traumatischen Zustand kommt es zu psychobiologischen Veränderungen mit State-abhängigen Gefühlen, Kognitionen und Verhalten. Die Selbstkohärenz zerbricht.

8.9 Pathologische Bedingungen in der Entwicklung

» Es war fürchterlich kalt und schneite. Das kleine Mädchen wagte nicht nach Hause zu gehen. Sie hatte keine Zündhölzer verkauft. Ihr Vater würde sie schlagen. Sie strich ein Zündholz nach dem anderen an. Nun stirbt jemand, sagte die Kleine und rief ›Großmutter nimm mich mit‹. «

(Andersen: Das kleine Mädchen mit den Zündhölzern)

Aus Angst vor elterlicher Gewalt bleibt das Kind aus Andersens Märchen in Eiseskälte allein und stirbt mit dem Ruf nach der Großmutter, einem guten beschützenden Objekt.

8.9.1 Annäherung an ein Verlaufsmodell traumaspezifischer Antworten in der Entwicklung

Traumatische Überwältigungen in frühester Entwicklung haben andere Folgen als in späteren Lebensphasen. Ist die frühe Pflegeperson in den ersten Lebensabschnitten des Kindes abwesend, über einige Zeit nicht verfügbar oder kann sich nicht auf die Bedingungen des Kindes einstellen, hat das unvergleichlich gravierendere Folgen als bei einem Erwachsenen, der für zwei Tage von seiner ihm wichtigsten Person verlassen wird. Es bedarf deshalb einer Koordinate zwischen Alter und Ausmaß der traumatisch belastenden Situation im Verhältnis zu den inneren und äußeren Bedingungen des Kindes, um erfassen zu können, was schon oder was noch nicht als Trauma anzusehen ist. Das Ausmaß der Folgen wird immer auch durch die jeweilige Konstitution bzw. die vorausgegangenen Entwicklungsbedingungen bestimmt. Wichtig ist auch, wie das soziale Umfeld reagiert, weil das Auswirkungen auf Resilienzfaktoren hat (Tress 1986).

Ein Verlaufsmodell (vgl. Stern 1992/1998) bei traumatischen Belastungen sollte

- das traumatische Ereignis (Fischer u. Riedesser 1998),
- die Reaktion auf das traumatische Ereignis mit einem Versagen neuropsychobiologischer Regulation und mit traumaspezifischen Antworten,
- traumaspezifische Folgen und Bewältigungen sowie
- mittel- und langfristige Folgen einbeziehen (► Abb. 8-6).

Die verschiedenen Schritte lassen sich an der früh traumatisierenden Pflegeperson – zumeist die Mutter – beschreiben (orientiert an Stern 1992/1998 und abgewandelt):

- Das Kind erfährt eine Mutter, die sich nicht fürsorglich und lustvoll zuwendet, sondern im Gegenteil seine spontanen Äußerungen als Angriff behandelt. Sein Schreien aktiviert Gegenangriffe mit rüden verbalen Äußerungen und grobem Verhalten, das für das Kind allenfalls mit einer funktionalisierten Teilbefriedigung einhergeht.
- Auf die Begegnung mit dem unfreundlichen oder gleichgültigen Gesicht einer Mutter, die Blickkontakt vermeidet, sich abwendet oder aversiv auf seine spontanen Gesten reagiert, bringt das Kind seine Bedürftigkeit gegebenenfalls noch intensiver zum Ausdruck, z. B. durch noch heftigeres Schreien. Von der Mutter erfährt es daraufhin noch massivere aggressive und Schmerz zufügende Reaktionen. Schließlich verstummt das Kind und erstarrt, wendet seine Blicke ebenfalls ab und blendet die Mutter als Schmerzquelle aus.
- Das Kind lässt die pflegerischen und rüden Prozeduren der Mutter über sich ergehen. Auf schwer erträgliche Gefühlszustände reagiert es im Wechsel mit untröstlichem Schreien und Erstarrung, weil ihm die Erfahrung einer Mutter fehlt, die diese Gefühle »hält«. Psychoneurobiologische Regulationen geraten aus dem Gleichgewicht. Das Kind wird körperlich unruhig und/oder somatisiert und entwickelt beispielsweise Gedeihstörungen.
- Um den Bruch mit der Mutter, von der es abhängig ist, zu überdecken, reagiert das Kind gegebenenfalls mit einem Compliance-Verhalten, das vordergründige Angleichung an eine unempathische Mutter und deren fremde Gesten herstellt. Mithilfe der Angleichung beschwichtigt das Kind die Mutter und erreicht, dass ihre Hand-

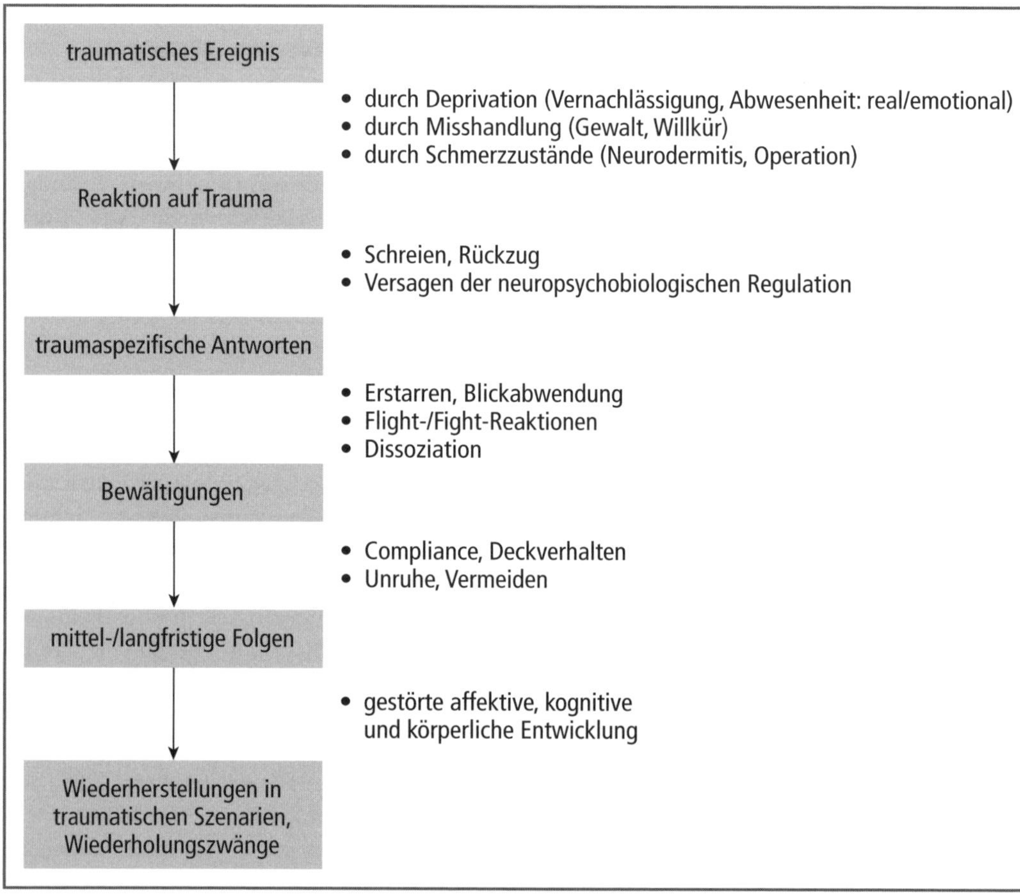

Abb. 8-6 Verlaufsmodell bei traumatischen Belastungen.

lungen besser abgestimmt erscheinen. Unerträgliche Gefühlszustände werden dissoziiert. Diese werden allenfalls in einzelnen kurzen Verhaltenssequenzen und durch äußere oder innere Trigger zustandsabhängig sichtbar.

Die Unfähigkeit, mit Stress und daraus folgenden Erregungszuständen umzugehen, ist die unmittelbare Folge einer psychotoxischen dyadischen Mutter-Kind-Interaktion, die wiederum auf die mangelnde Regulationsfähigkeit der frühen Pflegeperson zurückzuführen ist.

Kinder mit traumatischen Belastungen in der Entwicklung erfahren von der frühen Pflegeperson statt Halt und Unterstützung einen Zustand des Nicht-gehalten-Werdens (► Tab. 8-5). Diese zentrale Beziehungserfahrung führt zu einem inneren Arbeitsmodell, demzufolge das Kind bei Belastung auf sich gestellt ist und von außen keine regulierende Unterstützung findet, das Arbeitsmodell eines Selbst-mit-einem-dysregulierenden-Anderen (vgl. Stern 1985/1996). Die Folgen für die Entwicklung sind entsprechend ungünstig. Übernimmt die frühe Pflegeperson stressrepa-

Tab. 8-5 Merkmale einer frühen traumatisierenden Pflegeperson.

- kaum gemeinsames Spiel
- unzuverlässig, unberechenbar
- keine Erregungsregulation
- mangelnde Empathie
- reagiert unpassend auf Signale des Kindes
- induziert traumatische Zustände
- (gerät selbst in dissoziative States: Downloading der mütterlichen Psychopathologie)

rierende Funktionen nicht, um ein psychobiologisches Gleichgewicht herzustellen, dann werden hohe Konzentrationen toxischer Neurotransmitter wie Glutamat und Kortisol im limbischen System ausgeschüttet (DeBellis et al. 1999b).

Die Unfähigkeit der frühen Pflegeperson, die inneren Zustände des Kindes und seine negativen Affekte psychobiologisch zu regulieren und gegebenenfalls durch Misshandlungen weitere Desorganisation hervorzurufen, hat auch fatale Folgen für die Reifung der rechten Hemisphäre, die für die phasenspezifische Entwicklung von sozioaffektiver Selbstregulation zuständig ist (Schore 2001).

Werden basale innere und verinnerlichte Regulatoren nicht entwickelt, können zu einem späteren Zeitpunkt der Entwicklung zwar linkshemisphärisch lokalisierte kognitive Steuerungen erworben werden, diese werden jedoch nicht ausreichend mit authentischen Gefühlen verknüpft (Teicher et al. 2002). Eine mögliche Folge sind innere Zustände, die nicht mit dem äußeren Verhalten in Reaktion auf Stress zusammenpassen. Solche Kinder sagen dann bei der Exploration beispielsweise, dass es ihnen gut geht, obwohl sie körperliche Reaktionen von Angst zeigen, oder die Kinder sind unter strukturierten Bedingungen strukturiert, dekompensieren jedoch bei Belastung.

Eine Mutter, die ihr Kind in belastenden Momenten wegstößt, löst bei ihm Zustände von Übererregung aus, die mit unerträglichen Gefühlen einhergehen. Statt diese Gefühle erträglich zu machen, indem die Mutter sie aufnimmt, unterbricht und überwinden hilft (Winnicott 1965/1974: arousal amplifying, breaking, recovering), werden sie zu einer Bedrohung, die eventuell zu weiterer Misshandlung führt, etwa zu Schütteln, Schlagen oder Anschreien.

Bowlby (1969, 1973) hat zwei verschiedene Reaktionen beobachtet: In der akuten Stressphase reagierte das Kind mit Protest und in der späteren sich langsamer entwickelnden Phase mit Hilflosigkeit und Verzweiflung. Die Protestreaktion geht einher mit Agitation, Schreien, Suchen und erhöhter Herzfrequenz (flight/fight), während Hilflosigkeit und Verzweiflung mit sozialem Rückzug (withdrawal/conservation), einem Gesichtsausdruck von Trauer und einer verminderten Herzfrequenz einhergehen. Diese Verhaltensweisen entsprechen unterschiedlichen Stresssystemen.

Kinder, die extremen Umweltbedingungen ausgesetzt waren und keinen Erwachsenen hatten, der ihnen Kontinuität und Sicherheit vermittelt hat, haben Probleme zu verstehen, wer sie sind und wer andere Menschen sind. Sie neigen dazu, ihre eigenen Gefühle anderen zuzuschreiben und verinnerlichen die Haltungen anderer Menschen und Verhaltensweisen, ohne überprüfen zu können, was relevant ist und was nicht.

Die körperlichen und psychischen Schmerzerfahrungen treffen das Kind in seiner Ganzheit und schlagen sich nicht nur psychisch, sondern auch biologisch, sensomotorisch und affektiv-kognitiv nieder.

Weil ihnen die Erfahrung fehlt, dass Ereignisse in ihrer Welt vorhersehbar sind, können sie keine Objektkonstanz entwickeln. Sie sind unfähig, verbale und konzeptuelle Repräsentationen ihrer inneren Welt und ihrer Umwelt zu errichten. Infolge dessen können sie ihre eigene Beteiligung an dem, was geschieht, nicht erkennen. Statt zu planen, handeln sie – statt Wünsche auszusprechen, zeigen sie mit ihrem Verhalten, was sie wollen. Sie wissen nicht, wie sie andere Menschen zu Verbündeten machen können: Für sie sind Menschen Quellen von Terror oder von Gratifikationen, jedoch selten begleitende Menschen mit eigenen Wünschen und Erwartungen. Neues wahrzunehmen fällt ihnen schwer: Da ihnen innere Landkarten fehlen, mit deren Hilfe sie vergleichen oder auch differenzieren können, verbleibt alles Neue potenziell bedrohlich. Was vertraut erscheint, wird als sicherer wahrgenommen als es tatsächlich ist, selbst dann noch, wenn es vorhersehbare Quelle von Terror ist.

Diese Kinder sprechen selten oder spontan davon, was ihnen geschehen ist. Sie haben wenig Einsicht in Zusammenhänge zwischen dem, was sie tun, fühlen und was ihnen zugestoßen ist. Sie neigen dazu, die traumatische Vergangenheit zu kommunizieren, indem sie sie in Inszenierungen, im Spiel und in ihrem Fantasieleben wiederholen.

Kinder, die Gewalt erfahren haben, haben Probleme, sich in sozialen Feldern zu orientieren. Sie neigen entweder dazu, sich zurückzuziehen, oder sie schlagen und quälen andere Kinder. Viele haben schwere Lernprobleme und sind anfällig für vielfältige körperliche Erkrankungen. Getriggert von Erinnerungen an ihre Vergangenheit beginnen diese Kinder plötzlich zu weinen oder regredieren auf frühere Stufen der Entwicklung, indem sie beispielsweise plötzlich ihren Zustand wechseln und auf dem Boden herumkrabbeln. Oft können sie nicht kohärent sprechen, sondern machen Krach oder sehen bedroht aus. Missbrauchte Kinder verletzen sich selbst, indem sie Unfälle produzieren, mimisch erstarren, Soldatengesichter bekommen oder ihre Haare ausreißen, ohne zu wissen, weshalb sie das tun.

Während der Adoleszenz geraten sie in Szenarien von destruktivem Acting out gegen sich selbst und gegen andere und sind hochgradig gefährdet, zu Drogen zu greifen, sich selbst zu verletzen und sich gewalttätig gegenüber anderen zu verhalten. In dem Bild einer Jugendlichen mit frühen Vernachlässigungs- und Misshandlungserfahrungen wird die Mangelversorgung eindrücklich dargestellt (► Abb. 8-7).

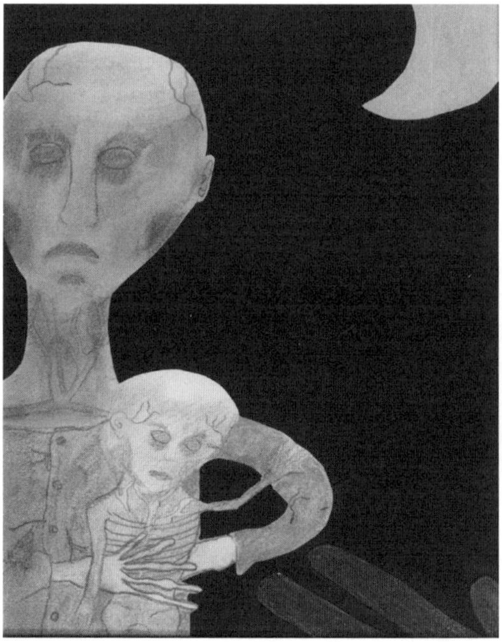

Abb. 8-7 Bild einer 16-jährigen Jugendlichen mit multiplen Traumatisierungen in ihrer Entwicklung mit beeindruckender Darstellung der Mangelversorgung von Mutter und Kind.

8.10 Gestörte Affektregulation und gestörte Mentalisierung in der Entwicklung

Misshandelte und vernachlässigte Kinder zeigen in der Regel Mentalisierungsstörungen im Modus psychischer Äquivalenz, im Als-ob-Modus und im teleologischen Modus (Fonagy et al. 2004).

- Wenn die innere Realität im **Modus psychischer Äquivalenz** wahrgenommen wird, werden innere Verfassungen mit der aktuellen Situation verbunden und die innere Realität des Kindes oder Jugendlichen entspricht ganz der äußeren (z. B. *ist* der Therapeut in einem solchen Fall das misshandelnde Objekt). Die bereits erwähnte symbolische Gleichsetzung kann als eine Folge der Entwicklungsarretierung psychischer Realität verstanden werden.
- Wenn sich eine Tendenz entwickelt, in den **Als-ob-Modus** zu verfallen, werden Teile des Erlebens (z. B. die Affekte) oder der Realität abgespalten und ein dissoziationsähnlicher Prozess kommt zum Tragen.
- Beim **teleologischen Modus** handelt sich um den zweckbestimmten Modus – nur im realen Tun wird die Einstellung des anderen erkennbar.

8.10.1 Äquivalenzmodus

Im Äquivalenzmodus sind die Grenzen zwischen Innen und Außen, zwischen innerer und äußerer Realität aufgelöst. Innere Realität ist der äußeren Realität äquivalent – gleich. Traumatische Vergangenheit bricht fortlaufend in die Gegenwart ein, so, als würde sie im Moment geschehen. Auch Vergangenheit und Gegenwart sind nicht unterschieden (vgl. Kap. 7.4, S. 139 ff.). Ein gutes Beispiel dafür findet sich in dem Film »Good Will Hunting«: In der Erstbegegnung bringt Will Hunting den Therapeuten innerhalb von fünf Minuten dazu, dass dieser ihn würgt und Morddrohungen ausstößt. Dies gelingt ihm, indem er diffamierende Äußerungen über die (gerade verstorbene) Ehefrau des Therapeuten macht.

Von jugendlichen Borderline-Patienten kennen wir, dass sie Misshandlungserfahrungen der Vergangenheit unmittelbar im Hier und Jetzt reinszenieren – mit wechselnden Rollen als Opfer und Täter. Sie verstricken uns leicht in maligne Überwältigungs- oder Vergewaltigungsszenarien, etwa indem sie Ärzte dazu bringen, von ihnen zu fordern, sich zur Leibesvisitation nackt auszuziehen, um versteckte Schneidewerkzeuge zu finden, oder dazu, sie körperlich zu überwältigen, etwa um sie in eine geschlossene Einrichtung zu verlegen.

Traumatische Ereignisse werden durchlebt, werden aber nicht als Teil der eigenen Person erfahren. Sie werden nicht mentalisiert, sondern konkretisiert. Freud sah in Wiederholungsinszenierungen das Bemühen, die Situation unter Kontrolle zu bekommen; andere gehen davon aus, dass der Wiederholungszwang biologisch verankert ist, z. B. dass der mit der Retraumatisierung verbundene Schmerz analgetische Reaktionen hervorruft, die eine Erleichterung verschaffen (Orlandini 2004).

Verzerrte Wahrnehmungen von Kindern oder Jugendlichen, die sich bedroht oder misshandelt fühlen, ohne real bedroht oder misshandelt zu werden, bringen die Gefahr mit sich, dass immer gleiche bedroht/bedrohliche oder schmerzhafte Situationen, wie sie sie ursprünglich erfahren haben, hergestellt werden und sie die Realität immer wieder gleich beängstigend wahrnehmen, ganz so, wie es ihren ursprünglichen Erfahrungen entspricht.

8.10.2 Als-ob-Modus oder Mimikry

Wenn der Als-ob-Modus persistiert, werden Teile des Erlebens oder der Realität abgespalten. Bei Abspaltung von Emotionalität stehen kognitive Bewältigungen im Vordergrund, die Pseudomentalisierung zur Folge haben. Dabei wird das Verhalten mithilfe von gelerntem Wissen nachträglich erklärt, ohne den Kern der ursprünglichen Erfahrung zu treffen. Statt im Reden innerlich mit sich in Verbindung sein zu können, sprechen betroffene Kinder und Jugendliche vordergründig angepasst über ihre Erfahrungen, als Ausdruck einer Notreifung mit gleichzeitiger Seelenblindheit. Sie reden über sich, ohne sich mitzuteilen. Beim Gegenüber stellen sich leicht Gefühle von Langeweile, Gleichgültigkeit oder Misstrauen ein, selbst dann, wenn inhaltlich brisante Themen zur Sprache kommen. Die Kinder und Jugendlichen haben es gelernt, ihr Leben an die sie umgebende, für sie bedrohliche Realität oberflächlich anzupassen, ein Verhalten, das ihnen hilft, einen totalen Zusammenbruch ihrer Beziehungen und bedrohliche Gefühle zu vermeiden. Menschen sind für sie vor allem potenzielle Schmerzquellen. Ihr Deckverhalten ist ein kognitives Coping und macht es ihnen möglich, Kontakt zu ertragen. Oftmals erfährt man von den dahinter liegenden traumatischen Implantationen allenfalls beiläufig – vielleicht kann sich das Kind in stressvollen Situationen nicht steuern oder zeigt eine Tendenz, Tiere zu quälen, etwa dann, wenn das unberechenbar Triebhafte eines Tieres Zustände aktiviert, die ansonsten im Verborgenen gehalten werden. Manchmal sprechen Kinder und Jugendliche in Identifikation mit dem Aggressor nur nach, was der andere zuvor gesagt hat. Unter Bedrohung kann das zu einem Papageiendialog (Balzer 1990) werden, in dem wörtlich wiederholt wird, was zuvor gesagt wurde.

Pseudodialoge sind in der Therapie solcher Kinder und Jugendlichen nicht selten. Eine extreme Variante kommt in dem Film »Clockwork Orange« von Stanley Kubrick vor. Dort ahmt der Jugendliche unter massiver Bedrohung das Reden des vermeintlich Stärkeren papageienhaft nach. In dem folgenden Fallbeispiel werden entsprechende Bereitschaften deutlich. Die Antworten wie »richtig« oder »so kann man sich das denken« bedeuten, dass die gemeinsamen Verstehensansätze keinen neuen Erkenntniswert haben.

Fallbeispiel

Der 18-jährige Michael (Name wurde geändert) hatte in seiner Kindheit schwerste Misshandlungen und Vernachlässigungen erfahren. Während der Schwangerschaft war die Mutter an Krebs erkrankt. Nach der Geburt des Kindes trennte sie sich vom Vater. Sie starb, als Michael noch ein Säugling war. Zunächst wurde er von einer Tante und den Großeltern versorgt. Dann nahm ihn der Vater zu sich, der ihn schwer misshandelte und vernachlässigte. Michael wurde im Weiteren in wechselnden Pflegefamilien untergebracht.

Als Michael zur Behandlung kam, neigte er zu aggressiven Impulsdurchbrüchen mit Sachzerstörungen und Selbstverletzungen, seine Stimmung konnte extrem schwanken, er hatte multiple Ängste, neigte zum Lügen und trank zeitweilig erhebliche Mengen an Alkohol. Unter Belastungen konnte Michael in heftige Erregungszustände geraten, gab ungebremst Geld aus und hatte sich bereits hoch verschuldet.

In der 30. Behandlungsstunde, die erstmalig auf Video aufgenommen wurde, bezieht sich Michael auf ein gemeinsames Gespräch vom Vortag mit Betreuern seiner Wohngruppe, wo er sich vor der stationären Behandlung aufhielt. In dem Gespräch waren für ihn unangenehme und beschämende Themen zur Sprache gekommen. Im Anschluss hatte er heftig mit der Faust gegen die Wand geschlagen und sich dabei verletzt. Michael erklärt im Gespräch mit dem Therapeuten, dass er sich mit seinem Schlag gegen die Wand selbst misshandelt hat – also sich selbst auf eine Weise behandelt hat, wie er das einst durch andere hat erleiden müssen.

Die Videoaufnahme ist eine Ausnahmesituation für beide, für Michael und den Therapeuten. Dennoch zeigen sich in der Sequenz charakteristische Aspekte der Beziehungsgestaltung, wie sie uns in der Arbeit mit solchen Jugendlichen immer wieder begegnen. Der Therapeut ist zugewandt und unterstützend, sodass Michael sich auf das Gespräch durchaus einlassen kann. Dem ersten Eindruck nach ist er ein bemühter Patient, der eine gute Therapie macht. Genau das sollte wachsam machen. Denn bei Jugendlichen wie bei Michael besteht die Gefahr, dass sie mit dem vordergründig bemühten Verhalten in Beziehungsmustern verhaftet bleiben, die Lernen aus Erfahrung (Bion 1962/1990) erschweren, wenn nicht gar verunmöglichen und dann von der Therapie tatsächlich wenig profitieren. Bei der Untersuchung mit der Skala zur Messung selbstreflexiver Funktionen (selfreflective function scale), die die Fähigkeit der Mentalisierung bzw. Selbstreflexivität erfasst, zeigte sich bei Michael, dass er sich nach achtmonatiger Therapie zwar in seiner Umwelt besser zurechtfinden konnte und weniger Symptome hatte, jedoch ausgeprägte Defizite der Selbstreflexion kaum hatte überwinden können.

Michael Gesicht hatte einen tieftraurigen Ausdruck – es ließ an den Blick von Kindern mit einer anaklitischen Depression denken, die Rene Spitz (1965) bei früh verlassenen Kindern beschrieben hat. Es war hypomimisch, ohne jeglichen Gefühlsausdruck. Michael schwitzte während des Gesprächs erheblich, er war zittrig, unruhig und in gebremster Anspannung, wohl weil er in einem Hochstresszustand war. Das aber versuchte er auszublenden und bemühte sich, gut zu arbeiten. Er war wie abgetrennt von seinem Körper und hatte auch zu seinen Gefühlen keinen Zugang. Er verwendete kognitive Erklärungen, vermutlich weil er davon ausging, damit gut anzukommen. Man kann annehmen, dass er sich hier mit dem Aggressor identifizierte, als den er den Therapeuten erlebte. Seine Erklärung »ich habe mich selbst misshandelt« mag man ihm nicht abnehmen, denn nichts sprach dafür, dass Michael seine Gefühle und inneren Befindlichkeiten bereits so gut zu differenzieren vermochte. Indem er ganz schnell »richtig« oder »das kann man sich so denken« sagte, schien er den Therapeuten abzuwehren und sich einem offenen Dialog verschließen zu wollen. Meinte er mit seinem Gewaltakt, als er mit der Faust auf die Wand einschlug, sich selbst oder den beschämenden Anderen? Auffallend war, dass er plötzlich das Gesicht verzog, als er die Erklärung anbot, als erwartete er Spott oder befürchtete, entlarvt und beschämt zu werden.

Das misshandelte Kind ist in einer Gut-böse-Konfusion an den Täter als dem bedeutsamen Objekt gebunden, dem es sich per Mimikry, per Anpassung und Angleichung unterwirft. Eine derartige traumatisch bedingte Objektbeziehung geht bei Michael damit einher, dass er vom Therapeuten potenziell Peinigung oder aber die Befriedigung von Zärtlichkeitswünschen erwartet. Er ist fixiert an das Trauma, ob verbunden mit einer Traumaphobie oder einer Traumaphilie, einer Neigung, das Trauma im Denken, Fühlen und Handeln zu wiederholen (Blum 1996). Er identifiziert sich mit dem Therapeuten/Aggressor/Täter und ist bemüht, es ihm recht zu machen, ein guter Junge zu sein und die ihm früh versagte Anerkennung zu finden bzw. den Therapeuten/Täter zumindest zu beschwichtigen. Zugleich verbleibt er in einem hochgradigen Stresszustand, in einer Habachtstellung, abgetrennt von seinen Gefühls- und Körperempfindungen – letztlich misshandelt.

Wenn Michael heftig mit der Faust gegen die Wand schlägt, kann das dahin gehend verstanden werden, dass aufgrund von Beschämungen in der Helferkonferenz mit den Betreuern frühere Misshandlungen schmerzhaft aktualisiert wurden, die er – sich an der Wand verletzend – durch täter- und opferhaftes Verhalten konkretisiert hat. Wird die traumatische Szene in dieser Weise reaktiviert, dann wird nicht mentalisiert – es gibt keine Vorstellung von dem Geschehen –, sondern es wird blind wiederholt bzw. konkret gehandelt.

8.10.3 Zum teleologischen Modus

Die Umwelt muss entsprechend den eigenen Vorstellungen »funktionieren«, um eigene innere Spannungszustände zu mindern. So hätte bei dem oben dargestellten Fall der Therapeut erkennen müssen, was die Helferkonferenz für M. bedeutete, und ihn entlasten sollen (»ich mach das schon für dich«). Eigene Handlungen werden eingesetzt, um andere dazu zu bewegen, die Umweltbedingungen zu verändern. Dabei ist nur real Beobachtbares von Bedeutung – Gedanken, Gefühle, Mentalisieren treten in den Hintergrund bzw. sind nicht verfügbar. Nur real befriedigende Handlungen oder körperliche Eingriffe sind in der Lage, innere Zustände zu beeinflussen, z.B. dann, wenn die Aggression durch Draufhauen ausgedrückt wird

Schore (1994) geht davon aus, dass sich eine Borderline-Störung entwickelt, wenn die frühe Pflegeperson die selbstobjekthafte Funktion der psychobiologischen Affektregulation nicht übernimmt. Konfrontiert mit den Erregungszuständen des Kindes kann die Mutter nicht angemessen darauf reagieren und Empathie empfinden. Das Kind gerät nun in zwei unterschiedliche, nicht überlappende, voneinander dissoziierte psychobiologische Zustände. Als Folge der erfahrungsabhängigen strukturellen Organisation können weder symbolisch-evokative Repräsentationen, noch präsymbolische repräsentionale Fähigkeiten und visoaffektive interaktive Repräsentationen wie Gesichtseindrücke einer passend regulierenden Mutter entwickelt werden. Stress konfrontiert mit überwältigender Wut oder untererregter Scham oder Verzweiflung. Ein emotional-katastrophischer Zustand des Nichts, des Abstiegs in das schwarze Loch tritt ein, in dem der Geist leer ist, der Kopf fehlt und die Fähigkeit zu sprechen verloren gegangen ist. Dieser Zustand reflektiert ein sehr frühes Schema des Selbst vor Beginn der Sprachfähigkeit – und letztlich der gravierenden Mentalisierungsstörung.

In der frühen Entwicklung dienen Pflegepersonen als Selbstobjekte, die psychische Funktionen wie Spannungs- und Selbstwertregulation übernehmen. Diese Selbstobjektfunktionen, die als psychobiologische Regulatoren wirksam sind, sind unbewusste, nichtverbale affektregulatorische Funktionen. Sie werden im Verlauf der Entwicklung als symbolische Repräsentationen verinnerlicht und übernehmen selbsttröstende Funktionen. Da bei Persönlichkeitsstörungen die Fähigkeit, auf symbolische Repräsentationen zurückzugreifen, nicht entwickelt ist, können Patienten mit diesen Störungen reparative Funktionen des evokativen Gedächtnisses nicht verwenden und sich beispielsweise nicht selbst trösten, so wie die Mutter dies hätte tun können.

9 Hirnentwicklung – Gedächtnis – schnelle Wege – Trauma

Das Gehirn ist ein besonders sensibles Organ in der frühen Entwicklung. Es wiegt bei der Geburt ca. 400 g und im Alter von einem Jahr 1000 g. Im Mutterleib werden beim Fötus bereits Vulnerabilitäten geschaffen, die sich ungünstig auf die weitere Entwicklung auswirken (Seckl u. Meaney 2006). Wie neue Erfahrungen wahrgenommen, erinnert, zu etwas Ganzem integriert und verinnerlicht werden, beruht auf biologischen Strukturen. Während der Verarbeitung werden die sensorischen Eingaben gleichzeitig interpretiert. Im Zuge der Reifung werden im Gehirn mit seinen strukturellen und neurochemischen Veränderungen immer komplexere kognitive Organisationen von Erfahrungen geschaffen (Perry u. Pollard 1998): Während fundamentale neuroanatomische Strukturen des Gehirns genetisch determiniert sind, entwickeln sich in dem Maße, wie das Kind wächst spezielle Schablonen. Es gibt die Vorlagen für die Kategorisierung und die Interpretation von Erfahrung. Sie sind vor allem im limbischen System und in den Frontallappen lokalisiert. In der Zeit, in der die Struktur des Gehirns organisiert wird, fördern Erfahrungen die Ausbildung spezieller Muster der dendritischen Verästelungen und neuronalen Strukturen in einer gebrauchsabhängigen Form. Von besonderer Bedeutung sind dabei die erfahrungserwartende und erfahrungsabhängige Synaptogenese (Greenough et al. 1987). Die erfahrungserwartende (experience expectant) Synaptogenese in der Hirnentwicklung ist ein Prozess, der zunächst einsetzt, ohne dass viele Erfahrungen vorliegen. Vom Gehirn werden damit gleichsam multiple Optionen bereitgestellt, die jedoch nicht alle genutzt werden. Im Gegensatz dazu ist die erfahrungsabhängige (experience dependent) Synaptogenese ein Prozess, der die individuellen Anpassungen an die Umgebung optimiert.

Während einer sensitiven Periode erfolgt eine Überproduktion von Synapsen als Grundlage für die Erfahrungserwartung. Damit wird das Nervensystem auf eine Vielzahl von Erfahrungen vorbereitet. Sie repräsentieren Fenster der Möglichkeiten, aber auch der Vulnerabilität, wenn etwa eine falsche Erfahrung zu einer falschen Zeit auftaucht, wie das bei traumatischen Ereignissen der Fall ist. Sie schaffen eine enorme Kapazität für individuelle Unterschiede, unabhängig von den genetischen Bereitschaften. Die sich entwickelnden Verschaltungen sind das Ergebnis der Intensität und Frequenz neuronaler Stimulation, die während der kritischen Perioden der Gehirnentwicklung erfahren wurden. Die daraus resultierende frühe Organisation bestimmt langfristige Muster des Lernens und der Kognitionen. Sie entscheidet, wie jemand in Zukunft mit Information umgeht und bestimmt somit über zukünftige Erfahrungen, die erspürt, prozessiert und internalisiert werden (Schore 1994).

Bei Vernachlässigung erfolgt eine Schädigung in der Phase der erfahrungserwartenden Zellvermehrung, d. h., die multiplen Optionen, die bereitgestellt werden, verbleiben ungenutzt. Bei Misshandlungen setzt die Schädigung eher später ein, nämlich in der erfahrungsabhängigen Synaptogenese, die frühe Bahnungen im Umgang mit Schmerzerfahrungen zur Folge hat. In beiden Fällen ist der Säugling erheblichen und schädigenden Stresserfahrungen ausgesetzt.

Verschiedene Gehirnbereiche reifen unterschiedlich schnell. Bei der Geburt sind die Hirnstammareale, die für die Regulation kardiovaskulärer und respiratorischer Funktionen verantwortlich sind, bereits voll funktionsfähig und ermöglichen Babys, zu existieren. Das limbische System, das die regulatorischen Funktionen des Hypothalamus und des Hirnstamms unterstützt und sensorischen Informationen bei zukünftigen mentalen Prozessen filtert, braucht viel länger, um myelinisiert zu werden.

Das Gehirn organisiert und entwickelt sich sequenziell. Um ein motorisches System auszubilden, muss ein Kind robben, krabbeln, laufen, rennen und tanzen. Um das limbische System zu organisieren und Sprache in einen sozial-emotionalen Kontext einzufügen, muss das Kind konsistente unterstützende Beziehungen haben. Und um Rindenareale zu organisieren, braucht das Kind Sprache und Kognition, damit es komplexe symbolische Informationen erfassen kann (Perry u. Pollard1998). Wenn neue Reize als sicher vorhersehbar, anregend und passend zum Entwicklungsstand empfunden werden, unterstützen sie die Entwicklung. Das Kind braucht die Fähigkeit zur Objektpermanenz, die mit dem Wissen verbunden ist, das ein Objekt Kontinuität in Zeit und Raum hat, ohne ständig gegenwärtig zu sein, um seine Gefühle mitteilen zu können bzw. diese kognitiv zu überformen. Nur so kann das Kind lernen zu verstehen, dass etwas in Zeit und Raum unabhängig von ihm selbst existiert. Das entspricht dem, was Bowlby (1969) als innere Arbeitsmodelle bezeichnet. Diese Arbeitsmodelle werden definiert als Internalisierung von affektiven und kognitiven Merkmalen ihrer primären Beziehungspersonen. Kinder lernen, ihre impulsiven Verhaltensweisen zu regulieren, indem sie antizipieren, wie die Mutter selbst darauf reagieren würde. Neuronale Entwicklung und soziale Interaktion sind aufs Engste miteinander verbunden (Schore 1994, 2002).

Forschungen an Säuglingen zeigen, wie Pflegepersonen versteckte Regulatoren für das unreife kindliche endokrine und nervöse System sind. Gefühlsmäßige Abstimmung hilft, die kindliche hypothalamische Produktion des Corticotropin-Releasing-Faktor (CRF) zu regulieren. CRF kontrolliert die Synthese des adenocorticotropen Hormons (ACTH), das Prägungen erleichtert. Der orbitofrontale Cortex spielt bei der Regulation von parasympathischen Funktionen eine Rolle und ist an der kortikalen Modulation von kardiovaskulären Gefühlsaspekten beteiligt. Der vagale Tonus, der die tonischen Aktivationsebenen des parasympathischen Astes des autonomen Nervensystems darstellt, beeinflusst die Regulation der Emotionen. Die verschiedenen Neurohormone sorgen für die physiologischen Fähigkeiten im Umgang mit Gefahr und ermöglichen Verhaltensantworten, die für die aktive Bewältigung oder für Vermeidung notwendig sind.

9.1 Gehirn und Gedächtnis

Im präfrontalen Bereich des Gehirns (► Abb. 9-1) sitzt das Arbeitsgedächtnis. Es ist das Kurzzeit- oder Sofortgedächtnis und zu unterscheiden vom Langzeitgedächtnis. Das im Arbeitsgedächtnis aktualisierte repräsenti-

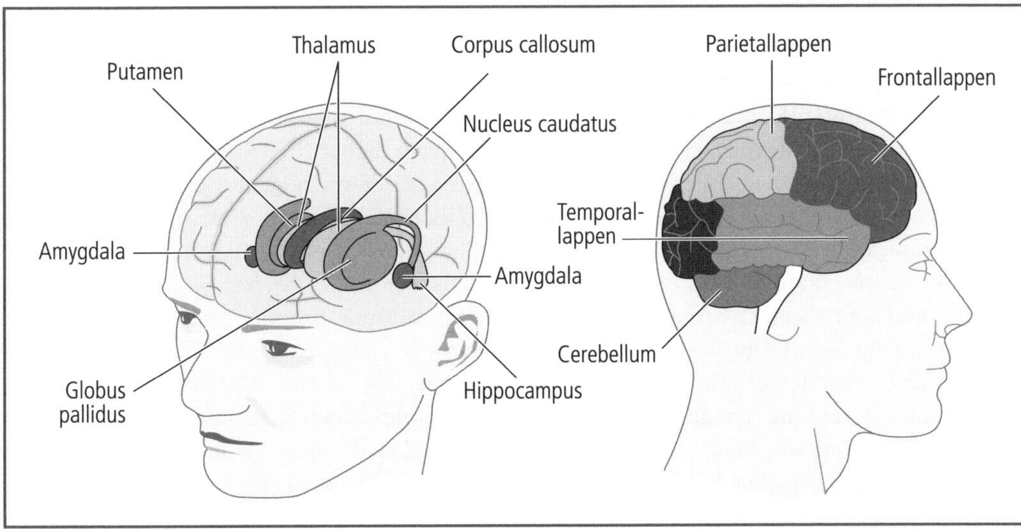

Abb. 9-1 Gehirnstrukturen, die in der Entwicklung beeinträchtigt sein können.

onale Gedächtnis leitet und steuert unser Verhalten, indem unpassende Antworten und Ablenkungen ausgeschaltet werden. Es erlaubt uns zu planen, statt mit schnellen Reaktionen impulshaft unmittelbar auf die Umgebung reagieren zu müssen. Das repräsentionale Gedächtnis hängt von der Reifung des präfrontalen Cortex ab. Wir entwickeln das repräsentionale Gedächtnis durch Verinnerlichung von steuernden und strukturgebenden Objektbeziehungserfahrungen. Der Rückgriff auf verinnerlichte und erinnerbare Repräsentanzen ermöglicht verzögerte Antworten und damit planvolle und gezielte Reaktionen statt mit flight, fight oder freezing reagieren zu müssen. Das ist ein Meilenstein in der Entwicklung. Kinder, die auf der Basis von gespeicherten und internalisierten Repräsentationen reagieren, statt auf Informationen, die sie unmittelbar in der gegenwärtigen Situation erhalten, sind zu verzögerten Antworten in der Lage (Schore 1994). Solche langsamen Reaktionswege sind für die Reizdiskriminierung, das Lernen, Problemlösungen und insbesondere in der Psychotherapie von großer Bedeutung (Streeck-Fischer u. van der Kolk 2000).

Das Arbeitsgedächtnis wird auch als Scratch-Pad-Gedächtnis (Siegel 2001) bezeichnet, weil es ständig aktualisiert werden muss. Sowohl breit gestreute sensorische Information als auch multiple Transformationen von kognitiven und affektiven Informationen erreichen das präfrontale Gehirn und werden dort miteinander verglichen. Die Fähigkeit, mit komplexen Mustern zu reagieren, basiert auf vielfältigen räumlichen, konzeptuellen, konditionalen und zeitlich bezogenen Informationen. Ein gut funktionierender präfrontaler Cortex ist erforderlich, um Denkstrategien zu entwickeln, persönliche Ziele zu erreichen, verschiedene Handlungsmöglichkeiten abzuwägen, das Ergebnis eine Handlung vorherzusagen und um entscheiden zu können, welche sensorischen Stimuli jeweils relevant sind und welche nicht.

Diese Vorgänge werden vom Hippocampus unterstützt. Der Hippocampus (► Abb. 9-1) nimmt Gedächtnisinhalte auf, gibt sie an den Langzeitspeicher weiter und versetzt in die Lage, ein Ereignis in der Zeit, an dem Ort und in einem bestimmten Kontext lokalisieren zu können. Darüber hinaus spielt er eine wichtige Rolle bei der Integration und Verbindung verschiedener Aspekte des Gedächtnisses bei Wiedererinnerungen.

Sowohl Repräsentationen als auch das Gedächtnis sind wenig objektiv und sicher. Dieser Umstand hat Freud veranlasst, der psychischen Realität anstelle der faktischen Realität die zentrale Bedeutung zu geben. Die Gedächtnisinhalte repräsentieren, was bewusst wird in jedem vorherrschenden Moment, Repräsentationen werden fortlaufend modifiziert und reflektieren das gegenwärtige Verständnis dessen, was aktuell geschieht. Das Gehirn entwickelt multiple Repräsentationen von Personen und Ereignissen (Lewis 1995).

Für das Speichern von Informationen im Langzeitgedächtnis sind Regionen des limbischen Systems von Bedeutung. Das limbische System hat drei grundlegende Funktionen: die verbalen und genitalen Funktion, die zur Selbsterhaltung und Fortpflanzung benötigt werden, während die dritte grundlegende Funktion elterliche Fürsorge und Spielverhalten betrifft (McLean 1970). Darüber hinaus scheint der orbitofrontale Cortex der rechten Hemisphäre eine wichtige Rolle bei der Gedächtnisintegration (Wheeler u. Buckner 2004), der Bindung (Schore 2001), den Gefühlen (Tucker 1992), den Körperrepräsentationen und den Körperregulationen (Damasio 1999) zu spielen.

9.1.1 Kindliche Amnesie

Von Freud wurde die infantile Amnesie ursprünglich als Folge von Verdrängung angesehen. Der Sachverhalt ist jedoch komplexer (Gathercole 1998).

Traditionelle Ansichten zum kindlichen Gedächtnis betonen dessen Begrenztheit und gehen davon aus, dass es kurzlebig, fragmentarisch und unorganisiert ist. Neuere Forschungen haben diese Ansichten relativiert, aber auch deutlich gemacht, dass das aktuelle kindliche Gedächtnis zwar gut arbeitet, sich jedoch auch in einiger Hinsicht von dem Erwachsener unterscheidet.

Prozedurale Emotionsregeln sind von Anfang an unbewusst. Im Säuglingsalter ist Wissen ein reines Handlungswissen. Die sensomotorischen Schemata von Piaget (1952), die Wahrnehmungs-/Handlungs-Affektmuster von Lichtenberg (1991), die generalisierten Interaktionsrepräsentanzen von Stern (1985/1996) oder Bowlbys (1969) innere Arbeitsmodelle vom Selbst und Objekt sind unbewusste Wissensstrukturen über sich selbst und die Objekte, Gefühle und Interaktionen, die nicht verdrängt, die aber auch nicht bewusst sind. Sie gehören einem Teil des Unbewussten an, der nie bewusst war. Die Ausbildung des expliziten Gedächtnisses beginnt nach dem zweiten Geburtstag parallel mit der Reifung des medialen Temporallappens einschließlich des Hippocampus und des orbitofrontalen Cortex (Gathercole 1998; Siegel 2001). Die Fähigkeit zu sequenzieren, eine Funktion des Hippocampus als kognitiver Ordner, reift und gibt dem Kind ein Gefühl für Zeit. Das explizite Gedächtnis versetzt in die Lage, ein Gefühl für Zeit und Raum zu entwickeln. Erinnerungen, die im Alter von ein bis zwei Jahren und somit zu einem Zeitpunkt gespeichert wurden, zu dem das Kind noch nicht sprechen kann, können in Bildern oder Szenen erinnert werden, sodass sie später verbal zugänglich gemacht werden können (Bauer et al. 1998).

Die Grundeinheit des Gedächtnisses ist die Episode (Stern 1985/1996), ein kleiner, jedoch kohärenter Block gelebter Erfahrungen. Ins Gedächtnis scheint die Episode als unteilbare

Einheit einzugehen. Die verschiedenen Bruchstücke des Erlebens, die eine Episode ausmachen, wie Wahrnehmungen, Affekte und Handlungen, können von der Gesamtepisode, deren Attribute sie sind, isoliert werden. Nelson und Carver (1998) bezeichnen solche allgemeinen Schemata bei zweijährigen Kindern als generalisierte Ereignisstrukturen. Stern (1985/1996) nennt die Episoden von Säuglingen generalisierte Interaktionsrepräsentanzen (RIGS). Generalisierte Interaktionsrepräsentanzen sieht er als Grundeinheit der Repräsentationen des Kern-Selbst. Irgendwie – so meint Stern – werden die verschiedenen Invarianzen des Selbsterlebens integriert: Das Selbst, das handelt, das Selbst, das fühlt, und das Selbst, das den eigenen Körper und dessen Handlungen auf eine ihm eigene Weise wahrnimmt – alle werden zusammengeführt. So bilden sich Inseln der Konsistenz, die zusammenwachsen und zu einer Integration des handelnden Gedächtnisses, das Urheberschaft vermittelt, des perzeptuellen Gedächtnisses, das Kohärenz ermöglicht, und des affektiven Gedächtnisses führen.

Aufgrund neurobiologischer Befunde zur Hirnentwicklung beschreibt Schore (2009) die frühe vorsprachliche Kommunikation zwischen Pflegeperson und Kind psychobiologisch als eine Interaktion der jeweiligen rechten Hemisphären. Die rechte Gehirn-Hemisphäre ist die Gehirnhälfte, welche die frühen vorsprachlichen Interaktionserfahrungen speichert. Sie ist »spezialisiert auf die Verarbeitung emotionaler Informationen« und »dominant für … das implizite Lernen« (Schore, 2009, S. 91). Sie ist der Ort der inneren Arbeitsmodelle (Bowlby, 1973), die aufgrund früher Beziehungserfahrungen entwickelt wurden. Daher spielt sie »eine wesentliche Rolle bei der nicht bewussten Bewertung der positiven oder negativen emotionalen Bedeutsamkeit sozialer Stimuli« (Schore 2009, S. 91) – z. B. bei der Einschätzung mimischer Glaubwürdigkeit (vgl. Winston et al. 2002). Sie ist dominant bei der »Wahrnehmung emotionaler Bewusstseinszustände anderer Menschen« (Schore 2009, S. 105) und somit für die gesamte nonverbale Kommunikation.

Die frühe Pflegeperson ist auf den »Output der rechten Hemisphäre ihres Säuglings ein[gestimmt], um dessen Schwankungen im internen Zustand zu erfassen und um abgestimmt darauf reagieren zu können. Dieses Band der unbewussten emotionalen Kommunikation, das in die adaptive projektive Identifikation eingebettet ist, erleichtert die erfahrungsabhängige Reifung der rechten Hemisphäre des Säuglings« (Schore 2009, S. 103).

Diese »emotionale und nonverbale Kommunikation« geschieht auf allen sensorischen Ebenen: mittels spontaner sozialer Handlungen (»spontane Gesten«) wie auch mimischen und prosodischen Reizen. Wir »erkennen … den emotionalen Zustand eines Anderen, indem wir somatosensorische Repräsentationen erzeugen, die uns vermitteln, wie sich der Andere fühlen könnte, wenn er einen bestimmten Gesichtsausdruck zeigen würde« (Adolphs et al. 2000).

Es wird – bildlich ausgedrückt – durch die Kommunikation zwischen zwei limbischen Systemen quasi eine biologische Einheit zwischen früher Pflegeperson und Säugling hergestellt. Das limbische System stellt die »Zentrale des endokrinen und vegetativ-nervösen Regulationssystems […]« dar und ist »wesentlich für die affektive Tönung des Gesamtverhaltens, für emotionale Reaktionen (Wut, Furcht, Zuneigung) und spielt wahrscheinlich auch eine Rolle für die Gedächtnis- und Lernfunktionen des Gehirns« (Margraf u. Müller-Spahn 2009, S. 808). Durch diese enge neurologische Verknüpfung zwischen emotionalen Reaktionen, vegetativer Regulation und Lern- und Gedächtnisfunktionen wird der Zusammenhang zwischen sozio-emotionalen Lern-Erfahrungen (einer abgestimmten bzw. nicht abgestimmten nonverbalen Kommunikation) und der Ausbildung der Fähigkeit zur Affektregulation deutlich.

Schore unterscheidet zwischen einer **defensiven** und einer **adaptiven** projektiven Identifizierung (vgl. Schore 2009). Bion (1962/1990) hat von **normaler** und **anormaler/pathologischer** projektiver Identifizierung gesprochen.

Der Mechanismus der projektiven Identifikation wird – so Schore – in der frühen Interaktion zwischen Kind und Pflegeperson aktiviert und ermöglicht im günstigen Fall eine gemeinsam hervorgebrachte affektregulierende Strategie, d.h., es ist »ein präverbaler, körperlich basierter Dialog zwischen rechtsseitigen limbischen Systemen« (Schore 2009, S. 104). Projektive Identifikation ist nach Schore eine Kommunikationsform in der frühen Entwicklung, durch welche die frühe Pflegeperson die Zustände des Säuglings erfassen und erkennen kann, um darauf passend und den Bedingungen des Säuglings angemessen zu antworten. Mithilfe projektiver Identifikationen werden Affekte mitgeteilt und ausgetauscht.

Es geht dabei um Primäraffekte (Freude, Ekel, Trauer, Angst, Wut), die an sich schon eine Funktion zur Steuerung der Selbst-Objekt-Beziehung darstellen (vgl. Krause 2012, S. 83 f.). Die projektive Identifikation bildet in diesem Falle gleichsam den Kanal der Übermittlung (Becker u. Streeck-Fischer 2012).

9.2 Schnelle Wege – primäre Antwortmuster

Unkontrollierbarer Stress beeinträchtigt präfrontale kortikale Funktionen (Arnsten 1998, 1999). Stressinduzierte Mängel des Arbeitsgedächtnisses sind eine Folge von verstärkter Stimulierung der Katecholaminrezeptoren im präfrontalen Cortex. Bei konditionierter Furcht wird die Amygdala aktiviert, indem eine Verbindung von ursprünglich neutralen mit bedrohlichen Reizen hergestellt wird (LeDoux 1992). Unter Stress kommt es statt zu verzögerten Antworten zu schnellen habituellen oder instinktiven Antwortmustern, beispielsweise zu Flight-/Fight-Reaktionen (vgl. auch Porges 2010). Tabelle 9-1 zeigt die verschiedenen Reaktionswege auf Bedrohung. Kurzzeitiger exzessiver Anstieg von Glucocorticoiden bei Stress führt zur Atrophie von Dendriten, vor allem im Hippocampus, der Region, die für kognitive Fähigkeiten einschließlich des Gedächtnisses (Kesner 1986) zuständig ist. Diese Atrophie ist reversibel. Bei lang anhaltendem Stress können Neuronen endgültig absterben.

Neurochemische Veränderungen im präfrontalen Cortex in Stressperioden haben zur Folge, dass Hirnregionen abschalten und damit das Kind daran hindern, sein Verhalten zu steuern (Arnsten 1999). Das sehen wir zum Beispiel bei Kindern, die in einer Belastungssituation mit immer ähnlichem Verhalten reagieren und plötzlich wie besessen losschlagen, obwohl sie sich eigentlich ein anderes Verhalten vorgenommen haben. Sie reagieren, als seien sie konditioniert. Untersuchungen an Tieren haben gezeigt, dass Stressexposition funktionelle Läsionen im präfrontalen Cortex zur Folge haben kann. Katecholamine werden sowohl im peripheren als auch im zentralen Nervensystem ausgeschüttet. Sie aktivieren das Herz und die Muskeln und schalten den Magen aus, um für Flight-/Fight-Antworten präpariert zu sein. Neurochemische Mechanismen, die das präfrontale Hirn unter Stress abschalten, dienten in der Evolution dem Überleben. Sie erlauben schnellere instinktive Reaktionen, die das Verhalten unter Stress durch subkortikale und posteriorkortikale Gebiete bestimmen (Perry u. Pollard 1998).

Die Amygdala erfasst komplexe Informationen von existenzieller Bedeutung in hoher

Tab. 9-1 Reaktionswege bei Bedrohung.

Schneller sensorischer (impliziter) Weg	Langsamer (expliziter) Weg
• über Thalamus und Amygdala • primäre Reaktionen (somatopsychisch) = selbstschützende vorbewusste Verhaltensweisen • Anzünden/Imprimierung • mangelnde Reizerfassung • undifferenzierte Antworten	• Amygdala • Hippocampus • präfrontaler Cortex • komplexes Erfassen • kognitives Verarbeiten eines drohenden Reizes • komplexe Antworten • Lernen

Geschwindigkeit und organisiert selbstschützendes Verhalten durch die emotionale Intensität, die bestimmte Stimuli hervorrufen. Signale von der Amygdala führen zu autonomen Antworten wie einer erhöhten Herzfrequenz und Blutdrucksteigerung, und sie aktivieren Verteidigungs-(Flight- oder Fight-) und Erstarrungsreaktionen. Je nachdem, welche primären Antwortmuster aktiviert werden, reagiert das autonome Nervensystem mit jeweils anderen körperlichen Reaktionen (vgl. Porges et al. 1996).

Der limbische Regelkreis umgeht kortikale Evaluationen, um schnelle Notreaktionen zu aktivieren. Diese sind als Schutz notwendig. Die protektiven Antworten überrennen aufgrund ihrer Geschwindigkeit kognitive Abwehrantworten. Der Vorteil der Geschwindigkeit geht auf Kosten der Reizdiskriminierung und der Antwortsensitivität.

Wenn jedoch bestimmte Reize als Bedrohung (Dodge u. Somberg 1987) missverstanden werden, können unpassende Flight-/Fight-/Freeze-Antworten aktiviert werden. Als Folge können bereits geringe Irritationen zu einer stereotypen totalen Antwort führen, die Lernen aus Erfahrung verhindern. Falsche Verknüpfungen können auftreten, die mit inadäquaten Reaktionen auf Gefahr einhergehen und außerordentlich schwer auslöschbar sind. Infolge von Sensibilisierungs- und Kindling-Prozessen (Post et al. 1998) können Kinder zu massiven Antworten bei relativ geringen Reizen neigen. Ursachen sind vermutlich eine geminderte Funktion des Frontallappens bei gleichzeitiger gesteigerter Reizbarkeit des limbischen Systems (Amygdala).

So können sich bei Kindern, die in gewaltbereiten Familien anhaltender Bedrohung ausgesetzt sind, gleichsam Autobahnen schneller primärer Reaktionen wie Erstarrung oder reflexhafter Aggression (Perry u. Pollard 1998) entwickeln, die verschiedene Reize immer in gleicher Richtung interpretieren und mit entsprechenden Reaktionen verbunden sind. Sensomotorische und affektive Koordinationsprozesse verbunden mit sich automatisch ständig adaptierenden Rekategorisierungsprozessen, die normalerweise im Hippocampus erfolgen, werden durch fortgesetzte Bedrohung zerstört. Die Einordnung aktueller Erfahrungen, die in der Regel mit einer Stimulation von unterschiedlichen Sinneskanälen einhergeht, wird infolge von Erstarrung und Abblendung blockiert. Stattdessen wird auf schnelle Spuren (Perry u. Pollard 1998) im Gehirn zurückgegriffen, die Entwicklung als Lernen durch Erfahrung (Bion 1962) und Wissen verhindern.

Diese schnellen Antworten sind so schwer zu eliminieren, dass LeDoux et al. (1991) Erinnerungen, die mit solchen limbischen Kreisläufen verbunden sind, als »indelible« (unauslöschlich) bezeichnet haben.

Wegen der Reizgeneralisierung antworten misshandelte Kinder auf geringe Trigger mit einer Vielfalt von katastrophischen Reaktionen. Normaler Stress wird zu einem massiven Desaster. Solche impulsiven Reaktionen können sich im Gehirn verschieden darstellen: Aktiviert werden im Hirnstamm fixierte Aktionsmuster, im Kleinhirn sensomotorische Schemata und in der limbischen Schleife kontextabhängige Flight-/Fight- oder Freeze-Antworten. Entwicklungsstudien der Schreckmodulation haben gezeigt, dass Hirnstammmechanismen, die die Schreckantwort unterstützen, sich während der frühen Kindheit weiterentwickeln und nicht vor dem Alter von 8 Jahren reifen (Wright et al. 1997). Traumatische Erfahrungen verursachen eine lang anhaltende Hirnstammdysfunktion (Ornitz u. Pynoos 1989). Mangelhaftes Funktionieren des Frontallappens und die Unfähigkeit, einen größeren Kontext, in dem ein Ereignis auftaucht, zu erfassen, haben darüber hinaus ungünstige Folgen für die Fähigkeit zur Antwortinhibition. Missbrauch und Vernachlässigung ziehen eine Dysregulation von Hirnfunktionen nach sich. Kortikale und subkortikale Hemmfunktionen, die Fähigkeiten zur Bindung und Empathie unterstützen, werden durch Traumatisierungen reduziert. Die begleitende Überstimulation des Stressantwortsystems im Mittelhirn und Hirnstamm produziert Impulsivität, Hyperaktivität und eine größere Bereitschaft zu Gewalt (Perry u. Pollard 1998, Porges 2010).

Lernen aus Erfahrung bedeutet aber, dass das, was geschieht, im präfrontalen Cortex registriert, mit anderen Erfahrungen verglichen und für eine passende Antwort evaluiert wird. Um passend auf die Umgebung zu antworten, braucht ein Kind Sicherheit. Nur wenn es nicht übererregt ist, kann das Kind den ankommenden Reiz genau wahrnehmen und den frontalen Cortex aktivieren, der für Reizdiskriminierung, Lernen und für problemlösende Fähigkeiten gebraucht wird (vgl. langsamer Weg, ► Tab. 9-1).

9.3 Hirnentwicklung und frühe Traumatisierung

MRT-Studien (Magnetresonanztomografie) von Giedd et al. (1999) haben an einer gesunden Population von 145 Kindern und Jugendlichen die Veränderungen im Gehirn in der Zeitspanne vom vierten bis zum 20. Lebensjahr nachweisen können. Neben linearen Veränderungen in der weißen Hirnsubstanz, die bei Mädchen in der Adoleszenz geringer ausfallen als bei Jungen, treten nichtlineare Veränderungen in der grauen Hirnsubstanz auf, die in verschiedenen Hirnarealen ihre Gipfel in unterschiedlichem Alter haben (bei Mädchen früher: frontal 10 Jahre, parietal 11 Jahre, temporal 16 Jahre) (vgl. auch Kap. 2.3, S. 15 ff.).

Untersuchungen von Bremner und Narayan (1998), Bremner (2002), DeBellis und Putnam (1994), DeBellis et al. (1999b, 2011), Mehta et al. (2009), Teicher (2000) und Teicher et al. (2002, 2012) weisen daraufhin, dass Traumata wie Misshandlung oder Missbrauch in der Entwicklung eine Kaskade von negativen Folgen für die Reifung des Gehirns auslösen.

Traumata in frühen Stadien der Entwicklung beeinträchtigen das Hirnwachstum (DeBellis et al. 1999a, b) und wirken sich ungünstig auf die Intelligenzentwicklung aus. Das hat mit der erfahrungserwartenden und erfahrungsabhängigen Plastizität des Gehirns (experience expectant, experience dependent) zu tun, die wichtige Entwicklungsoptionen nur in bestimmten Zeitfenstern bereitstellt. Bei gestörter neuronaler Stimulation während der kritischen Perioden der Gehirnentwicklung reifen frühe Organisationen, die Muster des Lernens und der Kognitionen bestimmen, mangelhaft. Aufgrund dessen ist das unreife Gehirn anfälliger für traumatische Belastungen als das reife Gehirn.

Die gegenwärtigen Ergebnisse zu Untersuchungen, welche Auswirkungen Stress auf den Hippocampus in der frühen Entwicklung hat, sind widersprüchlich (Bonne et al. 2001; Bremner u. Narayan 1998; Driessen et al. 2002; Stein et al. 1997). Es scheint, dass Stress sich abhängig vom Alter der jeweiligen Person unterschiedlich auf den Hippocampus auswirkt (Bonne et al. 2001). Patienten, die als Erwachsene Traumata erfahren haben, weisen eine Atrophie des linken Hippocampus auf, während Patienten, die frühen Traumata ausgesetzt waren, eher eine Atrophie des rechten Hippocampus zeigen.

Driessen et al. (2002) und Irle et al. (2005) haben rechtsseitig eine reduzierte Hippocampusgröße bei Borderline-Störungen mit frühen traumatischen Belastungen nachgewiesen. Bremner und Narayan (1998) haben bei traumatisierten männlichen und weiblichen erwachsenen Probanden ein reduziertes Hippocampusvolumen festgestellt: Aufgrund neuerer Untersuchungen scheinen diese Veränderungen jedoch unspezifisch zu sein, sie sind auch bei anderen psychiatrischen Erkrankungen zu beobachten. In Tierexperimenten (Gilbertson et al. 2002) und in Untersuchungen der Arbeitsgruppe von Shalev (Bonne et al. 2001) konnten dem gegenüber keine Veränderungen im Bereich des Hippocampus als Folge von Traumatisierungen nachgewiesen werden. Andererseits stellten Vythilingam et al. (2002) fest, dass Frauen mit major depressions und reduziertem Hippocampusvolumen sexuelle und/oder körperliche Misshandlung in ihrer Kindheit erfahren haben.

Die MRT-Messungen von DeBellis et al. (1999b) an 44 Kindern sprechen für eine generellere Störung der Hirnentwicklung bei früher Traumatisierung, die mit geringerem Volumen (7 %) größeren Ventrikeln und einem schmaleren Corpus callosum einhergeht. Diese Befunde stimmen mit Untersuchungen der Arbeitsgruppe von Rutter (Sandberg et al. 2001) überein, die an schwerst traumatisierten und deprivierten Kindern aus Rumänien ein eingeschränktes Hirnwachstum feststellen konnte. Teicher et al. (2002) fanden in ihren Studien an Kindern eine eingeschränkte Entwicklung und Differenzierung der linken Hemisphäre sowie eine mangelhafte rechts-links-hemisphärische Integration, die sich in einem Wechsel in der hemisphärischen Aktivität bei Erinnerungen und einer Mangelentwicklung der mittleren Bereiche des Corpus callosum zeigen. Durch die beeinträchtigte Verbindung zwischen rechter und linker Hemisphäre können körperliche Zustände und affektive Informationen nur mangelhaft in die linke Hemisphäre vermittelt werden. Infolge des eingeschränkten Rechts-Links-Transfers sind Worte für Gefühle nicht verfügbar. Diese funktionellen Einschränkungen der rechten Hemisphäre können den Mangel an emotionalen Beziehungen zwischen dem Kind und anderen Personen erklären.

Untersuchungen an erwachsenen Patienten mit frühen Traumatisierungen haben ergeben, dass sich – abhängig vom Zeitpunkt der Traumatisierung – Veränderungen in der Hirnstruktur abbilden, die allerdings erst im Erwachsenenalter feststellbar sind. So ist die Größe des Hippocampus bei Traumatisierungen im Alter von drei bis fünf Jahren und von elf bis 13 Jahren reduziert, das Corpus callosum ist mangelhaft entwickelt bei Traumatisierungen im Alter von neun bis zehn Jahren und der präfrontale Cortex, der gleichsam den CEO im Umgang mit sich und anderen darstellt, ist bei Traumatisierungen im Alter von 14–16 Jahren in seinem Wachstum eingeschränkt (Andersen et al. 2008). Dass die Strukturen zum Teil unauffällig sind, bedeutet also nicht, dass keine Schädigungen für die Entwicklung vorliegen (▶ Abb. 9-2).

Nach Untersuchungen von Castellanos et al. (2002) an gesunden Kindern und Jugendlichen entwickeln sich die midsagittalen Areale des Corpus callosum im Alter von fünf bis 18 Jahren. Bei Jungen, die missbraucht oder vernachlässigt wurden, zeigte sich ein reduzierter mittlerer Bereich des Corpus callosum (Teicher 2000; vgl. auch Keshavan et al. 2002a, b). Dabei scheint Vernachlässigung bei Jungen einen weit größeren Effekt zu haben als Misshandlung. Bei Mädchen zeigte sich ebenfalls eine deutliche Abnahme in den mittleren Bereichen des Corpus callosum, insbesondere bei Mädchen, die körperlich oder sexuell missbraucht worden waren (DeBellis et al. 1999b; Teicher et al. 2002). Die Funktion des Corpus callosum, die beiden Hemisphären zu verbinden, ist eingeschränkt und wird mit Störungen in den exekutiven Funktionen und mit Dissoziation in Verbindung gebracht. DeBellis et al. (1999b) vermuten einen frühen Neuronenverlust in parietalen und temporalen Hirnregionen, der dazu geführt haben könnte, dass die mittleren und hinteren Bereiche der Corpus callosum mangelhaft ausgebildet sind.

Auch die neurobiologische Forschung zur ADHS verweist auf neuronale Entwicklungsbeeinträchtigungen. Kinder mit ADHS haben eine geringere Hirngröße als unauffällige Kinder. Das Hirnvolumen ist 3 %, der Frontallappen 5 % de die Basalganglien 7 %, das Kleinhirn 11–15 % kleiner als bei gesunden Kindern. Weitere Befunde sind ein kleineres Corpus callosum, eine Volumenminderung des rechten Frontallappen, eine verminderte Durchblutung sowohl in den präfrontalen Regionen als auch in den Verbindungsbahnen zum limbischen System, Lateralitätsunterschiede und eine größere Dysfunktion der rechte Hemisphäre.

Diese Befunde bestätigen, dass – zumindest bei einem Teil der ADHS-Kinder (nämlich den sog. Early-Onset-Störungen) – eine Entwicklungsstörung vorliegt, die denen von Kindern mit früher Traumatisierung ähnelt.

Teicher et al. (2002) meinen, dass Traumata Hormon- und Neurotransmitterspiegel verändern und so die Entwicklung des Gehirns beeinträchtigen. Die linke Hemisphäre ist spezialisiert auf die Wahrnehmung und den Ausdruck von Sprache, die rechte auf das Prozessieren von räumlicher Information und den

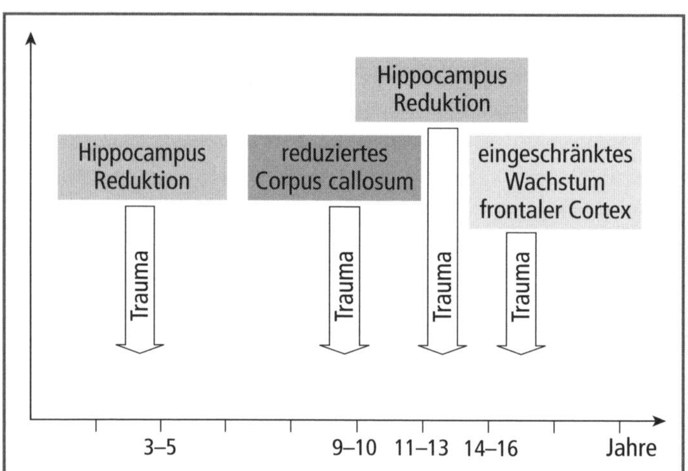

Abb. 9-2 Fenster der Vulnerabilität (nach Andersen et al. 2008).

Ausdruck von negativen Emotionen. Traumatisierte Menschen verwenden hauptsächlich die linke Hemisphäre, wenn sie über neutrale Erinnerungen nachdenken und benutzten die rechte Hemisphäre, wenn sie ihre frühen verwirrenden Erinnerungen zurückholten.

Die mangelnde rechts-linkshemisphärische Integration und der schmalere Balken unterstützen das Verständnis der Borderline-Persönlichkeitsstörung, die bisher wenig erklärt werden konnte. Der Wechsel von einem logischen, wahrscheinlich überbewerteten, linkshemisphärischen Status eines Patienten in einen hoch negativen kritisch-emotionalen rechtshemisphärischen Status könnte mit den mangelhaft integrierten Hirnhälften erklärt werden. Das unterstützt die Theorie, dass frühe Probleme in der Mutter-Kind-Interaktion die Integration der rechten und linken hemisphärischen Funktionen zerstören. Statt zu integrierten Wahrnehmungen zu kommen, würde das Kind zwei hermetisch gegensätzliche Ansichten speichern, die positiven Aspekte in der linke und die negativen in der rechten Hirnhälfte. Antikonvulsive Medikamente können möglicherweise die bilaterale Transmission von Erfahrung erleichtern (Schore 2009). Die Wirkung von psychodynamischer Psychotherapie könnte darin bestehen, dass sie den Patienten hilft, die rechtshemisphärischen Gefühle zu integrieren unter Beibehaltung der linkshemisphärischen Beobachtungsfähigkeit, und die Verbindung zwischen den beiden Hemisphären stärkt.

Die multiplen neurokognitiven Defizite von Kindern und Jugendlichen mit frühen Traumatisierungen weisen auf eingeschränkte Funktionen in der rechtsparietalen und frontalen Region hin (Damasio 1999). Entsprechende Auffälligkeiten wurden auch bei ADHS beschrieben. Filley (2002) unterscheidet zwischen einem rechtshemisphärischen anterioren und einem posterioren Aufmerksamkeitssystem. Das posteriore System zentriert sich um den Parietallappen und befasst sich mit sensorischer Überwachung und Reizselektion. Das anteriore System ist im Frontallappen organisiert und unterstützt die exekutiven Funktionen von Kontrolle und Handlung, die bei Kindern und Jugendlichen mit ADHS besonders beeinträchtigt sind (Rothenberger u. Schmidt 2000). Konzentrations- und Aufmerksamkeitsstörungen bei Traumatisierten sind offenbar komplexer determiniert. Sie gehen mit sensomotorischen Beeinträchtigungen wie Störungen in der Reizwahrnehmung und -diskriminierung einher. Gleichzeitig ist der parietale Cortex, der sensorische und motorische Signale integriert und die Aufmerksamkeitssteuerung aktiviert bzw. deaktiviert, von Bedeutung (Sutker et al. 1991).

Eine PET-(Positronenemissionstomografie-)Studie zu Depersonalisationsstörungen (Simeon et al. 2000) weist auf metabolische Abnormalitäten im sensorischen Cortex hin. Depersonalisation und Dissoziation, die mit funktionellen sensorischen Einschränkungen einhergehen, haben vor allem mit Störungen in zwei sensorischen Modalitäten zu tun, den visuellen und den somatosensorischen. PET-Untersuchungen lassen auf starke positive Korrelationen mit Aktivitäten in Areal 7b im Parietallappen schließen. Die parietal-temporal-occipitale Region und der inferiore parietale Lobus, die für die multimodale sensorische Integration zuständig sind, sowie das Areal 39, zuständig für die sensomotorische-visuell-auditorische Integration, zeigen ebenfalls verstärkte Aktivität. Auch Untersuchungen aus bildgebenden Verfahren verweisen darauf, dass vor allem Auffälligkeiten im Parietalhirn vorliegen: So ist die Größe des Parietalhirns insbesondere rechts bei erwachsenen Patienten mit komplexen Traumatisierungen reduziert (Irle et al. 2005). Dieser Befund bestätigt klinische Ergebnisse von multiplen neurokognitiven Defiziten im Kindes- und Jugendalter (vgl. Kap. 7.11, ► Tab. 7-4, S. 169) und verweist auf eine neuronale Entwicklungsstörung der rechten Hemisphäre (Irle et al. 2005; Schore 2001).

Die menschliche Physiologie und Neurophysiologie umfasst kontinuierliche dynamische Prozesse der Modulation, Regulation, Kompensation und Aktivierung, um das körperliche System in einem Gleichgewichtszustand zu halten. Traumatische, unvorhersehbare oder bedrohliche Ereignisse aktivieren spezielle Stressantwortmechanismen. Ist der Stress schwer, lang anhaltend oder chronisch, erlahmen kompensatorische Mechanismen, und die Homöostase kann nicht wieder hergestellt werden. Neuronen und neuronale Systeme verändern sich, indem sie bestehende Verknüpfungen auflösen. Diese Veränderungen erklären die Folgen traumatischer Belastungen. Traumata induzieren eine totale Antwort des Gehirns, an dem der Cortex, das limbische System, das Mittelhirn und der Hirnstamm beteiligt sind (van der Kolk u. Fisler 1995).

Sensorische Informationen aus der äußeren Umgebung (visuell, auditiv, taktil, olfaktorisch, Verdauungstrakt) und der inneren Umgebung (Blutzucker, Blutdruck, CO_2) erreichen das zentrale Nervensystem auf der Ebene des Hirnstamms und des Mittelhirns. Ist der Reiz bedrohlich, wird die Alarmreaktion aktiviert, die zu einer Welle neuronaler Aktivierung im Hirnstamm und Mittelhirn führt.

Der Cortex reguliert normalerweise die autonomen und hypothalamischen Reaktionen. Er verändert und schwächt Erregung und sensorische Informationen. Er reguliert das Mittelhirn und Elemente motorischer Aktivität wie den Schreckreflex und moduliert das limbische System. Nach der primären und emotionalen Reaktion auf die Bedrohung interpretiert der Cortex diese Situation und entwickelt komplexere Pläne, die jedoch nur partiell der Bewältigung dienen. So kann ein Kind bei emotionalem Disstress immer noch einen furchtinduzierten Schreckreflex haben und eine altersangemessene Antwort auf traumatische Ereignisse zeigen, jedoch unfähig sein, einen Plan zu machen. Oft kann ein traumatisiertes Kind seinen Zustand nicht mit Worten beschreiben. Erwachsene missverstehen dieses Schweigen eines misshandelten oder traumatisierten Kindes als Resilienz.

Menschen antworten auf Stress mit veränderten emotionalen, verhaltensbezogenen, kognitiven, sozialen und physiologischen Reaktionen. Die zwei zentralen, primär miteinander interagierenden Antwortmuster auf Bedrohung sind Hyperarousal und Dissoziation. Die erste Phase des Erregungskontinuums ist die Alarmreaktion, die das sympathische Nervensystem aktiviert. Diese Alarmreaktion wird ausgelöst durch den Locus coeruleus. Das ist ein bilateraler Nukleus, der norephedrinhaltige Neuronen enthält. Er hat eine Schlüsselfunktion bei der Stressantwort. Andere Kerne im Hirnstamm sind der ventral-tegmentale Nukleus und das retikuläre System. Das retikuläre System spielt eine Rolle bei der Regulation von Erregung, basaler Aktivität, Gefühl, Irritabilität, Schlaf, Schreckreflex, kardiovaskulären und anderen regulatorischen Funktionen. Der Locus coeruleus reguliert den komplexen interaktiven Prozess, der die Aktivierung des zentral kontrollierten autonomen Nervensystems einschließt, das Immunsystem und das HPA-System (Hypothalamus-Hypophysen-Achse).

Überwältigende Angsterfahrungen werden in der Neurobiologie des Kindes gespeichert. Durch die Sensitivierung des Katecholaminsystems wird eine Kaskade von assoziierten Veränderungen in den hirnbezogenen Funktionen ausgelöst. Die Folge sind Veränderungen in der Physiologie sowie kognitiver und emotionaler Funktionen (vgl. auch Gurvits 1997, 2002) und des Verhaltens.

9.3.1 Besonderheiten bei gewaltbereiten Jugendlichen

Raine et al. (1998) beschreiben traumatisierte männliche Jugendliche und Erwachsene, die systematisches und planmäßiges instrumentelles Gewaltverhalten zeigen. Es sind Personen, die langfristig einen Mord planen und durchführen. Die Funktion des Stirnlappens ist bei ihnen nicht beeinträchtigt, das MRT zeigt bei kaltblütigen Gewalttätern eine relativ normale Hirnfunktion. Bei ihnen scheint der präfrontale Cortex so wie bei einer normalen Kontrollgruppe zu funktionieren. Auffallend ist lediglich die höhere subkortikale Aktivität rechts. Demgegenüber weisen emotional ungeplant reagierende, impulsive Mörder, die sich weniger regulieren oder ihre aggressiven Impulse kontrollieren können, eine mangelhafte präfrontale Aktivierung bei gleichzeitiger exzessiver subkortikaler Erregung auf. Die präfrontalen Verbindungen als Kontrollinstanzen zu subkortikalen Gebieten sind reduziert. Affektive Mörder zeigen geringere links- und rechtsfrontale Funktionen und höhere rechtshemisphärische subkortikale Funktionen. Gewaltbereite Jungen und Männer mit impulsiver, ungehemmter Emotionalität verwenden eine **emotionsorientierte Bewältigungsstrategie.** Eine **problemorientierte Bewältigungsstrategie** erlaubt es den kaltblütigen Tätern, die Situation objektiv zu prüfen und systematisch Rache oder Maßnahmen zur Verbesserung ihrer Situation zu planen. Die unterschiedlichen Bewältigungsmuster hängen mit den desorganisierenden Wirkungen des Traumas auf die Physiologie zusammen. Täter, die überwiegend mit dem sympathischen Nervensystem reagieren, geraten in hohe Erregung und unkontrollierbare Impulsdurchbrüche. Täter, die mit dem parasympathischen System reagieren, sind in ihrer Erregung herabsenkt, blenden ihre Gefühle ab und neigen zu geplantem Gewaltverhalten. Exzessive subkortikale Aktivität prädestiniert zu aggressivem Verhalten, während kaltblütige Mörder über Fähigkeiten zur Regulierung von aggressivem Verhalten verfügen.

9.4 Bedeutung der Vagusbremse

Eine mangelhaft entwickelte Regulation der vagalen Bremse (Porges et al. 1996; Porges 2010) kann Verhaltensprobleme bei Kindern vorhersagen. Porges et al. vertreten aufgrund ihrer Befunde die Hypothese, dass Kinder, die Schwierigkeiten in der Regulation der Vagusbremse haben, z. B. den kardialen Vagotonus herunterzuregulieren, in sozialen Interaktionen Probleme haben, sowohl sich zu engagieren als auch sich zurückzuziehen.

Geringe Schwankungen in der Herzfrequenz oder ein niedriger kardialer Vagotonus wurden als Risikofaktoren für Entwicklungsstörungen identifiziert (Porges et al. 1996). Der kardiale Ausstoß muss entsprechend den Belastungen reguliert werden. Dabei kann zwischen ruhigen Bedingungen in einer sicheren Umgebung, Flight-/Fight-Antworten bei Bedrohung oder Immobilisierung durch einen Totstellreflex und vermeidenden Verhaltensweisen unterschieden werden.

In Zuständen niedriger Anforderungen durch die Umgebung, z. B. im Schlaf oder in ruhigen Zuständen, unterstützt der Vagotonus die physiologische Homöostase, um Wachstum und Aufbau zu ermöglichen. In Zeiten, die durch umweltbezogene Herausforderungen bestimmt sind, wirkt die Vagusbremse als Unterbrechung, um eine rasche Anpassung des kardialen Ausstoßes und der metabolischen Aktivitäten möglich zu machen.

Die polyvagale Theorie bezieht sich auf eine erfolgreiche Anpassung des Säugetieres an Bedingungen, die einen raschen Rückzug oder aber Engagement durch den Mechanismus der vagalen Bremse erfordern, um damit metabolische Aktivitäten in Antwort auf die Umgebung regulieren zu können. Die Fähigkeit, sich selektiv zu engagieren oder von der Umgebung zurückzuziehen, wird in Verbindung mit der Regulation der vagalen Bremse gesehen.

Das autonome Nervensystem des Säugetieres enthält drei Komponenten, die miteinander interagieren:

- den dorsalen Vaguskomplex (Nucleus dorsalis nervi vagi)
- das sympathische Nervensystem
- den ventralen Vaguskomplex (Nucleus ambiguus)

Der primitive dorsale Vaguskomplex unterstützt Immobilisierung und Konservierung der metabolischen Ressourcen. Er dient als ein aktives Verteidigungssystem, das die Aktivierung kardiopulmonaler Funktionen hemmt und Erstarrung unter Bedrohung unterstützt. Es besteht eine enge Verbindung mit der Amygdala. Der Sympathikus mobilisiert Verhalten und metabolische Funktionen. Außerdem unterstützt er Flight-/Fight-Antworten.

Der ventrale Vaguskomplex, der sogenannte kluge Vaguskern, unterstützt Engagement und Rückzug von der Umgebung und wird über höhere kortikale Zentren gesteuert (Schore 2001).

In seiner Polyvagal-Theorie spricht Porges (2010) von drei Schaltkreisen, die Reaktionen steuern. Sie entsprechen den drei Stufen der Entwicklung des autonomen Nervensystems, der Immobilisation (Totstellreflex, Verhaltensstarre – Reaktionen, die mit dem dorsalen motorischen Vaguskern verbunden sind), der Mobilisation (Kampf-/Fluchtverhalten – basierend auf dem sympathikotonen Nervensystem) und dem Schaltkreis soziale Kommunikation oder soziales Engagement, der mit dem myelinisierten ventralen Vaguskern verknüpft ist.

Wenn beispielsweise ursprünglich Angst einflößende Umgebungsbedingungen als Sicherheit vermittelnd wahrgenommen werden und ein ruhiges und soziales Verhalten erfordern, wird der ventrale Vaguskomplex durch höhere kortikale Zentren aktiviert. Er hemmt die Hirnstammmechanismen, sodass die Herzfrequenz herunterreguliert wird und Beruhigung eintritt. Die Vagusbremse muss unter diesen Umständen zurückgezogen werden, damit jemand von einem Zustand hoher metabolischer Anforderung in einen Zustand niedriger Anforderung wechseln kann. Dies ist eine Voraussetzung für ein Pendeln zwischen sozialen Engagement und Rückzug. Die dynamische Interaktion zwischen kortikalen und Hirnstammstrukturen ermöglicht eine Kontrolle und Regulation des viszeralen Tonus und der metabolischen Bedingungen. Der ventrale Vaguskomplex wird dann aktiviert, wenn man sich in der Umgebung sicher verankert fühlt.

Unter frühen traumatischen Belastungen entwickelt sich der ventrale Vaguskomplex nicht optimal und der dorsale Komplex dominiert. Die hemmende Vagusbremse wird unter solchen Bedingungen hauptsächlich durch den rigiden und fixierten dorsalen Vaguskomplex reguliert und nicht durch den flexiblen klugen ventralen Vaguskomplex, der soziale Kommunikation ermöglicht. Bei einem solchen unreifen oder mangelhaft entwickelten Regulationssystem bestimmt der dorsale Vagus, und die Verbindungen zu höheren kortikalen Zentren bleiben schwach. Zustände von Kampf/Flucht (flight/fight) unter bedrohlichen Bedingungen können abrupt in Zustände von Selbstbewahrung/Rückzug (conservation/withdrawal) überwechseln, die mit Immobilisierung und Erstarrung einhergehen. Dies konnte er an einer Untersuchung von traumatisierten Frauen bekräftigen (Porges 2010).

9.5 Stressbiologie

Bei hyperaggressiven Jungen ebenso wie bei missbrauchten Mädchen wurde eine deutliche Fehlregulation der Hypothalamus-Hypophysen-Achse (HPA) nachgewiesen (Heim et al. 2000; Putnam 1993). Die Hauptfunktion der HPA-Achse ist die Steuerung der Ausschüttung von Hydrocortison, das die biologische Stressreaktion des Körpers in der Weise reguliert, dass es die durch Stress aktivierten neuronalen Abwehrreaktionen hemmt.

Yehuda (2000) sowie Yehuda et al. (2000) haben die Biologie posttraumatischer Stressstörungen eingehend untersucht. Verschiedene Faktoren führen zu einer inadäquaten Beendigung der Stressantwort und einem Fehler in den biologischen Reaktionen, die durch Stress bewirkt werden. Bleiben diese gestörten Reaktionen erhalten, so hat das Langzeitfolgen. Traumatisierung bedeutet Lebensbedrohung oder zumindest massive Bedrohung für den Körper und ist mit extremer Furcht und Hilflosigkeit oder Schrecken verbunden. PTBS-Patienten haben sich in der Regel von dem Ereignis distanziert. Die Erfahrungen und die begleitende Erregung werden jedoch im Gedächtnis immer wieder aktiviert. Diese Reaktivierungen führen zu biologischen Veränderungen. Bei PTBS-Patienten wurden geringere Cortisonkonzentrationen als bei gesunden Vergleichspersonen gefunden. Diese niedrigen Cortisonkonzentrationen werden als chronische Adaptationsstörungen gegenüber Stress erklärt. Selye (1995) sieht dies als Folge einer adrenalen Erschöpfung. Unter Bedingungen chronischer Adaptation würde man erwarten, dass auch der CRF-(Corticotropin-Releasing-Faktor-)Spiegel niedrig ist. Yehuda (2000) konnte jedoch zeigen, dass die CRF-Ausscheidung bei PTBS-Patienten höher ist als bei Gesunden. Die Annahme, dass der Cortisonspiegel bei PTBS ursprünglich extrem erhöht war und sich chronisch und über die Zeit adaptiert hat, wurde durch Untersuchungen (Yehuda et al. 2000) relativiert, die nachgewiesen haben, dass Personen, die PTBS entwickelt haben, unmittelbar nach dem Trauma bereits signifikant niedrigere Cortisonkonzentrationen hatten als Vergleichspersonen. Der erniedrigte Cortisonspiegel nach dem traumatischen Ereignis könnte auch durch Faktoren bestimmt sein, die vor dem Ereignis lagen und die eine PTBS vorhersagen. Hier läge eine biologische Bereitschaft für PTBS vor, die mit einem körperlichen Fehler verbunden ist und von traumatischen Situationen oder biologischen Konsequenzen eines solchen Ereignisses unabhängig ist. Es stellt sich somit die Frage, welches Problem bereits im prätraumatischen Zustand vorlag. Traumatischer Stress geht mit einer Furchtantwort einher. In der Amygdala entscheidet sich, ob Stressantworten nötig sind. In kurzer Zeit führen Projektionen der Amygdala in den verschiedenen Hirnarealen zu einer Schreckreaktion, bewirken Abwehrverhalten und aktivieren das sympathische Nervensystem. Gleichzeitig wird die HPA-Achse aktiviert, die die Freisetzung von Cortison steuert. Bei Stress soll dies die sympathische Aktivierung und die neuronale Abwehrreaktion wieder herunterregulieren. Ein erhöhter Cortisonspiegel fördert die weitere Freisetzung von Cortison. Anscheinend reagieren die HPA-Achse und das sympathische Nervensystem dissoziiert bei denjenigen, die unmittelbar nach dem Trauma eine PTBS entwickeln, indem die Cortisonausschüttung nicht erhöht wird. Niedrige Cortisonkonzentrationen und erhöhte Herzfrequenz, die über längere Zeit anhalten, charakterisieren die Entwicklung von PTBS. Es könnte sein, dass betroffene Personen bereits zuvor Traumatisierungen ausgesetzt waren und darum bereits vor dem traumatischen Ereignis niedrige Cortisonspiegel zeigen. So haben beispielsweise

Kinder von Überlebenden des Holocaust einen erniedrigten Cortisonspiegel und eine dreimal höhere Bereitschaft, PTBS zu entwickeln. Yehuda (1998) stellt die Frage, ob nicht auch Transmissionen auf einer biologischen Basis im Hinblick auf das Funktionieren der HPA-Achse und den Cortisonspiegel stattfinden und damit eine genetische Prädisposition bewirken. Als Veränderung innerhalb der HPA-Achse scheint eine progressive Sensitivierung auf Stress vorzuliegen. Verstärkter Disstress, der mit traumatischen Erinnerungen verbunden ist, könnte das stressresponsive System aktivieren.

Raine (1998) kam bei Personen mit antisozialen Entwicklungen zu vergleichbaren Ergebnissen. Er nimmt ebenfalls an, dass die Untererregung im autonomen und zentralen Nervensystem für eine genetische Prädisposition zur Kriminalität sprechen könnte. In anderen Studien wurden Verbindungen zwischen reduziertem Cortison und aggressivem Verhalten festgestellt (van Goozen et al. 2000). Die Mehrzahl der Untersuchungen an Erwachsenen mit antisozialen Persönlichkeitszügen zeigten eine niedrigere ANS-Aktivität und Cortisonkonzentrationen, die mit einem instrumentellen aggressiven Verhalten einhergehen.

Genetische Prädisposition bzw. epigenetische Weitergabe kann sowohl auf der Basis biologisch transmissiver Prozesse in der frühen Mutter-Kind-Beziehung als auch im Kontext früher Traumatisierungen verstanden werden.

10 Die therapeutische Beziehung: Missverständnisse, Missbrauch und Angriffe

Fallbeispiel

Im Oktober 1900 kam Dora als 18-jährige Jugendliche auf Veranlassung ihres Vaters in die Behandlung zu Freud. Seit zwei Jahren litt sie zunehmend unter depressiven und dysphorischen Verstimmungen und funktionellen Beschwerden. Als auslösendes Ereignis für den Beginn ihres Kränkelns sah sie den unsittlichen Antrag des Herrn K. an, den sie mit einer Ohrfeige zurückgewiesen hatte. Dora, die das Verhalten von Herrn K. den Eltern offen legte, wurde von diesen bezichtigt, die Unwahrheit zu sagen, vor allem von Seiten des Vaters, der am weiteren Kontakt zu Frau K. interessiert war, mit der er bereits seit längerer Zeit ein Liebesverhältnis hatte. Nach drei Monaten brach Dora die Behandlung bei Freud mit den Worten ab, dass sie nicht länger auf eine Heilung warten wolle. Fünf Jahre später veröffentlichte Freud diese Behandlung unter dem Titel »Bruchstücke einer Hysterie-Analyse« (Freud 1905–09/1969).

10.1 Dora und die (Wieder-)Herstellung einer missbräuchlichen Beziehung

Als Freud die 18-jährige Dora in Behandlung nahm, gab es noch keine therapeutischen Konzepte zum Umgang mit Jugendlichen. Die Probleme, die in der Therapie von Dora auftauchten, geben daher anschaulich wieder, was geschehen kann, wenn die Besonderheiten, die die Adoleszenz und die Folgen traumatisierender Belastungen mit sich bringen, nicht berücksichtigt werden.

Die Krankengeschichte von Dora hat seither viele Psychoanalytiker beschäftigt. Die Flut von Arbeiten zum Fall Dora, die in den 70er und 80er Jahren erschienen, veranlassten Jennings (1986), von einer Dora-Renaissance zu sprechen. Es gab eine Fülle von kritischen Bemerkungen zu Freuds Falldarstellung und Behandlungsvorgehen (Jennings 1986). Insbesondere wurde bemängelt, dass Freud das jugendliche Alter von Dora (Blos 1973; Erikson 1962) und die Übertragungs-/Gegenübertragungsbeziehung nicht oder nur unzureichend beachtet habe. Bernstein (1980), der die Dora-Behandlung nach heutigem Wissens- und Kenntnisstand aus der Position eines Supervisors überaus kritisch beleuchtet hat, stellte unter anderem fest, dass Freud im Gefühl, der Entdecker einer neuen Welt zu sein, mit der Übertragung und Gegenübertragung schlecht umgegangen, in seinen Deutungen intellektuell und pedantisch gewesen sei und die Entwicklungsaspekte der Adoleszenz ignoriert habe. Andere haben versucht zu ergründen, inwieweit es Freuds damalige Lebensumstände gewesen sein mögen, die zu den Verstrickungen geführt haben (Blum 1994; Marcus 1974; Nuetzel 1991). Schließlich wurde auch Freuds vermeintlich problematisches Verhältnis zu Frauen vor dem Hintergrund von kulturellen und geschlechtsrollenspezifischen Vorurteilen der damaligen Zeit für den Fall Dora geltend gemacht.

King (1995a, b) hat sich ausführlich mit der Dora-Behandlung beschäftigt. Sie geht dem eigentümlichen Widerspruch nach, dass Freud bei seiner Analyse von Dora mit beeindruckender Schöpfungspotenz revolutionär-aufklärerische Schritte zur Entdeckung des Unbewussten gegangen ist und zugleich wesentliche Aspekte der Adoleszenz und Weiblichkeit ausgeklammert hat. Diese von ihr so bezeichnete »halbierte Aufklärung« im Ursprung der Psychoanalyse resultiere aus der »Konstellation eines sich verfehlenden Paares, das infolge geteilter destruktiver Urszenenfantasien nicht zu einer Integration der Geschlechterdifferenz« (King 1995b, S. 125) gelangt. In dem »unvollständig aufgehobenen adoleszenten Erkenntnis- und Schöpfungsprozess«, den Freud im Umgang mit Dora offenbart, sieht King dessen Tendenz zum monadologischen Denken, das nicht nur den Theoriebildungsprozess in Richtung auf eine Ein-Personen-Psychologie, sondern auch in Richtung auf eine Ein-Geschlechter-Psychologie beeinflusst habe.

Eissler (1995) findet es dagegen paradox, einem Genie wie Freud vorzuwerfen, dass es noch nicht erreicht hat, was es später erreichen wird, und sich nicht auf die Erkenntnisfortschritte zu konzentrieren. Freud werde zu einer »bête noir« gemacht. Neben dem beeindruckenden klinischen Inhalt der Dora-Fallgeschichte sieht Eissler implizit noch eine andere wichtige Botschaft. Freud präsentiere dort intime Elemente weiblicher Sexualität in der Adoleszenz als konkrete und natürliche Ereignisse. Damit habe Freud – so Eissler – eine neue Art der Weiblichkeit vorgestellt, die zu einer Befreiung des Körpers, der Fantasie und der Imagination geführt habe. Im Übrigen stuft Eissler die Behandlung von Dora als erfolgreich ein, denn es sei Dora möglich gewesen, fünf Monate nach Abbruch der Behandlung für eine angemessene Klarstellung zu sorgen, indem sie Herrn und Frau K. mit der Wahrheit konfrontierte und von ihnen ein Geständnis erzwang. Weiter meinte Eissler, dass Dora gestärkt durch die Deutungen, mit denen sie Freud überschüttete, und durch die somit erweiterte Selbsterkenntnis in der Lage gewesen sei, sich gegenüber der Verlogenheit ihrer unmittelbaren Umwelt zu Wehr zu setzen.

Die Behandlung von Dora markiert einen wichtigen Schritt in der Geschichte der Psychoanalyse. Freuds subtiles Verständnis für Dora und seine weitgreifenden Erkenntnisse haben nicht nur das psychoanalytische, sondern auch unser alltägliches Denken nachhaltig beeinflusst. Es ist Eissler zuzustimmen, dass das Ergebnis der dreimonatigen Behandlung von Dora als erfolgreich angesehen werden kann. Eine strukturelle Veränderung der Persönlichkeit ist in einer so kurzen Zeit nicht zu erwarten. Der Therapieabbruch verweist jedoch auf eine Störung in der therapeutischen Beziehung zwischen Freud und Dora, die von Freud nicht angesprochen oder untersucht wurde und daher einlädt, sie nachträglich zu verstehen. Anders als Eissler sehe ich in der nachträglichen Betrachtung des Dora-Falles ein Vergegenwärtigen und Überprüfen von Freuds psychoanalytischem Denken, das immer auch in Relation zu den damaligen gesellschaftlichen Bedingungen und wissenschaftlichen Erkenntnissen zu sehen ist. Denn »eine

Psychoanalyse, die ihre avantgardistischen Möglichkeiten begreift, sollte bereit sein, die Selbstverständlichkeiten ihrer Tradition infrage zu stellen« (Erdheim 1993). Denkfiguren, die – aus welchen Gründen auch immer – eingefroren wurden, beeinträchtigen einen psychoanalytischen Erkenntnisprozess.

Mit seiner Auffassung von der menschlichen Psyche und seinem aufklärerischen Impetus wurde Freud zum Entdecker einer neuen Dimension menschlichen Seins und Verhaltens, zugleich geriet er aber mit Dora in eine Position, die aus heutiger Sicht wie die eines schon wissenden und klassifizierenden Betrachters erscheint, der den anderen selektiv wahrnimmt und den eigenen Konstrukten anpasst. Freuds Entdeckung des Unbewussten und der Tiefe der menschlichen Seele hatte auch zur Folge, dass er das aktuelle Beziehungsgeschehen zwischen sich und Dora aus dem Auge verlor. **Wird der andere mit seiner Realität im Hier und Jetzt der Behandlungssituation ausgeblendet und werden die emotionalen Vorgänge des Analytikers nicht in den Prozess einbezogen, dann entstehen Brüche im (psychoanalytischen) Erkenntnisprozess.** Daraus resultieren gegebenenfalls Kolonisierungen des anderen, der als selbsterkennendes Subjekt mithilfe von Herrschaftswissen »enteignet« wird. Tatsächlich ist der missbräuchliche Charakter der Beziehungsgestaltung einer missverstandenen Handhabung von Psychoanalyse immanent, die den anderen **einseitig** zum Objekt der Betrachtung macht, ihn entkleidet und entblößt. Ausgehend von der Vorstellung, dass ein durch Aufklärung vermeintlich gestärktes Ich allein die Funktion der Kontrolle über ein triebhaftes Es besser übernehmen könne (Eagle 1988), erscheint es legitim, einen »brodelnden Kessel« von Triebwünschen aufzudecken. Dieser unzuträgliche Charakter einer therapeutischen Beziehung kann an der Verstrickung, in die Freud mit Dora zunehmend geriet, verdeutlicht werden.

Die von Freud dargestellte Behandlung von Dora ist für die Weiblichkeitsdiskussion und den Entwurf einer psychoanalytischen Konzeption von weiblicher Genitalität von unschätzbarem Wert. In seinem Verständnis von Dora gerät Freud jedoch an Grenzen, die sich nicht allein mit seinem damals noch begrenzten Kenntnisstand erklären lassen und unter anderem zu Fragen veranlassen, weshalb er sie als Person und mit ihr wichtige Entwicklungsaspekte der weiblichen Adoleszenz überging.

10.1.1 Fallgeschichte

Als Dora zur analytischen Kur zu Freud kam, war sie ein blühendes Mädchen mit intelligenten und gefälligen Gesichtszügen (Freud 1905–09/1969, S. 181). Orientiert am Vater und dem eineinhalb Jahre älteren Bruder war sie zu einer ehrgeizigen, kritischen und interessierten Jugendlichen herangewachsen, die über günstige Voraussetzungen verfügte, als Frau bestehen zu können. Sie war den Weg eines »wilden Mädchens« gegangen, wie Düring (1993) diese Form der weiblichen Entwicklung beschrieben hat: Im Latenz- und frühen Adoleszenzalter orientieren sich Mädchen mit eher jungenhaftem und wildem Gebaren am Vater und identifizieren sich mit seinen Einstellungen, um einer einengenden und kontrollierenden Mutter zu entgehen. Dora, die ihre Mutter mit deren Hausfrauenpsychose, Reinlichkeits- und Putzzwängen ablehnt und abwertet (Freud 1905–09/1969, S. 118), sucht die Nähe zu dem für sie viel wichtigeren Vater. Die Generationsgrenzen waren in Doras Familie verschwommen. Während die Eltern sich aus dem Wege gehen, haben Dora und ihr Vater einerseits, Bruder und Mutter andererseits eine besonders enge Bindung zueinander (Freud 1905–09/1969, S. 179). Es muss offen bleiben, ob es zu inzestuösen Übergriffen von Seiten des Vaters Dora gegenüber kam. Auffälligkeiten in der Entwicklung Doras im Alter von acht Jahren könnten ebenso dafür sprechen wie die Erwähnung, dass der Vater sie als Kind zur Vertrauten heranzog (Freud 1905–09/1969, S. 217).

Bestimmend für Doras Entwicklung in der Phase der Adoleszenz wird die Familie K. (Freud 1905–09/1969, S. 183). Zwischen ihr und Doras Familie entwickelt sich ein enger Kontakt. Dabei spielt die schwere Erkrankung des Vaters, die aus Spätfolgen einer Syphilis resultiert, eine besondere Rolle. Vor allem zu Frau K., die sich als liebevolle Krankenpflegerin hervortut, nimmt der Vater eine enge und schließlich intime Beziehung auf. Man könnte sich fragen, ob die Hinwendung des Vaters zu Frau K. zu einer Zeit, als Dora sich in der frühen Adoleszenz befand, nicht auch eine Flucht vor oder Bewältigung der inzestuösen Verführung war, die durch Doras Pubertät beim Vater induziert wurde, wie dies häufiger in Familien der Fall ist, in denen die Generationsschranken wenig gesichert sind (Blos 1973; Flaake 1996). Doras Vater kann bei Frau K. seine unbefriedigten Wünsche nach Zuwendung und Sexualität unterbringen und zugleich Dora durch ihre Beziehung zum Ehepaar K. an einer Welt sexueller Begierde teilhaben lassen. Dora folgt dem Vater. Sie wählt damit – wie viele andere weibliche Jugendliche auch heute noch – den sozial potenziell geschätzteren, kompetenteren, unabhängigeren Elternteil als Identifikationsobjekt, der Befreiung zu ermöglichen und das Tor zur Welt zu eröffnen scheint.

Ebenso wie der Vater schließt Dora einen immer engeren Kontakt zu Frau K., die als gleichgeschlechtliche Identifikationsfigur, vielleicht auch als Vorbild einer idealen Frau und Geliebten für Dora bedeutsam wird. Zugleich entdeckt Herr K. Dora als Objekt seiner sexuellen Begierde – erstmals als sie 14 Jahre alt ist (Freud 1905–09/1969, S. 186). Zwei Jahre später macht er ihr während eines Spazierganges am See einen unsittlichen Antrag. Inwieweit er dazu durch Liebesandeutungen von Dora veranlasst wurde, mag offen bleiben. Drei gravierende Umstände können als Ursache von Doras anhaltender und sie krankmachender Empörung angesehen werden: Herr K. ist ein älterer, verheirateter Mann mit zwei Kindern. Er versucht, Dora mit den gleichen Worten zu verführen wie zwei Tage zuvor die Kinderfrau seiner Kinder. Und als Dora sein Verhalten vor ihrer Familie offen legt, wird sie bezichtigt zu lügen. Sie begegnet in Herrn und Frau K. und – besonders enttäuschend – im Vater der Hypokrise und Doppelmoral, die das damalige gesellschaftliche Leben beherrschten. Sie wird fallengelassen von denjenigen, an denen sie sich bis dahin orientiert und mit denen sie sich identifiziert hat, weil sie das von ihnen erwartete betrügerische Spiel nicht mitspielt. Für Dora, der sich nun die Augen öffnen, besteht kein Zweifel, dass der Vater ein gewöhnliches Liebesverhältnis zu Frau K. hat. Von ihm fühlt sie sich rückblickend als Opfergabe behandelt, ausgeliefert als Preis für seine Beziehung zu Frau K. So beschreibt sie ihren Vater als einen unaufrichtigen Mann mit einem Zug von Falschheit in seinem Charakter, der nur an seine Befriedigung denkt und die Gabe besitzt (Freud 1905–09/1969, S. 192), sich die Dinge so zurechtzulegen, wie sie ihm am besten passen. Verraten von den Erwachsenen und betrogen in ihren Liebessehnsüchten wird sie zurückgeworfen auf sich selbst und die ebenfalls betrogene und entwertete Mutter, die ihr kein Vorbild sein konnte.

10.1.2 Die Beziehung zwischen Freud und Dora

Mit diesen Erfahrungen kommt Dora in die Therapie zu Freud. Freud räumt zwar ein, dass Dora mit ihrer Scharfsichtigkeit die Umstände, die sie für ihre Erkrankung verantwortlich macht, treffend kennzeichnet. Diese aktuellen Bedingungen Doras, die er anerkennt, erscheinen ihm jedoch nicht so bedeutend, dass er ihnen weiter nachgehen möchte. Er meint dazu, dass das bekannte Trauma – das Ereignis am See und das, was daraufhin folgte – untauglich sei, die Eigenart der Symptome zu erklären. In der Arbeit »Zur Ätiologie der Hysterie« verweist er auf die Überdeterminiertheit hysterischer Symptome, die sich von gewissen traumatisch wirksamen Erlebnissen der Kranken herleiten. »Die Reaktion eines Hysterischen ist nur scheinbar eine übertriebene ..., weil wir nur einen kleinen Teil der Motive kennen, aus denen sie folgt« (Freud 1892–99/1969, S. 454) – und er findet hierfür die Bestätigung in einem früheren Ereignis mit Herrn K., das sogar noch besser geeignet ist, als sexuelles Trauma zu wirken. Das Benehmen der 14-jährigen Dora, die Herrn K. zurückwies, veranlasst ihn zu der aus heutiger Sicht verwegenen Feststellung, dass sie bereits damals voll und ganz hysterisch gewesen sei: »Jede Person, bei welcher ein Anlass zur sexuellen Erregung überwiegend und ausschließlich Unlust hervorruft, würde ich unbedenklich für eine Hysterika halten.« (Freud 1905–09/1969, S. 187). Freuds älteste Tochter war zum Zeitpunkt der Behandlung Doras am Beginn der Pubertät. Diese Tatsache könnte Einiges an Freuds Verhalten erklären: die deutliche Identifikation Freuds mit dem Vater und Herrn K., weiter die normative Gewissheit von Freud, worin sich eine Hysterika zeigt, was er aus der Kenntnis der Entwicklung der eigenen Tochter zu ziehen scheint, und schließlich Freuds eigene adoleszentäre Verhaltensweisen, die u. a. darin zum Ausdruck kommen, dass er seinen Erkenntnisprozess verabsolutiert (vgl. King 1995). Freud sieht in Doras Reaktion eine Affektverkehrung, die aus früheren traumatischen Erfahrungen resultiert, denn nicht die Erlebnisse selbst sind traumatisch, sondern deren Wiederbelebung als Erinnerung bzw. ihre Verarbeitung. Legt er noch in seiner Arbeit »Weitere Bemerkungen über die Abwehr-Neuropsychosen« (Freud 1892, S. 381) der Hysterie sexuelle Traumata der frühen Kindheit ursächlich zugrunde, sucht er in der Behandlung von Dora nicht mehr weiter danach. (»Ich bin über diese Theorie hinausgegangen, ohne sie aufzugeben, d. h. ich halte sie heute nicht für unrichtig, sondern für unvollständig.« [Freud 1905–09/1969, S. 185]) **Nicht das, was vorgefallen war, war von Bedeutung, sondern Doras Triebwünsche, die ihren hysterischen Symptomen zugrunde liegen sollten und sie zur Mitschuldigen machten.** Freud orientiert sich bei Dora an einer Auffassung, wonach die Störung aus mangelnder Entfaltung libidinöser Triebe – hysterische Symptome als Ersatz für die masturbatorische Befriedigung (Freud 1905–09/1969, S. 242) – resultiert und versucht, diese Auffassung an ihrem »Fall« zu beweisen.

In Freuds Perspektivenwechsel, seinem Interesse an psychischen Vorgängen in der Behandlung von Dora wurden Loyalitätskonflikte gegenüber Doras Vater gesehen (Langs 1976). Dieser gab ihm den Auftrag, Dora zu helfen, ohne dass sich an den äußeren Verhältnissen etwas ändern sollte. Eine solche Vermutung drängt sich auf, wenn Freud zu Dora sagt, er sei überzeugt, sie werde sofort gesund, wenn ihr der Vater erkläre, er bringe für ihre Gesundheit seine Beziehung zu Frau K. zum Opfer. Er hoffe aber, dass der Vater sich nicht dazu bewegen lasse, denn dann habe sie erfahren, welches Machtmittel sie in den Händen habe (Freud 1905–09/1969, S. 202). Mit dieser mehr als unglücklichen Formulierung weist Freud den Weg in die innere Realität Doras, die ihm zum Verständnis ihrer Störung wichtiger erschien. Weiter begründet er, »eine Reihe von Vorwürfen gegen andere Personen lässt eine Reihe von Selbstvorwürfen des gleichen Inhalts vermuten«, und **verlagert Doras Gründe für ihr Verletztsein, die sie mit äußeren Geschehnissen verbindet, auf innere Konflikte**. Dieses Vorgehen, äußere Gründe für eine Verletzung auf innere Gründe zu verlagern, zeigt

Freud auch im therapeutischen Umgang mit anderen, vor allem jugendlichen Frauen, wie z. B. mit Katharina oder der namenlosen homosexuellen Frau (Glenn 1980, 1986). Es kam ihm auf innere neurotische Verarbeitungen an, die er als eine Folge von pathogenen Fantasien verstand. Statt Dora mit ihrer Empörung und ihrem Groll weiter zu begleiten, die sich bei ihr angesichts der Behauptung ihrer eigenen Familie und der Familie K. eingestellt hatten, die Szene am See sei ein Produkt ihrer Fantasie, meinte Freud: »Man war im Recht, etwas Verborgenes dahinter zu vermuten.« (Freud 1905–09/1969, S. 206). Er lässt der jugendlichen Dora damit nicht genügend Raum zur kritischen Auseinandersetzung mit ihrem sozialen Umfeld und unterstützt stattdessen unbeabsichtigt den verleugnenden Umgang mit der äußeren, faktischen Realität, dem Dora auch in ihrer Familie ausgesetzt war.

So geht Freuds Blick nach innen und in die Tiefe von Doras Unbewusstem mit einer Ausblendung von Doras subjektiver Realität einher. Freud erkennt Dora nicht als eine Person an, die eigene Wahrnehmungen, Gefühle und Wünsche hat. Statt diese aufzugreifen, zu verbreitern und zu analysieren, forciert er eine Innenwendung mit Zurechtweisungen, die sie dazu bringen sollen, sich mit dem Innen statt dem Außen zu befassen. Indem er Dora dermaßen überwältigt und ihr keine verschiedenen neue Wege zur Auswahl aufzeigt, beraubt er sie ihrer kommunikativen und schöpferischen Fähigkeiten: Dora wird zunehmend sprachlos. Die Verbindung zwischen ihr und Freud zerbricht. **Es entwickelt sich ein Beziehungsgeschehen, von dem wir heute wissen, dass sich immer dann droht einzustellen, wenn wichtige Bereiche des anderen nicht wahrgenommen, verleugnet, infrage gestellt oder bekämpft werden. Es kommt statt zu einem »Tanz gegenseitiger Anerkennung«** (Benjamin 1988/1990, S. 127) zu einer mehr oder weniger **deutlichen Deklassierung des anderen**. Im Extremfall wird die andere Person durch klischeehafte Erklärungsschemata entindividualisiert und entmündigt. Indem Freud die subjektive Wirklichkeit Doras seiner Theorie opfert, stellt er ungewollt eine Übereinkunft mit dem Vater her. Man kann dies für eine Identifikation mit dem Aggressor halten, insofern als Freud auf diese Weise die Auseinandersetzung mit Doras Vater vermeiden konnte. Eine solche Identifikation mit dem Aggressor stellt den analytischen Prozess jedoch infrage (Blum 1994; Parin 1977), es sei denn, sie wird erkannt und reflexiv in die Bearbeitung der Übertragungs-/Gegenübertragungsbeziehung einbezogen. Aus dieser Perspektive könnte man sagen, dass Freud sich die Übertragung eines väterlichen Objekts, das ein betrügerisches Doppelleben führt, zu eigen macht, ohne sie jedoch im Weiteren zu bearbeiten. Blum (1994) meint, dass ein alles durchdringender soziokultureller Antisemitismus auch die analytische Arbeit Freuds mitbestimmt hat und die Diskriminierung von Frauen und Juden zu Identifikationen mit dem Aggressor und dem Opfer sowohl auf Doras als auch auf Freuds Seite führte.

Freud ist anfänglich sehr an den realen Ereignissen interessiert, die sich in Doras Leben zugetragen haben, und bewertet sie kritisch. Dann verengt sich seine von seiner Theorie geleitete Sicht auf Doras unbewusste Triebwünsche zunehmend. Dieses Fokussieren ausschließlich auf innere Vorgänge hat zur Folge, dass er sich mehr und mehr nur in seinen eigenen Denkfiguren bewegt. Während Freud ursprünglich Doras Enttäuschung und Vergeltungswünsche noch erkennt, erscheint sie ihm zunehmend als neurotische Akteurin, Manipulatorin und Hysterika, die auf körperliche Symptome zurückgreifen muss. **Die Anerkennung der Realität einer als traumatisch erfahrenen Situation** – Erikson (1962) spricht von der historischen Realität – **ist als ich-stützende Maßnahme grundsätzlich und insbe-**

sondere in der Adoleszenz notwendig. Erikson (1962) unterscheidet zwischen genetischer und historischer Realität. Er meint, Freud habe die historische Realität, die für Dora als Jugendliche besonders wichtig gewesen sei, nicht genügend beachtet.

Freud drückt Dora seine eigenen Betrachtungen auf und qualifiziert Doras subjektive Realität als Fantasie ab. Zwischen Freud und Dora entwickelt sich eine Form der Kommunikation, wie sie Brenman (1985) bei hysterischen Persönlichkeiten beschrieben hat: »Sie haben ein Konzept, psychische Wahrheit zu vermeiden« (S. 430). Statt mit Dora ihre psychische Wahrheit zu entdecken, findet er wieder, was bereits als vorgefertigtes Konstrukt in seinen Vorstellungen existiert – nämlich das einer hysterischen Person, die an einer unverträglichen und genuin sexuellen Vorstellung leidet, die ans Licht zu befördern ist. Ein Dialog, der sich in einem intersubjektiven Raum, einem Spielraum entwickeln könnte und der auf wechselseitiger Anerkennung beruhen würde, bricht zusammen. Statt zuzuhören, im Bemühen Dora in ihren Eigenheiten zu erfassen, verliert Freud die junge Patientin aus den Augen. Es kommt zu einer Interaktionsstörung (Streeck 1995) zwischen Freud und Dora. Eine Psychoanalyse, die darauf beruht, dass das Verstehen in einem Raum des Übergangs zwischen Realität und Fantasie, der von der jeweiligen Realität und Fantasie des Analytikers und des Patienten bestimmt ist, miteinander ausgehandelt wird, kommt nicht zustande. Freud nimmt hier zunehmend die Ein-Personen-Perspektive eines schon wissenden Wortführers ein.

Er versteht Doras Liebessehnsucht als ein nicht eingestandenes heterosexuelles Begehren. Diesen Wunsch aufzudecken, erscheint Freud wichtiger als alles andere. Seine Festlegung Doras auf sexuelle Triebwünsche ist eine Verkennung, die weibliche Jugendliche durch ältere männliche Personen häufiger erfahren und die – mit ihrer Ausschließlichkeit – die Diskriminierung der Frau als Sexualobjekt perpetuiert. Weibliche Jugendliche erfahren eine von eigenen Impulsen unabhängige Sexualisierung ihres Körpers und ihrer Ausdrucksgebärden (Hagemann-White 1992) häufig erst durch die Reaktionen anderer. Ihr Begehren wird nicht selten isolierend hervorgehoben und anderer Eigenschaften entkleidet. Weibliche Jugendliche suchen in väterlichen Personen orientierende Antworten auf die Entwicklung ihrer Geschlechtlichkeit und ihres Frauseins. Tatsächlich erfahren sie dagegen häufig grenzüberschreitendes sexuelles Verhalten, das sie zum Objekt lüsterner Wünsche macht.

Freud greift Dora gegenüber zu Deutungen, mit denen er ihre Scham- und Intimitätsgrenzen überschreitet. Mit der Begründung »J‘ appelle un chat un chat« (Freud 1905–09/1969, S. 208) legitimiert er seine Deutungen. Er vergleicht sich mit einem Gynäkologen, der per Amt das Innerste einer Frau entblößen kann. Er übersieht, dass Dora eine Jugendliche ist, und stößt sie auf ihre – wie er meint – verleugnete Sexualität. Neyraut (1974) zu Folge ist, »von Sexualität zu reden … eine Realität, diese Realität ist eine Verführung« (S. 149). Eine Intervention wie die Freuds, die sexuelle Wünsche bloßlegt, wird von einer Heranwachsenden als inzestuöse elterliche Verführung erlebt (Blos 1973). Tatsächlich rechtfertigt Freud sich selbst wiederholt für sein Vorgehen: »bald hier, bald dort überschreitet jeder die fürs Normale gezogenen Grenzen in seinem Sexualleben.« (Freud 1905–09/1969, S. 210). Er sieht sich als vom Aufklärungsgeist getragener Archäologe und fürchtet, dass seine Darstellung in gewissen Kreisen als Aufreizung oder Befriedigung sexueller Gelüste verwendet (Freud 1905–09/1969, S. 166) werden könnte oder »– ekelhaft genug – als einen zu ihrer Belustigung bestimmten Schlüsselroman« (Freud 1905–09/1969, S. 166). Er gibt diesen Befürchtungen in seiner Beziehung zu Dora jedoch keinen Raum und erwähnt sie ihr gegenüber an keiner Stelle. Faktisch dürfte er damit seine eigenen verleugneten Schamgefühle zum Ausdruck bringen, die sich als Folge seiner Grenzüberschreitungen einstellten. Indem er den Husten der jugendlichen Patientin auf Fellatio-Fantasien zurückführt, verletzt er ihre Schamgefühle. Statt diese wahrzunehmen, legitimiert er sein Vorgehen mit der Begründung »Wo man Hysterie findet, kann von Gedankenunschuld keine Rede sein« (Freud 1905–09/1969, S. 209). Schamlosigkeit oder das Ausblenden von Schamgefühlen sind immer ein Hinweis für die Verleugnung der Wahrnehmung seiner selbst und des anderen. Sich der eigenen Identität – auch des eigenen sexuellen Begehrens – bewusst zu werden, gelingt jedoch nur in einem Raum, in dem Intimitätsdistanz (Grunert 1989) gewahrt wird, die Scham als grenzziehender Affekt zwischen sich selbst und dem anderen wahrgenommen und in die analytische Arbeit mit einbezogen wird. Freud dagegen überschwemmt Dora mit sexuellen Deutungen. Entgrenzung und weiterer Verlust der Wahrnehmung ihrer Person sind die Folgen. Damit kann sich gerade der geschützte und offene innere Raum nicht entwickeln, den Gilligan (1982/1985) am Psyche-Mythos, den Apuleius überliefert hat, beschrieben hat, und der für die Entwicklung der weiblichen Jugendlichen so wichtig ist.

! Der Psyche-Mythos schildert in allegorischer Form das Erwachen und die Selbstentdeckung der jungen Frau: Psyche wird vom Wind davongetragen und sachte auf ein Blumenfeld gebettet. Dort erwacht sie in einem Zustand glücklichen Alleinseins. In ihrem früheren Zustand, als Psyche wegen ihrer Schönheit verehrt wurde, fühlte sie sich leblos und fremd. Jetzt ist sie frei von solchen Idealisierungen und Verdinglichungen. Sie erlebt ihr sexuelles Erwachen: zuerst allein und später in ihrem Wunsch, ihren Geliebten, Eros, wieder zu sehen und ihn zu erkennen (Gilligan 1982/1985).

Mit dem Bild eines weiblichen inneren Raumes, der **frei ist von Angst vor Einmischung, Verfolgung und Verletzung**, verbindet sich die Vorstellung, darin eigenes Begehren als Frau entdecken zu können. Freud aber durchbricht diesen Schutz- oder Spielraum der weiblichen Adoleszenz.

Markus (1989) hat an einer klinisch-empirischen Untersuchung aufgezeigt, dass bis in die Adoleszenz hinein schrittweise mütterliche und väterliche pflegende Funktionen verinnerlicht werden. Eine Inzesthandlung etwa durch den Vater durchbreche auf dramatische Weise diesen Verinnerlichungsvorgang.

Schamlose Outings, z. B. auch ehemaliger Opfer von sexuellem Missbrauch, kann man als Versuche ansehen, die Traumatisierung durch Selbstentblößung zu überwinden. Tatsächlich setzen sie den Wiederholungszwang der gewaltsamen Entkleidung und Entblößung implizit fort, der gerade nicht der Selbsterkennung und -findung dient. Amati (1990) hat hervorgehoben, wie wichtig gerade bei Patienten mit realen Traumata die Rückgewinnung des Schamgefühls ist.

Freud glaubt nun, »Einsicht in einen Konflikt bekommen zu haben, der geeignet sei, das Seelenleben des Mädchens zu zerrütten«. Er meint, dass die Liebe zu Herrn K. für Dora das Unterdrückte sei (Freud 1905–09/1969, S. 218). Die Zurückweisung dieser Interpretation durch Dora macht seine »Deutungskunst stumpf«. Das veranlasst Freud nun, »die Richtigkeit seiner Behauptung zu beweisen« und Zusammenhänge »gegen sie zu verwerten« (Freud 1905–09/1969, S. 220). Es erscheint nahe liegend, dass sich Freud – gekränkt und depotenziert durch Doras abweisendes Verhalten – von nun an noch mehr an seiner unumstößlichen psychoanalytischen Idee orientiert. Mit ihren beiden Träumen bietet Dora ihm Gelegenheit zu einer glanzvollen Traumdeutung. Auf dem für Freud sicheren Terrain bezieht er die Position des Mächtigen,

Wissenden und Belehrenden, mit »ich bin sicher«, »dies ist meine Auffassung von Traumdeutung«, »sie werden hören, warum« – seine Deutungsmacht dokumentierend. Freud droht, geradezu in einen Deutungsfuror zu geraten (Wellendorf 1987), mit Unterstellungen zu arbeiten, Deutungen als Pseudoerklärungen zu verwenden (Spence 1989) und Sachverhalte ungeprüft (Sand 1983) miteinander zu verbinden. Doras Menstruation, neun Monate nach dem Ereignis mit Herrn K. am See, erklärt er als Symbol eines Geburtsvorganges. Er verstrickt sich in eine Rechthaberei: »Dass ich Recht habe, werde ich ihr beweisen. Es muss so sein.« Seine Erklärungen stoßen bei Dora auf Ablehnung (Freud 1905–09/1969, S. 217, 226, 227), auf massives Schweigen, sie stimmt nicht zu oder sieht sich zu Zugeständnissen gezwungen. »Sie widersprach dem auch nicht mehr.« Markus (1974) spricht in diesem Zusammenhang von einem manischen Deutungsteufel: »Der Deutungsdämon hat ihn in den Fängen.«. Für Possick (1984) sind das erbarmungslose Deutungen, die Dora dazu zwingen sollen, sich so zu entblößen, wie Freud das vorgibt. In Übereinstimmung mit diesem Vorgehen reiht Freud Dora in einem Brief an Fliess (Oktober 1900) »in die Sammlung von Dietrichen als glatt aufgehender Fall ein« (Freud 1962, S. 348) – und macht sie damit zu einem Schmuckkästchen, das er öffnet, ähnlich wie Dora dies träumt. Mit seinen aufdeckenden und entblößenden Deutungen und möglicherweise überwältigt von seinen eigenen Entdeckungen ist ihm Dora zu einem Objekt der Befriedigung seiner Forscherwünsche geraten. Wie weit er sich von Doras Realität entfernt hat und seinen eigenen wissenschaftlichen Ambitionen erlegen ist, bringt er schließlich in der Aussage zum Ausdruck: »Es war ein unbezweifelbarer Racheakt, dass sie in so unvermuteter Weise, als meine Erwartungen auf eine glückliche Beendigung der Kur den höchsten Stand einnahmen, abbrach und diese Hoffnungen vernichtete.« (Freud 1905–09/1969, S. 272).

Benjamin (1993) zufolge liegt die ideale Lösung des Paradoxons der Anerkennung in der beständigen Aufrechterhaltung einer Spannung zwischen Anerkennung des Anderen und Selbstbehauptung. Das Auftreten von Allmachtsfantasien sieht sie als eine defensive Reaktion auf Enttäuschungen. Sie bezieht sich dabei auf Winnicott (1978/1987), der an der Entwicklung der Spielfähigkeit im Übergangsraum die Fähigkeit zur Kommunikation beschrieben hat. Allmachtsfantasien werden in der frühen Mutter-Kind-Interaktion gleichsam sozialisiert, indem die Mutter sich den entwicklungsabhängigen inneren Bedingungen des Säuglings anpasst und ihm die Illusion von Allmächtigkeit bzw. von Wirkmächtigkeit gewährt. Sie erschafft mit dem Säugling gemeinsam den Übergangsraum oder Spielraum, in dem das Kind die Erfahrung macht, dass die Mutter außerhalb der eigenen Vorstellungskraft überlebt. Diese Erfahrung führt zu einer Differenzierung zwischen Realität und Fantasie, wodurch sich Spielfähigkeit und Kommunikation mithilfe von Symbolen entwickeln können. Solange die Dialektik von Realität und Fantasie gewahrt ist, entwickelt sich eine Balance zwischen Allmachtsfantasien und der Anerkennung des anderen.

Freud aber verschließt Doras intersubjektiven Raum oder Spielraum, in welchem Allmachtsfantasien hätten symbolisch bearbeitet werden können, indem er ihre eigene subjektive Realität nicht anerkennt. Er greift auf seine eigene Realität und seine eigenen Fantasien zurück, die ihn auf jene (einseitigen) Denkfiguren fixieren, die seine neuen wissenschaftlichen Entdeckungen ermöglichen. Dora reagiert darauf, indem sie Freud mit seinen Deutungen ihrerseits nicht anerkennt und zurückstößt. Freud, der diese Antwort nicht wahrhaben will, versucht daraufhin, Dora immer mehr mit seiner Könnensmacht zu beeindrucken. Es entwickelt sich ein hysterisches Spiel (Streeck-Fischer 1997), bzw. ein **»hysterischer Tanz«, der den jeweils anderen seinen genitalen Ängsten und Konflikten aussetzt – der Kastrationsangst auf der einen Seite und der Penetrations- und Enteignungsangst auf der anderen Seite – und entwertet**. Dora erfährt an Freud eben das, was sie zuvor schon erlebt hat: Ihre traumatisierende Erfahrung wiederholt sich. Sie hat keine Chance, als eigenständige Person wahrgenommen zu werden – weder in ihrer Familie noch bei Freud. Doras Angst vor Verführung, Vergewaltigung und Missbrauch findet so Bestätigung, und ihr Gefühl, mit ihren ganz eigenen Belangen im Stich gelassen zu werden, erfährt eine Neuauflage. Sie reagiert darauf wie eine frigide, rachsüchtige und entmannende Frau – als eben die Hysterika, zu der sie gemacht wurde.

Es ist Freuds kreativer Schaffenskraft zuzurechnen, dass er daraus eine große Fallgeschichte gestaltet hat, die beides fand, Anklang und Ablehnung. Freud konnte nicht sehen, dass er bei allem Aufklärungsimpetus auch dem Verständnis seiner Zeit von der »instrumentalisierten« Rolle der Frau verhaftet ist. Indem er Dora in seinem therapeutischen Umgang funktionalisiert, bewegt er sich in der typischen Männerrolle seiner Zeit. Die fehlende Spannung zwischen den Geschlechtern, die die Mann-Frau-Beziehung seinerzeit vielfach bestimmt hat, wird in der Beziehung zwischen Freud und Dora beispielhaft sichtbar.

Freud versucht mit seinem Aufklärungsgeist, Dora zu verdeutlichen, dass sie voll sexuellen Begehrens ist. Sie sollte sich dazu bekennen, eine verführerische Person zu sein, und Verantwortung dafür übernehmen. Freud will Dora damit vermitteln, dass sie nicht Opfer ist, sondern vielmehr aus eigenen Wünschen und Triebbedürfnissen heraus die Beziehung zu Herrn K. gestaltet. Insoweit hat er tatsächlich, wie Eissler (1995) hervorhebt, eine neue Art von Weiblichkeit vorgestellt, die der Frau ein befreiteres Verhältnis zu ihrem Körper und ihren sexuellen Empfindungen ermöglichte. In seinem Vorgehen gerät Freud allerdings in die Reihe von Personen wie Doras Vater, Herr K. und die anderen, die sie als eine andere Person in ihrer Subjektivität nicht erkennen können, sondern sie zu einem Objekt machen, einer Verführungs- und Verschiebungsmasse (Wellendorf 1987) für sexuelle Gelüste und Begierden. So bleibt Dora als weiblicher Protest gegen diese Verhältnisse ihre entmannende Frigidität – »was hat es schon gebracht« – und der Therapieabbruch. Eingeengt, der eigenen Sache und Sprache beraubt, von diesem anderen, der immer schon wusste, was mit ihr ist, verbleibt ihr in der analytischen Situation nur dies. Denn, wenn Dora geredet hätte, hätte sie vielleicht Worte gefunden, mit denen sie Freud entgegengetreten wäre. Doch sie war eine Jugendliche, eine weibliche Jugendliche ihrer Zeit. Und so blieb ihr am Ende nur der Lebensweg einer unzufriedenen, am Leben enttäuschten und betrogenen Frau (Grotjahn 1976).

10.2 Innere und äußere Realität

Verloren

» Die Schaukel, sich im Wind wiegend,
hängt stumm an ihrem Gerüst.
Verloren liegt der kleine Schuh.
Im Sand.
Jemand kommt. Hebt ihn auf.
Sinkt schreiend zu Boden.
Es regnet.
Es ist zu spät.
Verloren. «

(L., 15 Jahre, schwere Traumatisierung)

Indem Freud die Verführungstheorie relativierte, gab er der psychischen Realität zentrale Bedeutung: »Fantasien besitzen psychische Realität, im Gegensatz zur materiellen, und wir lernen allmählich zu verstehen, dass in der Welt der Neurose die psychische Realität die maßgebliche ist« (Freud 1916/17/1978, S. 383). Äußere Ereignisse werden im Hinblick auf die Vergangenheit und Gegenwart von neurotischen Patienten mehr oder weniger bedeutungslos, da – so Freud – unbewusste Vorgänge nicht nur keine Rücksicht auf die äußere Realität nehmen, sondern diese durch die psychische Realität ersetzen. In der Fallgeschichte von Dora werden diese Grundeinstellung Freuds und die daraus resultierenden Probleme deutlich.

In den Ausführungen zu den verschiedenen Realitäten wurde darauf eingegangen, wie unterschiedlich die psychischen Realitäten von Personen in Abhängigkeit von ihren frühen Entwicklungsbedingungen, ihren Traumatisierungen und ihrer Persönlichkeitsstörung sind. Es gibt Menschen, die keinen Zugang zu ihrem Inneren finden, die psychisch wie leer sind und blind handeln, andere, die ihre innere Realität in der äußeren genauso wieder finden, ohne dass es eine Grenze zwischen innerer und äußerer Realität gäbe, und wieder andere, deren inneres Erleben durch andere zerstört werden kann, weil sie erfahren haben, dass ihnen ihre eigene Realitätswahrnehmung abgesprochen wurde – um nur einige Beispiele zu nennen. Sie sind zumeist nicht oder kaum in der Lage, ihre Schwierigkeiten zu erkennen und in Worten mitzuteilen. Sie tun dies mit ihrem Verhalten. Es wäre fatal, bei ihnen »äußere Ereignisse im Hinblick auf Vergangenheit und Gegenwart als bedeutungslos abzutun« (Freud 1916/17/1978). Im Gegenteil – gerade die äußeren Geschehnisse beinhalten wichtige Botschaften. Es geht bei diesen Patienten nicht um verborgene unbewusste Triebwünsche, unbewusste Konflikte, die sich in der Übertragungs-/Gegenübertragungsbeziehung herstellen, sondern um konkretisierte bzw. nichtsymbolisch organisierte Mitteilungen, die erkannt und aufgegriffen werden müssen. Bei ihnen ist eine andere Wahrnehmungseinstellung erforderlich, die weder auf die Übertragung, noch auf das Strukturniveau ausgerichtet ist, sondern auf die szenische Information zentriert, die die gehandelten und verkörperten Aktualisierungen beleuchtet. Die nichtsprachlichen Ausdrucksformen betroffener Patienten implizieren andere therapeutischen Vorgehensweisen. Wurde das innere Erleben ausgelöscht, wie das z. B. bei flachen vordergründigen Anpassungen der Fall ist, gilt es, Verbindungen zwischen körperlichen Zuständen, Ereignissen, Gefühlen und Sprache herzustellen. Ist die Realitätswahrnehmung nicht sicher verankert, bedarf es der Anerkennung der Realität im Hier und Jetzt. Und gibt es keine Grenze zwischen innen und außen müssen Formen von Distanzierung entwickelt werden – z. B. Dezentrierung oder Triangulierung. Therapeutische Entwicklungsarbeit ist notwendig, die das Unsagbare benennt, eine Außenperspektive herstellt, Verhalten in Worte fasst (vgl. Mentalisierung, Dezentrierung, Symbolisierung u. a.). Werden die nichtsprachlichen und nichtsymbolischen Ausdrucks- und Mitteilungsformen nicht erkannt und aufgegriffen, besteht die Gefahr, dass Menschen sich immer tiefer in ihr traumatisiertes und traumatisierendes Leben hineinverstricken.

Während Dora noch um die Anerkennung der faktisch erfahrenen Belastungen kämpfen konnte und am Ende die Behandlung abbrach, gelingt es vielen schwer traumatisierten Jugendlichen nicht, die Folgen ihrer bitter erfahrenen Realität mitzuteilen und sich damit Anerkennung zu verschaffen. Traumatisierte Personen haben mit ihren Grenzverschiebungen im Bereich von Realität und Fantasie, ihren Realitätsverleugnungen und den Realitätsverdrehungen durch die Täter große Probleme, die faktischen Ereignisse zu erkennen und ihre innere von der äußeren Realität zu unterscheiden. Sie brauchen nicht nur eine Bestätigung ihrer Sicht, sondern mitunter auch eine Realität, die außerhalb von ihnen objektivierbar ist, damit sie sich vergewissern können, dass ihre Erinnerungen tatsächliche Erfahrungen festhalten.

Erst mit der Fähigkeit zur Symbolbildung wird die von Freud angesprochene fantasierte Verzerrung der Realitätswahrnehmung von Neurotikern möglich. Jugendliche sind aufgrund ihrer adoleszenzspezifischen psychischen Labilisierung in ihrer Realitätswahrnehmung verunsichert. Sie überprüfen ihre innere Realität an der äußeren Realität und brauchen dafür Anerkennung. Jugendliche mit traumatischen Belastungen sind von inneren und äußeren Realitäten verwirrt und können sich darin nicht alleine zurechtfinden.

Vor geraumer Zeit suchte mich eine Frau zu gelegentlichen Gesprächen auf, deren Lebensinhalt es geworden war, um Anerkennung ihrer Wahrnehmung und um ihr Recht zu kämpfen. Ich weiß nicht viel über sie, nur soviel, dass sie in ihrer Kindheit seitens ihres Vaters schwerste körperliche Misshandlungen erfahren hat. Die Mutter stand daneben und griff nicht ein, sondern brüstete sich vor der Tochter damit, dass ihr solche Misshandlungen durch den Ehemann nie widerfahren seien.

Sie suchte die Gespräche, um sich zurechtzufinden und um Bestätigung zu erfahren, dass ihre Wahrnehmung im Hinblick auf ihr Erleben berechtigt war. Sie hatte eine Odyssee von Psychotherapien hinter sich, die meist in Abbrüchen mündeten, nachdem sich zuvor offenbar wechselseitig bedrohliche Szenarien von psychischer Misshandlung oder Grenzüberschreitung und Provokationen mit dem jeweiligen Therapeuten hergestellt hatten. Mittlerweile konnte sie ihre Misere mithilfe von Erklärungsmodellen für traumatische Belastungen verstehen. Sie fragte sich, ob eine Psychoanalyse, die Realitäten hinterfragt, für sie überhaupt gut gewesen sei. Auslöser der unheilvollen Verstrickungen schienen jeweils die von ihr wahrgenommenen Schwächen der Therapeuten zu sein, die diese – so ihr Eindruck – hinter einer abstinenten oder professionellen Haltung des »Ich-stelle-mich-für-alles- (alle Übertragungen) zur-Verfügung« verbargen.

Dabei schienen immer wieder die gleichen Probleme aufzutauchen:

Abstinentes Verhalten bzw. Nichtreagieren des Therapeuten führte bei ihr zu massiven Irritationen. Es schien, als würde ihr dadurch ihre eigene Wahrnehmung strittig gemacht. Möglicherweise erkannte sie auch Schwächen im Therapeuten, die dieser lieber verbergen wollte. Daraufhin setzte ein Kampf um die eigene Wahrnehmung ein. Der andere, der nichts tat, als sich für Projektionen zur Verfügung zu stellen, wurde zum bösartigen Monster, dessen sie sich durch immer massivere Angriffe erwehren musste. Reagierte der Therapeut immer noch nicht, oder sprach er ihr sogar die Legitimität der eigenen Wahrnehmung ab, griff sie zu immer heftigeren Mitteln, um aus dieser Form der Misshandlung herauszukommen, die bei ihr zunächst Fight-Mechanismen aktivierte und im Weiteren zu Rachewünschen führte.

Die Behandlung solcher Patienten gerät dann zu einer Interaktion, die in etwa dem Muster »Bestätige mir endlich meine eigene Wahrnehmung, und tust Du das nicht, dann geraten wir in Misshandlungszirkel, oder ich werde verrückt« zu folgen scheint.

Fischer (1990) hat mehrere ungünstige therapeutische Grundhaltungen beschrieben, die sich im Umgang mit Traumatisierten leicht einstellen:

- eine bürokratische Haltung wohlwollenden Lächelns oder der wohlwollenden Neutralität (s. o.)

- eine infantilisierende Larmoyans
- ein Versöhnungsreflex

Diese Grundhaltungen können desaströse Folgen für die Betroffenen haben. Begegnen wir einem Menschen, der in seinem Fühlen, Denken und Handeln erstarrt ist und weder Bilder, Gefühle noch symbolische Sprache (Krystal 1978) entwickeln konnte, reagieren wir leicht mit Kälte oder Verwirrung. Wir nehmen Mitteilungen oft nicht ernst genug und bleiben relativ unberührt. Wir erkennen das Schreckliche dann erst in ihren unverständlichen Handlungen, die wie Botschaften aus einer anderen Welt erscheinen können. Die traumatische Erfahrung hat den intersubjektiven Raum, den Übergangsraum (Winnicott 1978/1987), den Raum der Symbolbildung (Grubrich-Simitis 1979) oder der Mentalisierung (Fonagy u. Target 1995) zerstört. Cavell (1991) hält die Fähigkeit, sich den eigenen Zustand vorzustellen, für eine Folge der Erfahrung, aktiver Beobachter des Denkens anderer und zugleich Gegenstand dieses Denkens zu sein. Wenn das eigene Denken, die Verbindungen, die hergestellt werden, nicht kommentiert oder durch die Verwendung gebräuchlicher psychoanalytischer Konzepte infrage gestellt werden, kann das bedeuten, durch fremde Gesten der Interpretation oder – schlimmer noch – als eigenständiges Wesen zerstört zu werden. Die unerträgliche verbotene oder überwältigende Szene etabliert sich in der therapeutischen Interaktion als unmittelbar konkretisiertes Geschehen. Die überwältigende Attacke gegen die Person, die sich auf die ursprüngliche traumatische Erfahrung bezieht, führt zu einem Rückfall in eine primäre Agonie, das archaische Stadium absoluter Abhängigkeit, Hilflosigkeit und Ohnmacht (vgl. Winnicott 1965/1974). Bleger (1971) hat diesen Vorgang als eine Rückkehr zum ambiguiden Kern bezeichnet, einem Zustand primärer Undifferenziertheit, in dem gut und böse noch nicht voneinander getrennt sind. Man kann auch von einer Rückkehr zum psychotischen Kern sprechen. Die Konfusion erfasst grundlegende Ordnungs- und Orientierungssysteme wie die Einschätzung von Gut und Böse, Falsch und Richtig, Fähigkeiten der Grenzziehung zwischen inneren und äußeren Vorgängen, zwischen Realität und Fantasie, zwischen Selbst und Objekt sowie Vergangenheit und Gegenwart (Amati 1990; Ehlert u. Lorke 1988; Ehlert-Balzer 1997; Fischer 1990; Hirsch 1996; Krystal 1978).

Einem Menschen, der für die Bedürfnisse eines anderen missbraucht, gequält, attackiert und unterworfen wurde, wurde die Anerkennung seiner Person verwehrt. Die fremde Geste (Winnicott 1965/1974) des Täters macht ihn zu einem willenlosen Objekt. Die erfahrene Negation führt zu einem Zusammenbruch der Beziehung zum anderen und reaktiviert frühe Schutzmaßnahmen wie Flight-/Fight- und Erstarrungsreaktionen. Die Grenzen, die das Selbst in der Entwicklung normalerweise in der Begegnung mit dem Objekt und mit der Anerkennung von dessen Existenz, später in den sozialen Regeln und Normen von Institutionen und in der Gesellschaft findet, werden durch diese Zerstörung aufgelöst.

Fehlt die Erfahrung, von einer anderen Person Antworten zu bekommen, gesehen und reflektiert zu werden, dann braucht es nicht eines anderen, der dieses Verhalten – einem missverstandenen Übertragungskonzept folgend – perpetuiert, sondern eines anderen, der eine neue Erfahrung anbietet. Das aber ist nicht selbstverständlich. Hier stehen sich teilweise kontroverse Auffassungen gegenüber: Auf der einen Seite gelten traumatische Belastungen der frühen Entwicklung wie etwa Misshandlung oder Vernachlässigung als in der Übertragung nicht zu bearbeiten (vgl. Reddemann u. Sachsse 1999). Auf der anderen Seite soll die durch Traumata zerstörte Grenze zwischen Realität und Fantasie nur dadurch wieder zu errichten sein, dass die traumatische Situation in der Übertragung wieder hergestellt wird. Allerdings laufen solche »heroischen« Psychotherapien, die nach kürzeren oder längeren Behandlungszeiten die traumatische Situation wieder herstellen, am Ende häufig Gefahr, ein weiteres Glied in einer langen Kette zu sein, weil das Ausmaß der erzwungenen Reinszenierung verkannt wurde. Denn wie sollte eine Person, die schwerste Traumatisierungen erlitten hat, eine Übertragung dieser schwersten Traumatisierungen bearbeiten können, wenn ihr durch die Traumatisierung jegliche Fähigkeiten der reflexiv-symbolischen Bearbeitung verloren gegangen sind?

10.3 Angriffe auf die therapeutische Beziehung: traumatische Tänze

Die Fähigkeit, im psychoanalytischen Prozess Deutungen zu ertragen und als neue, das Bewusstsein erweiternde Erfahrungen zu verwenden, setzt voraus, fremde Ideen auszuhalten und darauf ablehnend oder wohlwollend reagieren zu können. Diese Fähigkeit haben traumatisierte Patienten nicht entwickelt. Sie brauchen die Erfahrung, dass ihre Form der Wahrnehmung von Realitäten berechtigt bzw. richtig ist. Die Fähigkeit zu akzeptieren, dass es verschiedene Realitätswahrnehmungen gibt, entwickelt sich erst dann, wenn positive Erfahrungen innerhalb einer Vertrauensbeziehung gemacht werden und sich – wie Winnicott (1978/1987) formuliert – zwei Bereiche des Spielens anhaltend überschneiden können, ohne dass die Spielfähigkeit verloren geht. Winnicott definiert Spiel als Kommunikation. In der frühen Mutter-Kind-Beziehung wird diese Spielfähigkeit und damit die Fähigkeit zu kommunizieren entwickelt, wenn die Mutter das Kind bei seiner eigenen inneren Realität abholt und allmählich an die äußere Realität gewöhnt. Indem die Mutter dem Kind einen kreativen sozialen Spiegel vorhält, der dem Kind Aspekte seiner Handlungen fassbar macht, erschafft sie mit ihm mentale Zustände wie Fühlen, Überzeugungen, Wünsche, Hoffnungen und Absichten. »Ich glaube,« – so Solnit (1987) – »dass man keine Analyse durchführen kann, wenn der Patient nicht die Fähigkeit besitzt, spielerisch zu sein«. Solnit meint damit, dass der Patient mit seiner eigenen und der Realität des anderen spielen kann und somit verschiedene Perspektiven erträgt. Der Therapeut, der Entwicklungsaufgaben im Blick hat, übernimmt dann andere Funktionen als die des Deutens. Er stellt sich zur Verfügung, die innere und äußere Realität des anderen zu erkennen und anzuerkennen.

Wenn Spiel, Kommunikation oder therapeutische Arbeit außer Kontrolle geraten, wird die gespielte Aktion real. Der Patient redet dann beispielsweise nicht über die Traumatisierung, sondern die traumatisierende Situation wird unmittelbar und in der aktuellen Situation real. Der Therapeut, der nicht antwortet, wird zu dem emotional schweigenden Missbraucher, eine Reaktualisierung, der der Therapeut nur entkommen kann, indem er erkennt, was er unbeabsichtigt tut, und sein therapeutisches Vorgehen verändert. Spiel, Kommunikation und Wirklichkeit fallen dann in eins (Solnit 1987). Die Fähigkeit der Reflexion und der distanzierenden Beobachtung geht verloren. Statt die Belastungen auf der Bühne des Als-ob, geht die »Grenzschicht zur Realität« (Winnicott 1978/1987), die in die Lage versetzt, zwischen symbolisierter Sache und Symbol zu unterscheiden, verloren, und eine traumatische Szene wird wiederholt. Die Grenzschicht oder die ausgewogene »Dialektik von Realität und Fantasie« (Ogden 1985) wird brüchig.

Sexuell stimulierte, missbrauchte und misshandelte Patienten stellen reale und zwingende Inszenierungen immer wieder her. Ihre Grenzschicht zur Realität wurde, je nachdem wie massiv und anhaltend die traumatisierenden Bedingungen waren, denen sie ausgesetzt waren, partiell oder in breiteren Bereichen zerstört. Mit ihrem Verhalten holen sie den Therapeuten aus seiner Professionalität heraus. Sie verlassen das spielerische Als-ob der therapeutischen Situation und reinszenieren die Zerstörung des Spielraums oder Übergangsraums, die sie erfahren haben. Grubrich-Simitis (1979) erklärt solche Grenzüberschreitungen unabhängig von der Persönlichkeitsentwicklung als eine Form der Angstbewältigung, die mit einem defensiven Öffnen der Ich-Grenzen einhergeht. Verlust der Fähigkeit zur Symbolbildung oder auch zur Metaphorisierung ist die Folge.

Infolge der Grenzenzerstörungen betroffener Jugendlichen entwickeln sich im therapeutischen Umgang leicht Verstrickungen, die Missbrauchs-, Gewalt- oder Misshandlungscharakter haben. Auf diese traumatischen Beziehungsformen sollten wir in der Arbeit mit solchen Jugendlichen vorbereitet sein, um nicht von der manipulativen Potenz dieser Verstrickungen in den Bann gezogen zu werden.

Ich nenne solche Verstrickungen bei Gewalteskalationen deadly dances (Streeck-Fischer 1995). Vergleichbare Verstrickungen entwickeln sich auch bei Missbrauchs- und Misshandlungsbeziehungen und bei antisozialen Verstrickungen, die von Mimikry und betrügerischem Verhalten gekennzeichnet sind. Die Therapie beginnt bei solchen Jugendlichen in der Regel mit einem Honeymoon, einer Zeit gemeinsam geteilter Allmachts- und Rettungsfantasien. Mit ihren Grenzüberschreitungen, Bedrohungsgefühlen, der Entmenschlichung, die dem gewalttätigen Akt vorausgeht (vgl. auch Shatan 1981), den missbräuchlichen Beziehungsmustern, die zu Einbrüchen in und Verletzungen der Intimsphäre und des Körpers führen, oder der Doppelgesichtigkeit in ihren Beziehungen, reproduzieren sie das, was sie erfahren haben, ohne die Wiederholung zu erkennen.

10.4 Wiederholungszwang

Kinder und Jugendliche stellen Beziehungsmuster wieder her, denen sie ausgesetzt waren. Gerade bei schweren Traumatisierungen haben solche Reinszenierungen eine so durchschlagende Kraft, dass Freud, wie schon erwähnt, von einem Wiederholungszwang gesprochen hat: »Es ist so, als ob diese Kranken mit einer traumatischen Situation nicht fertig geworden wären, als ob diese noch unbezwungene Aufgabe vor ihnen stände, indem sie sie immer wieder herstellen.« (Freud 1916/17/1978, S. 284).

Diese Tendenz zur Wiederholung ist nicht eine konservative Eigenschaft der Triebe, insbesondere nicht vom Todestrieb bestimmt, sondern auf die konservative Natur mentaler Repräsentationen zurückzuführen. Das Ich wird »vertrieblicht«, insofern als es Wiederholungen gibt, die neuropsychobiologisch geprägt sind. Wilson und Malatesta (1989) haben die primäre von der symbolisch vermittelten Wiederholung unterschieden. Die primäre Wiederholung ist sprachlos, archaisch und operiert unterhalb der symbolischen Ebene. Sie wird von präverbalen und präsymbolischen Erfahrungen gespeist, ist aus dem Bewusstsein abgesprengt und entwickelt ein unterirdisches Eigenleben. Glasser (1992) spricht von einer Untergrundbewegung. Was nicht symbolisiert wird, muss wiederholt werden. Unbewältigte passiv erlittene sensorische Affekterlebnisse werden aktiv repetiert, weil sie anders nicht erinnert und ausgedrückt werden können. Kinder, Jugendliche und Erwachsene, die in dieser Form agieren, verknüpfen allenfalls nachträglich diese Aktionen mit Fantasien und symbolischen Inhalten. Im Hinblick auf die unbewältigte Erfahrung bleiben sie jedoch solange psychisch abwesend und geschichtslos, als das ursprüngliche traumatische Geschehen nicht erfasst und prozessiert wird (Reichard 1997).

Die bereits erwähnten chronischen Veränderungen im zentralen Neurotransmittersystem (▸ Kap. 9.2, S. 218), den Gedächtnisspeichern, und die Ausschüttung endogener Opiate, die einen suchterzeugenden Effekt haben, fixieren an die traumatische Situation (vgl. auch Doctors 2004; Glasser et al. 2001; Kapfhammer 2001). Das Handeln der Betroffenen, ihre Unruhe, Hektik oder Destruktivität sind Ausdruck der Unfähigkeit, auf andere Weise deutlich zu machen, was sie erlebt haben, selbst wenn sie nachträglich Erklärungen dafür gefunden haben mögen. Ihr desorganisiertes Verhalten oder ihre Fassadenhaftigkeit, ihr Mimikry-Verhalten oder ihre »Abteilungspersönlichkeit« (Leben auf verschiedenen Niveaus, ▸ Kap. 7.2, S. 132) sind Formen der Bewältigung, die verhindern sollen, dass sie mit einem leeren inneren Raum, der namenlosen Furcht, in Berührung kommen.

10.5 Vom Honeymoon zum deadly dance

Am Beispiel von Jugendlichen, die sich in stationärer Behandlung der Abteilung für Kinder- und Jugendpsychiatrie und -psychotherapie des Niedersächsischen Landeskrankenhauses Tiefenbrunn befanden, lässt sich deutlich machen, wie Destruktivität, die immer auch ein Angriff gegen die Beziehungen, das Umfeld, die therapeutischen Angebote, die Arbeit im therapeutischen Team und die Mitarbeiter ist, zum Scheitern und zur Zerstörung hilfreicher Beziehungen führen kann.

Die im Folgenden dargestellte Fallgeschichte setzt sich aus mehreren Behandlungsgeschichten zusammen, die aus eigener Erfahrung, aus Supervisionen und Falldarstellungen aus anderen Einrichtungen gleichsam komprimiert zusammengefügt wurde. Es sind ähnliche Störungsbilder mit immer vergleichbaren Verläufen, wie sie denen, die mit solchen Kindern und Jugendlichen therapeutisch arbeiten, vertraut sind. Betroffene Kinder und Jugendlichen fallen mit ihren bereits erwähnten Beziehungsmustern auf – beispielsweise durch relativ ungebremstes aggressiv-provozierendes und zerstörerisches Verhalten – oder zeigen sich vordergründig gut angepasst (falsche Selbstentwicklung mit abgespaltenen verborgen gehaltenen destruktiven oder selbstdestruktiven Anteilen) (Winnicott 1965/74) oder nehmen nur flache und flüchtige Beziehungen auf und zeigen kriminelle oder tätliche Durchbrüche. Es sind Kinder und Jugendliche mit einem niedrigen Strukturniveau, charakteristischen Teilobjektbeziehungen und primitiven Abwehrmechanismen. Gegensätzliche oder unvereinbare Aspekte wie gut und böse oder unterschiedliche Zustände bestehen nebeneinander und können nicht integriert werden (Kernberg 1988). Sie haben aufgrund früher und anhaltender Traumatisierungen keine hinreichend gute Bemutterung erfahren. Frühe befriedigende Interaktionsprozesse, die von Austausch, Spiegelerfahrungen und regulierenden Aktivitäten von Seiten der Mutter dem Kind gegenüber getragen sind, wurden nicht oder nur mangelhaft erlebt, sodass kein sicheres oder primäres Selbst bzw. Kern-Selbst entwickelt werden konnte. Gelangen diese Kinder und Jugendliche in stationäre Psychotherapie, so entwickeln sich charakteristische Interaktionen, die dem Wiederholungszwang unterliegen.

Diese Interaktionen führen zu einem Prozess, der mit einem Honeymoon beginnt und in einen deadly dance mündet, wenn es nicht gelingt, diese Entwicklung aufzuhalten. Die Entwicklung der traumatischen Verstrickung ist in Tabelle 10-1 dargestellt. Der maligne Interaktionsprozess verläuft in mehreren Phasen. Diese zu erkennen, ist für die stationäre Psychotherapie wichtig und hilfreich.

Als Honeymoon bezeichnet Smaldino (1984, S. 177) die scheinbar harmonische Anfangszeit, in der wir uns in der Behandlung schwer gestörter Kinder und Jugendlicher häufiger bewegen, deadly dance nennt Stein (1990), ein amerikanischer Psychoanalytiker, die Verstrickungen zweier Staaten, die einem Krieg vorausgehen. An anderer Stelle habe ich den deadly dance als destruktive Verstrickung eines jugendlichen Skinheads mit einer schweren Borderline-Störung während seiner stationären Behandlung beschrieben (Streeck-Fischer 1993). Gleichsam als Nebenprodukt dieser Darstellung zeigte sich, dass das Wissen um die Schritte vom Honeymoon zum deadly

Tab. 10-1 Deadly dance. Entwicklung der traumatischen Verstrickung: Charakteristische Interaktionen zwischen Jugendlichen und therapeutischen Mitarbeitern, die schrittweise in einen malignen regressiven Prozess münden.

1. Phase	**Honeymoon** der Jugendliche wird »angeeignet«/enteignet (eigene Bedürfnisse, Interessen werden aktiviert) Induktion von Rettungs- und Größenfantasien Abspaltung von Bösem, Verschmelzung und gemeinsamer Höhenflug als ganz und gar gute, idealisierte Selbstobjekte gemeinsame Realitätsverkennung und -ausblendung
2. Phase	**Grenzüberschreitendes Agieren** Missachtung der »privacy of the self« (Khan 1963/1974), Übergriffe, Einmischungen, Gewaltanwendungen, Zerstörungen infolge von Selbsterweiterung oder mangelnden Grenzziehungen zwischen sich und anderen Missachtung von Regeln und Hausordnung, Gewähren von Ausnahmeregeln Machtkämpfe um die richtige Wahrnehmung induziert durch die unterschiedlichen Zustände
3. Phase	**Entstehen von Feindbildern und Reaktivierung von Täter-Opfer-Erfahrungen** wechselseitige Bedrohungsgefühle und zunehmender Verlust von steuernden und grenzziehenden Fähigkeiten Zuschreibung des Übeltäters und Sündenbockes in der Gruppe und im Team therapeutische Einkreisung, Erzieher/Therapeut als verfolgende Objekte (Polizisten und Gefängniswärter), »furor sanandi«
4. Phase	**Ausgrenzung** zunehmende Achtlosigkeit und Gleichgültigkeit als Folge des emotionalen Fallenlassens, Aufgebens (»Dem ist nicht zu helfen.«) Krankwerden, eventuell Kündigungsdrohungen von Mitarbeitern
5. Phase	**Endgültige Ausstoßung** sozialer und affektiver Tod auf der Station, unter Umständen Gewalteskalation, Therapieabbruch, Rausschmiss

dance und die Entwicklung therapeutisch-pädagogischer Alternativen die Behandlung betroffener Kinder und Jugendlicher erleichtert und oft erst ermöglicht.

Fallbeispiel

Der 15-jährige Jugendliche – nennen wir ihn Jakob – kommt alleine zur stationären Psychotherapie. Seine Pflegeeltern haben die Beziehung zu ihm abrupt komplett abgebrochen. Sie wollen nichts mehr von ihm wissen. Bei den Mitarbeitern regen sich Gefühle von Empörung: »Wie kann man einen so netten Jugendlichen mit einer dermaßen leidvollen Lebensgeschichte wie eine heiße Kartoffel einfach fallen lassen?« Jakob ist sichtbar traurig und bedrückt. Zugleich wird er als »netter, lieber Kerl« wahrgenommen, dem man gerne bessere Lebensverhältnisse angedeihen lassen möchte. Dass er, bevor er in die Klinik kam, wegen seines aggressiven bis gewalttätigen und unflätigen Verhaltens aus verschiedenen Institutionen, Schule, Heim und einer anderen kinderpsychiatrischen Einrichtung, rausgeflogen ist, wird wie nicht wahr erlebt. Böse, unfähig, vielleicht sogar pathologisch erscheinen dagegen die Pflegeeltern, die in Jakob – so die Spekulationen – möglicherweise einen Sündenbock für ihre eigenen sadistischen und destruktiven Bedürfnisse gefunden haben. »Wir werden es schon schaffen«, lautet die überwiegende Meinung, und vielleicht stellt der eine oder andere Mitarbeiter sogar Überlegungen an, ihn eines Tages zu adoptieren.

Unversehens werden die therapeutischen Mitarbeiter von Größen- und Rettungsfantasien verführt und von der Vorstellung, bessere, kompetentere Menschen als die zu sein, denen Jakob bisher begegnet ist. Jakob kann sich in einer harmonischen Zeit der gemeinsamen Aufblähung, einer idealisierten, ganz und gar guten Teilobjektbeziehung eins und aufgehoben fühlen, einer Beziehung, die zumeist nicht lange hält, weil die ersten Schritte des deadly dance nicht lange auf sich warten lassen:

- Sie zeigen sich als Grenzüberschreitungen in Form destruktiven Agierens. Aufgrund seiner basalen Beziehungsstörung kann Jakob nicht zwischen Selbst und Objekt, sich und anderen trennen. Er dringt in Bereiche anderer ein und neigt zu Selbsterweiterungen auf seine Umgebung. Auf der Station werden Gegenstände beschädigt oder zerstört. Steckdosen gehen kaputt, in den Wänden werden Löcher entdeckt, Bilder sind bespuckt, die Musikanlage funktioniert nicht mehr, an Fahrrädern fehlen Teile. Diese Ereignisse werden mit Jakob in Verbindung gebracht. Es mehren sich Beobachtungen von Erziehern, die feststellen, dass Jakob andere Jugendliche der Station anpöbelt, ihnen ein Bein stellt oder sie anders körperlich attackiert. Die Namen von Erziehern werden verballhornt. Jakob zeigt sich zunehmend aggressiv-provozierend. Er hält sich nicht an Absprachen, übertritt soziale Verhaltensregeln und verstößt gegen die Hausordnung. Einige Mitarbeiter überlegen jetzt, ob die Pflegeeltern vielleicht doch nicht die Bösewichte sind, für die sie anfangs gehalten wurden. Andere Mitarbeiter verharren noch immer im Honeymoon, sie räumen Jakob eine Ausnahmeposition ein: »Bei mir tut er so was nicht. Ich verstehe ihn viel besser als andere.« Mitunter kommt es jetzt zum Streit darüber, wer Jakob »richtig« wahrnimmt.
- Es entstehen Feindbilder. Die Mitarbeiter, ursprünglich als hilfreiche, sorgende Personen wahrgenommen, geraten durch ihre Bemühungen, Jakob in Schranken zu weisen, immer mehr in die Rolle von verfolgenden Objekten, Polizisten und Gefängniswärtern, die Verwarnungen erteilen und maßregeln müssen. Versuche, das destruktive Agieren im Keim zu ersticken, führen zu vermehrtem therapeutisch-pädagogischen Einsatz mit zunehmender Einkreisung (Sadavoy et al. 1979). Diese Bedingun-

gen verschärfen das Agieren, denn Jakob gibt die Verantwortung für sich und seine steuernden und grenzziehenden Ich-Fähigkeiten, die er ursprünglich hatte, zunehmend ab. Er regrediert immer mehr auf ein primärprozesshaftes Niveau. Spaltungsprozesse mit Freund-Feind-Polarisierungen bilden sich sowohl in der Kinder- und Jugendlichengruppe als auch im Team ab. Einzelne Mitarbeiter fühlen sich bedroht. Andere Mitarbeiter neigen manchmal dazu, andere in ihrer Kompetenz infrage zu stellen: »Hat Jakob nicht recht? War diese Erzieherin nicht schon immer die am wenigsten belastbare Person, unfähig, Grenzen zu setzen oder Orientierungen zu geben?« – Schwächen einzelner Erzieher erscheinen jetzt in einem besonderen Licht. So werden bedrohte Mitarbeiter, an denen die Feindprojektionen festgemacht werden, vielleicht nicht gehört, weil ihre Position jetzt als schon immer umstritten erscheint. Sie werden möglicherweise krank, gehen in Urlaub oder stellen erst vorsichtig, dann immer lauter die Gretchenfrage: »Entweder ich kündige oder Jakob geht – wer ist hier wichtiger?«

- Im dritten Schritt kommt es zu Ausgrenzung und Entmenschlichung des anderen. Massive Projektionen und Spaltungen in Freund-Feind-Bilder und kollektive Verschmelzungen gehen quer durch die Jugend- und Mitarbeitergruppe. Mitunter verlaufen sie aber auch horizontal zwischen Jugendlichen auf der einen Seite und Mitarbeitern auf der anderen Seite, was in der Regel mit Gangerfahrungen des Jugendlichen verknüpft ist und dann zu besonders destruktivem Agieren führen kann. Es fällt immer schwerer, an Jakob, der Mitarbeiter provoziert und verhöhnt, noch positive Seiten zu erkennen. Immer mehr Mitarbeiter sehen in ihm ein gefährliches Monstrum, dem man nicht mehr als Person gegenübertreten kann, sondern allenfalls noch in der Funktion des Aufpassers, der isoliert, ausgrenzt und als Folge des eigenen verletzten Narzissmus ihm gegenüber immer kühler und distanzierter wird. Jakob wird im Team immer mehr aufgegeben und schließlich aus Gründen der Rettung des Teams, einzelner Jugendlicher oder der eigenen Person fallengelassen. Ausgegrenzt wird vielleicht auch der Mitarbeiter, der als am stärksten Bedrohter Jakobs Entlassung besonders deutlich gefordert hatte. Eventuell zeigt man sich ihm gegenüber auch gleichgültig und lässt seine Belange außer Acht.
- Der letzte Schritt ist die endgültige Ausstoßung, dem oft eine gewalttätige und bedrohliche Situation vorausgeht, in diesem Fall zwischen Jakob und dem besonders bedrohten Mitarbeiter. Nachdem Jakob schon zuvor innerlich fallengelassen wurde, droht ihm nun der endgültige soziale und affektive Tod innerhalb der Institution. Zunächst wird noch ein medikamentöser Behandlungsversuch unternommen, der selten weiterführt, oder der Patient wird überstürzt entlassen, rausgeschmissen oder in eine geschlossene Station eingesperrt. Ursprüngliche Hoffnungen und Größenfantasien sind zerstört. Mitarbeiter stellen sich infrage, zurück bleiben Schuldgefühle. Die Wiederholung, die Jakob immer verfolgt hat, hat sich ein weiteres Mal durchgesetzt. Die Station als rahmengebende Struktur hat versagt.

Ebenso wie im Fall von Dora wird die Realität des anderen ausgeblendet. Es folgen Kämpfe um die richtige Wahrnehmung, die mit grenzüberschreitendem Handeln und einem furor sanandi als Folge des Verlusts einer Anerkennungsbalance einhergehen. Während Dora die Therapie abbricht, erfolgt hier die Ausstoßung durch den anderen.

10.6 Missbrauchstanz

Bei weiblichen Jugendlichen, die vor dem Hintergrund traumatisierender Erfahrungen zu selbstdestruktiven Verhaltensweisen neigen, entwickeln sich ähnliche Verstrickungen. Auch das soll an einem Beispiel erläutert werden.

Hier entwickeln sich nach einem Honeymoon ebenfalls grenzüberschreitende Beziehungsverstrickungen mit der Gefahr, dass das traumatische Geschehen wiederhergestellt wird, statt dass eine Veränderung und Bearbeitung der Problematik erreicht wird. Tabelle 10-2 stellt den Missbrauchstanz dar.

Tab. 10-2 Missbrauchstanz.

Honeymoon
• Induktion von Rettungs- und Größenfantasien, Verschmelzung gemeinsamer Realitätsverkennung
• Ausnahmeregeln
Grenzüberschreitung
• mangelnde Grenzziehung zwischen Intimität und Öffentlichkeit → Outing
• Verlust von Schranken (Generation, Berufsrolle)
• sexuelle Nähe/Verführungen
Traumatisierung – Retraumatisierung
• selbstdestruktives Agieren
• Opfer-Täter-Verstrickungen
• Inszenierung von Vergewaltigungs- oder Gewaltszenen
• Etablierung des wechselseitigen Missbrauchs
Beendigung oder Fortführung der traumatischen Situation

Fallbeispiel

Eine 18-jährige weibliche Jugendliche mit gravierenden Erfahrungen von Vernachlässigung und Missbrauch – ich nenne sie hier Katrin – war infolge eines langjährigen sexuellen Missbrauchs durch den Vater und den Bruder in die Wohngruppe eines Heimes gekommen. Da sie dort mit ihren massiven selbstdestruktiven Handlungen und Panikattacken nicht ausreichend Halt und Entwicklungsmöglichkeiten finden konnte, kam Katrin zur stationären Behandlung nach Tiefenbrunn. Später stellte sich heraus, dass sie von einem Mitarbeiter des Heimes, in dem sie zuerst untergebracht war, ebenfalls sexuell missbraucht worden war.

Sämtliche Mitarbeiter der Station waren durch diese Jugendliche mit ihrem extrem selbstverletzenden Verhalten und ihrem Hinweis, dass der missbrauchende Erzieher sie innerhalb des Klinikgeländes heimlich besuchte, sie angeblich weiterhin missbrauchte und bedrohte, erheblich belastet. Dabei war unklar, ob diese Behauptung Ausdruck einer Verwischung von Realität und Fantasie war. In einer Supervision teilte die Therapeutin mit, dass sie nachts mit dem Gedanken an die schlimmen Erfahrungen der Jugendlichen wach wurde und von Albträumen geplagt wurde. Die Bezugserzieherin wollte an der Supervision nicht teilnehmen, da ihr alles zu nahe gerückt war. Nach einigen kleineren Geschenken hatte Katrin ihr zuletzt ein wunderschönes selbst gebatiktes Kopfkissen geschenkt. Hierbei hatte die Erzieherin ein mulmiges Gefühl gepackt. Außerdem bedrängte Katrin sie, sie zu umarmen. In Vorbereitung auf die Supervision stellte sich heraus, dass die eigentlichen therapeutischen Gespräche bei der Erzieherin stattfanden. Außerdem kam heraus, dass eine Reihe von Briefen mit intimsten Mitteilungen über den inneren Zustand von Katrin ungeschützt auf der Station kursierte. Der Stationsleiter musste die Feststellung machen, dass Mitarbeiter der Institution, in der Katrin missbraucht worden war, entgegen den Absprachen und nach eigenem Gutdünken die Jugendliche auf der Station besuchten. Im Gespräch zu Beginn der Behandlung hatten sie sich nicht bereiterklärt, Absprachen zuzustimmen.

Obwohl alle Beteiligten wussten, dass im Umgang mit einer solchen Patientin damit zu rechnen ist, dass die Mitarbeiter gefährdet sind, ihre Professionalität aufzugeben, waren in allen Bereichen Einbrüche festzustellen. Infolge mangelnder Sicherung des Rahmens an verschiedenen Stellen – in Bezug auf die Absprachen mit den Mitarbeitern der vorherigen Institutionen, in Bezug auf die Sicherung von öffentlicher und privater Sphäre, in Bezug auf die Funktions- und Rollenverteilung der Mitarbeiter und die unmittelbaren Grenzziehungen zwischen sich und den anderen – war es zu Grenzüberschreitungen gekommen.

Solche Grenzüberschreitungen haben zur Folge, dass das Trauma der Vergewaltigung reinszeniert wird und das in wechselnden Positionen als Opfer und Täter. Katrins Zustand verschlechterte sich. Zum einen verletzte sie sich immer häufiger, verbunden mit dem Appell an die Erzieherin, sich ihr immer mehr und ausschließlicher zuzuwenden, zum anderen wurde immer unklarer, was jeweils Realität und was Fantasie war und inwieweit die Jugendliche die traumatisierende Beziehung zu dem ehemaligen Mitarbeiter der vorherigen Einrichtung, in der sie schutzlos war, aufrecht erhielt. Schließlich wurde beschlossen, die Behandlung zu beenden und für Katrin eine Einrichtung zu suchen, weit weg von Zuhause und der vorherigen Wohngruppe, um sie zumindest durch äußere und schwer zu überwindende Entfernungen zu schützen.

Beide Beispiele aus der stationären psychotherapeutischen Praxis machen in besonders drastischer Weise Grenzüberschreitungen deutlich, denen wir bei Patienten mit Spielraumzerstörungen begegnen (vgl. Anonyma 1982). Ein Raum für Fantasien und für Probehandeln in einer Modalität des Als-ob, der Abgrenzung zwischen innerer und äußerer Realität, Fantasie und Tat, Wort und Ding erlaubt hätte, war bei ihnen zerstört worden. Für Katrin war es trotz intensiver Bemühungen weder im Alltag noch in der Therapie möglich, zu jener Zeit einen ausreichend geschützten Raum herzustellen; zu sehr war die traumatische Erfahrung Bestandteil ihres Lebens geworden. Sie war in Gefahr, eine »traumatische« Identität zu bilden.

Im Fall einer anderen schwerst traumatisierten Jugendlichen, die zu erheblichem und immer weniger steuerbarem selbstverletzenden Verhalten neigte, wurden die Erzieher in traumatische Szenarien derart massiv hineingezogen, dass der Wunsch laut wurde, die Jugendliche zu entlassen oder zu verlegen. Als ausgehandelt werden sollte, unter welchen Umständen die Behandlung vielleicht doch noch fortgesetzt werden könnte, meinte eine Betreuerin, dann müsse die Jugendliche sich täglich nackt bis auf die Unterhose zeigen, damit man kontrollieren könne, was sie – die Jugendliche – sich antue. Betroffene Jugendliche aktivieren leicht ähnliche Reaktionen. Unter solchen Umständen ist es wichtig, sich klar zu machen, dass hier Vergewaltigungs- und Entwürdigungsszenarien hergestellt werden, die fortführen, was diese Jugendlichen früher erfahren haben.

10.7 »Therapeutischer Tanz« oder wie entwicklungsförderliche Laufställe geschaffen werden

Die zentrale Problematik von Jakob und Katrin war bei beiden davon bestimmt, dass sie sowohl in den Beziehungen in der Familie als auch im sozialen Umfeld Bedingungen von Vernachlässigung, Misshandlung oder auch Missbrauch aktiv wieder herstellten. Angefangen von früher Vernachlässigung durch die Mutter über anhaltende körperliche und sexuelle Gewalttätigkeiten lebten sie ein traumatisiertes und traumatisierendes Leben. Über stabile und verlässliche Objektbeziehungen verfügten beide nicht. Voller Sehnsucht nach Nähe und Zuwendung waren sie zugleich davon bedroht, traumatische Beziehungen immer wieder herzustellen. Nähe aktivierte die traumatische Beziehungserfahrung und führte zu einem Rückfall in einen Zustand absoluter Abhängigkeit, Hilflosigkeit und Ohnmacht. Alleinsein aktivierte demgegenüber Rückblenden, Überwältigungen durch intrusive Erinnerungen oder auch Zustände des völligen Alleinseins und Im-Stich-gelassen-Seins. Die unerträglichen Gefühls- und Spannungszustände verschärften ihre Symptomatik. Sie griffen zu Notstandsmaßnahmen wie selbst- und fremddestruktives Agieren, Sachzerstörungen, selbstverletzendem Verhalten, Alkohol oder Drogen und zu Spaltungsmechanismen. Zentraler Ansatzpunkt in der Behandlung von Jakob und Katrin war, Bedingungen zu schaffen, die ihr bisheriges Schicksal nicht fortsetzten. Das bedeutete vor allem, mit ihnen ein Behandlungsarrangement zu schaffen, in dem sie sich gehalten fühlen konnten. Dazu sind ein stabiler, verlässlicher Rahmen (Bleiberg 1987) und die beschriebenen primären therapeutischen Einstellungen erforderlich, die sowohl den Jugendlichen als auch den Mitarbeiter davor schützen, in die bedrohlichen Rollen der Vergangenheit hineinzugeraten. Betroffene Kinder und Jugendliche brauchen jemanden, der ihnen hilft,

Tab. 10-3 Zusammenstellung der verschiedenen therapeutischen Schritte.

1. Phase: Honeymoon = Zeit der Entwicklung eines stabilen, an Realität orientierten Rahmens Vermeiden bedrohlicher Objektpositionen • zu nahe – zu distanziert • in der Beziehung (mittlerer Abstand, mittlere Nähe) • Herstellen von erträglichen Räumen durch zeitliche und räumliche Gestaltung des Tagesablaufs – Abstandregulierung (Einzelzimmer, Ruhezeiten, gezielte Aktivitäten, zeitliche Begrenzung des Gruppenaufenthalts, Einzelbeschulung, Pendeln: Station – spezielle Beschäftigung) Arbeit an der Ich-Struktur • Stützung gesunder Ich-Anteile (z. B. Hobbys, Interessen ausbauen) • Stützkorsett für fluktuierende Ich-Fähigkeiten (Absprachen z. B. bei mangelnder Impulssteuerung, Selbst-/Fremddestruktivität, Suche nach spannungsabführenden Alternativen, Reizschutz) • Üben (z. B. Spannungs-, Affekt-, Stresstoleranz, Alleinsein) Verdeutlichen der Grenzen der Belastbarkeit • persönlich/Mitarbeiter/Stationsordnung/Therapie/Institution
2. Phase: Grenzüberschreitungen • Herstellen von Abständen in Beziehungen, räumlich, zeitlich, evtl. Abstandsbeurlaubung zur Regressionsvermeidung (vgl. oben) • Arbeit an der Ich-Struktur – Modifikation der Absprachen, »Wie werden erträgliche Rahmenbedingungen geschaffen?« (vgl. oben)
3. Phase: Feindbilder • Dreiergespräche zur Integration von Gut-/Böse-Bildern • Kontaktverbot zu bestimmten Personen
4. und 5. Phase • frühzeitiges Sorgetragen für den definierten Sündenbock (Erzieher, Patient) • Entlassung vor der Katastrophe

Notfall- und Überforderungssituationen zu erkennen, der die verschiedenen dissoziierten Zustände wahrnimmt und sie unterstützt, aus diesen Bedingungen herauszufinden.

Anhand der Phasen des deadly dance werden die zur Verfügung stehenden Möglichkeiten und Mittel gezeigt, mit denen man der Zwangsläufigkeit der destruktiven Verstrickung entgehen kann (► Tab. 10-3).

Die Phase des Honeymoons ist gekennzeichnet von einer ausgeprägten Realitätsverkennung und Ausblendung. Dieser Zustand erinnert an einen gemeinsamen narzisstischen Höhenflug von Kindern, Jugendlichen, Therapeuten und Betreuern. Für die Gestaltung und Organisation der Therapie ist der Honeymoon sehr wichtig. In dieser Phase werden Steuerung und Kontrollmechanismen noch nicht infolge von regressiven Prozessen aufgegeben. Zunächst gilt es zu vermeiden, dass es zu den bedrohlichen und traumatischen Objektpositionen kommt, die von bedrohlicher Nähe und bedrohlicher Distanz bestimmt sind. Denn sind diese erst etabliert, kommt es verschärft zu Notstandsmaßnahmen destruktiven Agierens und Spaltens, mit denen Täter- und Opferverstrickungen (wieder) hergestellt werden. Beziehungen und Rahmenbedingungen sollten so organisiert werden, dass es nicht zu Intrusionen in traumatische Szenen kommt. Das wird am ehesten dadurch vermieden, dass gemeinsam an etwas Drittem gearbeitet wird nach dem Motto: »Wir gehen zusammen einen Weg.« Die sich gerade herstellende Beziehung zu beleuchten und zu bearbeiten, würde leicht zu Verstrickungen führen. Ziel ist es, eine mittlere Nähe bzw. einen mittleren Abstand in der Beziehung zu dem Jugendlichen herzustellen. Die Therapeuten dürfen sich nicht verführen lassen, omnipotente, idealisierte Objekte sein zu wollen, sondern müssen sich bemühen, wohlwollend und zugleich grenzziehend zu sein, Orientierung zu geben und als realistische Personen zu erscheinen.

Fallbeispiel

Am Beispiel von Jakob soll dies noch einmal durchgespielt werden. Jakob bekam ein Einzelzimmer, in das er sich zurückziehen konnte. Der Aufenthalt in der Gruppe überforderte ihn. Dennoch suchte er ständig Kontakt, weil er Alleinsein schwer ertragen konnte. Er erhielt deshalb Einzelbetreuung. Es wurden Beschäftigungen gesucht, in denen es zu zweit um etwas Drittes gehen würde, gezielte Aktivitäten möglichst außerhalb der Gruppe wie Radfahren oder Stadtgänge. Der Aufenthalt in der Gruppe wurde begrenzt und nach erträglichen Möglichkeiten zum Rückzug gesucht. Alleine im Zimmer Musikhören, am Computer spielen oder arbeiten, war erträglich für ihn. Auch ihn einzeln zu beschulen war möglich. Über maximal zwei Stunden hinweg hielt er sich gerne bei einem Bauern in der Nachbarschaft auf, wo er Tiere füttern und kleinere Arbeiten übernehmen konnte. So wurden erträgliche Räume geschaffen, in denen die anderen weder zu verfolgenden oder traumatisierenden noch zu abwesenden Objekten wurden, die ihn traumatischen Rückblenden überließen.

Zwangsläufig kommt es dennoch zu Grenzüberschreitungen oder Grenzverletzungen durch destruktives Agieren.

Fallbeispiel

Jakob erklärte sich bereit, Übungen zur Stressregulation durchzuführen. Gleichzeitig wurden Aktivitäten gesucht, die an die Stelle seines Agierens treten könnten, beispielsweise Boxen an einem Boxsack. Jakob machte Stabilisierungsübungen, die ihn entspannten, oder mit denen er sich aus unerträglichen Situationen distanzieren konnte (Übungen zum sicheren Ort, Reddemann u. Sachsse 1999). Gleichzeitig wurde Jakob an Absprachen erinnert, um ihn frühzeitig angesichts seines grenzüberschreitenden Verhaltens einzugrenzen und stattdessen erträgliche Räume zu finden, die für ihn Freiräume sein könnten. Damit wurden Bedingungen geschaffen, die ihn helfen sollten, auf vorhandene Ressourcen, Steuerungen und Kontrollmechanismen zurückzugreifen und Selbst-, Affekt- und Impulsregulationen zu erwerben. In diesem Zusammenhang können auch Therapieunterbrechungen im Sinne von Abstandsregulierung hilfreich sein, wenn die Tendenz besteht, destruktive Verstrickungen infolge eines Zuviel an – potenziell traumatisierender – Nähe herzustellen.

Besonders schwierig wurde es, wenn Jakob einzelne Erzieher »anmachte«, etwa indem er ihnen gleich morgens bei der Begrüßung ein »Wenn ich die sehe, dann kommt mir gleich das große Kotzen.« entgegenschleuderte. In solchen Fällen ist die Gefahr groß, sich in die Objektposition des Verfolgenden, Eindringenden und Bedrohlichen drängen zu lassen und auf Provokationen passend zu reagieren, etwa Jakob anzuherrschen oder sich beleidigt zurückzuziehen, statt reflektiert zu reagieren und beispielsweise zu sagen: »Nein, so nicht, Jakob. Wenn ich dich nerve und dir alleine schon durch mein Kommen auf die Pelle rücke, dann kannst du auch anders für dich sorgen und dir einen erträglichen Abstand auf andere Weise herstellen.«

Dennoch können Spaltungsprozesse mit Polarisierungen in Feindbilder auftreten. Auch wenn durch die geschilderten Maßnahmen verhindert werden kann, dass die Therapeuten zu verfolgenden Tätern, »Polizisten« und »Gefängniswärtern« werden, gibt es immer auch Mitarbeiter in schwacher Position, die Jugendliche wie Jakob seismografisch erfassen und in die entsprechenden Rollen geraten. Es sind zumeist Mitarbeiter, die sich nur schwer wehren oder abgrenzen können und dann in die Opferposition geraten und misshandelt werden, oder andere, die vielleicht selbst zu grenzüberschreitendem Verhalten neigen und drohen, in gefährliche bis gewalttätige Verstrickungen zu geraten.

Ein gravierendes Versäumnis kann es sein, sich nicht frühzeitig oder erst in eskalierten Situationen um den bedrohten und bedrohlichen Mitarbeiter zu kümmern, die traumatisierten und traumatisierenden Projektionen aufzulösen und den Mitarbeiter von seiner Feindposition zu entlasten, etwa in einem Dreiergespräch mit Patient, »bösem« und »gutem« Mitarbeiter. Die »gute« Person hat dabei die Funktion, das diffamierte Objekt – den »bösen Mitarbeiter« – aus der massiven Feindprojektion zu entlassen. Ziel ist es, dass es dem Patienten gelingt, den anderen als realistische Person mit Stärken und Schwächen wahrzunehmen, und der Patient lernt, Schutzfunktionen für sich selbst besser wahrzunehmen.

Werden solche Spaltungsprozesse mit Feindbildungen übersehen oder übergangen, machen wir vielleicht innerlich sogar die von dem Patienten betriebene Ausgrenzung mit, so laufen wir Gefahr, zunächst am »bösen Mitarbeiter« und später an dem Patienten die Ausgrenzung und Ausstoßung zu perpetuieren. Diese Triangulierungsfunktion (Bürgin u. Meng 2000) zu übernehmen, fällt nicht immer leicht. Oft sind es Achtlosigkeit, Gleichgültigkeit, manchmal auch latente Rachewünsche dem Mitarbeiter gegenüber, die uns abhalten, Integrationsleistungen im Team vorzunehmen, die im Falle von Jakob und ebenso bei anderen Patienten unabdingbar notwendig sind. Auch Achtlosigkeit und Gleichgültigkeit sind, wenn auch minimale, so doch sehr wirksame affektive Ausgrenzungen.

Entsprechendes gilt bei dissoziierten Zuständen. Die Mitarbeiter wissen, dass es nicht um »richtige« Wahrnehmung gehen kann, sondern dass es wichtig ist, die verschiedenen Teile der Person zu sehen und zuzuordnen. Getriggerte traumatische States zu erkennen, ist besonders wichtig. Sie sollten – soweit möglich – zunächst abgeschirmt werden, dann verdeutlicht und durch Angebote entsprechender Techniken, die der Jugendliche kennen lernt, vermieden werden.

Bösartige und traumatisierte sowie traumatisierende Verstrickungen finden wir häufiger in den Beziehungen unter den Gleichaltrigen, so auch bei Jakob. Er verstrickte sich mit einer weiblichen Jugendlichen, die mörderische Aggressivität bei ihm weckte, sodass er sie – getriggert durch eine banale Auseinandersetzung – umriss, zu Boden warf und erst durch andere abgehalten werden konnte, ihr Schlimmeres anzutun. Nachdem Dreiergespräche mit ihm und der Jugendlichen nicht halfen, wir aber auch keinen von ihnen entlassen wollten, sprachen wir ein Kontaktverbot aus.

Zumeist gelingt es, mit den hier erwähnten Mitteln einen stabilen Rahmen zu schaffen. So war auch im Falle von Jakob möglich, ihn mithilfe von Absprachen, der räumlichen und zeitlichen Gestaltung seines Tagesablaufs, der Einzelbetreuung in »mittlerer Nähe« und durch Stützung und Ausbau gesunder Ich-Anteile zu halten. Seine Neigung zu grenzüberschreitendem Agieren und zur Entwicklung von Feindbildern konnte deutlich reduziert werden. Dreiergespräche und Abstandsbeurlaubungen waren nur selten und in besonderen Krisensituationen notwendig. Das Kontaktverbot zu dem Mädchen war nur vorübergehend notwendig. Je mehr sich sein Zustand in den alltäglichen Bezügen stabilisierte, desto mehr gelang es, in der Einzeltherapie an seiner zentralen Beziehungsstörung zu arbeiten. Nach neun Monaten wurde er regulär entlassen. Er hatte so viel Stabilität entwickelt, dass er weder in der Klinik noch in der Schule, die er zwischenzeitlich besuchte, vor die Tür gesetzt werden musste. Damit war das vorrangige Ziel der Behandlung erreicht, nämlich Bedingungen zu schaffen, in denen er seine bisherigen traumatisierten und traumatisierenden Erfahrungen nicht reinszeniert.

Mitunter ist es jedoch nicht möglich, die Tänze wie den deadly dance und den Missbrauchstanz aufzuhalten und ein konstruktiveres, erträglicheres Miteinander zu schaffen. In diesem Falle ist es günstiger, sich das Scheitern des Behandlungsversuches frühzeitig einzugestehen, ehe es zu einer Katastrophe kommt. Gelegentlich kann auch dieses »Nein« zur Fortführung unerträglicher Bedingungen noch fruchtbare Prozesse in Gang bringen (Trimborn 1989). Manchmal kommen Mitarbeiter an den Punkt, an dem sie sagen, dass sie zwar viel geschafft haben, sich aber überfordert sehen und einen längeren Abstand oder eine Pause brauchen. Unter solchen Umständen hat sich eine Intervallbehandlung (vgl. Heigl 1978) mit gut vorstrukturierten und geplanten Aktivitäten während der Therapiepause als hilfreich erwiesen. Bei der Fortsetzung der Behandlung wirkt es dann manchmal so, als hätte der Jugendliche seine Therapie außerhalb fortgesetzt.

Kinder und Jugendliche mit Störungen wie den geschilderten bringen Mitarbeiter oftmals an Grenzen ihrer Belastbarkeit. Es ist eine Art psychotherapeutische Intensivmedizin, die ein Kriseninstrumentarium voraussetzt.

11 Vom Handeln zur Therapie

11.1 Behandlung zwischen Bindung, Trauma und Entwicklung

Traumatische Belastungen in der Entwicklung beeinträchtigen die neuropsychobiologische Entwicklung, haben einen zerstörerischen Effekt auf Bindungen und gehen mit persistierenden posttraumatischen Belastungen einher (► Abb. 11-1). Sichere Bindungen können nicht entwickelt werden, bestehende Bindungen werden labilisiert oder aufgehoben, wenn man traumatischen Erfahrungen ausgesetzt wird. Wir finden in der Regel

- unsichere Bindungen, desorganisierte Bindungen und im Extremfall die Negation einer Bindungsfigur,
- Entwicklungsstopps auf unterschiedlichen Ebenen (beeinträchtigte sensomotorische, kognitive Entwicklung, gestörte Mentalisierung) und
- persistierende posttraumatische Reaktionen (Mini- und Makroinszenierungen von traumatischen Belastungserfahrungen: ein Leben im Trauma).

Jede dieser Störungen braucht einen anderen therapeutischen Zugang. Bei komplexen Störungen geht es in der Behandlung nicht um »Trauma first« (Reddemann u. Sachsse 1999), sondern um »Entwicklung von Bindung und Beziehung first«, also um Entwicklungspsychotherapie. Ohne eine Bindung an den Therapeuten und eine Beziehung, die dem Jugendlichen vermittelt, dass er gesehen und verstanden wird, kann mit der therapeutischen Arbeit an traumatischen Erfahrungen nicht begonnen werden. Jugendliche, die in ihrer Bindungsfähigkeit massiv traumatisiert wurden und auf Dauer keine Verbindung zu ihren Affekten herstellen können, brauchen Bedingungen, in denen sie längerfristig – heilpädagogisch oder gegebenenfalls auch verhaltenstherapeutisch – begleitet werden und in kognitiven Trainings soziale

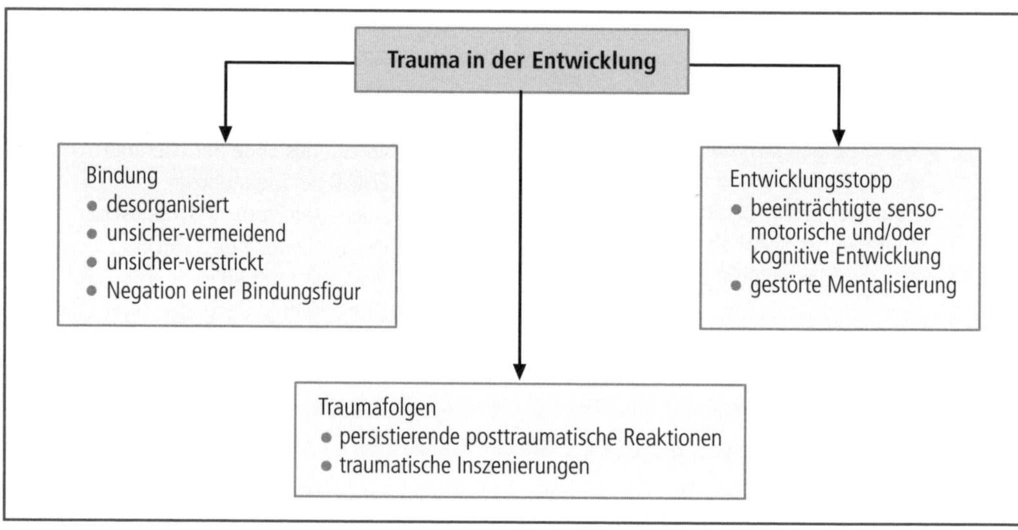

Abb. 11-1 Auswirkungen eines Traumas in der Entwicklung.

Tab. 11-1 Probleme, die bei Jugendlichen mit Traumafolgen auftreten können.

In der Behandlung von traumatisierten Jugendlichen werden wir konfrontiert mit • ihrer mangelnden Fähigkeit, sich sprachlich mitzuteilen, • ihren multiplen Wahrnehmungsverzerrungen, die sie in die Wiederinszenierung ihrer traumatischen Erfahrungen gleichsam zwingen, • ihren Amnesien und Dissoziationen, • ihrem selbst- und fremddestruktiven Agieren, das der Spannungsabfuhr, der Selbstheilung und Stabilisierung bei ursprünglich erfahrener „Stressdeprivation" dient.
Sie zeigen • Entwicklungsstopps mit Verhaltensweisen aus früheren Entwicklungsstufen, Stopps in ihrer kognitiven und affektiven Entwicklung, • fluktuierende Entwicklungsniveaus (z. B. ein Pendeln zwischen kleinkindhaftem und altersentsprechendem Verhalten), • wechselnde Selbstzustände, • funktionelle sensorische Beeinträchtigungen, die den „abuser/hostility bias" (Dodge u. Somberg 1987) unterstützen.
Wir finden weiter • gestörtes Körperempfinden, Störungen in der taktilen Wahrnehmung (z. B. ein eingeschränktes Schmerzempfinden), • Störungen in der Wahrnehmung von Zeit und Raum, • Aufmerksamkeitsstörungen und Wahrnehmungsstörungen mit Defiziten im Lernen und in der Merkfähigkeit.
In Beziehungen mit anderen etablieren sie • Miniformen der Misshandlung, die durch ihre primären Reaktionen der Erstarrung, Vermeidung, des Kämpfens oder auch vordergründigen Deckverhaltens ausgelöst und fortgeführt werden, • Makroinszenierungen mit anderen Personen – Erwachsenen oder Jugendlichen – von unbewältigten Erfahrungen von Missbrauch und Misshandlung, indem sie z. B. allabendlich dekompensieren und das Pflegepersonal zu vergewaltigenden Übergriffen veranlassen, die sie vor ihren selbstdestruktiven Verhaltensweisen schützen sollen. • Die maligne Regression in bindungstraumatische Zustände führt zu einem Scheitern der Behandlung.

Kompetenzen erwerben. Dies gilt insbesondere für Jugendliche mit dissozialen Tendenzen, die sich vordergründig anpassen und doppelbödige Beziehungen eingehen. Probleme, die bei Jugendlichen mit Traumafolgen und in ihrer Behandlung auftreten, sind in Tabelle 11-1 dargestellt.

11.2 Entwicklungspsychotherapie oder »Beziehung first«

Die moderne interaktionell ausgerichtete Psychoanalyse sieht die Persönlichkeit als Niederschlag alltäglicher Interaktionserfahrungen (Dornes 1999), als Folge realer Mikro- oder Makrotraumatisierungen und in Zusammenhang mit Geschehnissen, die mit der Außenwelt in Verbindung stehen.

Anna Freud (1965/1971) hat die äußeren Lebensrealitäten von Kindern in die therapeutische Arbeit mit einbezogen, dies allerdings eher unter pädagogischen Gesichtspunkten betrachtet, also einer Entwicklung, bei der noch Erziehung erfolgen muss. In der Kinder- und Jugendlichenpsychotherapie spielt die Entwicklungsperspektive immer eine Rolle, und doch gibt es im therapeutisch-technischen Umgang erhebliche Unterschiede, wenn es um die Behandlung von neurotischen Störungen oder um sogenannte frühe Störungen und Traumatisierungen geht. Wenn wir früh traumatisierte Kinder und Jugendliche dort abholen, wo sie in ihrer Entwicklung stehen geblieben sind, und Beziehungen anbieten, die sie in dieser Weise bislang nicht erfahren haben, ist es hilfreich, gelungene Interaktionen in der frühen Pflegesituation zu betrachten. Die Entwicklungstherapie bietet eine Beziehung an, die auf die Entwicklungsbedürfnisse und -notwendigkeiten ausgerichtet ist, die infolge von traumatisierenden Bedingungen nicht beachtet und zerstört wurden. Die klassische Psychoanalyse gründet auf einem »Austausch von Worten« (Freud 1916/17/1978) und symbolischem Spiel. Sie setzt ein intaktes Ich voraus, das in der Lage ist, über sich nachzudenken, zu reden und sich mitzuteilen. Über diese Möglichkeiten verfügen traumatisierte Jugendliche nicht oder nur begrenzt. Kinder und Jugendliche mit Frühstörungen und Traumatisierungen sind zumeist nicht mit ihren Gefühlen, ihrem Körper, den Körpersensationen verbunden und können keine Sprache für ihre Zustände finden, geschweige denn, sie als solche erkennen. »Ich bin das, wie ich mich in meinem Körper, in mir selbst fühle; in dem, wie ich mich bewege, wie ich handele, so kann ich mich erfahren« ist eine Fähigkeit, die betroffenen Jugendlichen infolge dissoziativer Zustände und mangelnder Mentalisierung kaum zur Verfügung steht. Hier setzt die entwicklungsorientierte Psychotherapie (► Tab. 11-2) an, in der therapeutische Interventionen, die auf Regulierungsvorgänge (Beebe u. Lachmann 2004), Dezentrierung (Piaget u. Inhelder 1977) oder Mentalisierung (Fonagy u. Target 2002), Desomatisierung (Krystal 1978), Symbolisierung gehandelter Botschaften (Streeck-Fischer 2000a, 2000b) und Triangulierung (Bürgin 1998; Meng et al. 2002) ausgerichtet sind, eine zentrale Rolle spielen. Ziel ist es, Gehandeltes zu benennen, Verhalten zu spiegeln und wiederzugeben, was der Jugendliche mit seinem Körper, seinem Verhalten und seinen verkörperten Mitteilungen zum Ausdruck bringt, ohne intrusiv oder überwältigend zu werden. Der Therapeut achtet dabei auf seine Resonanz (► Tab. 11-3). Als

Tab. 11-2 Entwicklungsorientierte Psychotherapie.

- Aufbau von Selbst-Objekt-Beziehungen, Bindung
- Regulierungsvorgänge (Beebe u. Lachmann 2004; Schore 1994, 2001)
- Dezentrierung (Piaget 1952) oder Mentalisierung (Fonagy u. Target 2002)
- Desomatisierung (Krystal 1978)
- Entwicklung einer Als-ob-Ebene
- Triangulierung (Bürgin 1998)
- Symbolisierung gehandelter Botschaften (Streeck-Fischer 2000d)

Tab. 11-3 Resonanz des Therapeuten.

Der Therapeut beachtet seine emotionale und körperliche Resonanz auf nichtsprachliche Mitteilungen des Jugendlichen, z. B. • implizites Beziehungswissen (innere Arbeitsmodelle [Bowlby 1969]) • Handlungen, Szenen, Verhalten, die mangelhaft mentalisiert sind (Fonagy et al. 2004) • eingefrorene körperliche Mitteilungen und Inszenierungen als Folge traumatischer Belastungserfahrungen

eine Metapher mag hier eine frühe Interaktionserfahrung zwischen Mutter und Kind gelten, die Winnicott (1978/1987) mit den Worten beschrieben hat, dass die Mutter dem Baby sein eigenes Selbst zurückgibt, anders gesagt: das Baby erkennt sich im Spiegel der Mutter. Es wird dabei etwas zurückgespiegelt, was noch nicht versprachlicht ist, aber bereits fantasmatisch existiert entsprechend der Vorstellung, »die Mutter denkt das Kind als denkend, also existiert es als denkendes Wesen« (Fonagy u. Target 2002). Oder noch umfassender: Die Mutter fühlt das Kind als fühlendes und glaubendes Wesen, also existiert es als fühlendes und glaubendes Wesen. Dabei geht es um eine Interaktion, in der die Mutter dem Kind vor dem Hintergrund ihrer eigenen Vorstellungen über das Kind und mit dessen Antworten zur Entwicklung verhilft. »Der Säugling repräsentiert die mütterliche Nachahmung« – so Meltzoff u. Moore (1992). In der therapeutischen Beziehung werden diese mentalisierenden Funktionen vom Therapeuten übernommen.

Damasio (1999) hat die verschiedenen Ebenen der Lebensregulation beschrieben, angefangen von einer basalen Lebensregulation über die Emotionen, zu den Gefühlen und zum Bewusstsein, das höhere Denkprozesse ermöglicht. Wenn wir in der Therapie emotionale Zustände bis hin zu den basaleren biophysischen Lebensregulationen erreichen und erfassen wollen, dann werden empathische, integrierende und Zustände wahrnehmende und übersetzende Beziehungsangebote wichtig, um Repräsentationen bei dem Kind und dem Jugendlichen zu schaffen. Der Therapeut übernimmt Funktionen eines interpersonellen Interpretationsmechanismus (IIMa, IIMc, Fonagy u. Target 2004) der Affekt und Kognition wahrnehmende Komponenten hat, und der der Fähigkeit zur Mentalisierung zugrunde liegt. Soweit es sich nicht um traumatische Belastungen handelt, werden Zustände aufgenommen, widergespiegelt, erklärt, gekippt oder zusammengeführt. Kippen bedeutet, beispielsweise den ursprünglich empathisch gespiegelten Affekt in übertriebener Form zu markieren und damit eine Differenzierung zwischen Ich und Nichtich zu erreichen. Eine schreckliche Erfahrung zu kippen, wie dies Gergeley und Watson (1996) vorschlagen, macht allerdings nur dann Sinn, wenn das Geschehene nicht zu überwältigend ist oder war, weil der Betroffene sonst jeglichen Halt verliert. In einer traumatischen Szene käme es zur Dekompensation. Der Kippmechanismus, dessen sich die frühe Pflegeperson bedient, nachdem sie eine unerträgliche Situation empathisch mit dem Kind gehalten hat, ermöglicht eine veränderte Betrachtung eines Geschehens, beispielsweise im Sinne: Es ist ja gar nicht so schlimm. Der Kippmechanismus ist sinnvoll im Rahmen von Entwicklungsarbeit, also im Kontext unerträglicher Erlebnisse in der Entwicklung. Er unterstützt eine distanzierende Betrachtung und ermöglicht, dass solche Erfahrungen mentalisiert werden.

Ein weiterer Aspekt, der für die Entwicklungstherapie von Bedeutung ist (Schore 1994, 2002), bezieht sich auf die neuropsychobiologische Regulationsfunktion der frühen Pflegeperson, die selbstobjekthaften Charakter hat. In Tierversuchen (Panksepp 2004) konnte gezeigt werden, dass Nachkommen, die besonders gut gepflegt wurden, beispielsweise durch Lecken und Wärme, außerordentlich gut gegen äußere Belastungen gewappnet waren. Früh traumatisierte Jugendliche haben in der frühen Pflege massive Defizite erfahren, die sie an ihr traumatisiertes und traumatisierendes Leben fixieren. Ziel einer Behandlung muss daher sein, Wege zu finden, wie sie ihre neuropsychobiologischen Regulationsvorgänge normalisieren können und zu prüfen, wie äußere Regulationsangebote in innere Regulation transformiert werden können (Schore 2001). Dabei geht es nicht darum, eine Beziehung herzustellen, in der frühe Mangelerfahrungen ausgeglichen und Versorgungswünsche erfüllt werden. Das wäre ebenso unmöglich wie gefährlich, weil damit maligne Regressionen aktiviert würden. Der Jugendliche muss für sich selbst neue Wege des Umgangs entwickeln.

Regulierungen können in der Therapie erworben werden, in dem die Erfahrung von Halt, Sicherheit und Schutz vor Unberechenbarkeit und Willkür gemacht werden. Sie beginnen zumeist mit Interventionen und Maßnahmen, die geeignet sind, äußere Sicherheit herzustellen wie Einzelzimmer, Bettruhe, Entspannungszeiten und Ähnlichem. Erst nach einiger Zeit kann Sicherheit im günstigen Fall auch in einer – nicht zu nahen – Beziehung gefunden werden. Das ist vor dem Hintergrund von traumatisierenden Beziehungserfahrungen allerdings alles andere als selbstverständlich. Erst im Kontext der Erfahrung eines Jugendlichen, wie er ein psychophysisches Gleichgewicht herstellen kann, können solche Regulierungen nachträglich erworben werden.

Fallbeispiel

Die 17-jährige schwerst traumatisierte Sonja geriet häufig in massive Bluthochdruckkrisen. Mit der Zeit merkte sie, dass diese Krisen unter besonderen Belastungen eintraten. Schließlich konnte sie feststellen, dass Auslöser für die Blutdruckkrisen Ärger auf Mitschüler und Prüfungen sein könnten. Zunächst brauchte Sonja Medikamente. Außerdem wurde ihr Bettruhe verordnet. In Rollenspielen wurden die belastenden Situationen durchgespielt. Sie übte Entspannungstechniken. In der Therapie wurde zunehmend deutlich, dass sie zu massiven Angstreaktionen neigte. Sie entwickelte zunehmend Strategien, wie sie solche Konflikte für sich handhabbar machen konnte. Im weiteren Verlauf reduzierten sich ihre somatischen Regulationsstörungen.

Die Entwicklungsfunktionen, die der Therapeut übernimmt, sind in Tabelle 11-4 zusammengestellt. Eine Entwicklungspsychotherapie ist bei Jugendlichen allerdings nicht geeignet, posttraumatische Folgen zu bearbeiten.

Tab. 11-4 Entwicklungsfunktionen des Therapeuten.

- Halten (Therapeut als Container)
- Helfen, eigenes und fremdes Verhalten einzuordnen und zu antizipieren (Perspektivenübernahme)
- Aufgreifen von Körperreaktionen, selektives Versprachlichen von Gefühlen
- Spiegeln und Übersetzen von Handlungen, Grenzen setzen
- die Erfahrung des Dritten schaffen
- Übernahme von selbstobjekthaften psychobiologischen Regulationsfunktionen (z. B. arousal, amplifying, breaking, recovering)
- Mentalisieren durch IIM (interpersoneller Deutungsmechanismus)
- soziale Feedback-Verhaltensweisen: Spiegelung der realistischen Version und Markieren mit Kippen

11.3 Lernen aus Erfahrung – Lernen von Wissen

Lernen aus Erfahrung bedeutet, dass das, was sich ereignet, in Momenten innerer Sicherheit aufgenommen, mit anderen Erfahrungen verglichen und im Hinblick auf eine passende Antwort überprüft werden kann. Andernfalls werden die erworbenen schnellen Spuren im Gehirn aktiviert, die reflexhaftes Verhalten zur Folge haben (► Tab. 9-1, S. 219).

In der Therapie von Jugendlichen müssen wir Sicherheit herstellen, traumatische Trigger beiseite schaffen und Räume der Entwicklung bereitstellen.

Fallbeispiel

Mit dem 16-jährigen David stellten sich immer wieder Situationen her, in denen er wie reflexhaft auf Versuche, ihn zu verstehen und gemeinsame Behandlungsperspektiven zu finden, mit Angriffen, Verneinungen und Drohungen reagierte. Offenbar fürchtete er, überwältigt und vereinnahmt zu werden, was bei ihm einen Täterreflex aktivierte, der aus einer überwältigenden Opfererfahrung stammte. Was andere in solchen Momenten tatsächlich im Sinn hatten, spielte in solchen Momenten keine Rolle. Das Verhalten derer, die etwas mit ihm zusammen erarbeiten wollten, nahm er verzerrt als feindselig wahr. Jegliche Korrekturversuche in solchen eskalierten Situationen waren fruchtlos. Vielmehr drohte weiteres Entgleisen mit körperlicher Gewalt, die dann entsprechende Gegenreaktionen hervorrief.

Derartige Szenen, die mit einer massiven Erregungs- und Stressaktivierung (hyperarousal) einhergehen und Teile des ursprünglichen Beziehungstraumas abbilden, sollten – wenn irgend möglich – vermieden werden. Gerät man unerwartet in sie hinein, sollte unmittelbar eine Distanzierung erfolgen, um aus der Situation herauszutreten. Durch solche Szenen hindurch kann es keine neuen Erfahrungen und Bearbeitungen geben. Vielmehr bleibt in solchen Momenten nur der Ausweg, die Szene zu kommentieren und nach Möglichkeit zu beenden, etwa mit folgender Feststellung: »Hier sind wir gerade in eine gefährliche Szene hineingeraten, die einen Sinn macht, aber nicht weiterführt.«

Bei David war es in solchen Momenten wichtig, zu betonen, dass er selber bestimme, wie es mit ihm weitergehen könne, und dass nichts gegen ihn oder über seinen Kopf hinweg geschehen könne.

Gelernt werden kann nur außerhalb solcher Szenen im Gefühl der Sicherheit. Sicherheiten können durch Beziehungsangebote und mithilfe entsprechender Rahmenbedingungen bereitgestellt werden. Weitere Entwicklungsfunktionen des Therapeuten zeigt Tabelle 11-5.

Tab. 11-5 Antwortende Funktionen des Therapeuten.

Der Therapeut ist eine präsente antwortende Person, • die den Jugendlichen in seinen Äußerungen wahrnimmt, erfüllt, versteht, organisiert, • die verbalisiert, erklärt und Erfahrungen verbindet, kategorisiert, unter Umständen steuernd eingreift, • die fehlende Aspekte eines vernachlässigenden, unzuverlässigen Objekts aufgreift und übernimmt.

11.4 Herstellung einer (therapeutischen) Beziehung – grundsätzliche Probleme im Umgang mit Jugendlichen

Um mit jugendlichen Patienten in Kontakt zu kommen und sie psychotherapeutisch behandeln zu können, müssen eine Reihe von Problemen berücksichtigt werden. Jugendliche haben zumeist ein primäres Misstrauen gegenüber Erwachsenen, besonders gegenüber Personen, die sich professionell mit ihren Problemen befassen wollen.

Der Jugendliche kommt häufig nicht aus freien Stücken in Behandlung. Er wird von Eltern oder Lehrern geschickt, hat oft selbst keinen Leidensdruck und verlangt eher selten von sich aus nach einer Therapie. Umschriebene Konflikte gibt es kaum. Jugendliche können häufig über ihre Konflikte nicht ohne weiteres sprechen. Ihre Mitteilungen, insbesondere die von Jugendlichen mit schwereren Störungen, sind oft vage und ausweichend, die Tragweite ihrer Problematik bleibt häufig eigenartig ungewiss.

Ein anschauliches Beispiel bietet Aichhorn (1971, S. 86): Im Rahmen eines Erstgespräches dokumentiert er, wie er Kontakt mit einem 17-jährigen verwahrlosten Jugendlichen aufnimmt. Darin wird deutlich, wie er die Klippen und Probleme, mit dem Jugendlichen ins Gespräch zu kommen, gemeistert hat.

Aichhorn: Wissen Sie, wo Sie jetzt sind?

Jugendlicher: Nein.

Aichhorn: Im Jugendamt.

Jugendlicher: So? Ja, mein Vater will mich in eine Besserungsanstalt geben.

Aichhorn: Ihr Vater hat mir erzählt, was alles vorgefallen ist, und ich will Ihnen helfen.

Jugendlicher: Das geht nicht (der Jugendliche ist sehr abwesend – ablehnend).

Aichhorn: Wenn Sie nicht wollen, dann sicherlich nicht.

Jugendlicher: Sie können mir nicht helfen.

Aichhorn: Ich begreife, dass Ihnen das Vertrauen fehlt, wir sind uns noch zu fremd.

Jugendlicher: Das nicht, aber es geht doch nicht.

Aichhorn: Wollen Sie mit mir reden? Warum nicht? Ich muss Sie Verschiedenes fragen und mache Ihnen dazu einen Vorschlag.

Jugendlicher: Welchen?

Aichhorn: Mir auf jede Frage, die Ihnen unangenehm ist, die Antwort zu verweigern.

Jugendlicher: Wie meinen Sie das? (Jugendlicher erstaunt und ungläubig)

Aichhorn: Auf Fragen, die Sie nicht beantworten wollen, dürfen Sie schweigen, wenn Sie wollen, mir darauf auch sagen, dass mich das nichts angeht.

Jugendlicher: Warum erlauben Sie mir das?

Aichhorn: Weil ich weder Untersuchungsrichter, noch Polizeiagent bin, deshalb nicht alles wissen muss, und weil Sie mir auf unangenehme Fragen ohnehin nicht die Wahrheit sagen würden.

Jugendlicher: Woher wissen Sie das?

Aichhorn: Weil das alle Leute so machen und Sie auch keine Ausnahme sind. Ich selbst würde einem Menschen, den ich zum ersten Mal gegenüber sitze, auch nicht alles sagen.

Jugendlicher: Wenn ich aber doch rede und Sie anlüge, kennen Sie das?

Aichhorn: Nein, es wäre aber schade, und Sie haben es nicht notwendig, weil ich Sie nicht zwingen werde, mir zu antworten.

Jugendlicher: Zu Hause hat man mir auch immer gesagt, es geschieht mir nichts, und wenn ich dann geredet habe, war es noch ärger. Ich habe mir das Reden abgewöhnt.

Aichhorn: Hier ist es doch etwas anders. Mir genügt, was Sie wirklich sagen wollen. Sind Sie damit einverstanden?

Jugendlicher: Einverstanden.

Es folgt ein Gespräch, in dem der Jugendliche seine aktuelle Situation und sein Verhältnis zu den Eltern schildert.

Was hat sich hier ereignet? Der Jugendliche erkennt Aichhorn zunächst nicht als eine potenziell hilfreiche Person. Er vermutet jemanden, der gegen ihn eingestellt ist. Er ist misstrauisch, schottet sich ab und verweigert sich (»Mir kann keiner helfen.«). Aichhorn wird als Verfolger bzw. als eine Person wie die Eltern, bei denen Reden geschadet hat, wahrgenommen. Der Jugendliche befindet sich in einer abgeschotteten narzisstischen Position. Die Realität der Person Aichhorns, die vielleicht helfen könnte, wird nicht wahrgenommen. Eine ursprünglich erlebte Szene mit den Eltern bestimmt das Verhalten des Jugendlichen. Aichhorn spürt, dass er zu einem gefährlichen Objekt gemacht wird, und weist das zurück: »Ich bin kein Untersuchungsrichter oder Polizeiagent.« Damit korrigiert er die Übertragung eines negativen Objekts. Er bietet sich dem Gegenüber als verständnisvolles und wohlwollendes Objekt an (»Bei Fremden würde ich auch nicht reden.«). Er unterstützt den Jugendlichen in seiner Abschirmung. Es darf zwei Wirklichkeiten geben. Damit wirkt Aichhorn Über-Ich-entlastend. Lügen ist unter bestimmten Umständen akzeptabel. Die vom Jugendlichen erwartete Verurteilung tritt nicht ein. Er wird vielmehr als gleichwertige, eigenständige Person akzeptiert, die sich frei entscheiden kann und die ein eigenes Innenleben hat. Indem Aichhorn sich als ein solches verständnisvolles, aber nicht eindringendes, sondern abgegrenztes Objekt präsentiert, wird die initiale negative Beziehung und damit die Übertragung verständnisloser Eltern von dem Jugendlichen angesprochen: »Man hat mir immer gesagt, es geschieht nichts, und wenn ich geredet habe, dann war es noch ärger.« Der Jugendliche kann nun in einer anderen Beziehung, die er authentisch erlebt, über seine schlimmen Erfahrungen sprechen; eine therapeutische Beziehung kann entstehen.

Weil im Jugendalter immer auch Entwicklungsaspekte eine Rolle spielen, sind neben einer genauen phänomenologischen Erfassung eine strukturelle Diagnostik und eine Diagnostik der im Übertragungs-Gegenübertragungs-Geschehen sich herstellenden Inszenierung erforderlich. Erst daraus können dann fundierte Aussagen über die Indikation zur Behandlung, über die geeignete therapeutische Technik und die Gestaltung des Behandlungsrahmens sowie des therapeutischen Prozesses abgeleitet werden. Es ist wichtig zu wissen, in welche strukturelle und Konfliktproblematik die Traumatisierung des Jugendlichen eingebettet ist. Solche genaueren Befunde liefert die OPD-KJ bzw. bei älteren Jugendlichen auch die OPD für Erwachsene. Die jeweilige Einordnung zieht unterschiedliche und teilweise weitreichende therapeutische Konsequenzen nach sich.

Bei Jugendlichen sind immer auch die Bedingungen für die Elternarbeit zu berücksichtigen. Das Verhältnis zu den Eltern ist in der Adoleszenz von großer und oftmals unterschätzter Bedeutung. In die diagnostischen Abklärungen sollte deshalb auch die etwaige Problematik der Eltern einbezogen werden, die genau erfasst werden muss. Auffällige Entwicklungen der Eltern, Verwahrlosung, Sucht, Kriminalität oder auch soziale Notlagen machen die Prognose hinsichtlich der Psychotherapie des Jugendlichen zusätzlich ungünstig. Mit besonderen Problemen im Hinblick auf die psychotherapeutische Behandlung von Jugendlichen ist schließlich in Verbindung mit Teil- oder Ersatzfamilien zu rechnen oder dann, wenn Trennungskonflikte geschiedener Eltern, etwa bei Sorgerechts- und Verkehrsregelungen, im Hintergrund persistieren.

Jugendliche wiederholen im Kontakt mit Erwachsenen ihre aktuellen und wieder belebten infantilen Beziehungserfahrungen mit den Eltern. Spontane Übertragungen eines bösen, bedrohlichen, abwertenden, vernichtenden, eindringenden, vereinnahmenden oder Eigenständigkeit verhindernden Objekts stören den Aufbau einer hilfreichen therapeutischen Beziehung. Indem sich der Therapeut aktiv als anderes Objekt zu erkennen gibt, weist er die initiale Übertragung zurück. Was der Jugendliche nun mitteilt, wie er es mitteilt und wie er seine Beziehung zu den Eltern, zu Gleichaltrigen und zu sich selbst darstellt, gibt weitere wichtige Hinweise zum Niveau seiner Objektbeziehungen und seiner Abwehrmechanismen.

Im Umgang mit Jugendlichen ist es hilfreich, sich an Konzepten zu orientieren, die an der therapeutischen Beziehung eine Real-, eine Arbeits- und eine Übertragungsbeziehung (Greenson 1965; Müller-Pozzi 1980) unterscheiden. Angesichts der Zwangsläufigkeit, mit der man als Therapeut in eine ungute Übertragungsbeziehung hineingerät, ist es besonders wichtig, sich als Person zu erkennen zu geben, die anders ist als die realen und verinnerlichten Eltern. Dem jugendlichen Patienten sollte deutlich werden, dass man möglicherweise hier und dort wie Vater oder Mutter erlebt wird, jedoch eine andere Person ist. Damit ist nicht gemeint, dass die Übertragung zurückgewiesen sondern relativiert wird. Der Jugendliche kann erst durch Dezentrierung bzw. Distanzierung von der unmittelbar hergestellten Übertragungsszene, die eine andere Beziehung verhindert, arbeitsfähig werden und sich seine eigene, darin verborgene Problematik betrachten.

Jugendliche müssen immer wieder darauf angesprochen werden, welche Probleme bearbeitet werden sollen, was für sie ansteht und was ihnen wichtig ist. Sie selbst verlieren das leicht aus dem Auge. Mitunter kommt es in der Therapie nicht nur zu einer Wiederbelebung regressiver Wünsche, die dann in der Behandlung aufgegriffen werden können, sondern die Therapie selbst wird als Befriedigung solcher Wünsche gesucht. In diesem Fall ist es erforderlich, aktiv an der Dezentrierung dieser Übertragungsdynamik zu arbeiten und zu vermitteln, dass die Therapie das Leben in den jeweiligen sozialen Bezügen nicht ersetzt.

Klare Paktabsprachen sind bei Jugendlichen nicht nur in der Therapie, sondern vor allem auch im Alltag erforderlich. Haben Absprachen den Charakter von »Gummizäunen«, kommen Entwicklungen nicht in Gang. Paktabsprachen werden insbesondere hinsichtlich folgender Probleme getroffen:

- Suizidneigungen
- die Neigung, sich selbst zu verletzen
- selbst- und fremdgefährdende Handlungen wie Drogen und Alkohol
- Tendenzen, die Therapie abrupt abbrechen zu wollen
- traumatisierende Verhaltensweisen, die eventuell fortgeführt werden
- maligne Regression

Jugendliche pendeln altersentsprechend zwischen regressiven Wünschen und Wünschen nach Autonomie. In der Regel durchziehen diese die Therapie wie ein roter Faden. Dementsprechend stellen die jugendlichen Patienten allumfassende Versorgungswünsche und -ansprüche, wollen andererseits plötzlich von alldem nichts wissen und die Behandlung abbrechen. Oft wechseln sie abrupt zwischen beidem hin und her. Darum ist es besonders wichtig, auf der einen Seite die Selbstbestimmung und Autonomie des Jugendlichen zu unterstützen und auf der anderen Seite die Versorgungswünsche anzuerkennen, aber nicht zu befriedigen. Autonomiewünsche spielen insofern eine wichtige Rolle, als man sich als Therapeut in der Behandlung von Jugendlichen mit begrenzten Ergebnissen abfinden muss. Der therapeutische Prozess bewegt sich zwischen dem Bemühen um Aufarbeitung von Erfahrungen (mehr aufseiten des Therapeuten) einerseits und dem Experimentieren bei der Suche nach Autonomie und Identität (mehr aufseiten des Jugendlichen) andererseits. Je mehr es dem Jugendlichen gelingt, sich selbstreflexiv seiner Problematik zu stellen, umso weniger muss er auf Handeln, auf selbst- und fremddestruktives Agieren und auf gehandelte Mitteilungen zurückgreifen.

Das zentrale Beziehungsangebot des Therapeuten an den Heranwachsenden sollte in etwa an folgender Einstellung orientiert sein: »Hier bin ich mit meinen Vorstellungen und Konzepten, und hier geht es weiter. Du bestimmst aber darüber, wie und ob es weitergeht, du musst deinen eigenen Weg finden.« Damit bietet sich der Therapeut dem Jugendlichen als präsentes Objekt an, an dem er wachsen kann.

11.5 Vom Handeln zur Therapie

Die Farben dieser Welt

» Große braune Augen,
einst noch so fröhlich,
schauen dich an.
Traurig, ohne Glanz,
blicken sie hoch zu dir.
Suchen dort nach
Antworten.

Antworten auf Fragen,
die ungestellt blieben.

Diese Kinderaugen,
Fenster einer kleinen Seele,
verloren längst
jede Hoffnung auf eine Zeit,
in der sie diese Welt
nicht mehr nur noch grau,
nur schwarz oder weiß
erleben sollten.

Längst verging jene Zeit
als dies noch nicht so zu sein
schien.

Viel zu früh
musste sie lernen,
dass die bunten Farben
auf dieser Erde
schnell verblassen,
wenn man älter wird,
wenn man versteht.

Und nun,
schauen dich
diese Augen an.

Hoffen,
in dir jemanden
gefunden zu haben,
der sie wieder leuchten
lässt.

Dir fehlen die Worte.

Eine warme Träne,
ihre blasse Wange hinunter
kullernd,
trocknest du
mit dem Ärmel deines
Pullovers.

Schweigend
vergräbt sie ihr kaltes Gesicht
in deiner Schulter
und weint.

Ist dies der Anfang?
Vielleicht. «

(L., 15 Jahre, schwere Traumatisierung; aus Streeck-Fischer 2002)

Die Schritte der Behandlung fasst Tabelle 11-6 zusammen. Der erste und der wichtigste Schritt ist das Ankommen in der Therapie. Erst die Erfahrung: »Dieser Therapeut könnte mich potenziell verstehen« oder »Der ist als reale Person in Ordnung« motiviert zur Therapie. Ankommen bedeutet, die Vorstellung, eine Beziehung zu jemandem zu entwickeln, der anders mit den Problemen des Jugendlichen umgeht, als er das bis dahin erlebt hat. Erst dann kann es in der Regel auch zu einem Behandlungsauftrag kommen. Wichtig ist die Begegnung mit einem neuen Objekt, obwohl der Jugendliche geradezu danach sucht, das Altbekannte – das Übertragungsobjekt (z.B. die Eltern) – vorzufinden, auch dann, wenn er es ablehnt. In der Behandlung von Jugendlichen ist es grundsätzlich notwendig, negative Übertragungen durch ein anderes Beziehungsangebot zu relativieren und sich als neues, anderes Objekt zu zeigen. Die drei Komponenten der therapeutischen Beziehung sind das aktuelle Objekt, das frühere Übertragungsobjekt und das neue Entwicklungsobjekt. Die traumaspezifische Therapie ist eingebettet in den psychodynamischen Ansatz, der in Tiefenbrunn entwickelt wurde (Streeck-Fischer 1986; 1991; 1992; 1995; 2000a, b; 2002; 2011; Streeck-Fischer u. Streeck 2010; Zauner 1972). Es handelt sich um die psychoanalytische interaktionelle Psychotherapie, die speziell auf strukturelle Störungen ausgerichtet ist. Die strukturelle Entwicklung beruht ausschließlich auf dem Gebrauch des Therapeuten als ein neues Entwicklungsobjekt. Um uns entwickeln zu können, brauchen wir das Beziehungsangebot eines von den bisherigen Erfahrungen abgehobenen neuen anderen. Es geht dabei nicht um eine neue korrigierende emotionale Erfahrung (Alexander u. French 1946), sondern vielmehr um eine empathische und/oder komplementäre Anerkennung unbefriedigt gebliebener und arretierter Entwicklungsbedürfnisse (Hurry 2002) einerseits und den Auf- und Ausbau einer Welt ohne Trauma andererseits. Einzelne Interventionen

Tab. 11-6 Vom Handeln zur Therapie – Schritte der Behandlung.

• Du verhältst Dich wie jemand, der traumatisiert ist – kognitive Mentalisierung am Beginn der Behandlung
• Überwinden der traumatischen Reenactments – Arbeit im Hier und Jetzt – Arbeit an den Flight-/Fight-/Freeze-Reaktionen
• Stabilisierungen – Äußere Sicherheit – innere Sicherheit – Imaginationsübungen – Distanzierung vom Trauma, überwinden der Verwirrungen zwischen Realität und Fantasie – Das ist gut – das ist böse oder schlecht
• Ausbau und Entwicklung von Kompetenzen und Meisterschaft – Die Arbeit an der Selbstregulation – Übungen zur Selbstregulation (zum Umgang mit Piercen und Tätowieren)
• Körpertherapie
• Arbeit an den kognitiven Fähigkeiten
• Traumaexposition

aus der Mentalisierungsbasierten Therapie (Bateman u. Fonagy 2006), die sich vor allem auf die Entwicklung von Selbstreflexivität beziehen, sind mit den Konzepten der psychoanalytisch-interaktionellen Psychotherapie gut vereinbar.

Die psychoanalytisch-interaktionelle Therapie trägt den entwicklungs- und altersspezifischen Bedingungen der Adoleszenz in besonderem Maße Rechnung. Mit ihrer Entwicklungsorientierung, dem antwortenden Modus, mit dem sich der Therapeut selektiv erkennbar macht, und der Fokussierung auf die Beziehungsgestaltung und -regulation wird vor allem die instabile Situation hinsichtlich der Affekte und der Wahrnehmung von sich selbst und anderen ins Zentrum der Arbeit gesetzt. Bedingungen des Miteinander-verstrickt-Seins in der Interaktion werden durch die mit dem antwortenden Modus einhergehende Betonung der Trennung von Selbst und Anderem vermieden (zur ausführlichen Darstellung der Methode s. Streeck-Fischer u. Streeck 2010). Unabhängig von den traumabezogenen Entwicklungsschritten verläuft dies in vier Phasen.

Jugendliche hangeln sich am Beginn einer Therapie häufig von Krise zu Krise mit traumatischen Reenactments, selbstschädigenden Sofortmaßnahmen und Ähnlichem. Grundsätzlich stehen zunächst Aspekte der Stabilisierung im Vordergrund, die durch einen entsprechenden Rahmen, Absprachen und Trainings zur Vermeidung selbstschädigenden Verhaltens geschaffen werden. Mit zunehmender Compliance und Sicherheit gelingt es dem Jugendlichen, sich auf die therapeutische Arbeit einzulassen und gehandelte Mitteilungen zu versprachlichen. Dies zu erreichen kann mitunter eine längere Zeit beanspruchen, da Trennung von der Symptomatik auch eine Trennung von den Primärobjekten bedeutet – eine zentrale Entwicklungsaufgabe der Adoleszenz.

Der Therapeut übernimmt bspw. virtuell die Rolle des Patienten und zeigt dem Jugendlichen damit Möglichkeiten auf, andere Mittel und Wege zu wählen, um an interpersonellen Beziehungen teilzunehmen, und hilft ihm, über sich nachzudenken statt zu handeln. In der Regel bewegt sich der Patient

- von einem Zustand diffuser Spannung zur Mitteilung in der Handlung zur Wahrnehmung und Mitteilung von Affekten,
- von Verleugnung der Realität und der Affekte zur Anerkennung der eigenen Sicht, zur Wahrnehmung des anderen als Begrenzung,
- von einer dysfunktionalen Wiederholung zwischenmenschlicher Beziehungsmuster zu neuen interpersonalen Beziehungen und zur Selbstreflexion (vgl. Salzer et al. 2013).

Eine Bearbeitung der Vergangenheit – insbesondere der traumatischen Vergangenheit – ist zumindest am Anfang der Therapie kontraindiziert, da keine ausreichenden Ich-Fähigkeiten zu ihrer Bewältigung vorliegen. Wird eine hinreichende Stabilisierung nicht beachtet, werden maligne Prozesse in Gang gesetzt, die nur schwer rückgängig gemacht werden können. Traumatische Belastungen können beim Therapeuten zunächst deponiert, jedoch nicht aufgriffen und bearbeitet werden. Da das »Ich« unter traumatisierenden Bedingungen überwältigt wurde, gibt es keine Ich-Kräfte, die in der Lage wären, damit umzugehen. Die Arbeit sollte im Hier und Jetzt und zur Bewältigung der Gegenwart, die von der Vergangenheit durchdrungen ist, erfolgen.

11.5.1 Kognitive Mentalisierung am Beginn der Behandlung

Im Umgang mit traumatisierten Jugendlichen wissen wir manchmal noch nicht, ob und in welcher Form sie traumatisiert sind, werden aber damit konfrontiert, dass sich eine traumatisierte und traumatisierende Beziehung mit ihnen unmittelbar herstellt. Traumatische Reinszenierungen bestimmen in der Regel nach einer kurzen Phase des Honeymoons die Behandlungen dieser Jugendlichen. Ihre primitiven selbstprotektiven Verhaltensweisen führen zu Reinszenierungen der traumatischen Vergangenheit in der Gegenwart. Ihr Vermeiden, ihr Erstarren oder ihr unruhiges Agieren werden durch Mikrotrigger ausgelöst und zeigen, dass sie sich in scheinbar unauffälligen, für sie aber spezifisch traumatisch wirkenden Situationen bedroht und überwältigt fühlen. Erfahrungen von Sicherheit, Verlässlichkeit und Verstandenwerden brauchen Zeit. Sichere Orte müssen geschaffen und als solche erst erfahren werden.

Solange der Zwang zu wiederholen nicht erkannt wird, ist die Antwort der Umgebung häufig eine Wiederholung der originären missbrauchenden, jedoch vertrauten Beziehung. In den Beziehungen im stationären Rahmen stellen die Patienten Interaktionen mit anderen her, die überwältigend, bedrohlich oder verfolgend sind. Das therapeutische Personal erscheint misshandelnd, übergriffig, vergewaltigend, indem es etwa auf die Einhaltung von Regeln und auf die Hausordnung hinweist oder nach Wegen sucht, selbstschädigendes Verhalten zu verhindern. Da die betroffenen Jugendlichen dazu neigen, jegliche neue Erfahrungen, auch Regeln und schützende Interventionen, als Strafen zu erleben, erfahren sie ihre Betreuer und Therapeuten, die versuchen, Sicherheit herzustellen, eher als Täter. Auch ihr Kämpfen, ihr Rückzug, ihre Schüchternheit und Unfähigkeit, soziales Verhalten zu verstehen, bringen die Betreuer fast zwangsläufig in Interaktionen, die frühe Traumata in manchmal geradezu unheimlicher Weise wiederholen. Diese Reaktualisierungen führen bei Jugendlichen zum Rückgriff auf bisherige Selbsthilfemaßnahmen wie Alkohol, Drogen oder selbstverletzendes Verhalten, die die Therapie infrage stellen.

Wir Therapeuten können es in der therapeutischen Beziehung nicht verhindern, als die Person gesehen zu werden, die überwältigend, intrusiv, missbrauchend, sadistisch quälend, bedrohlich und unheilvoll ist. Im Erstgespräch wird man mit der Verweigerung, Erstarrung und »Ich-will-nicht« der Jugendlichen konfrontiert. Mit wippenden Beinen, einer erstarrten Körperhaltung und abweisendem Gesichtsausdruck zeigen sie, welcher unerträglichen Situation man sie aussetzt, wenn man sie fragt oder auch nur mit ihnen ins Gespräch kommen will. Bricht man eine solche Situation unmittelbar ab, führt das ebenso wenig weiter wie wenn man sie so stehen lässt. Wichtig ist vielmehr, die Botschaft des Jugendlichen aufzunehmen und darauf in dem Sinne zu antworten, dass man, um mit ihm in Arbeit zu kommen, wissen möchte, was mit ihm los ist, und ob und wie man ihm eventuell helfen kann, dass man aber auch unter keinen Umständen zu jemandem werden möchte, der ihm etwas gegen seinen Willen antut oder sie überwältigt. Deshalb sei es erforderlich, alles im Detail zu besprechen, auch wenn es ihm im Moment schwer falle. Wichtig sei auch zu wissen, was er wolle, was seine Probleme seien. Besonders wesentlich sei weiter, gemeinsam herauszufinden, was zu tun sei, wenn es ihm schlechter gehe, damit er vorwegnehmen könne, wie in diesem Fall die Bedingungen dann aussehen sollten. Dem jugendlichen Patienten soll auf diese Weise vermittelt werden, dass er es mit verlässlichen und berechenbaren Personen zu tun hat, die weder willkürlich noch übergriffig oder misshandelnd sind. Gleichzeitig wird ein Raum, genauer gesagt ein kognitiver Möglichkeitsraum eröffnet, in dem miteinander kommuniziert werden kann.

Soweit der Jugendliche die erfahrene Traumatisierungen benennen kann und will, sollte er diese mitteilen und gleichsam in einem Depot vom Therapeuten aufbewahren lassen.

Kontraindiziert ist es, in den Jugendlichen einzudringen, ihn zu überwältigen oder ihn seine Traumatisierungen ausbreiten zu lassen, um mit ihm in die traumatische Szene einzutauchen. Wenn Jugendliche ihre Traumatisierungen wie ein Etikett vor sich her tragen, ist das meist problematisch. Man muss dann prüfen, ob sie möglicherweise dabei sind, eine traumatische Identität zu entwickeln. Häufig bleiben die Traumatisierungen völlig im Verborgenen. Es passt ins Bild des Jugendlichen, traumatische Belastungserfahrungen als unbedeutsam zu verleugnen und sich cool zu geben. Wir müssen die traumatischen Erfahrungen auch nicht im Detail wissen. Das Ausmaß der Traumatisierung zeigt sich in der Regel in den gehandelten Mitteilungen, in selbst- und fremddestruktiven Aktionen sowie in Erregungs- und Betäubungszuständen. Es sind nichtsprachliche Botschaften, mit denen die Jugendlichen verdeutlichen, was sie erfahren haben (Busch 1989, 1995; Perelberg 2000). Diese Informationen sind für die Therapie zunächst ausreichend. Es ist wichtig, das an den Jugendlichen beobachtete Verhalten zurückzuspiegeln, indem man ihnen den gewonnenen Eindruck etwa in folgender Weise mitteilt: »Wenn ich das alles so zusammenbringe, dann könnte man annehmen, dass du Traumatisierungen erfahren hast. Du verhältst dich wie jemand, der Schweres durchgemacht hat. Denn Vieles von dem, was du uns an Problemen zeigst, spricht dafür. Du gerätst offenbar in unerträgliche Spannungszustände, mitunter bist du völlig gelähmt und zurückgezogen. Du scheinst Mühe zu haben, dich ins Gleichgewicht zu bringen, und greifst offenbar zu Alkohol und Drogen, um dich ins Lot zu bringen. Es hat den Anschein, als ob du plötzlich von schrecklichen Erinnerungen überwältigt wirst, die du nicht ertragen kannst. Die Vergangenheit scheint in der Gegenwart immer wieder aufzutauchen, und dich zu beeinträchtigen. Du scheinst Aufmerksamkeits- und Konzentrationsstörungen zu haben. Das alles würde erklären, warum du so abgesackt bist«. Wenn wir noch nicht viel über die Traumatisierung des Jugendlichen wissen, sollte an dieser Stelle vorsichtig interveniert werden. Anders ist das, wenn die Traumatisierung bekannt ist. Hier kann sehr deutlich darauf abgehoben werden.

Fallbeispiel

Die 17-jährige Bärbel sah eher wie ein gewaltbereiter männlicher jugendlicher Skinhead aus. Im Gespräch zeigte sie sich dann von ihrer weichen empfindsamen Seite. Sie geriet in Erregungszustände, hatte Albträume, Flashbacks und eine Zeit lang massiv Drogen und Alkohol genommen. Bekannt waren zum Zeitpunkt des Behandlungsbeginns nur ihre multiplen Traumatisierungen seit dem 12. Lebensjahr. Es gab aber Hinweise auf frühere Traumatisierungen. Die Erklärung der Zusammenhänge ihrer Symptome und ihres Tuns empfand sie als entlastend. Besonders wichtig für die weitere Zusammenarbeit mit ihr war, über ihren Fight-Mechanismus zu sprechen: In Momenten, in denen sie sich überwältigt und ihrer Eigenständigkeit und Selbstbestimmung beraubt fühlte, konnte sie mit abfälligem obszönen Straßenjargon reagieren oder tätlich werden. Mitarbeiter fühlten sich dann von ihr bedroht. Es war wichtig, dieses Muster genau mit ihr durchzusprechen und Überlegungen anzustellen, wie sie sich und andere an dieser Stelle besser schützen konnte.

Ein Zurückspiegeln ihres Verhaltens erleben die Jugendlichen in der Regel als sehr entlastend. Es handelt sich um eine Art kognitiver Mentalisierung. Es ist eine bewusstseinsschaffende Intervention im Hinblick auf ihr blindes Handeln. Sie bekommen damit ein Konzept zum Verständnis ihrer vielfältigen Problematik an die Hand. Dieses Konzept erklärt ihnen, weshalb sie trotz Voraussetzungen, die insgesamt – auch im kognitiven Bereich – gar nicht so schlecht waren, aus allen Bezügen dermaßen heraus gefallen sind.

»Du verhältst Dich wie ein Traumatisierter« – kann für Jugendliche auf der einen Seite bedeuten, dass sie selber die traumatisierenden Erfahrungen, die sie erinnern, ernst nehmen oder erstmals als bedeutsam für ihre Problematik wahrnehmen. Es kann aber auch heißen, dass sie aus verschiedenen Gründen nichts erinnern, etwa infolge von frühen oder späteren Amnesien, Verleugnungen, Loyalitätskonflikten, Verschweigen, was bedeutet, dass es Zeit braucht, um ihr Verhalten zu verstehen.

Störungen in den Gedächtnisfunktionen erfordern es, den Jugendlichen auf seine wechselnden Zustände aufmerksam zu machen. Der Begriff des kognitiven Mentalisierens erscheint insofern passend, als der Therapeut dem traumatisierten Jugendlichen sein beobachtendes Ich (Sterba 1934, vgl. auch Britton 2004: triangular space) leiht – eine Fähigkeit, die diesem nicht zur Verfügung steht. Die Konfrontation des Jugendlichen mit seinem Handeln und seiner Situation stellt darüber hinaus eine Art soziale Spiegelung dar, eine Bewusstmachung seines Zustandes von seelenblindem Handeln. In der Betrachtung seiner Selbst und seines Handelns und der Widerspiegelung durch ein anderes Objekt können erste Schritte der Distanzierung erreicht werden.

Schritte der Selbstdistanzierung können den Jugendlichen therapiefähig machen. Wird eine solche Reflexion, die Distanzierung ermöglicht, nicht von außen übernommen, besteht die Gefahr, dass es zu den pathologischen Tänzen kommt, in denen die Traumatisierung miteinander gleichsam ausgelebt wird, ohne davon Abstand nehmen zu können. Dies ist weder sinnvoll noch weiterführend, weil meist gemeinsam hergestellte Regressionen die Folge sind, die dann kaum noch überwunden werden können.

Die Konfrontation und das Benennen bedeuten auch, dass der Jugendliche seine Pathologie begreift und begrenzt und lernen kann, sie von den gesunden Anteilen seines Selbst abzugrenzen. Beim heranwachsenden Patienten müssen erste Voraussetzungen geschaffen werden, die ihn in die Lage versetzen, sich selbst zu betrachten und zu erfassen, worum es bei ihm geht. Jugendliche handeln, um sich selbst zu erkennen. Es ist ein Handeln, das Blos (1964) als Agieren im Dienste des Ichs und der Entwicklung beschrieben hat. Das Handeln von traumatisierten Jugendlichen eröffnet jedoch keine Wege der Selbsterkenntnis. Hier ist es notwendig, dass das Erkennen und Gesehen-Werden durch einen anderen – den Therapeuten – erfolgt und zwar so, dass der Jugendliche das als hilfreich wahrnehmen kann.

11.5.2 Überwinden der traumatischen Reenactments

! Der erste und wichtigste therapeutische Schritt ist, dass der Jugendliche die traumatischen Wiederinszenierungen im Umfeld überwinden oder sie beiseite schieben kann. Um dies zu schaffen, bekommt er verschiedene Hilfen.

Zu dem Zeitpunkt, zu dem sich Jugendliche in Therapie begeben, wissen sie meist noch nicht, ob sie ihre traumatischen Re- und Neuinszenierungen aufgeben wollen. Sie führen sie fort, indem sie sich gefährlichen Situationen aussetzen, suchen sich Freunde, die sie bedrohen oder misshandeln, ihre Familie konfrontiert sie mit schweren Belastungen, oder das weitere Umfeld wie Schule, Jugendamt oder Polizei übernimmt einen entsprechenden Part. Sie ziehen gleichsam die Ereignisse an, die mit einer Fortführung von traumatischen Erfahrungen einhergehen.

Um aus dem traumatischen Leben herauszufinden, ist es erforderlich, dass alle Orte, an denen sich Traumatisierungen fortsetzen, betrachtet und überprüft werden. Bei noch nicht aufgedecktem Missbrauch durch Vater oder Stiefvater, kann die Gefahr bestehen, dass jetzt die jüngere Schwester zum Opfer wird, was die Jugendliche daran hindert, sich auf eine Therapie einzulassen. Bei anhaltendem Alkohol- oder Tablettenmissbrauch eines Elternteils wird der Jugendliche möglicherweise weiterhin verführt, ebenfalls auf solche Selbsthilfemaßnahmen zurückzugreifen. Die Gleichaltrigengruppe besteht möglicherweise aus ihrerseits schwer Traumatisierten, die im Gewaltmilieu oder in einem Milieu mit satanischen Kulten leben oder zu Drogen greifen. Institutionen wie Jugendamt oder Gericht stellen eventuell traumatisierende Reenactments her, indem sie immer wieder und über viele Jahre hinweg nach einer bekannt gewordenen Traumatisierung neue intrusive Aufklärungsschritte unternehmen, sodass dadurch Verhältnisse geschaffen werden, die den Jugendlichen immer wieder von Neuem mit der Vergangenheit konfrontieren und ihn in seinem traumatischen Leben festhalten. Dem steht das Bemühen entgegen, mit dem Jugendlichen Bedingungen im Alltag herzustellen, die so normal und so gesund wie möglich sind.

Die Station in der Klinik ist der Ort, an dem gehandelte Botschaften in den Blickpunkt geraten, die der Jugendliche in die Therapie tragen soll. Die Station wird aus dem therapeutischen Blickwinkel nicht als Ort angesehen, wo Konflikte aufgedeckt und bearbeitet werden oder wo selbst- und fremddestruktives Verhalten zum zentralen Thema wird. Traumatische Erfahrungen sollten hier nach Möglichkeit überhaupt nicht – auch nicht vorläufig – bearbeitet werden. Geschieht das doch, endet das in der Regel in fortgeführten traumatischen Inszenierungen, die den Jugendlichen und die Mitarbeiter gleichermaßen überfordern, traumatisieren und retraumatisieren. Deshalb werden klare Grenzen zwischen Intimität und Öffentlichkeit, Therapieraum und Alltag gezogen. Unklare Angebote schaffen dagegen Verwirrung.

Jugendliche mit Grenzenstörungen können nicht zwischen der therapeutischen und der an Alltagsbedingungen orientierten Arbeit trennen und bringen Erzieher, Pflegepersonen und auch Therapeuten in Rollen- und Identitätskonfusionen. Der Erzieher gerät in die Rolle des Therapeuten, der Therapeut in die des Freundes usw. Solche Konfusionen können auch zu Überschreitungen von Generationsgrenzen beitragen. Auf der Station sollten deshalb deeskalations-, stabilisierungs- und ressourcenorientierte Interventionen im Vordergrund stehen. Dazu ist eine von traumatischen Inszenierungen möglichst bereinigte Stationsatmosphäre nötig, die alle Beteiligte entlastet.

Wenn strafrechtliche Tatbestände in der Therapie deutlich werden, muss sehr sorgsam damit umgegangen werden. Wird unbedacht eine Strafanzeige gestellt, verhindert das zunächst eine Therapie. Eine sorgsame Abwägung ist nötig, der Jugendliche wird mit seiner Situation in diese Überlegungen aktiv einbezogen. Daneben müssen wir immer auch mit Grenzenverschiebungen zwischen Realität und Fantasie rechnen, die eines Schutzraumes bedürfen. In der Regel ist der Jugendliche nicht in der Verfassung die nach einer Strafanzeige zu erwartenden polizeilichen und gerichtlichen Prozeduren zu ertragen und durchzustehen. Er braucht den geschützten Raum der Therapie, um die Problematik erst einmal in den Blick zu nehmen.

Dem Jugendlichen wird sehr eindrücklich nahe gelegt, sich von seinem traumatisierten und traumatisierenden Leben zu distanzieren. Dabei wird ihm verdeutlicht, was das Leben, dass er zuletzt geführt hat, auf Dauer bedeutet: Er kann seine Potenziale nicht nutzen und schädigt sich fortlaufend weiter. In der Regel sprechen Jugendliche ab dem Alter von etwa

15 oder 16 Jahren, die bereits entsprechende Karrieren hinter sich haben und die kognitiven Voraussetzungen mitbringen, sich ihre Situation zu betrachten, gut darauf an. Anders sieht dies bei 12- bis 14-Jährigen aus, die den Schritt der Selbstdistanzierung oft noch nicht oder nur vorübergehend machen können. Für sie ist es sehr verführerisch, den scheinbaren Verlockungen der Adoleszenz, mit denen sie Freiheit mit Diskobesuchen, Alkohol, Drogen und sexuellen Bekanntschaften verbinden, nachzugehen. Unter diesen Umständen ist es wichtig, eine äußerlich gut haltende und stabilisierende Umgebung zu schaffen, z. B. für die sexuell traumatisierte Jugendliche eine Einrichtung zu finden, in der nur sexuell traumatisierte Mädchen sind.

Den ansprechbaren Jugendlichen wird vermittelt, dass es nicht sinnvoll ist, sofort mit der therapeutischen Arbeit an ihrer traumatischen Erfahrung zu beginnen, sondern es eher schädlich ist, ihre schrecklichen Erfahrungen »heraufzuholen« und sich damit zu beschäftigen. Sie werden informiert, dass das zur Folge hätte, dass es ihnen immer schlechter ginge und sie immer mehr von ihrer Problematik im Alltag überwältigt würden. Jugendlichen kann durchaus unter Bezug auf Erkenntnisse aus der Traumaforschung und Traumatherapie erläutert werden, dass es für ein Trauma kennzeichnend ist, überwältigt zu werden und jegliche Fähigkeiten verloren gehen, dieses zu bewältigen. Sie können verstehen, dass dies auch der Grund ist, weshalb sie immer wieder in traumatische Szenarien hineingeraten. Weiter wird den Patienten erklärt, weshalb es so wichtig ist, zunächst einmal auf ihre gesunden und reifen Fähigkeiten zurückzugreifen und mit diesen zu arbeiten. Die schrecklichen Erfahrungen sollen aktiv aus dem gegenwärtigen Bewusstsein abgetrennt und ausgeklammert werden. Es soll erst wieder Alltag werden, in dem der Jugendliche einen normalen Tagesablauf mit schulischen oder mit Arbeitsbelastungen realisieren und Aktivitäten finden kann, die für ihn befriedigend sind, und bei dem er auf Ressourcen zurückgreift, die ihm in den Jahren des traumatisierten und traumatisierenden Lebens verloren gegangen sind.

! Ehe die traumatischen Erfahrungen Vergangenheit werden können, ist es notwendig, dass sie aktiv aus dem Alltag abgetrennt werden können.

11.5.3 Arbeit an den Flight-/Fight-/Freeze-Reaktionen

Bei Jugendlichen mit Fight-Reaktionen ist die Entwicklung eines sicheren Ortes der Ruhe und des Aufgehobenseins, der dem habituellen Bedrohungszustand eine neue und andere Erfahrung entgegensetzt, besonders wichtig. Diese Jugendlichen reinszenieren vorwiegend traumatische Muster des Bedroht- und Bedrohlichseins, um Zuständen der Überwältigung und Hilflosigkeit zu entkommen.

Zerstörerische Angriffe gegen den Rahmen der stationären Therapie verhindern eine positive Entwicklung. Einen sicheren Ort zu entwickeln, heißt nicht nur, dass der Jugendliche eine von Unberechenbarkeit und Willkür geprägte traumatische Erfahrung innerhalb der therapeutischen Beziehungen relativieren kann, sondern auch, dass er im aktuellen Alltag und im Umfeld mit Gleichaltrigen im ganz physischen Sinne sichere Orte finden kann. Dieses Containment spielt sich auf einer komplexen Ebene ab.

Fallbeispiel

Der 15-jährige Bernd kommt wegen ungesteuerter Gewaltdurchbrüche und vorübergehendem Drogen- und Alkoholmissbrauch zur Behandlung. In den letzten vier Jahren hat er seine Zeit überwiegend in einer Gang verbracht, in der er sich zu Hause fühlte, wurde hier jedoch in Gewaltausübung und Alkoholmissbrauch immer weiter hineingetrieben. Begonnen hatte die Problematik, nachdem sich seine alkoholabhängige Mutter immer weniger um ihn und die häuslichen Belange kümmerte und auch der Vater zunehmend in Alkoholkonsum abrutschte. Als Bernd zur Aufnahme kam, war er sich noch nicht im Klaren darüber, ob er wirklich die Gang, seine wichtigste Bezugsgruppe, und die mit der Zugehörigkeit verbundenen Gewaltaktionen aufgeben wollte, um schulisch und beruflich wieder Fuß zu fassen und eine kriminelle Karriere abzuwenden. Innerlich, aber auch äußerlich pendelte er zwischen dem Leben in der Gang, deren Mitglieder Notrufe an ihn aussendeten, er möge schnell zurückkommen, und dem Auftrag seiner Eltern, eine Therapie zu machen, hin und her. Es fiel ihm außerordentlich schwer, sich an Regeln und die Hausordnung zu halten. Er empfand diese Vorgaben als Eingriffe in seine Selbstbestimmung. Stadtgänge mündeten häufiger in Schlägereien, weil er sich von Blicken und bestimmten Personen angemacht fühlte, sodass man ihn nicht ohne Begleitung gehen lassen konnte. Er zeigte diese Fight-Muster in seinem Verhalten an verschiedenen Stellen, sodass die Zusammenarbeit mit ihm sehr schwierig war.

Deshalb stand auf allen therapeutischen Ebenen die Bereitstellung und Entwicklung sicherer Orte im Vordergrund seiner Behandlung – innerlich und äußerlich, ob im Alltag durch Einzelzimmer oder vorstrukturierte Situationen.

In der Psychotherapie war es schwierig, mit ihm überhaupt ins Gespräch zu kommen. Als entlastend erlebte er Spaziergänge mit dem Therapeuten im Park. Unter diesen Bedingungen konnte er über seine Bereitschaft sprechen, wie reflexhaft auf scheinbar bedrohliche Reaktionen anderer reagieren zu müssen. Später wurde deutlich, dass er neben körperlichen Gewalterfahrungen in der Pubertät auch sexuell überwältigt worden war.

Bei Jugendlichen, die unterschiedliche Zustände zeigen, ist es entscheidend, ihre sprachlos inszenierten und verkörperten Botschaften zu erkennen, um mit ihnen eine Verbindung zu ihren Erfahrungen herstellen zu können. Um die Bedeutung dieser Botschaften zu verstehen, ist es erforderlich, die körperlichen Ausdrucksformen wie körperliche und affektive Erstarrung oder Abstumpfung gegenüber sensorischen Wahrnehmungen überhaupt als solche zu erkennen (Levin 1998; Rothschild 2000). Das frühe Bindungsmuster der Vermeidung oder der vordergründigen Angleichung ebenso wie Reinszenierungen von Misshandlungen stellen sich fast regelhaft in den Interaktionen mit diesen Jugendlichen ein (Streeck-Fischer 1996).

Fallbeispiel

Der knapp 14-jährige Anton zeigte sehr deutlich primäre Reaktionen wie Erstarrung und Beziehungsabwehr mit vordergründiger Anpassung und Dissoziation von Misshandlungserfahrungen, die er vor allem in geliehenen Fantasien, beispielsweise in Filmgeschichten ausdrückte.

In der Behandlung wurde der Film »Alien« besonders wichtig. Hier beschäftigte ihn die Frau, die ein bösartiges Monster in sich trägt und versucht, das Gute zu retten. Bilder des Filmes und die Musik wurden für ihn zu einem Einstieg in früh dissoziierte, unverdaute schreckliche Erfahrungen. Seine Einsamkeit und seine Verzweiflung, die für kurze Momente in den Augen sichtbar wurden, ehe sie »wegklappten«, versuchte der Therapeut zu halten und zu spiegeln.

Anton lieh sich Bilder des Grauens, um daran seine eigene innere Problematik darzustellen und in die Bearbeitung zu bringen (vgl. Laub u. Auerhahn 1993).

11.5.4 Stabilisierungen

Äußere Sicherheit – innere Sicherheit

In der Therapie geht es um die Entwicklung einer vertrauensvollen Beziehung, die als ausreichend sicher und vorhersehbar wahrgenommen wird. Inhalte der Therapie sind vorwiegend die Probleme im aktuellen Hier und Jetzt, die sich mit den Eltern, den Betreuern oder den anderen Jugendlichen herstellen. Im Sprechen über sich selbst werden Fähigkeiten zur Selbstdistanzierung und Selbstreflexion, der Wahrnehmung von Gefühlen und der Kontrolle über innere Zustände entwickelt. Sprache soll an die Stelle des Handelns treten. Um aus den bedrohlichen und traumatisierenden Reaktionsmustern herauszufinden, wird nach Sicherheiten gesucht.

Mit dem Jugendlichen wird geprüft, wo er für sich äußere sichere Orte schaffen kann, zu Hause, in der Schule, unter Gleichaltrigen. Diese sicheren äußeren Orte sind die ersten wichtigen Schritte in der Psychotherapie. Sie helfen, die traumatischen Reinszenierungen zu unterbrechen. Vom Jugendlichen wird erwartet, dass er diese Orte in Momenten aufsucht, in denen er spürt, dass er seine Steuerungen zu verlieren droht.

Es wird geprüft, wie er im Alltag im Umgang mit anderen auf sich gut aufpassen und andere Möglichkeiten des Umgangs mit Spannungszuständen erreichen kann. Der Heranwachsende soll lernen, in den verschiedenen Räumen des Alltags, Sicherheiten zu finden, die ihn in die Lage versetzen, sich mit der Gegenwart und dem Neuen auseinanderzusetzen. Jugendliche mit Traumatisierungen neigen dazu, Horrorliteratur zu lesen und Horrorvideos zu betrachten, sich ihre schrecklichen Erfahrungen zu erzählen und sich damit fortgesetzt zu traumatisieren. Das ist aber kein Weg aus dem Trauma, sondern führt zu Fixierungen. Darum ist es wichtig, mit dem Jugendlichen zu schauen, wie er seine Freizeit verbringt, was er liest, welche Musik er hört und welche Videos er anschaut. Wichtig sind in diesem Zusammenhang Hinweise, was er stattdessen lesen könnte, welche Musik ihm gut tut oder welche Filme. Fantasiereisen, Märchen in freundlichen Welten und in erträgliche Alltagssituationen können ebenfalls sehr hilfreich sein. Gleichzeitig können auch intellektuelle Gespräche über den Sinn des Lebens, die Bedeutung von Horrorliteratur und die Folgen für Kinder und die Entwicklung nützliche Zugangswege sein.

Im stationären Bereich können an dieser Stelle gezielte Angebote gemacht werden. Gemeinsam mit dem Betreuer kann nach Bedingungen gesucht werden, die helfen, aus Spannungszuständen herauszufinden. Das kann im Bett, im eigenen Zimmer, beim Musikhören oder Spazierengehen der Fall sein. Der Jugendliche braucht reale sichere Orte, wenn er durch äußere Bedingungen getriggert und an Traumatisierungen erinnert wird oder droht, seine Selbst-, Affekt- und Impulsregulation zu verlieren. Die Erfahrung von Sicherheit, Vorhersehbarkeit und Spaß ist eine Voraussetzung, um selbstreflexive Fähigkeiten entwickeln zu können.

Die therapeutische Arbeit im Hier und Jetzt an aktuellen und realen Konflikten und den unmittelbaren Bewältigungen im Alltag ist ein altbewährter therapeutischer Ansatz (vgl. Zauner 1972, 1978). In dieser Weise wurde bereits zu einem Zeitpunkt mit Jugendlichen therapeutisch gearbeitet, als Traumakonzepte noch nicht in die therapeutische Arbeit eingeflossen sind. Es war klar, dass Jugendliche mit traumatischen Belastungen in ihrer Entwicklung die belastenden Erfahrungen nicht bewältigen konnten. Dafür müssten sie erst ein Instrumentarium gewinnen, das sie in die Lage versetzen könnte, damit umzugehen.

Der Therapeut stellt sich dem Jugendlichen bei der Bewältigung seines Alltags und der hier entstehenden unmittelbaren aktuellen und realen Konflikte zur Seite. Die Beziehung, die sich im Hier und Jetzt zwischen Therapeut und Jugendlichen aufbaut, muss dann thematisiert werden, wenn sie zu einem Störfaktor wird, weil es sein könnte, dass sich negative oder traumatische sowie regressive Übertragungsmuster hergestellt haben. Der Therapeut weist solche Übertragungen zurück oder relativiert sie und erklärt dem Jugendlichen sein Verhalten. Er vermeidet es, als überwältigendes, intrusives, verfolgendes Objekt erlebt zu werden und verhandelt mit dem Jugendlichen, wie Arbeit und Gespräch möglich sind. Wenn die gemeinsame therapeutische Arbeit in einem geschlossenen Raum Ängste vor Überwältigungen aufseiten des Jugendlichen reaktiviert, können gemeinsame Spaziergangsgespräche oder andere gemeinsame Aktivitäten sinnvoll und hilfreich sein (Eissler 1958/1966; Zauner 1978).

Ist eine traumatische Beziehungskonstellation zwischen Therapeut und jungem Patient entstanden, sind Deutungen in der Regel nicht angebracht. Deutungen wie: »Vielleicht entspricht dass, was wir hier miteinander erleben, etwas, was du schon kennst.« können heftige aggressive Reaktionen auslösen. Ein solcher Hinweis an den Jugendlichen, dass er Vergangenes wiederherstellt, kann von einer traumatisierten Person nicht akzeptiert werden. Denn damit wird nicht nur die gegenwärtig traumatisierende Situation relativiert und infrage gestellt, sondern der Therapeut vermittelt auch, dass nicht er, sondern der Jugendliche derjenige ist, der solche schrecklichen Szenen herstellt. Wenn wir davon ausgehen, dass traumatisierte Personen ihre innere Realität in der äußeren Realität wiederfinden (Äquivalenzmodus, Fonagy u. Target 2001, vgl. Kap. 7.4, S. 140), dann gehen solche Interventionen an ihren Realitäten völlig vorbei und schaden sowohl der therapeutischen Beziehung als auch der Therapie. Das Zugeständnis der Beteiligung an dem Geschehen ist erforderlich, weil die unmittelbare konkrete Realität und die Konkretisierung der Traumatisierung im Hier und Jetzt das Thema sind, dem sich der Therapeut nicht entziehen kann. Es kann sich hier nur um einen gemeinsamen Distanzierungsschritt handeln, den der Jugendliche als hilfreich akzeptiert. Unter solchen Umständen ist es möglicherweise sinnvoll zu sagen: »Ja, was du da sagst, was ich getan habe, stimmt. Ich habe das und das gesagt oder getan, und ich habe damit etwas angerichtet, was ich nicht wollte«. Damit wird die vielfach infrage gestellte Realitätswahrnehmung des Jugendlichen unterstützt, er wird mit seinen verzerrten Wahrnehmungen angenommen, und es werden gemeinsam Korrekturen vollzogen.

Imaginationsübungen

Gerät der Jugendliche in Rückblenden und Intrusionen, braucht er spezielle Strategien, um sie zu überwinden. Hier haben sich Imaginationstechniken bewährt. Sie eröffnen dem Jugendlichen Potenziale zur Selbstkontrolle über ein bis dahin unkontrollierbares Geschehen. Besonders die Übung zum sicheren Ort (vgl. Hofmann et al. 1998; Reddemann 2001; Sachsse 2004) wird in der Regel als hilfreich empfunden. Jugendliche, die motiviert sind, aus ihren traumatischen Belastungen herauszukommen, greifen gerne darauf zurück. Es kann allerdings manchmal längere therapeutische Arbeit notwendig sein, ehe der Jugendliche einen sicheren Ort findet und akzeptiert. Die Vorstellung, etwa auf dem Friedhof einen sicheren Ort zu finden, wie ein Jugendlicher meinte, drückt eher Ambivalenz gegenüber der Notwendigkeit aus, traumatisierende Lebensbedingungen aufzugeben.

Übung zum sicheren Ort

»Stell dir einen Ort vor, wo du dich sicher fühlst und wo du Ruhe findest. Es soll ein Ort sein, der mit positiven Gefühlen, Empfindungen und Wahrnehmungen verbunden ist. Stell dir einen Ort vor, wo du dich wohl fühlen kannst, dabei ist es besser, wenn sich dort keine Menschen aufhalten« (vgl. Reddemann 2001).

Tresorübung

Die sogenannte Tresorübung dient dazu, zu lernen, sich von den Schreckensbildern zu distanzieren. Sie sollte nur in Situationen eingesetzt werden, in denen der Jugendliche unmittelbar getriggert wird. Diesbezügliche Übungen werden von den Jugendlichen häufiger als bedrohlich erfahren, weil sie zu sehr aktivierend wirken.

»Halte dir das Schreckensbild vor Augen. Mache einen Rahmen drum herum. Jetzt ist es ein Bild. Verkleinere dieses Bild, bis es so groß ist wie ein Foto. Jetzt nimm eine Schachtel und packe es dort hinein. Verschließe die Schachtel, nimm sie unter den Arm und gehe damit in den Keller. Hier findest du einen Schrank. Pack die Schachtel in den Schrank, schließe den Schrank ab und gehe die Treppe wieder hoch.«

Weitere gerne verwendete Übungen sind die Lichtstrahlübung und die Baumübung.

Lichtstrahlübung

»Stell dir vor, dass das Licht am Hinterkopf in deinen Schädel strömt und durch deinen Körper fließt. Du fühlst es in deinem ganzen Körper, wie es dich erfüllt, wärmt und zum Vibrieren bringt. Es fließt bis in die Finger- und Fußspitzen, und du fühlst dich und deinen Körper ganz.«

Baumübung

»Stell dir einen Baum vor – einen großen prachtvollen Baum. Stell dir vor, du bist dieser Baum mit dem dicken festen Stamm, den Wurzeln und den Ästen, die breit ausladend sind. Stelle dir vor, dass du so fest im Boden verankert bist. Stell dir vor, deine Arme sind diese Äste und daran sind die Blätter, die ganz frisch und grün sind und sich zur Sonne recken.«

Bei Reddemann 2001 finden sich ausführliche Texte zu diesen Übungen.

Festhalten am Trauma: Verwirrungen zwischen Realität und Fantasie

Persistieren traumatische Reenactments und traumatisierte sowie traumatisierende Verhaltensweisen bei dem Jugendlichen, wie etwa massives selbstverletzendes Verhalten, sollte man sich frühzeitig klar machen, dass es dem Jugendlichen nicht um Therapie geht, sondern darum, das bisherige Leben fortzuführen. Es stellt sich dann die Frage, ob es möglich ist, bei dem Jugendlichen die therapeutische Arbeitsfähigkeit wieder herzustellen, die aus Gründen, die herauszufinden sind, verloren gegangen ist. Oft spielen fortbestehende Loyalitäten zu den traumatisierenden Personen oder ein noch anhaltender Missbrauch eine zentrale Rolle. Es ist nicht ungewöhnlich, dass der Jugendliche die eigentliche traumatisierende Belastung nicht aufdeckt, sondern beschützt, möglicherweise deshalb, weil der Täter zugleich das einzige wichtige Liebesobjekt ist. Manchmal liegt dem auch eine maligne Identifizierung mit dem Täter zugrunde (Meares 1999). Unter solchen Umständen sind Bedingungen gefragt, die geeignet sind, den Jugendlichen – soweit er dazu bereit ist – an ein anderes Leben heranzuführen. Gleichzeitig sollte die therapeutische Arbeit am Täterbild erfolgen, soweit der Jugendliche das zulässt.

Die Arbeit im und am traumatischen Geschehen ist zu Beginn einer Behandlung kontraindiziert wegen der Gefahr, den Jugendlichen zu retraumatisieren oder als Therapeut zusammen mit dem Patienten in die traumatische Falle hinein zu geraten. Diese Gefahr ist verschärft, wenn der Jugendliche kein Zuhause außerhalb der therapeutischen Einrichtung hat. Solche Verhältnisse treten auf, wenn die bisherige Einrichtung im Moment der Aufnahme, die Zusammenarbeit mit dem Jugendlichen aufkündigt und ihn abschiebt. Sein bisheriges Zuhause geht so ebenso verloren wie die dort entstandenen Probleme, die er mit den Personen der Einrichtung verbindet. Eine Therapie kann dann kaum mehr stattfinden. Die therapeutischen Beziehungen drohen unter solchen Umständen zu »Zuhause-Beziehungen« zu werden, die nicht mehr reflektiert und hinterfragt werden. In diesem Fall ist es zunächst notwendig, mit dem Jugendlichen nach einer Perspektive außerhalb der therapeutischen Einrichtung zu suchen und darauf hinzuarbeiten, dass er dort sein Zuhause findet. Wenn die professionellen Begleiter während der Therapie die einzigen und zentralen Bezugspersonen sind, ist die Gefahr groß, dass sie in traumatisiert-traumatisierende Beziehungsmuster hineingezogen werden und der Jugendliche sie immer tiefer in seine Problematik verstrickt. Die angemessene Entfernung zum Jugendlichen einzuhalten ist vor allem dann besonders schwierig, wenn es sich um vereinsamte und von vielfältigen Traumatisierungen beschädigte Jugendliche handelt.

Im Zusammenhang mit der Neigung von Jugendlichen zu traumatischen Wiederherstellungen kommt es vor, dass der Therapeut im Hinblick auf die Frage, was real und was Fantasie ist, in Verwirrung gerät. Wichtig ist es, die Geschichten der Jugendlichen in ihrem Inhalt ernst zu nehmen und sie in einem geschützten, haltenden Raum aufzubewahren. Selbst dann, wenn die Geschichten hinsichtlich ihres Wirklichkeitsgehaltes fragwürdig erscheinen, sind sie doch ein Hinweis darauf, dass es dem Jugendlichen schwerlich gelingt, seine traumatischen Belastungen beiseite zu drängen und sie aus seinem aktuellen Leben auszuklammern. Im Vordergrund der Behandlung sollte dann stehen, mit dem Jugendlichen nach äußeren und inneren Schutzmaßnahmen zu suchen, die ihn dabei unterstützen, sich sichere Bereiche zu schaffen.

Hilfen zur Selbstfürsorge

Auf die regressiven Verstrickungen, die Jugendliche mit ihren schrecklichen Lebensgeschichten auslösen können, indem sie Mitleid, Bemutterungswünsche und Rettungsfantasien aktivieren, wurde bereits hingewiesen. Es liegt nahe, ihnen ein besseres Leben, als sie bisher erfahren haben, bereiten zu wollen. Weder möglich noch therapeutisch sinnvoll ist es jedoch, zu versuchen, diesen Erfahrungen des Mangels und der Überwältigung eine neue und bessere Kindheit entgegenzusetzen. Ferenczi (1933/1984) war diesem Missverständnis erlegen, sich Patienten real als gutes Objekt anbieten zu wollen. Ihm war klar, dass diese Patienten eine bessere Alternative zu dem brauchen, was sie bis dahin erlebt haben. Das Angebot einer nur guten und grenzenlosen Beziehung setzt die Konfrontation mit den schrecklichen inneren Bildern jedoch nur fort. Maligne Regressionen entwickeln sich mit der Folge, dass sich der Patient in die Hände des Therapeuten oder Betreuers übergibt, die Verantwortung für sich selbst aufgibt und in einen immer schlechteren Zustand gerät. Therapeutisch nützlich ist vielmehr, diesen Patienten in der Funktion eines guten Objekts Grenzen zu setzen und Bedingungen anzubieten, in denen sie lernen, selbst für sich zu sorgen: »Hierfür bin ich nicht zuständig, sondern du musst lernen, das für dich zu übernehmen.« Der Therapeut muss die Rolle einer Person übernehmen, die den Weg weist, an eigene Ziele erinnert und »Halt« sagt. Er darf sich aber nicht in die Rolle einer Person drängen lassen, die alles aufnimmt, erträgt und sich letztlich traumatisieren lässt. Von zentraler Bedeutung ist die Entwicklung der Fähigkeiten, den anderen in seinen Grenzen wahrzunehmen und für sich selbst sorgen zu können. Es sind Aufgaben, die sich in der Adoleszenz grundsätzlich stellen: zu lernen, die eigenen Versorgungswünsche von anderen abzulösen und gute Erfahrungen für sich selbst zu schaffen. Dazu gehört auch zu lernen, auf sich zu achten, zu prüfen, womit man sich umgibt, was man tut, wie man sich pflegt, für sich sorgt und sich wohl fühlt (vgl. Markus 1974). Reddemann (2001) und Sachsse (2004) setzen hier mit der »Arbeit am inneren Kind« an. Statt Übertragungen eines allmächtigen, allversorgenden frühen Objekts anzunehmen, vermitteln sie der traumatisierten Person, dass sie selbst üben und lernen muss, sich – insbesondere im Gefolge der traumatischen Belastungserfahrungen – zu beschützen und gut zu versorgen. Bei jugendlichen Patienten geht es jedoch weit grundsätzlicher darum, die Regulierungen im Hinblick auf Versorgung und Wohlbefinden, die ursprünglich von den Eltern übernommen wurden, als etwas Wichtiges für sich selbst anzuerkennen und zu erwerben.

Da die Distanz zu kindlichen Einstellungen bei Jugendlichen faktisch nicht groß ist, besteht die Gefahr, dass der Jugendliche die »Arbeit am inneren Kind« als Abweisung erfährt und sich weigert, sich mit dem inneren Kind zu beschäftigen. Grundsätzlich sind alle Vorgehensweisen sinnvoll, die Distanz – auch von malignen Regressionen und traumatischen Beziehungskonstellationen – schaffen, sei es durch Beiseiteschieben, Benennen, Arbeit am inneren Kind oder die Übernahme einer beobachtenden oder reflektierenden Position. Möglichst hergestellt werden soll, die von Sterba (1934) so bezeichnete therapeutische Ich-Spaltung, eine Fähigkeit, über die Patienten mit neurotischen Störungen verfügen, Traumatisierte aber zunächst auch mit Unterstützung nicht.

Hilfreich ist auch Winnicotts Konzept zum Spiel, das Kommunikation und Psychotherapie ist (Winnicott 1978/1987). Traumatisierte Kinder und Jugendliche konnten nicht lernen zu spielen. Entweder geraten sie leicht in Spiele, die außer Kontrolle geraten, in Spiele, die real werden und damit aufhören, Spiele zu sein, oder es kommt überhaupt kein Spiel zustande. Ein normales oder neurotisches Kind kann in einem dafür definierten Spielraum Spielszenen, gegebenenfalls mit Einbeziehung des Therapeuten, der bestimmte Rollen und Funktionen übernimmt, die Konflikte ausdrücken und sie dort bewältigen. In der Kindertherapie ist ein wesentlicher Schritt erreicht, wenn es einem traumatisierten Kind gelingt, im Spiel traumatische Szenen darzustellen, an denen dann therapeutisch weiter gearbeitet werden kann. Spielfiguren können gequält, misshandelt oder missbraucht werden, ohne dass das, was im Spiel geschieht, real wird. Die Spielinszenierungen vollziehen sich auf der Als-ob-Ebene. Dieser Als-ob-Ebene entspricht bei Erwachsenen die Fähigkeit zur Symbolisierung. Symbolisieren heißt, in der Lage zu sein, einen Übergangsraum oder intersubjektiven Raum zu schaffen, indem Konflikte kommuniziert werden können, eine Fähigkeit, über die auch traumatisierte Erwachsene nicht verfügen. Bei Jugendlichen, die nicht mehr spielen und zu Symbolisierungen nicht oder noch nicht in der Lage sind, heißt das, so eine Art Bühne zu errichten, auf der etwas passieren kann, was zugleich real und nicht real ist. Es soll erzählt werden, was war, aber es soll nicht in der Problematik gelebt werden. Gezielte Übungen zur Distanzierung und Dissoziation können in diesem Zusammenhang hilfreich sein: »Wir betrachten uns einmal, was da im Einzelnen gewesen ist, ohne dabei die Rolle des Beobachters zu verlieren«.

Es gibt Jugendliche, die erst nach Monaten der Behandlung mitteilen, dass es Bereiche gibt, die sie bis dahin verschwiegen haben, beispielsweise, dass es in ihrem Nachtschrank Briefe brutalen sadistischen Inhalts gibt, die sie geschrieben haben, in denen sie sich aber völlig fremd sind. Es ist wichtig, dass die Therapeuten über solche verborgenen, abgespaltenen dissoziierten Zustände Bescheid wissen.

Therapeutische Arbeit an der Objektspaltung

Bemüht, den Jugendlichen bessere Bedingungen anzubieten, werden Therapeuten dennoch leicht zu bösen, verfolgenden Objekten. Das ist eine Folge der Doppelgesichtigkeit ihrer introjizierten Objekte. Die Fähigkeit zur Spaltung zwischen Gut und Böse als aktiver Abwehrvorgang, der kennzeichnend für Borderline-Störungen ist, ist bei Traumatisierten in der Regel nicht sicher etabliert. Aus der Perspektive von traumatisierten Jugendlichen ist es ein Entwicklungsschritt, wenn sie erkennen können, dass die Person, die sich ihnen beispielsweise mit sexuellem Verhalten zugewandt hat, auch ihr Peiniger war oder noch ist. Fischer (1990) weist auf die mangelnde Fähigkeit zur Objektspaltung bei Traumatisierten hin. Da sie ein gut/böses, perverses Objekt verinnerlicht haben, können sie nicht unterscheiden, was gut und was böse, schlecht oder unrecht ist. Sie geraten in Gut-Böse-Konfusionen und folgen entsprechend korrupten Werten. Darum ist es zunächst notwendig, mit dem Jugendlichen daran zu arbeiten, was in der Person des Täters jetzt oder in der Vergangenheit gut und was gefährlich oder schädlich war oder ist.

Kinder und Jugendliche halten selbst dann die Bindung zu ihren Eltern aufrecht, wenn diese sie schwer misshandelt und vernachlässigt haben. Gar keine Bindung zu haben ist unerträglich, weil sie dann totaler Leere ausgesetzt wären (Fairbairn 1952). Darum ist es erforderlich, dass der oder die Täter nicht verdammt, sondern differenziert betrachtet werden und dort bestätigt werden, wo sie Gutes getan und gegeben haben und geholfen oder begleitet haben, aber auch zu verdeutlichen, wo sie »böse« gehandelt und Schlechtes oder Verbotenes getan haben. Erst dann, wenn zwischen guten und bösen Seiten der Täter unterschieden werden kann, kann eine Auseinandersetzung mit deren bösen Anteilen erfolgen. Gleiches gilt für die Werte und Normen sowie ihre Deformierungen, die durch missbrauchende und gewalttätige Eltern als die primären Bindungspersonen vermittelt wurden. Ausgeprägte Wertekonfusionen hinsichtlich dessen, was richtig und was falsch ist, erschweren die soziale Integration. Haben sich korrupte Wertsysteme entwickelt, muss unmissverständlich auf geltende gesellschaftliche Werte hingewiesen werden und vermittelt werden, was im sozialen Zusammenleben von allen geteilt werden muss, was richtig und was antisozial, was erwünscht und was kriminell und böse ist.

Für die traumatisierenden Eltern gilt, soweit sie in die Behandlung einbezogen sind, das Gleiche. Sie verhalten sich intrusiv, grenzüberschreitend, unberechenbar, beschämend und sind unter Umständen zugleich bemüht, ihrem Sohn oder ihrer Tochter aus ihrer Sackgasse heraus zu helfen. Sie erkennen nicht, was sie tun, meinen es gut und tun Böses. Auch bei der Arbeit mit den Eltern ist es wichtig, die guten Seiten aufzugreifen und als etwas Positives zurückzuspiegeln. Selbst in intrusivem Verhalten steckt noch ein guter Anteil: Die Eltern wollen etwas für ihren Sohn oder ihre Tochter tun, damit es ihnen besser geht, machen aber ihre Ansätze zunichte oder nehmen ihm oder ihr vielleicht aus der Hand, was Sache des Jugendlichen selbst ist und sein sollte.

11.5.5 Ausbau und Entwicklung von Kompetenzen und Meisterschaft (»mastery«)

In der Behandlung von Jugendlichen geht das (Wieder-)Aufgreifen und Bewältigen von Entwicklungsaufgaben der gründlichen Aufarbeitung von neurotischen Konflikten oder traumatischen Belastungen voran. Wenn es dem Jugendlichen nicht gelingt, in dieser Phase wieder Anschluss an seine Altersgruppe zu finden, läuft er Gefahr, langfristig aus sozialen Bezügen heraus zu fallen und als chronisch Kranker oder Versager sein Leben zu fristen – sei es in der Psychiatrie oder am Rande der Gesellschaft in gefährdeten Gruppen, als Arbeitsloser oder körperlich Kranker. Ein vorrangiges Ziel ist daher, dass der Jugendliche wieder arbeits- und lernfähig wird. Gezielte Übungen zur Selbstaufmerksamkeit und Selbstkontrolle sowie Konzentrations- und Achtsamkeitstrainings können den Betroffenen dabei unterstützen. Jugendliche mit traumatischen Erfahrungen haben in der Regel deutliche Leistungseinbrüche erfahren, die sich in Leistungskurven abbilden lassen. Infolge von dissoziativen Zuständen und Flashbacks, die zum Ausklinken aus der gegenwärtigen Realität geführt haben, haben sie breite Wissenslücken, die gefüllt müssen. In der Klinikschule kann der Wiedereinstieg geübt werden – zunächst in Einzelunterricht, später im Gruppenunterricht.

Hilfreich ist es, wenn der Jugendliche auf Hobbys und Ressourcen zurückgreifen kann, beispielsweise ein Instrument spielen, eine Sportart praktizieren oder auf besondere Fähigkeiten im kreativen Gestalten zurückgreifen kann. Mitunter kann es erforderlich sein, nach solchen Fähigkeiten, Interessen und Hobbys erst zu suchen, damit der Jugendliche Selbstwirksamkeit erfahren kann. Möglich ist das beispielsweise im Werken und bildnerischen Gestalten in der Ergotherapie oder in einem Praktikum, etwa in Gestalt von Pferdepflege, Gartenbau, einem Praktikum im Fitness-Center oder Ähnliches. Werden hier positive Erfahrungen gemacht, steht als nächster Schritt das vorsichtige Eingliedern in altersentsprechende normale schulische oder berufliche Verhältnisse an. Das wird meist schrittweise erfolgen müssen, ehe es dem Jugendlichen wieder gelingt, an ursprüngliche schulische oder berufliche Potenziale anzuknüpfen. Solche Schritte fallen dem Jugendlichen nicht leicht. Manche zieht es geradezu wie in einem Sog in die vertrauten traumatisierenden Lebensbedingungen zurück, statt dass sie sich Neuem stellen.

Fallbeispiel

Im Bemühen, mit der Jugendlichen Katrin einigermaßen normale Alltagsbedingungen herzustellen, wurde nach einem für sie akzeptablen Arbeitsbelastungsversuch gesucht. Katrin selbst konnte sich lediglich vorstellen, einen Arbeitsbelastungsversuch als Sektionsassistentin in der Pathologie zu machen. Sie selbst hatte als Kind schwere sexuelle Überwältigungen erlebt, als Jugendliche dann mit einem gewalttätigen Jugendlichen zusammengelebt, der ihr mit einem Messer Verletzungen am Hals zugefügt hatte. Es bestand kein Zweifel, dass sie mit diesem Arbeitsbelastungsversuch in bisherige traumatisierende Lebensbedingungen zurückkehren wollte. Das aber kann als therapeutisches Unternehmen nicht akzeptiert werden. Vielmehr muss mit dem Jugendlichen daran gearbeitet werden, dass er sich auf andere und neue Erfahrungsfelder einlässt.

Arbeit an der Selbstregulation

Die mangelnde Fähigkeit zur Selbst-, Affekt- und Impulsregulierung ist eines der Hauptprobleme von traumatisierten Jugendlichen. Die therapeutische Arbeit an den damit verbundenen Beeinträchtigungen ist deshalb ein sehr wichtiger Bestandteil der Behandlung. Selbstregulierende Fähigkeiten werden in verschiedener Hinsicht geübt. Wenn wir uns an dem Modell von Barkley (1997) orientieren (Kap. 8.4.1, S. 194 ff.), wird in der Therapie an verschiedenen basalen Aspekten der Selbstregulation gearbeitet, etwa in dem der Jugendliche lernt, über sich zu sprechen, seine Probleme zu benennen, sein Handeln zu reflektieren oder das eigene Tun und das der anderen zu antizipieren. Jugendliche geben rückblickend oftmals an, dass für sie das Wichtigste in der Therapie war, gelernt zu haben, über sich zu reden. In der Arbeit an Konflikten im Alltag werden Fähigkeiten der Realitätsprüfung, der Antizipation, der Affektwahrnehmung und -benennung, der Konflikt- und der Spannungstoleranz geübt: »Wir schauen uns einmal genauer an, was da passiert ist. Was hast du nicht wahrgenommen und beachtet? Was für eine Person ist der andere? Was kann er, was kann er nicht?« Die Jugendlichen entwickeln Fähigkeiten, sich selbst zu betrachten und für sich zu sorgen, indem der Therapeut dies zunächst für sie übernimmt und sie auf Nachlässigkeiten aufmerksam macht. Es werden Strategien zum Begreifen von Realität entwickelt, Zustände benannt und ermöglicht, Selbstwirksamkeit zu erfahren. Je mehr der Jugendliche sich als jemand begreifen kann, der aufgrund seiner Lebensgeschichte so geworden ist, umso eher wird es ihm gelingen, zu einer eigenen abgegrenzten Identität zu finden. Zur Entwicklung der Fähigkeit der Selbstregulation und Selbstfürsorge gehört auch, innere und äußere Konflikte dosiert zuzulassen, um nicht davon überwältigt zu werden. Gelingt das nicht, geht die Arbeitsfähigkeit verloren.

! Es wird dem Jugendlichen von Anfang an vermittelt, dass Therapie nur dann hilfreich ist, wenn es ihm nicht schlechter geht. Dies setzt der Tendenz zur malignen, sich völlig überantwortenden Regression eine Grenze.

Übungen zur Selbstregulation

Übungen an der Selbst- und Stressregulation sind hilfreich, auch wenn es oftmals mühselig ist, Jugendliche zur Mitarbeit zu gewinnen. Die Kognitiv-Behaviorale Therapie (Linehan 1996) bietet gut ausgearbeitete Trainings zur Stressregulation, auf die wir gerne zurückgreifen. Was wir uns ursprünglich an Übungsprogrammen für den einzelnen Jugendlichen jeweils ausgedacht und mit ihm entwickelt haben, wird durch ein solches Manual mit seinen vielfältigen Anregungen erleichtert. Zusammen mit dem Jugendlichen werden die aufeinander folgenden Schritte erarbeitet.

Jugendliche, die ausgeprägte Neigungen zeigen, sich selbst zu verletzen, müssen dort abgeholt werden, wo sie in der Lage sind, mitzuarbeiten. Es gibt Jugendliche, die – konfrontiert mit einem Verbot: »Hier geht das nicht.« – ihr Verhalten aufgeben können; andere sind bereit, sich auf ein »Weniger-tief-und-weniger-oft« einzulassen; wieder andere halten wie süchtig daran fest (Doctors 2004).

Sie sind gehalten, ihre Selbstverletzungen auf der Station dezent versorgen zu lassen und ihre Verletzungen zu verbergen, sodass andere Patienten ihre blutigen Arme nicht sehen und davon nicht traumatisiert werden. Gleichzeitig sollten die Therapeuten versuchen herauszufinden, was vor der Selbstverletzung jeweils los war, und warum sie sich nicht, ehe sie geschnitten haben, an einen Betreuer oder den Stationsarzt wenden konnten. Weiter wird geprüft, welche anderen Strategien möglich sind, um aus dem Zustand heraus zu kommen, der durch das selbstverletzende Verhalten unterbrochen werden sollte. Was hilft zu vermeiden, sich zu schneiden? Spürt der Jugendliche die Selbstverletzungen nicht, bekommt er seine Handlung eventuell gar nicht mit, weil er sich in einem dissoziierten Zustand befindet, dann müssen vorerst andere Interventionen im Vordergrund stehen (z. B. kognitive Mentalisierung, Dissoziationsstopps, unter Umständen auch Medikamente) die den Jugendlichen ins Hier und Jetzt holen. Ist das Schmerzerleben jedoch eine zentrale Selbsthilfemaßnahme, um zum Beispiel aus dissoziativen Zuständen herauszufinden, kann es hilfreich sein, in solchen Notzuständen die entlastende Schmerzerfahrung auf Schmerzerfahrungen ohne Folgen umzulenken. Dabei hat sich ein »Notfallkoffer«

bewährt (► Tab. 11-7), der nicht unbedingt konkret materiell eingerichtet werden muss, sondern auch als eine imaginierte Notfallhilfe hilfreich sein kann. Dieser Notfallkoffer ist eine Anregung. Es gibt noch viele weitere Möglichkeiten, die sich manchmal erst im Gespräch mit den Jugendlichen erschließen.

Ein weiterer Weg, mit unerträglichen Zuständen umzugehen, ist, sich mit Aktivitäten abzulenken, beispielsweise zu joggen, in die Stadt zu gehen, Essen zu kochen, zu basteln oder zu werken, Gartenarbeit zu machen, kreativen Beschäftigungen nachzugehen, wie Gedichte oder Tagebuch schreiben, zu lesen, Musik und Kassetten zu hören oder sich im Entspannungsraum zu beruhigen, auf Entspannungstechniken zurückzugreifen, Yoga, Imaginations- oder Atemübungen zu machen oder Aromatherapie auszuprobieren. Die zuletzt genannten Beschäftigungen bedürfen einer Anleitung.

Wenn Jugendliche in solchen Aktivitäten keinen Sinn erkennen können, greifen sie nicht auf sie zurück. Konfrontiert mit ihrer Hoffnungslosigkeit und ihrem Selbsthass können sie solche Angebote leicht als Abweisung und ein Auf-sich-selbst-zurückgestoßen-Werden erleben. Deshalb braucht es oftmals Zeit und Begleitung, ehe sie erkennen können, dass sie selbst davon profitieren.

Tab. 11-7 Notfallkoffer.

- Weckglasgummi für Handgelenke
- Eisstücke in die Achselbeuge
- harte Bürste zum Abreiben
- barfuß durch dem Schnee oder in den eiskalten Bach
- kalte oder heiße Dusche
- scharfe Gewürze (Chilischote)
- saure Bonbons
- scharfer Geruch, z. B. Salmiakgeist
- Boxsack

Umgang mit Piercen und Tätowieren

Piercen und Tätowieren sind zu einem immer beliebteren Mittel der Selbstdarstellung und -inszenierung geworden. Diese Modeerscheinung kommt Jugendlichen mit Traumatisierungen besonders entgegen. Ihnen reichen oft nicht nur ein oder zwei Ohrringe, sondern die ganze Ohrmuschel ist von oben bis unten mit Piercings oder Ketten versehen. Löcher in den Ohrläppchen werden vergrößert und gedehnt; Augenbrauen, Nase, Kinn, Lippen und die Zunge werden gepierct. Tätowierungen finden sich auf dem Rücken, den Armen, im Lendenbereich, an den Beinen oder auf der Brust. Der Körper ist übersät von Markierungen. Piercen und Tätowieren kann ein geeignetes Mittel sein, sich in einer sozial mehr oder weniger akzeptierten Form Schmerz zuzufügen. Während Jugendliche bei uns in psychotherapeutischer Behandlung sind, verlangen wir von ihnen, dass sie sich keine neuen Piercings und Tätowierungen machen lassen. Wir vermitteln ihnen, dass wir das als einen Austragungsort für Konflikte betrachten, die während ihrer Therapie nicht handelnd erledigt werden, sondern in therapeutischer Arbeit behandelt werden sollen. Für die Jugendlichen ist das mitunter schwer zu ertragen, hat jedoch längerfristig positive Auswirkungen. Sie akzeptieren diese Einschränkung eher, wenn ihnen klar gemacht wird, dass es nicht bedeutet, dass sie sich nie wieder piercen dürfen, sondern, dass sie nur während der Therapie auf dieses Verhalten verzichten müssen.

11.5.6 Körpertherapie

Die Beziehung zum Körper ist als Folge von Traumatisierungen basal gestört. Aufgrund der traumatischen Belastungen sind sensorische und motorische Integrationen sowie Koordinationen in Mitleidenschaft gezogen. Die

Fähigkeit, Wahrnehmungen, Gefühle und Gedanken zu integrieren, fehlt (Santostephano u. Calicchia 1992; Young 1992). Traumatisierte Jugendliche haben manchmal kein konsistentes Gefühl von Raum, Zeit und Entfernung entwickelt. Die traumabezogenen Übererregungen und Betäubungen spielen sich in und an ihrem Körper ab. Körperlichen Erregungen machen sie unfähig, sich zu entspannen. Ihr taktiles Empfinden, insbesondere ihre Schmerzwahrnehmung, ist eingeschränkt. Körpergrenzen können sie nicht wahrnehmen. Mit dem Körper und seinen Grenzen sind Erfahrungen von Überwältigung und Schmerz verbunden, die dissoziiert werden. Solche Grenzen wieder herzustellen und den Körper in seiner Begrenzung als etwas Wohltuendes und Identitätsstiftendes wahrzunehmen, ist ein basales Ziel in der Behandlung traumatisierter Jugendlicher. Betroffene Jugendliche berichten häufiger über Körperdissoziationen, z. B. dass sie kein Gefühl an ihren Oberschenkeln haben oder dass ihr Unterleib wie nicht existent ist.

Die Körpertherapie, die unsere Körpertherapeutin (I. Kepper-Juckenack) durchführt, ist keine Therapie, die versucht, das traumatische Geschehen zu aktivieren und gar in kathartischer Form abzureagieren. Dies erscheint uns insbesondere im Kontext von Behandlungen nicht sinnvoll zu sein, die auf verschiedenen Ebenen angesiedelt sind. Sobald traumatische Inszenierungen in der Körpertherapie auftreten, werden diese im Einverständnis mit dem Jugendlichen dem Therapeuten mitgeteilt oder vom Jugendlichen selbst dort angesprochen. Solche Erfahrungen müssen in der Therapie ankommen. Die Körpertherapie soll in erster Linie Entwicklungsarbeit und Arbeit an den Traumafolgen am Körper leisten. Sowohl Entwicklungsblockaden, sensorische Abblendungen und Dissoziationen als auch motorische Erstarrungen und Blockierungen sollen aufgelöst werden.

Jugendliche gehen gerne in die »Bohnenkiste«, eine mit harten weißen Bohnen gefüllte zirka ein Kubikmeter große Kiste, in der sie auf ihrer Haut und mit den Händen die Berührung durch die leichten, glatten und runden Formen erfahren. Sie bauen aus Polstern Höhlen und umhüllen sich mit Decken oder greifen zu dem Igelball, um die Grenzen ihres Körpers wahrzunehmen. Sie beschweren sich mit Sandsäcken, um Teile ihres Körpers zu spüren, die bis dahin aus- und abgeblendet wurden. In anderen Übungen erlernen sie – insbesondere bei Lateralisierungsstörungen und gestörter Hemisphärendominanz – mit beiden Körperhälften gleichzeitig zu arbeiten, eine Fähigkeit, die durch traumatische Belastungen eingeschränkt wurde. Sie üben, sich in ihrem Körper wieder zu Hause zu fühlen, Reize auf ihrer Haut zu erkennen und zu diskriminieren, die Lage ihrer Körperteile zu benennen und Bewegungen miteinander zu verbinden. Sie lernen, Wahrnehmungen mit motorischen Reaktionen zu koordinieren und zu integrieren und mit passenden Handlungen zu reagieren. Probleme des vestibulären Systems werden durch Arbeiten an Gleichgewicht und Balance aufgefangen. Dabei kann ihnen helfen, in einer Hängematte zu schaukeln.

Traumatisierte Jugendliche profitieren von der Erfahrung, sich einen Raum und eine Höhle unmittelbar und konkret zu schaffen und sich dort sicher zu fühlen. Positive Erfahrungen machen sie auch, wenn sie ihre abgeblockten Wahrnehmungen wieder »hochfahren«, ihre Aufmerksamkeit richten und sich wieder konzentrieren können. Diese Erfahrungen werden zu allererst am Körper geübt.

Ihrer taktilen Über- und Unterempfindlichkeit entspricht häufig eine Hyper- und Hyposensibilität auch in Beziehungen infolge ihrer gestörten Grenzziehung zwischen sich selbst und anderen oder bei mangelnder Reizabschirmung. Die mangelnde Fähigkeit zur Grenzziehung ist eine unmittelbare körperliche Erfahrung. Gelingt es dem Jugendlichen mit seinem Körper auf Grenzen zu achten, fällt es ihm zumeist auch leichter, im Umgang mit anderen Grenzen zu ziehen.

11.5.7 Arbeit an kognitiven Fähigkeiten

Traumatisierte Kinder und Jugendliche zeigen eine Reihe von unterschiedlichen Lernproblemen, die nicht als ein Beziehungs- oder Übertragungsproblem verstanden werden sollten (Palombo 1991). Die beeinträchtigte Informationsaufnahme und -verarbeitung (Streeck-Fischer 2000b) sind für komplexe Lernstörungen verantwortlich und müssen durch gezielte Trainings bearbeitet werden, beispielsweise mithilfe von

- Aufmerksamkeits- und Konzentrationstraining,
- Selbstinstruktionstraining,
- Training spezieller Wahrnehmungsmodalitäten oder
- Spannungstoleranztraining.

In unserer Einrichtung werden die kognitiven Trainings von der klinischen Psychologin Frau Schrader-Mosbach durchgeführt. Um die Hoffnung entwickeln zu können, dass es sich lohnt zu lernen, brauchen die jugendlichen Patienten Erfolgserlebnisse. Über viele Jahre hinweg wurden sie damit konfrontiert, scheinbar unfähig zu sein, zustande zu bringen, was Gleichaltrige können, Bedingungen, die ihren Selbstwert und ihre Produktivität infrage gestellt haben. Neben den ausgeprägten Wissenslücken und den kognitiven Folgen traumatischer Belastungen sind meist schwere narzisstische Lern- und Arbeitsstörungen die Folge. Konfrontiert mit ihrem Versagen, das wie ein weiteres Trauma wirkt, entwickeln sie Vermeidungsstrategien, geben sich auf und setzen ihr traumatisiertes und traumatisierendes Leben fort. Die Fähigkeit, narzisstischen Gewinn aus Arbeitsfähigkeit zu schöpfen, muss erst entwickelt werden. In der Regel haben die Jugendlichen große Entwürfe im Kopf und sind nicht in der Lage, die vielen kleinen Schritte zu sehen, die notwendig sind, um ein Ziel zu erreichen. Sie benötigen Orientierungen, positive Rückmeldungen und müssen die Erfahrung machen können, dass sich Lernen lohnt. Jugendliche mit massiven Konzentrationsstörungen können möglicherweise zunächst keinem Unterricht, auch keinem Klinikunterricht folgen. In diesem Fall führt es zunächst weiter, wenn der Jugendliche vermittelt über körperliche Aktivitäten, etwa im Rahmen eines Praktikums oder mit einem Arbeitsversuch seine körperlichen Kräfte spürt und unmittelbar sieht, was er zustande bringen kann. Hilfreich ist immer, vorhandene Ressourcen und Interessen zu nutzen, die ausgebaut werden können.

Fallbeispiel

Peter, der unterhalb seiner Möglichkeiten lediglich einen Hauptschulabschluss erreicht hatte, war zunächst in keiner Weise dazu zu bewegen, seine Schulkarriere wieder aufzunehmen. Er hatte einige Zeit unter desolaten Bedingungen auf der Straße gelebt. Vorstellbar war für ihn langfristig, selbst einmal Straßensozialarbeiter zu werden. Der Arbeitsversuch bei der Göttinger Tafel, wo Not leidende Menschen verköstigt wurden, war für ihn ein erster Schritt in eine sozial integriertere Richtung.

11.5.8 Traumaexposition

Gelingt es dem Jugendlichen, wieder ein normales Alltagsleben zu führen und sich von den traumatischen Belastungen durch Übungen zum sicheren Ort und durch Distanzierungs- und Ablenkungsübungen zu befreien, dann steht die Frage einer Traumaexposition an.

Als vor 20 Jahren in der Behandlung von traumatisierten Jugendlichen Traumakonzepte noch keine Rolle spielten, standen Stabilisierungsaspekte sowie die therapeutische Arbeit am Hier und Jetzt im Vordergrund. Der Jugendliche sollte in seinen Entwicklungsaufgaben unterstützt, seine Problematik aber nicht tief greifend aufgearbeitet werden (Zauner 1972). Jugendliche, die schwere traumatische Belastungen durchgemacht haben und traumatisiert-traumatisierend gelebt haben, sind oft damit zufrieden, wenn es ihnen gelingt, mithilfe der verschiedenen Stabilisierungstechniken ihren Alltag zu gestalten. Sie sagen dann: »Das, was ich jetzt erreicht habe, habe ich all' die Jahre über nicht gekonnt, das reicht mir.« Sie scheuen sich davor, sich den erlittenen Traumatisierungen in einer Traumaexposition zu stellen. Häufig beenden solche Jugendlichen die Behandlung an diesem Punkt und kommen zu einem späteren Zeitpunkt wieder, um in einem zweiten oder dritten Abschnitt ihrer Behandlung eine Traumaexposition durchzuführen. Voraussetzung für eine Traumaexposition ist, dass sie ein stabiles Leben führen, ein Zuhause haben, in eine soziale Gruppierung eingebunden sind, zur Schule gehen oder beruflich integriert sind. Erst dann kann die traumatische Situation in dafür eingerichteten Traumasitzungen bearbeitet werden.

Bei gezielter Traumaexposition ist heute das ›Eye Movement Desensitization and Reprocessing (EMDR)‹ am weitesten verbreitet (Hofmann 1999; Shapiro 1998). Dessen Wirksamkeit bei akut und komplex Traumatisierten ist auch empirisch gut belegt. EMDR muss für komplex Traumatisierte in spezifischer Form modifiziert werden (Sachsse u. Streeck-Fischer 2009).

Das Gleiche gilt für prolongierte Exposition nach Edna Foa (Foa et al. 2007). Dieses Verfahren wird bei komplex Traumatisierten wenig eingesetzt, da Borderline-Patienten nicht habituieren. Es muss so lange durchgehalten werden, bis eine Habituation einsetzt und die Stressphysiologie beruhigt ist. Zumindest muss die innere Stresssituation besser sein als zu Beginn der Exposition. Viele komplex Traumatisierte oder Borderline-Patienten dekompensieren aber vorher in dissoziative Zustände, in einen Affektsturm oder in raptusartige Verhaltensweisen, weil sie dem Hochstress nicht mehr gewachsen sind. Dann führt die Exposition nicht zu einer Symptomverbesserung, sondern zu einem Misserfolgserlebnis und einer Verschlechterung.

Bei der dritten Gruppe, den imaginativen Techniken der Bildschirmtechnik und der Beobachtertechnik (Reddemann 1998, 2004; Sachsse 2004), geht es darum, das Trauma dissoziiert wie einen alten Film zu betrachten und im Wechsel damit assoziiert in die traumatische Erfahrung hineinzugehen. Beides wechselt sich ab und trägt so zur Verarbeitung bei.

Wahrscheinlich liegen diesen drei Techniken entweder ein ähnlicher Wirkmechanismus oder mehrere gemeinsame Wirkmechanismen zugrunde. Ein verbindendes Element ist, dass während der Traumaexposition die paradoxe Situation hergestellt wird, dass der Kontrollverlust der Intrusionen und des Flashbacks kontrolliert herbeigeführt und durchgestanden wird. Damit wird aus einer unkontrollierbaren, überwältigenden Stressreaktion eine kontrollierbare Stressreaktion (Hüther 1997). Die aber stärkt das Selbstgefühl, gibt Selbstvertrauen und die Zuversicht, dem eigenen inneren Prozess gewachsen zu sein.

Ein zweiter Wirkmechanismus ist es, dass sich die Vergangenheit in der Gegenwart aktualisiert, dass es also zur Problemaktualisierung (Grawe et al. 1994) kommt, dass aber die

Gegenwart gewinnt. Bei den Intrusionen und Flashbacks setzt sich die Vergangenheit gegen die Gegenwart durch. Bei einer Traumaexposition muss die gute Gegenwart gegen die schlechte Vergangenheit »gewinnen«. Alle Vorgehensweisen aktualisieren, »triggern« schlechte Erfahrungen der Vergangenheit und wechseln dann auf die Gegenwart über (Sachsse u. Streeck-Fischer 2009).

Fehler in der Behandlung

In der Arbeit mit den schwer gestörten Jugendlichen werden, in der ambulanten ebenso wie in der stationären Therapie, initial leicht Rettungs-, Größen- und Helferfantasien bei den Therapeuten und dem Team aktiviert, die auch die wichtige Funktion haben, die Bereitschaft bei den Beteiligten zu unterstützen, sich überhaupt auf das schwierige Therapie-Unternehmen einzulassen. Sie werden allerdings dann zum Problem, wenn der Therapeut oder eine Person im therapeutischen Team die Fähigkeit zur kritischen Distanzierung verliert und die Realität des Jugendlichen und dessen massive Beeinträchtigungen nicht erkennt. Zudem kann sich ein »furor sanandi« entwickeln, der bereits Ausdruck eines malignen Prozesses ist und mit traumatischen Reinszenierungen verbunden sein kann (Streeck-Fischer 2000b). Bei Tendenzen zu maligner Regression kann es sinnvoll sein, dem Jugendlichen zu vermitteln, dass eine Therapie nur dann möglich ist, wenn damit nicht eine erhebliche Verschlechterung seines Zustandes einhergeht. Es ist ein Unterschied, ob die Therapie ein Ort ist, an dem gearbeitet wird oder suchthaft traumatische Ereignisse wiederhergestellt werden. Für Letzteres sollte der Therapeut sich nicht zur Verfügung stellen. Absprachen dienen zur Vermeidung von maligner Regression. Hilfreich kann auch ein frühzeitiges Ansprechen der zeitlichen Begrenzung der Therapie sein. Bei drohendem Therapieabbruch, Lügen oder fremddestruktivem Verhalten sind Vorgehensweisen angebracht, wie sie für die Erwachsenenbehandlung entwickelt wurden.

Kunstfehler

- Besonders schwer gestörte Patienten brauchen eine besonders intensive Beziehung.
- Identifikation mit den Omnipotenzzuschreibungen des Patienten.
- Kein klarer Eingangskontrakt.
- Unterwerfung unter die Aggression des Patienten anstatt Konfrontation.
- Vergangenheitsorientierung, Verleugnung der Realität.
- Abtreten der Beziehungskontrolle an den Patienten.
- Verlust der Zeitperspektive.

Werden diese therapeutischen Fehleinstellungen nicht erkannt, besteht die Gefahr, die Bindungstraumatisierung zu aktivieren (vgl. Rohde-Dachser 1995).

11.5.9 Die Behandlungsphasen – an einem Fallbeispiel

Die Behandlung von traumatisierten Jugendlichen verläuft in Phasen, die durch die entwickelten therapeutischen Konzepte vorgegeben sind. Sie werden jedoch jeweils von den Jugendlichen entsprechend ihrer Bedingungen sehr unterschiedlich gestaltet und ausgehandelt. An einem Fallbeispiel sollen die Behandlungsschritte dargestellt werden.

Erste Phase – Ankommen in der Therapie

Fallbeispiel

Der 17-jährige Anton hat bereits mehrere schwere Suizidversuche hinter sich. Sein Körper ist übersät mit Narben, die von Selbstverletzungen herrühren. Nach einer Diagnostikzeit von 4 bis 6 Wochen werden in einer gemeinsamen Besprechung, an der der Jugendliche im zweiten Teil teilnimmt, alle Befunde und bisher erhoben Daten zusammengetragen. In der Zweitsicht wird die weitere Behandlung geplant und organisiert. Er berichtet hier, dass es ihm seit drei Jahren so schlecht gehe. Zusammenhänge zwischen seinem Verhalten und besonderen Belastungen sieht er nicht; wahrscheinlich sei es vererbt. Den Mitarbeitern im Team fällt auf, wie wenig sich die Eltern um seine Belange kümmern, ihn geradezu vernachlässigen. Beobachtete Verhaltensweisen im Alltag wie z. B. Erregungszustände mit Bedrohung anderer, Rückzüge in Apathie und Passivität, Selbstverletzungsneigungen und Ähnliches weisen auf traumatische Belastungen hin. Anton wird damit konfrontiert: Er verhalte sich wie einer, der Schlimmes durchgemacht hat. Anton meint jedoch, er könne sich an nichts erinnern. Vielleicht komme er ja im Laufe seiner Therapie darauf, ermuntert ihn die Zweitsichterin, er brauche eine Therapie und sie hoffe, er könne sich darauf einlassen. Wichtig sei zunächst, dass er es hinkriege, wieder einen einigermaßen normalen Tagesablauf zu haben, z. B. zur Klinikschule zu gehen, wieder lernfähig zu werden, den Alltag zu bewältigen und Abstand zu sich und den anderen zu bekommen. Ihm komme offenbar Vieles zu nahe, sodass er Mühe habe, Grenzen zwischen sich und anderen zu ziehen; dies sei häufig eine Folge von traumatischen Überwältigungen.

Anton erfuhr in der ersten Zeit der Behandlung, dass er mit seinen Problemen gesehen wurde und man ihm wohlwollend, vorsehbar und verlässlich begegnete. Anton vermittelte den Eindruck, dass er die Rückmeldungen hinsichtlich seines Verhaltens und der darin deutlich werdenden Störungen (kognitive Mentalisierung) hilfreich fand, wenngleich er an dieser Stelle nicht zu erkennen gab, dass er sich möglicherweise verstanden fühlte. Hier spielten vermutlich Autonomiewünsche eine wichtige Rolle. Seine Verhaltensweisen hatten jetzt einen Sinn bekommen. Gleichzeitig wurde ihm vermittelt, dass er sich, wenn er nicht lernen würde, sich von seinen Verhaltensweisen, den traumatischen Inszenierungen zu distanzieren, in einer Sackgasse befand, in der alles nur schlimmer würde. Er war damit einverstanden, Distanzierungstechniken einzuüben.

Anton richtete sich auf der Station ein und schien sich mit seinen Belangen unterstützt zu fühlen. Er gewöhnte sich an einen normalen Tagesablauf (er ging morgens in die Klinikschule), wurde mit Stabilisierungstechniken vertraut gemacht und arbeitete in der Einzeltherapie an aktuellen Problemen.

Zweite Phase – Erkennen und zunehmende Distanzierung von bisherigen traumatischen Reenactments

Fallbeispiel

Indem Anton im Alltag immer wieder auf Verbindungen zwischen seinem Verhalten und seiner inneren Situation aufmerksam gemacht wird, erkennt er allmählich seine im Alltag und in seinen Beziehungen gehandelte Problematik als Folge innerer Konflikte. Traumatische Inszenierungen können zunehmend erfasst werden. Allmählich kann er auf bis dahin gewohnte Selbsthilfemaßnahmen wie Alkohol und Selbstverletzung verzichten. Im Alltag wird er gleichzeitig mehr gefordert, indem er in die Schule in der Stadt geht oder an gezielten Trainings teilnimmt.

Anton konnte es aufgeben, sich selbst zu verletzen. Allmählich akzeptierte er, dass sein Verhalten mit früheren Erfahrungen zusammenhing. Nun wollte er unbedingt die Außenschule besuchen. Einige therapeutische Mitarbeiter meinten, dass er dazu in der Lage sei. Andere – insbesondere die Körpertherapeutin – hielt diesen Schritt für zu früh, da Anton nach wie vor sehr reizoffen und ohne sichere Grenzen erscheine, auch ohne stabile Hautgrenzen. Die Einzeltherapie erlebte Anton als Kränkung. Die ursprünglich idealisierte Therapeutin hatte ihn einmal »vergessen« bzw. »im Stich gelassen«. Sie hatte nicht nach ihm gesucht, als seine Therapiezeit war. Er war zu diesem Zeitpunkt von einem Flashback – wie er später erwähnte – überwältigt gewesen. Trotzdem wurde er offener. In der Schule geriet er allerdings in Panikzustände, die zu der Vermutung veranlassten, dass er dort durch irgendetwas getriggert wurde. Die Hinweise für traumatische Belastungen verdichteten sich zunehmend. Es gab Hinweise auf sexuelle und körperliche Gewalterfahrungen. Teilweise konnte er sie in der Therapie andeuten, teilweise erzählte er außerhalb der Therapie von Ereignissen wie beiläufig. Er fühlte sich in verschiedener Hinsicht als Opfer, überwältigt von anderen.

Nach einer Wiedervorstellung geriet er in einen massiven Spannungszustand. Bei einer Wiedervorstellung ziehen die verschiedenen Therapeuten, Betreuer und der Stationsarzt eine Zwischenbilanz und planen gemeinsam mit dem Jugendlichen die weitere Therapie. Während dieses Gespräches wurde Anton aufgefordert, sich mehr Unterstützung zu holen und auf Techniken, die ihn stabilisieren würden, zurückzugreifen. Der Spannungszustand ähnelte dem, der vor der Behandlung zu einem Selbstmordversuch geführt hatte. Möglicherweise fühlte er sich auf sich selbst zurückgeworfen und einmal mehr mit seinen Problemen konfrontiert. Er schaffte in kreativer Weise Chaos auf der Station, indem er mit Glassteinen, die nach Renovierungsarbeiten im Keller aufbewahrt wurden, Türen verbarrikadierte. Für einige wurde er das geliebte, besondere Kind der Station, andere bekämpften ihn. So wie er seinerseits einige andere idealisierte, entwertete er andere. Er akzeptierte es nun, dass er eine Therapie brauchte und arbeitete in der Einzeltherapie intensiv an seinen Ängsten.

Dritte Phase – zunehmende Stabilisierung (vom Opfer zum Täter)

In der dritten Phase kommt es zu einer Krise, die einen wichtigen Wendepunkt markiert. Gleichzeitig werden neue Erfahrungen in der Außenwelt, der Schule, bei einem Arbeitsversuch oder im Umgang mit Gleichaltrigen gemacht.

Fallbeispiel

Anton weigert sich, weiter zur Schule zu gehen. Dagegen ist er bereit, an einem Angsttraining teilzunehmen. Er erhält medikamentöse Unterstützung. In der Körpertherapie baut er eigene Räume. Diese scheinbar sicheren Orte werden jedoch immer wieder durch plötzliche bedrohliche Einbrüche, die Ausdruck von Flashbacks sind, zerstört. Hier schien er, in geschützten Räumen seine eigenen Traumaexpositionen zu versuchen.

Es kommt zu Verstrickungen mit anderen Jugendlichen und mit den Erziehern. Da Anton Grenzen zwischen Intimität und Öffentlichkeit nicht anerkennen will – er meint, er habe kein Schamgefühl –, gerät er mit dem Stationsleiter aneinander. Jetzt stellen sich Beziehungsmuster her, in denen ihm die Selbstbestimmung genommen wird, vergleichbar jenen Formen von Überwältigung, die er offenbar früher erfahren hat, in denen er bedroht worden war und Grenzen zwischen sich und anderen verloren hatte. Er fühlt sich häufiger schlecht behandelt und kämpft jetzt für seine Positionen.

Er wird nun in verschiedenen Situationen vom Opfer zum Täter, letztlich um der Position des überwältigten Opfers zu entkommen. In einer Gruppensitzung sagt er seiner Einzeltherapeutin »Ich bringe Sie um«, als er sich nicht gesehen fühlt. Er bringt den Stationsleiter in eine Situation, in der dieser sich überwältigt fühlt. Es wird ihm zunehmend deutlich, wie wichtig es ist, sichere Abstände zu schaffen, Räume des Innehaltens, Denkens und Nachdenkens, um die traumatischen Erfahrungen mit den Flight-/Fight- und Panikreaktionen zu relativieren. Nach vielen Auseinandersetzungen will er lieber erst mal gehen, zu früh, aber – wie er meint – ausreichend stabil, um die Schule wieder besuchen zu können.

Vierte Phase – vorzeitiges Ende der Therapie

Fallbeispiel

Anton ging in sein bisheriges Umfeld zurück, aus unserer Sicht noch mangelhaft vorbereitet. Dies entsprach jedoch seiner Art, überhöhte Ansprüche an sich zu stellen, letztlich tat er sich selbst Gewalt an. Anstelle seines »weiß nicht, was passiert ist« erzählte er in seiner letzten Therapiestunde erstmals von früheren Traumatisierungen: der sexuelle Missbrauch im Alter von acht Jahren durch einen Lehrer, sexuelle Nötigung durch eine ältere Frau mit Domina-Allüren im Alter von vierzehn Jahren und eine sexuelle Beziehung zu einem älteren Jugendlichen ebenfalls mit 14 Jahren. Er wusste nun, warum er sich das alles angetan hatte und wollte seine Behandlung ambulant fortsetzen. Von einer angebotenen EMDR-Behandlung machte er keinen Gebrauch, wie er überhaupt in der Therapie seinen sehr eigenen Weg gegangen war und sich nur teilweise an die von uns vorgegebenen Schritte gehalten hatte. Die Eröffnung seiner vielfältigen Traumatisierungen erst am Ende der Therapie haben wir als Hinweis verstanden, dass er sich nicht völlig in unsere Hände begeben wollte, sondern – entsprechend seinen Autonomiebestrebungen – die Sache bis zum Schluss in seiner Hand behalten wollte.

Ein Jahr später kam er zu Besuch. Er war in einer guten Verfassung, hatte sein Abitur gemacht und wollte studieren. Seine Hobbys hatte er ausgebaut. Nach einer hautärztlichen Behandlung waren seine Narben nicht mehr zu sehen. Er war stolz und voller Zuversicht.

Jugendliche, insbesondere männliche Jugendliche, beenden häufiger die Behandlung vorzeitig. Oft ist die innere und äußere Trennung von den Eltern noch nicht möglich. Der vorzeitige Weggang erlaubt es, sich alle Möglichkeiten offen zu halten. Mitunter reicht es dem Jugendlichen, in seinen Alltagsvollzügen wieder ausreichend stabilisiert zu sein. Mit Recht erleben die Jugendlichen die Bearbeitung ihrer traumatischen Belastungen als zu destabilisierend. Für sie steht zunächst die äußere Entwicklung im Vordergrund. Hier spielen schulische und berufliche Perspektiven eine wichtige Rolle. Jugendliche beenden die Therapie auch dann vorzeitig, wenn sie bestimmten Wahrheiten über sich aus dem Weg gehen und sich beispielsweise über das Ausmaß ihrer Konflikte oder ihrer Drogenproblematik nicht klar werden wollen.

11.5.10 EMDR bei Jugendlichen

EMDR (eye movement desensitization and reprocessing) hat sich als Methode zur Behandlung von Personen mit posttraumatischen Belastungsstörungen bewährt (Hofmann 2004). Aufgrund der einfachen Anwendung lässt sich das Verfahren gut in unterschiedliche ambulante und stationäre Behandlungskonzepte einbetten (Lempa 2000). Integriert in ein psychodynamisches Behandlungssetting erscheint EMDR auch im Jugendalter gut geeignet (Greenwald 1999), obwohl es darüber bisher erst wenige Veröffentlichungen gibt. In der stationären Psychotherapie werden traumatisierte Jugendliche offenbar selten mit EMDR behandelt. Insbesondere bei der Therapie von Jugendlichen, die infolge ihrer multiplen traumatischen Belastungen unter vielfältigen Symptomen leiden, wird die EMDR-Behandlung manchmal zu einem fernen Endziel, das zu erreichen wünschenswert ist, jedoch nicht unter allen Umständen angestrebt werden sollte. Nachdem die oben erwähnten Voraussetzungen hergestellt sind, steht die Frage einer Traumaexposition an.

Adoleszenz, psychodynamische Psychotherapie und EMDR

Auch in die EMDR-Behandlung fließen phasenspezifische Konflikte der Adoleszenz ein.

Die Autonomie- und Eigenständigkeitsbestrebungen machen sich im und am Behandlungssetting fest und gehen mit einem mitunter unberechenbaren Pendeln zwischen Einlassen auf die therapeutischen Vorgaben und Unabhängigkeitsbewegungen einher. Diese Problematik, die jede Behandlung von Jugendlichen begleitet und nicht als Widerstand angesehen werden sollte, zeigt sich in EMDR-Sitzungen besonders deutlich.

Für Jugendliche ist das Reden über sich, über Gefühle und über ihre Verhaltensweisen nicht selbstverständlich. Häufig verschweigen sie auch angesichts massiver Loyalitätskonflikte die ganze Wahrheit insbesondere den Eltern gegenüber nach dem Motto: »Ich muss meine Eltern/meine Mutter/meinen Vater vor der Wahrheit schützen.«

Die EMDR-Sitzung selbst kommt den adoleszenzspezifischen Bedingungen entgegen. Das Angebot einer Behandlung der traumatischen Belastungen in einem streng strukturierten und ritualisierten Raum entlastet den Jugendlichen in verschiedener Hinsicht. Im Mittelpunkt steht nicht die Sprache als Kommunikationsmittel zur Bearbeitung von Konflikten in Gegenwart eines Therapeuten. Dieser wird von einem Jugendlichen oft nicht als sicherer Helfer wahrgenommen, besonders deshalb, weil sowohl adoleszenz- als auch traumaspezifische Übertragungen vorliegen. Stattdessen überlässt sich der Jugendliche in einem vorgegebenen Rahmen ausgewählten Bildern, affektiven und körperlichen Zuständen und teilt sich dabei nur soweit mit, wie er das kann und möchte. EMDR gewährt dem Jugendlichen einen Spielraum, innerhalb dessen auf einer gesicherten Als-ob-Ebene und in Gegenwart eines haltenden Therapeuten die traumatischen Szenen durchlebt, neu betrachtet und bewältigt werden können. Insofern bietet EMDR einen dem Spiel ähnlichen und äquivalenten Raum zur Bearbeitung der Problematik (Streeck-Fischer 1997).

Indikation zu EMDR

EMDR ist unter bestimmten Voraussetzungen hilfreich und kann eine wertvolle Ergänzung in der Behandlung von posttraumatischen Belastungsstörungen sein. Um davon profitieren zu können, muss der Jugendliche über gewisse stabile Persönlichkeitszüge verfügen und Ich-strukturelle Fähigkeiten entwickelt haben, auf die als Ressourcen zurückgegriffen werden kann. Dies erscheint besonders in einer Zeitspanne wichtig, in der der Jugendliche aufgrund der adoleszenzspezifischen Entwicklungsaufgaben labilisiert ist. Mitunter wird dem von kinderpsychiatrischer Seite entgegen gehalten, dass schwerst traumatisierte Jugendliche, die ein traumatisiert/traumatisierendes Leben führen und nicht in der Lage sind, sich zu stabilisieren, von EMDR ohne vorherige Stabilisierung profitieren könnten, weil die Traumatherapie selbst den Teufelskreis durchbricht. Nach meiner Erfahrung können damit keine positiven Effekte erzielt werden. Vielmehr ist die Gefahr groß, weitere Zusammenbrüche und Retraumatisierungen herbeizuführen.

Unterschiedliche Ich-Zustände und Persönlichkeitsanteile sind eine Folge traumatischer Belastungen. Es ist nicht immer leicht, zwischen Aufspaltungen in Persönlichkeitsanteile als Traumafolge und frühen – auch traumatisch bedingten – Anpassungen bei Mimikry-Entwicklung, die mit frühen Affektabblendungen oder -verleugnungen einhergehen, zu unterscheiden. Jugendliche mit Mimikry-Entwicklungen können von EMDR nur begrenzt profitieren, weil sie aufgrund ihrer ungünstigen strukturellen Voraussetzungen nur sehr eingeschränkt in der Lage sind, authentische Verbindungen zu Affekten, Kognitionen und ihrem Körper herzustellen. Die EMDR-Sitzungen bleiben dann flach und nur kognitiv reguliert.

Nicht immer erinnern Jugendliche aufgrund der Amnesien ihre erste traumatische

Belastungserfahrung. Eine nachfolgende traumatische Belastung erscheint ihnen als die erste. Was dem vorausgegangen ist, kommt ihnen wie eine nachträgliche Fantasie vor, ein Abwehrverhalten, das möglicherweise noch durch Loyalitätskonflikte unterstützt wird. Die Traumaexposition hat dann eher einen Deckcharakter, da die eigentliche traumatische Belastung nicht bearbeitet werden darf. Das Behandlungsergebnis ist deshalb äußerst begrenzt.

Demgegenüber können EMDR-Behandlungen ebenso wie in anderen Lebensphasen auch bei Jugendlichen einen erstaunlich günstigen Effekt haben, wenn das traumatische Ereignis voll durchprozessiert und nicht nur gefühlshaft, sondern auch in seiner Körperlichkeit durchlebt wird.

Eine EMDR-Sitzung

Ist der Zeitpunkt erreicht, wo psychosoziale Integrationen erfolgt sind und diese bewältigt werden können, steht die EMDR-Behandlung an. Diese wird in unserer Abteilung nicht von dem Einzeltherapeuten durchgeführt, sondern einer anderen entsprechend qualifizierten Person übertragen. Parallel wird die Einzeltherapie fortgeführt. In Vorgesprächen mit dem Jugendlichen wird die Methode genauer dargelegt. Es wird erläutert, wie das Verfahren funktioniert und wie gearbeitet wird. Auch in dieser Phase kommt es noch vor, dass Jugendliche davon lieber Abstand nehmen. Der Hinweis, sich nach Möglichkeit der schlimmsten erlebten Situation noch einmal zu stellen, lässt sie zurückschrecken. Die erreichten Stabilisierungen sind ihnen wichtiger, weil sie befürchten durch die Traumaexposition möglicherweise noch einmal alles infrage zu stellen. Die Jugendlichen werden bis ins Detail auf das Setting vorbereitet. Die Situation wird mit ihnen vorweg geübt, damit sie wissen, worauf sie sich einstellen müssen. Als Vorbereitung in der Station stellt sich der Bezugserzieher an diesem Tag für den Patienten zur Verfügung, ohne dass allerdings im Einzelnen vorgegeben wäre, was in welchem Fall zu tun ist. Dem Jugendlichen soll ein Schutzraum bereitgestellt werden.

In der Sitzung selbst beschreibt der Jugendliche das Bild, das er sich vornehmen möchte. Er weiß, dass er nicht in Details gehen muss, wenn er das nicht will. Darauf hinzuweisen, ist bei Jugendlichen wichtig, ebenso wie der Hinweis, dass es um Beschämendes geht, aber dass Beschämendes die Grenzen des Raumes nicht überschreiten wird. Positive und negative Kognitionen werden festgehalten. Die positive Kognition wird in ihrer Wertigkeit erfasst, schließlich wird der Belastungsscore bestimmt. Positive Kognitionen sind etwa: Ich bin wertvoll oder liebenswert, kann daran lernen. Negative Kognitionen sind: Ich muss mich schämen, ich bin schwach oder dumm. Der Belastungsscore bewegt sich auf einer Skala von 0–10 (Hofmann et al. 1998). Diese Strukturierung ist für Jugendliche hilfreich. Sie gibt der Sitzung einen von ihrer konkreten und unmittelbar belastenden Situation abstrahierenden Charakter und löst ihre traumatische Belastung aus der Einmaligkeit. Dann wird die Zugmetapher eingeführt: sich etwas Schlimmes betrachten, als wäre man in einem Zug, der an diesem Ereignis langsam vorbei fährt. Diese Metapher soll dem Jugendlichen helfen, eine unerträgliche Situation durchzustehen mit der Gewissheit, dass sie vorbeigeht, wie bei einem fahrenden Zug, der an einer schrecklichen Szene vorbeifährt. Schließlich wird auf das Stoppsignal aufmerksam gemacht, das der Jugendliche gibt, wenn ihm alles zuviel wird. Er kann jederzeit abbrechen und damit die Kontrolle über die Situation behalten.

Nach der Aufforderung, sich das Bild vorzunehmen und zugleich die negativen Gefühle und Körpersensationen zu erinnern, beginnt das Prozessieren. Hier zeigen sich sehr deutliche Variationen, die von den jeweiligen persönlichen Hintergrundannahmen und individuellen Bereitschaften des Jugendlichen im Umgang mit EMDR bestimmt sind.

In der Regel wird mit der ersten überwältigenden Szene begonnen, die mit mehr oder weniger intensiver Beteiligung durchlebt wird. Die Pausen mit den Mitteilungen dessen, was geschehen ist, sind häufiger von Sprachlosigkeit gekennzeichnet und können nur mit weiterem Prozessieren beendet werden. Die Mitteilungen können sich beschränken auf »Das war so, das ist passiert, das tat weh.« Gleichzeitig bekommen körperliche Mitteilungsformen eine wichtige Bedeutung. Die erneute Begegnung mit der traumatischen Belastung zeigt sich in körperlichen Inszenierungen, etwa rhythmischem Schütteln des Körpers, körperliche Erstarrung, Schützen des Schoßes mit der Hand, verängstigte und hilflose Blicke. Diese zum Teil heftigen Inszenierungen sind nicht immer leicht von dissoziativen Zuständen zu unterscheiden. Eine minimale Kommunikation, in der der Therapeut verorten kann, wo er sich mit dem Jugendlichen befindet, ist erforderlich, um die Gefahr einschätzen zu können, ob der Jugendliche in einen traumatischen Zustand hineingerät.

Fallbeispiel

Die 17-jährige Johanna geriet in verschiedene dissoziative States: Sie zeigte Trance- und stuporöse Zustände, selbstverletzendes Verhalten, präsentierte Zustände, in denen sie schaukelte, grunzte, grimassierte, sich läppisch oder sexualisiert verhielt und wie eine geistig Behinderte wirkte. Diese gravierende Symptomatik bei gleichzeitig gut entwickelten höher strukturierten Persönlichkeitsanteilen wurde als Folge schwerer traumatischer Belastungen angesehen, wobei offen blieb, ob es sich um Flashback-Inszenierungen bei einer posttraumatischen Belastungsstörung handelte oder um eine dissoziative Identitätsstörung oder – was auch zu befürchten war – um Anzeichen des Abgleitens in psychotisches Erleben. Johanna geriet seit drei Jahren in diese wechselnden Zustände und hatte sich die meiste Zeit in psychiatrischen Einrichtungen aufgehalten, auch unter geschlossenen Bedingungen mit körperlichen Fixierungen.

Nachdem Johanna gelernt hatte mithilfe von Stabilisierungstechniken traumatische und dissoziative Zustände beiseite zu drängen, sie die Schule besuchte und wieder auf frühere Interessen zurückgreifen konnte, wurde eine EMDR-Behandlung geplant und vorbereitet: Zunächst wird mit ihr über den sicheren Ort gesprochen, den sie jedoch nicht mitteilen möchte. Das sei so ein Ort in einem Zwischenbereich, den sie nicht näher benennen kann und will. Sie erklärt dazu, dass sie den Ort für sich braucht, um sich nicht überwältigt zu fühlen. Zur negativen Kognition meint sie, sie könne niemandem trauen, und sie schäme sich. Zur positiven Kognition sagt sie, sie sei stark. Diese gibt sie auf der Skala der gefühlten Stimmigkeit (VOC 0 bis 7) mit 4 bis 5 an, als Grad der Belastung des Ereignisses (SUD 0 bis 10) nennt sie 6 bis 7. Johanna beschreibt eine Szene an einem Verkaufsstand am Markt. Sie betrachtet sich die Auslagen. Es wird ihr angeboten, ein T-Shirt hinter dem Stand in einem der Öffentlichkeit nicht zugänglichen Bereich anzuprobieren. Dort wird sie durch einen Seiteneingang in einen dunklen Schuppen gezerrt und überwältigt. Sie wird mit einem Gegenstand vaginal penetriert und oral vergewaltigt. Als Gefühle stellen sich massive Angst und Ekel ein, und sie fühlt Anspannung im ganzen Körper. Es wird mit dem Prozessieren begonnen, und sie hält sich die Hand vor den Mund und schaut völlig verängstigt, hilflos und überwältigt. Sie bewegt ihren ganzen Körper, als würde dieses Ereignis mit ihr gerade wieder passieren. In den Pausen kann sie nichts sagen, es wird weiter prozessiert. Sie redet kaum. Dies setzt sich so fort. Sie gibt nur kleine Kommentare zu ihrem Befinden. Sie bleibt anhaltend in der Szene, als gäbe es keinen Ausweg und kein Ende. Nach einer Weile des Prozessierens stellt sich aufseiten der Therapeutin die Besorgnis ein, sie könne Johanna möglicherweise nicht mehr erreichen, da sie in einen traumatischen State geraten sei. Dies trifft jedoch nicht zu. Nach einer Dreiviertelstunde des Prozessierens will die Therapeutin abbrechen und sagt, dass sie den Eindruck habe, dass es jetzt für das erste Mal genug sei, da Johanna offenbar selbst kein Ende findet. Johanna ist erreichbar, sie möchte zunächst noch nicht aufhören, an ihrem Zustand ändert sich jedoch nichts. Die Therapeutin erklärt ihr, dass das sehr viel an Belastung gewesen sei, was sie jetzt in der Sitzung ertragen habe, und dass das fürs Erste genug sei. Die Sitzung wird beendet, indem sie Johanna auffordert, in den sicheren Ort zu gehen. Die Therapeutin verankert mit ihr den sicheren Ort. Johanna kommt allmählich zur Ruhe. Danach erscheint sie wie neben sich getreten, sie fühlt sich körperlich mitgenommen. Sie ist insgesamt aber gut erreichbar. Die Stimmigkeit der positiven Kognition ist auf 3 (VOC) gesunken und der Grad der Belastung auf 8 (SUD) gestiegen. Es geht Johanna also schlechter als vorher. Sie will direkt danach in die Stationsgruppe, was die Therapeutin irritiert und ihr gegenüber problematisiert, was dem Mädchen – wie sich herausstellt – offenbar aber gut tut. Den Tag verbringt sie dann ruhig, ohne viele Gespräche, wirkt jedoch insgesamt wie aufgelöst. Im Laufe der Woche zeigt sich jedoch eine äußerst positive Entwicklung. Johanna hat keine Schlafstörungen mehr, keine Flashbacks und keine traumatischen Inszenierungen. Es geht ihr deutlich besser.

In der nächsten EMDR-Sitzung stellen sich Probleme mit ihrer Sprachlosigkeit ein. Sie vertieft sich in eine Situation, kann darüber aber nicht reden. Die Therapeutin bleibt verwirrt außen vor. Gleichzeitig spürt sie Tendenzen, Johanna zu überwältigen und ihr Schweigen zu brechen. Stattdessen weist sie Johanna darauf hin, dass das nicht gut für sie sei. Später sagt Johanna, sie würde die Therapeutin hören und innerlich auch antworten. Die Veränderungen unter der Behandlung sind in Tabelle 11-8 zusammengefasst.

Johanna entscheidet, jetzt erst einmal die Behandlung zu beenden und nach der Entlassung später noch einmal wiederzukommen. Dieser Schritt in die Autonomie ist an dieser Stelle adoleszenztypisch und jetzt besonders wichtig. Auf der Station beeindruckt sie angesichts des erstaunlich guten Verlaufes. Sie kann und will jetzt alleine mit einem zeitlich befristeten Betreuungsangebot durch das Jugendamt leben, zur Schule gehen und ihren Interessen nachgehen. Die Einzeltherapie setzt sie ambulant fort.

Tab. 11-8 Veränderungen unter der Behandlung.
Nach CTQ (children traumatic questionnaire): schwere Gewalterfahrungen Summenscore <20.

	Vorher (Summenscore)	Nach EMDR
IES (impact of event scale) gesamt	65	38 cut off >20
Intrusion	35	19
Vermeidung	30	19
SDE-J (dissoziative experience scale) (Brunner u. Parzer 1999)	73	70
FSKN (Frankfurter Selbstkonzeptskala)	überwiegend negativ	deutlich positiv

12 Stationäre Psychotherapie: Besonderheiten der Behandlung in der Klinik

Stationäre Psychiatrie und Psychotherapie ist ein organisierter Eingriff in die Lebensverhältnisse eines jungen Menschen und seiner Familie, der in der Regel nur dann erfolgt, wenn aufgrund massiver intrapsychischer, interpersoneller und sozialer Konflikte eine Trennung vom bisherigen Umfeld, von Familie, Schule und Gleichaltrigengruppe und eine Behandlung im stationären Rahmen erforderlich ist (Streeck-Fischer 1991, 1995, 2000b, 2002).

Die Vielfalt und Komplexität der Störungen erfordern meist einen mehrdimensionalen, multimodalen Behandlungsansatz. In der Kinderpsychiatrie hat sich der Begriff des multimodalen Therapieansatzes eingebürgert, der ein auf der Grundlage einer differenziellen Indikationsstellung auf den individuellen Fall abgestimmtes Behandlungsvorgehen mit verschiedenen, unterschiedlich gewichteten therapeutischen Techniken beschreibt (vgl. Martin 1997). Stationäre Psychotherapie basiert auf einer Kombination verschiedener Behandlungsansätze. Jedoch löst ein multimodaler Therapieansatz nicht das Problem, wie die verschiedenen Therapien zueinander organisiert sein müssen, damit eine integrierte Behandlungsorganisation entsteht und die verschiedenen Therapien nicht nur additiv aneinandergereiht werden.

Eine komplexe Behandlung, die das Lebensumfeld von Kindern und Jugendlichen einbezieht, hat Psychoanalytiker und psychoanalytisch ausgebildete Pädagogen seit den Anfängen der Psychoanalyse beschäftigt (z. B. Aichhorn 1971; Bettelheim 1970; Redl u. Wineman 1976; Zauner 1972). Komplexe Ansätze in einem therapeutischen Milieu wurden insbesondere für die Behandlung von vielfach traumatisierten Kindern und Jugendlichen entwickelt. Frühe Erkenntnisse haben die Gestaltung des Alltags stationärer Psychotherapie maßgeblich beeinflusst. Stationäre Psychotherapie setzt voraus, dass dem Kind oder Jugendlichen in der Klinik Bedingungen geboten werden, die eine altersentsprechende und weitgehend normale weitere Entwicklung ermöglichen und zugleich den Schutz- und Schonraum gewähren, der in Anbetracht der neurotischen Störungen und Entwicklungsdefizite nötig ist. Dies erfolgt gemäß der Einstellung »so viel Schonraum wie nötig«, damit Überforderungen und Dekompensationen verhindert werden, und »so viel Belastung wie zumutbar« (Zauner 1978), um Entwicklungen anzuregen.

Die Behandlung wird durch eine Reihe äußerer Faktoren wie die Lage der Klinik, die Räumlichkeiten, die altersgemäße Ausstattung und die personelle Situation bestimmt. Eine stationäre Psychotherapie, die beispielsweise in einem Klinikhochhaus im Stadtzentrum durchgeführt wird, begrenzt den Lebens- und Erfahrungsraum eines Kindes oder Jugendlichen erheblich und in spezifischer Weise. Ein Jugendlicher ist von nahe gelegenen Verführungen, wie der Kneipe oder von Drogenangeboten, gefährdet, bisherige Verhaltensweisen fortzuführen.

Mangelhafte Ausstattung der Räume kann wichtige Entwicklungen erschweren: Ein Spiegel an der Wand beispielsweise ist für die Entwicklung eines Körperbildes oder -schemas wichtig, das Tablettsystem mit portioniertem Essen verhindert die Entwicklung von steuernden Ich-Fähigkeiten in Bezug auf Appetit und Nahrungsaufnahme. So können Entwicklungsschädigungen und strukturschädigende Regressionen durch Hospitalisierung herbeigeführt werden, wenn die »innere und äußere Architektur des stationären Milieus« (Becker u. Senf 1988) nicht ausreichend auf das Alter des Kindes und Jugendlichen abgestimmt ist.

Die Behandlung von Jugendlichen unter stationären Bedingungen ist geprägt von den adoleszenzspezifischen Konflikten und Ausdrucksweisen sowie den jeweiligen störungsspezifischen Mitteilungsformen des jungen Patienten. Sie kontaminieren die Behandlungsorganisation, den Behandlungsrahmen und die Beziehungsgestaltungen. Sie werden zu Austragungsorten von altersentsprechenden und störungsspezifischen Konflikten.

12.1 Stationäre Psychotherapie in der Behandlungskette stationärer Versorgung

Stationäre Behandlung ist in eine Kette von psychiatrischen und psychotherapeutischen Versorgungsangeboten eingereiht, die von ambulanten über tagesklinischen bis zu Behandlungen unter stationären Bedingungen reichen. Innerhalb der stationären Versorgung unterscheiden sich die Behandlungsbedingungen je nach dem, ob es sich um Stationen für Schutzbedürftige handelt, für psychiatrische oder für psychotherapeutisch-psychiatrische Interventionen. Abbildung 12-1 zeigt die verschiedenen Glieder dieser Behandlungskette. Da kinderpsychiatrische Abteilungen häufig klein sind, sind solche Differenzierungen zumeist nicht durchführbar. Dadurch kann es schwierig sein, ein wirksames therapeutisches Milieu herzustellen. Darüber hinaus werden Jugendliche häufiger auf Erwachsenenstationen behandelt, die den spezifischen Behandlungsbedingungen, die Jugendliche brauchen, in keiner Weise gerecht werden können.

Zur stationären psychotherapeutischen Behandlung kommen Jugendliche aus verschiedenen Gründen: Häufig handelt es sich um Heranwachsende mit mehrfach gescheiterten ambulanten Therapieversuchen oder um Jugendliche, die nach einer längeren geschlossenen Unterbringung einer Psychotherapie in einem geschützten Rahmen bedürfen. In Tabelle 12-1 sind die Indikationen für eine stationäre Psychotherapie zusammengestellt.

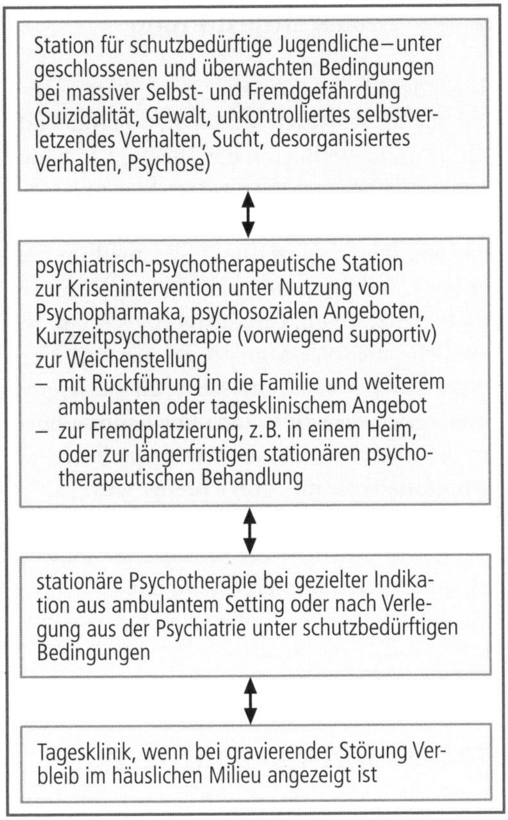

Abb. 12-1 Behandlungskette in der stationären psychiatrisch-psychotherapeutischen Versorgung.

Fallbeispiele

Die 17-jährige Andrea kommt zur stationären Behandlung, nachdem sie bereits seit mehr als einem Jahr in einer geschlossenen Station eines psychiatrischen Krankenhauses wegen ihrer anhaltenden Selbstmordgefährdung untergebracht war. Jegliche Versuche der Reintegration scheiterten an ihrer anhaltenden Suizidalität, sodass eine stationäre Behandlung in einem geschützten, aber offenen Rahmen vorgeschlagen wurde.

Die 15-jährige Bärbel kommt zur stationären Behandlung, nachdem die ambulante Therapie nur wenige Änderungen in Gang bringen konnte und weil sich die Therapie als zu punktuell erwiesen hatte. Im Zusammenhang mit ihrem Rückzug aus sozialen Bezügen und ihrer Leistungsverweigerung ging es ihr immer schlechter, sodass eine umfassendere, auf verschiedenen Ebenen ansetzende Behandlung sinnvoll erschien. Eine Trennung von den Eltern und dem häuslichen Schonraumklima wurde als notwendig angesehen.

Bei Jugendlichen mit manifester Sucht, florider Psychose, kriminellen Karrieren und Jugendlichen, die von Heim oder ihrer Familie abgeschoben wurden und die selbst nicht zu einer Behandlung motiviert sind, ist eine stationäre Behandlung nicht angezeigt. In Tabelle 12-2 ist aufgeführt, unter welchen Umständen eine stationäre Behandlung kontraindiziert ist.

Tab. 12-1 Indikationen für eine stationäre Psychotherapie.

- schwere komplexe und multiple Störungen
- unzureichendes ambulantes Setting
- vorangegangene gescheiterte Behandlung (ambulant, stationär)
- mehrdimensionaler Behandlungsansatz erforderlich
- Herausnahme aus problematischem Umfeld (z. B. Eltern, Drogen, Gewalt)
- ambulante Unterversorgung (heute selten)

Tab. 12-2 Kontraindikationen für eine stationäre Psychotherapie bei Jugendlichen.

- manifeste Sucht (Alkohol, Tabletten, Drogen)
- akute Psychose
- ausgeprägtes selbst- und/oder fremd-gefährdendes Verhalten, das Sicherung erfordert
- Verlust von Zuhause durch Abschiebung (Heim, Eltern)
- kriminelle Karriere
- unterdurchschnittliche Begabungsausstattung

12.2 Der Weg zur stationären Behandlung

Für die Behandlung von Jugendlichen müssen zuerst Voraussetzungen geschaffen werden, die es ihnen ermöglichen, sich auf eine Behandlung einzulassen. Jugendliche stehen häufig einer Behandlung unentschlossen, häufig zwiespältig und misstrauisch gegenüber. Befangen in ihrem adoleszenten Ablösungsprozess von den Eltern übertragen sie entsprechende Konflikte auf Erwachsene und Therapeuten und können sich nur mit Vorbehalten auf eine Behandlung einlassen.

12.2.1 Vorüberlegungen und Planungen der Behandlung

Jugendliche, die zur stationären Behandlung angemeldet werden, werden zunächst zu einem ambulanten Vorgespräch eingeladen. In diesem Gespräch wird neben einer psychiatrisch-psychotherapeutischen Diagnostik überprüft, welche Voraussetzungen der Jugendliche für eine Behandlung mitbringt. Oft sind Gespräche notwendig, die das für eine Therapie erforderliche Vertrauen wecken können, manchmal auch mehrere, in denen es dann zumeist darum geht, welche Behandlungsvoraussetzungen vereinbart werden sollen (ob der Jugendliche beispielsweise ein Einzelzimmer braucht), wie der Umgang mit Drogen aussieht (z. B. ob regelmäßig Urinproben kontrolliert werden müssen), welche Behandlungsmotivation er mitbringt (Ist er selbst zur Behandlung motiviert oder wird er geschickt?), ob die Klinik angemessene räumliche, zeitliche und personelle Bedingungen bietet, ob der Jugendliche in der Lage ist, Absprachen einzuhalten, wie viel Schutz er braucht, wo Gefahren liegen usw.

12.2.2 Wartezeitgestaltung

Möglicherweise ergibt sich nach dem Vorgespräch eine Wartezeit bis zur stationären Aufnahme und dem Beginn der Therapie. Um diese Zeit nicht ungenutzt verstreichen zu lassen, wird überlegt, welche Bedingungen schon während der Wartezeit und eventuell im bisherigen Umfeld positive Entwicklungen ermöglichen können. Ungünstig ist es, wenn Jugendliche mehrere Monate auf die stationäre Behandlung warten müssen, die Wartezeit ohne jegliche Therapie und ohne Bemühungen um Weiterentwicklung verbringen und ihre Symptomatik immer gravierender wird.

Abbildung 12-2 stellt die Modalitäten der Aufnahme und des Verlaufs der stationären Behandlung zusammenfassend dar.

12.3 Grundkonzepte stationärer Psychotherapie

Tabelle 12-3 zeigt eine Auswahl möglicher Grundkonzepte für die stationäre Psychotherapie.

Quasi-ambulante Modelle (► Tab. 12-3) sind am ehesten in Heimen und im Strafvollzug zu finden. Dabei werden Kinder, Jugendliche und Erwachsene außerhalb der Institution therapiert. Der Austausch zwischen der Institution und dem Therapeuten wird nicht oder kaum gesucht. Bipolare Modelle unterscheiden zwischen dem Realitätsraum, einem Bereich, in dem an Alltagskonflikten gearbeitet wird, und dem Therapieraum mit Einzeltherapie, Gruppentherapie und Familientherapie. Zum Konzept einer integrierten klinischen Gesamtbehandlung gehört die Integration der verschiedenen therapeutischen Ansätze (Heigl 1981; Zauner 1972, 1978).

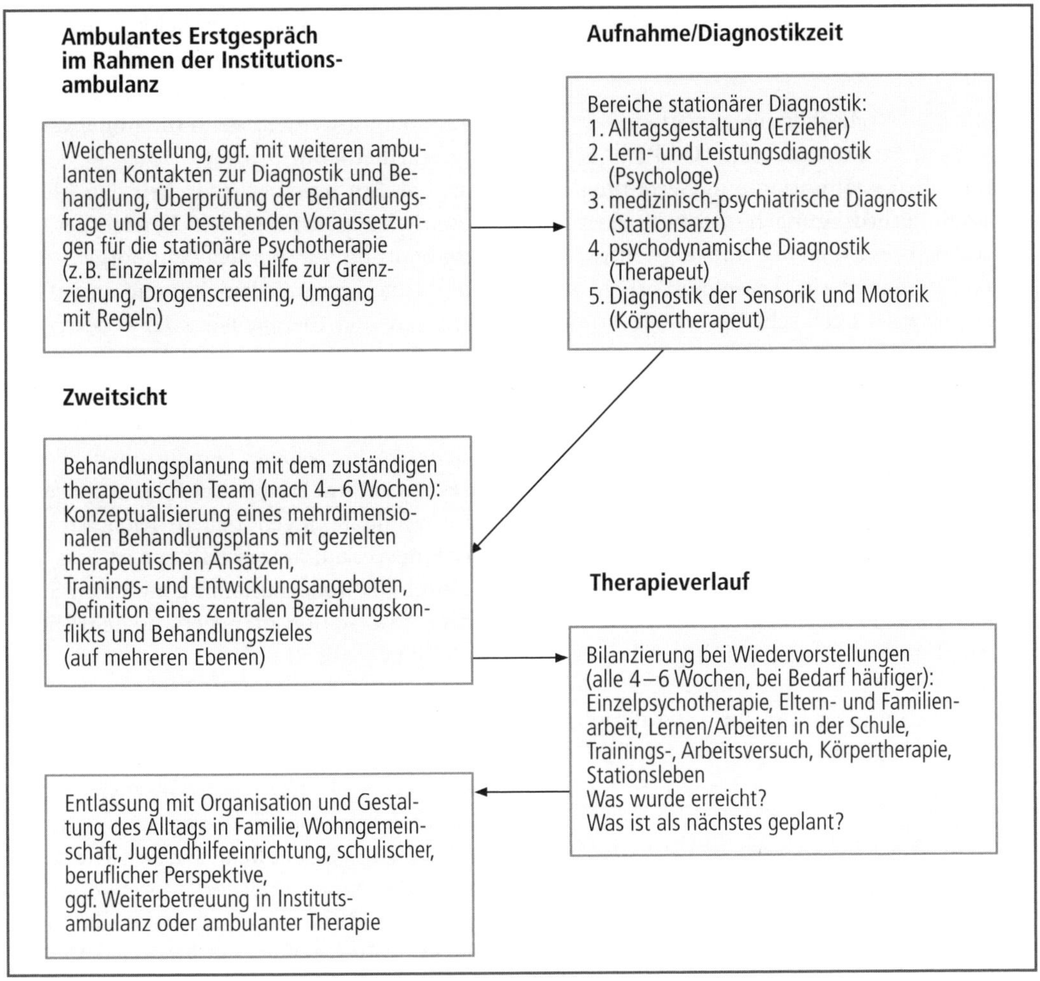

Abb. 12-2 Modalitäten stationärer Behandlung.

Tab. 12-3 Unterschiedliche Behandlungsorganisationen (nach Becker u. Senf 1988; Streeck-Fischer 1995).

	Therapie	**Klinik**
quasi-ambulantes Therapiekonzept	Psychotherapie im ambulanten Setting	Heim kustodiale Einrichtung
bipolares Therapiekonzept	Therapieraum Psychotherapie in der Klinik	Realitätsraum[1] soziale Lernprozesse durch Interaktion
integratives Therapiekonzept	Therapieraum[2] Organisation des gesamten klinischen Feldes nach dem Prinzip differenzierter und zugleich gleichgewichtig integrierter Behandlungsangebote	

[1] Rahmenmodell (Kernberg 1979)
[2] Bühnenmodell (Janssen 1987)

12.3.1 Organisation und Gestaltung der Behandlung

Stationäre Psychotherapie findet innerhalb komplexer Strukturen statt. Deshalb ist es wichtig, die Organisation und Gestaltung der Behandlungsbedingungen immer auch in Bezug auf den einzelnen Jugendlichen kritisch zu prüfen, inwieweit sie therapieförderlich oder möglicherweise auch schädigend sein können (Streeck-Fischer 1995). Sie werden vor allem bestimmt von

- der Verteilung von Rollen und Funktionen auf die verschiedenen Berufsgruppen und ihr Verhältnis zueinander (Arzt, Kinderpsychotherapeut, Psychologe, Sozialarbeiter, Körpertherapeut, Erzieher, Pflegekräfte und Lehrer),
- der Art der Beziehungen und Gestaltung der Rahmenbedingungen in Alltag und Therapie und
- der Zusammenarbeit im interdisziplinär zusammengesetzten Team.

12.3.2 Verteilung von Rollen und Funktionen

In der stationären Behandlung sind klare Aufgaben- und Funktionsverteilungen wichtig (Heim 1984), um Konfusionen im Team, Reinszenierungen von Konflikten des Jugendlichen und Auflösungen von vorgegebenen Strukturen zu vermeiden. Ein Jugendlicher, der sich beispielsweise an den Erzieher wendet und lieber mit ihm die Therapie machen möchte, boykottiert die Therapie. Insbesondere Jugendliche mit Borderline-Störungen oder multiplen Traumatisierungen neigen dazu, vorgegebene Strukturen einer Institution auflösen zu wollen und ihre Therapie so zu gestalten, dass sie ineffektiv wird. Im Versuch, z. B. den Erzieher aus seiner Rolle zu holen, können Erfahrungen mit mangelhaften Grenzziehungen wie die zwischen Öffentlichkeit und Intimität oder unsicheren Generationsgrenzen wieder hergestellt werden, die nur dann im Team erkannt werden, wenn die Rollenverteilung beachtet wird.

Es hat sich bewährt, zwischen dem therapeutischen Bereich und dem Bereich der Alltagsgestaltung zu trennen. Stationsarzt oder Stationsmanager mit dem Pflegeteam auf der einen Seite und Therapeut auf der anderen Seite verfolgen auf verschiedenen Handlungsebenen ein gemeinsames Ziel. Dieses ergibt sich aus einer gemeinsamen psychodynamischen Sichtweise und einem gemeinsamen Fokus (Streeck 1991) im Hinblick auf das vorliegende Störungsbild des Jugendlichen, der sich im Behandlungsverlauf prozesshaft ändert.

Durch die Rollenaufteilung zwischen Stationsarzt bzw. Stationsmanager und dem Therapeuten findet die Therapie in einem von Eingriffen und Sanktionen entlasteten und geschützten Bereich statt. Demgegenüber sind die vielfältigen Konfrontationen im Alltag auf die alters- und störungsspezifischen Bedingungen des Jugendlichen abgestellt. Da der Königsweg des Jugendlichen zu sich selbst, seiner Vergangenheit und der Selbstfindung im Handeln, nicht in der Selbstreflexion liegt, braucht er Rückmeldungen über sein Verhalten. Er erfährt damit soziale Reflexion, die ihn auf seine noch nicht erkannten Probleme aufmerksam macht. Sein Verhalten im Alltag wird verhandelt und in Richtung auf die Therapie aufbereitet.

In Tabelle 12-4 und Tabelle 12-5 sind die verschiedenen Funktionen und Aufgaben des Stationsmanagers und des Therapeuten im Einzelnen aufgeführt.

Werden Alltags- und Therapieraum nicht getrennt und ist der Stationsarzt gleichzeitig der Therapeut, wird es schwer, den geschützten Raum der Einzeltherapie aufrechtzuerhalten. Der von pädagogischen Konzepten bestimmte Alltag wird unter Umständen zu sehr

Tab. 12-4 Aufgaben im Realraum: Stationsmanagement (Stationsarzt/-leiter zusammen mit dem Team [Erzieher und Pflegekräfte]).

Aufnahme des Jugendlichen
• Interview zur medizinischen und psychiatrischen Diagnostik, Überprüfung von Therapiemotivation und -zielen, Gefährdungen und Ressourcen • Einführung in die alltägliche Gestaltung der Therapie (zusammen mit Pflegepersonal) • Einführung in die Regeln und die Hausordnung • Absprachen bei Suizidalität, selbstverletzendem Verhalten, Drogengefährdung, Alkohol, Gewaltneigung; ggf. Kontrolle (z. B. Drogenscreening) • Einführung in die Wege der Therapie • Absprache mit Eltern über Besuchskontakte, Taschengeld, Informationen, Abstandsbeurlaubungen, Elternarbeit
Diagnostikzeit
• Organisation der Diagnostik in den verschiedenen Bereichen (neben tiefenpsychologischer Anamneseerhebung, Lern- und Leistungsdiagnostik, Diagnostik der Sensorik und Motorik) • Prüfung der Behandlungsmotivation, insbesondere bei Übertretungen • Gestaltung des Alltags, Unterstützung von Ressourcen, gezielte Hilfen, ggf. Übungsangebote zum Umgang mit Symptomen und Problemen im Alltag (zusammen mit pädagogischem Personal) • Prüfung der Belastbarkeit und Änderungsmotivation der Familie (zusammen mit Therapeut) • Erneuern von Absprachen, ggf. Kontrolle (zusammen mit pädagogischem Personal) • Diagnostik von gehandelten Botschaften • Diagnostik Ich-struktureller Fähigkeiten in Alltag und bei Belastung • Stellung in der Gruppe, ggf. gezielte Intervention • Überprüfung räumlicher und zeitlicher Arrangements im Alltag (z. B. Anordnung von Einzelbetreuung, Einzelzimmer) • Besserungs- und Verschlechterungstendenzen • unter Umständen medikamentöse Unterstützung und Begleitung
Behandlung
• überwachende und steuernde Funktion: Erinnern an Behandlungsziel, Fokus, Absprachen, Überprüfen, ob der Jugendliche »in Therapie« ist oder »zockt«, Fokus des Abschnitts, Fokus des Tages • wegweisende Funktion: »Das gehört in die Therapie, da geht es weiter.« • disziplinierende Funktion: Verwarnungen, Sanktionen, Abstandsbeurlaubungen • reflexive Funktion: »hier tust du das«, »das ist eine Wiederholung«, »das spricht für Trauma« • grenzziehende Funktion: »So geht das nicht weiter!«, Angebot von übenden Verfahren, Erarbeitung von Programmen, verhaltensmodifikatorische Ansätze, Anordnung, Erarbeitung gezielter Trainings (Angst, Zwang, Aufmerksamkeit) • integrierende Funktion: Botschaften aus den verschiedenen Bereichen müssen integriert werden, z. B. Schule, Körpertherapie, Gruppe. • väterliche Funktion: Vertreter des Realitätsprinzips, »im normalen Leben wird das erwartet«, z. B. Aufstehen, Ordnung, Schule • Triangulierungsfunktion (Bürgin 2002; Meng et al. 2002; Schleske et al. 2002) • Eltern- und Familienarbeit zusammen mit Therapeut, Elterninformation • Krisenmanagement, notfalls Verlegung • Integration der Elternarbeit • medikamentöse Behandlung

Tab. 12-4 *Fortsetzung*

Entlassung
• Entwicklung von Plänen und Vorbereitung der Entlassung zusammen mit Eltern, ggf. mit dem Sozialarbeiter • Entwicklung von Vorstellungen und Planung von Bedingungen nach Entlassung: Wohnen, Schule, Elternhaus, therapeutische Versorgung

Tab. 12-5 Aufgaben im Therapieraum.

Aufnahme und Diagnostik des Jugendlichen
• Beziehungsaufnahme, erneute Indikationsstellung, Beurteilung des Schweregrads der Symptomatik • psychotherapeutische Diagnostik (Anamnese mit psychopathologischem Befund, Genese des Jugendlichen und der Eltern, projektive Diagnostik, Genogramm) mit Jugendlichen und Eltern • Angebot und Entwicklung einer vertrauensvollen Beziehung; Abholen des Jugendlichen bei seinen vorhandenen Fähigkeiten (z. B. Veränderung im Zeitrahmen, Spaziergänge bei Bedrohung) • Erarbeitung des Behandlungsauftrags und -ziels
Behandlung
• orientiert an der zentralen neurotischen bzw. entwicklungspsychopathologischen Dynamik und je nach Schweregrad modifiziertes psychotherapeutisches Vorgehen, tiefenpsychologisch fundiert, supportiv entlang den Ich-strukturellen Defiziten, Arbeit in der Übertragung und Gegenübertragung oder gezieltes Angebot von speziellen und phasenspezifischen Techniken (z. B. Trauma: Stabilisierungsphase, Ausbau von Ressourcen, spezielle Traumatherapie) • falls erforderlich Angebot von Notterminen • Eltern- oder Familientherapie, soweit indiziert und vom Jugendlichen akzeptiert, ggf. Elterntraining zusammen mit dem Pflegeteam • allgemeine Information des Stationsteams über den Stand der Therapie und Kenntnis über Entwicklungen im Alltag zur Integration
Entlassung
• Erarbeitung des Erreichten, der Veränderungen, der unerfüllten Erwartungen • Überlegungen und ggf. Planung im Hinblick auf Weiterführung von Therapie • Überbrückungsangebot für Jugendlichen und ggf. Eltern

»therapeutisiert«. Dort, wo das Leben wie im Alltag geregelt sein sollte, wird zu viel verstanden und zu wenig in pädagogische Handlungsstrategien umgesetzt oder der Therapeut wird zum Handlanger der Erzieher. Eine Rollendiffusion zwischen Therapie und Alltag führt dann zu einer Nivellierung von pädagogischen und therapeutischen Handlungsebenen.

Andererseits können sich die beschriebenen Funktionsaufteilungen auch ungünstig auswirken, etwa dann, wenn ein Jugendlicher pathologische Familienkonstellationen im Alltag reinszeniert, die nicht oder nur mangelhaft erkannt werden, weil der Therapeut nicht genügend Informationen in den sozialen Raum der Station weitergibt. Problematisch ist auch, wenn der Jugendliche anhaltend zwischen Therapeut als »gutem Objekt« einerseits und Stationsmanager mit Pflegeteam als den »bösen Objekten« andererseits spaltet. Abwehrmechanismen wie Selbst-Objekt-Aufspaltungen und Realitätsverleugnungen werden durch diese Funktionsaufteilungen unterstützt und führen zu habituellen Behandlungsproblemen. Sie belasten das Team und seine Integrationsfähigkeit.

Die Therapie im abgetrennten und vom Alltag abgeschirmten Raum kann bei psychosenahen Patienten einen psychotischen Realitätsverlust unterstützen. Unter Umständen gerät der Therapeut mit dem Patienten in eine folie-à-deux, die dieser nicht erkennt, weil der Jugendliche so gut mitzuarbeiten scheint, während im Alltag psychotische Inszenierungen überhand nehmen.

Die verschiedenen Probleme stationärer Psychotherapie verdeutlichen, dass es ein optimales allgemeingültiges Modell für die Behandlungsorganisation bei Jugendlichen nicht gibt. Vielmehr sind mit jedem Behandlungsmodell, auch wenn es wohl durchdacht ist, hilfreiche Bedingungen, aber auch Gefahren verknüpft, die beachtet werden müssen. Die alters- und störungsspezifischen Probleme des einzelnen Jugendlichen bilden sich immer auch am Modell ab. Das bedeutet, dass die jeweilige Behandlungsorganisation in Abhängigkeit von der Problematik des Jugendlichen unterschiedliche Integrationsleistungen vom einzelnen Teammitglied erfordert. Indem der Jugendliche seine störungsspezifischen Konflikte immer auch auf die Organisation der gemeinsam gestalteten Behandlung überträgt, wird die Integrationsfähigkeit aller Beteiligten herausgefordert.

12.4 Beziehungen und Gestaltung der Rahmenbedingungen

Grundsätzlich findet Psychotherapie immer in einem Spannungsfeld zwischen einem abgesteckten Rahmen und einer Beziehung von Patient und Psychotherapeut statt. Konflikte werden häufig erst an den Rahmenbedingungen abgehandelt, ehe sie in der therapeutischen Beziehung zur Bearbeitung gelangen. Durch die Rahmenbedingungen wird ein Raum für eine therapeutisch wirksame Beziehung geschaffen. Zwischen dem Rahmen und dem davon umgrenzten therapeutischen Raum besteht ein dialektisches Verhältnis: Modell (1988) sieht im Setting – er gebraucht Setting synonym mit Rahmen – das Fundament, auf dem alles ruht. Trimborn (1994) spricht davon, dass sich im Rahmen die Seele eines Unternehmens widerspiegele, während sich im Diskurs zwischen Analysand und Analytiker, von Patient und Therapeut der Geist des Unternehmens wieder finde.

In der ambulanten Psychotherapie fällt es meist leicht, den Rahmen zu definieren, der sich aus zeitlichen und räumlichen Bedingungen und Absprachen zwischen Psychotherapeut und Patient, unter denen die therapeutische Beziehung stattfindet, konstituiert. Das ist in einem so komplexen System wie in einer Klinik mit vielfältigen therapeutischen Feldern ungleich schwerer. Im Hinblick auf das vielschichtige System ist es sinnvoll, von einem klinischen Gesamtrahmen zu sprechen, der die Regelung der Tagesabläufe, des sozialen Miteinanders, die Hausordnung und die zeitliche und räumliche Gestaltung der Behandlungsabläufe umfasst (vgl. Bleiberg 1988; Trimborn 1989). Sie sind auf die individuellen alters- und entwicklungs- sowie störungsspezifischen Besonderheiten des Jugendlichen

Tab. 12-6 Objektbeziehungsniveau und dazugehöriger Rahmen.

Objektbeziehung	Rahmen
• reife Objektbeziehungen • dyadische Objektbeziehungen • Selbst-Objekt-Beziehungen	• übergeordnetes Gesetz, funktionsfähiges Über-Ich • väterliches Prinzip zur Loslösung und Separation • Containerfunktion

abzustimmen. Die am individuellen Entwicklungs- und Objektbeziehungsniveau orientierten Rahmenbedingungen übernehmen die Funktion von entwicklungsförderlichen Laufställen und stellen eine Art äußeres Stützkorsett des Ichs dar (► Tab. 12-6) (Streeck-Fischer 1991).

Trimborn (1983) hat deutlich gemacht, dass dem Rahmen in Abhängigkeit vom jeweiligen Entwicklungs- und Strukturniveau unterschiedliche Funktionen zukommen. Bei Patienten mit reifen Objektbeziehungen verankert der Rahmen das übergeordnete Gesetz. Er hat die Funktion, die Generationsschranke und das Über-Ich aufrechtzuerhalten. Bei Patienten mit dyadischen Objektbeziehungen kann der Rahmen als drittes, nämlich als väterliches Prinzip wirken, das Loslösung und Separation erlaubt. Bei Patienten mit einer Einerbeziehung bzw. Selbst-Objekt-Beziehung hat der Rahmen die Funktion eines Containers, einer haltenden, sich anpassenden Umgebung.

Fallbeispiel

Wenn die 14-jährige Tina klaut, verstößt sie gegen eine soziale Regel. Je nachdem auf welchem Niveau ihre Objektbeziehungsstörung angesiedelt ist, ist diese Übertretung anders zu verstehen und führt zu unterschiedlichen Gestaltungen der Rahmenbedingungen. Ist sie etwa infolge einer Störung auf dem Niveau einer Selbst-Objekt-Beziehung nicht in der Lage, zwischen mein und dein zu trennen, würde man vorrangig Maßnahmen ergreifen, die ihr helfen, Grenzen zwischen sich und anderen zu erkennen und die sie zunächst gezielt davor schützen, in die Bereiche anderer einzudringen. Das kann beispielsweise geschehen, indem Schränke verschlossen werden oder für räumliche Trennung gesorgt wird. Hat die Symptomatik vorrangig die Bedeutung einer Gesetzesübertretung, so würde man Tina im Alltag stärker mit den Folgen ihres Handelns konfrontieren und sie unliebsame Erfahrungen machen lassen. Schließlich würde man versuchen, die Bedeutung des Problems vor dem Hintergrund der familiären Situation zu verstehen. Im Falle von Tina zeigte sich, dass für die Eltern Sonderregelungen zu gelten schienen, außerhalb des »Stationsgesetzes«. So meinten die Eltern, sie könnten – anders als die anderen Eltern – von den verabredeten gemeinsamen und für die Behandlung ihrer Tochter wichtigen Veranstaltungen der Station fernbleiben, Sonderrechte für Beurlaubungen geltend machen oder sich nicht an Taschengeldregelungen halten.

12.5 Zusammenarbeit im Team

Auf die Problematik, dass alte pathologische Beziehungsmuster im Alltag und in der Therapie wiederhergestellt werden, wurde bereits an anderer Stelle (► Kap. 10.3, S. 242) ausführlich eingegangen.

Zu Reinszenierungen kommt es in der Behandlung traumatisierter Jugendlicher zwangsläufig. Die dazu notwendigen Regulierungen werden im interkollegialen Raum (Moser 1992) ausgehandelt, der in seiner psychohygienischen und beziehungsregulierenden Funktion nicht immer ausreichend gesehen wird. Als Ort der Wahrnehmung von Konflikten und Inszenierungen, in die Mitarbeiter geraten sind, ist er immer wieder zu reflektieren. Der interkollegiale Raum setzt sich aus den Mitarbeitern des Stationsteams zusammen. Er wird durch die vielfältigen Interaktionsfelder und therapeutischen Ansätze bestimmt, die hier zusammengetragen und konzeptualisiert werden. Er ist auch der Raum der inneren Repräsentation des Miteinanders, das von persönlichkeitsspezifischen Merkmalen des Einzelnen und auch vom Störungsbild des Kindes oder Jugendlichen mitbestimmt ist. Um mit den Belastungen umgehen zu können, brauchen die Betreuer eine gute Fortbildung und Anleitung, die es ihnen ermöglicht, in der professionellen Rolle zu bleiben und den Jugendlichen in seiner Behandlung zu begleiten. Dabei ist eine Kultur der wechselseitigen Hilfe und Unterstützung der Teammitglieder untereinander von zentraler Bedeutung.

Die Behandlung Jugendlicher im stationären Rahmen erfordert hohes Engagement aufseiten des therapeutischen Teams. Für die Gestaltung der Behandlung bedarf es besonderer Beziehungsangebote, die den Jugendlichen bei seinen alters- und störungsspezifischen Verhaltens- und Ausdrucksformen abholen.

Besonders im stationären Rahmen besteht die Gefahr, dass sich problematische Beziehungsmuster herstellen bzw. perpetuiert werden (s. hierzu die oben beschriebenen Kunstfehler in Kap. 11.5.8, S. 286).

Wie Jugendliche sich oft in Form von gehandelten Botschaften mitteilen, so dokumentieren sich auch Behandlungsprobleme oftmals im Umgang mit der Behandlungsorganisation, den Rahmenbedingungen und den Funktionsaufteilungen. Grenzen zu ziehen und gleichzeitig zu verhandeln, stellt eine Herausforderung an alle therapeutisch Tätigen dar. Es ist eine bewegende Erfahrung für alle, daran teilnehmen zu können, wie eine eingefrorene oder zerstörte Adoleszenzentwicklung wieder in Gang kommt.

Tabelle 12-7 fasst die verschiedenen Phasen der stationären Behandlung zusammen. Dabei ist davon auszugehen, dass der Jugendliche vor allem am Beginn der Behandlung zwischen den verschiedenen Phasen hin- und herpendelt bis eine Stabilisierung erreicht ist.

Tab. 12-7 Behandlungsphasen.

Station Beginn	Phase 1	Phase 2	Phase 3	Phase 4
Krisenmanagement Suche nach sicheren Orten	Containment erträgliche Räume Tagesstruktur Achtsamkeitsübungen Notfallkoffer	Ressourcenaufbau Lerntraining Üben von Kontrolle und Regulationsfähigkeiten	zunehmende Belastungen und Konfrontation Schule Hobbys Üben zunehmende Konsolidierung	ggf. Traumatherapie

12.6 Ausblick

In den vergangenen Jahren wurde eine durch Drittmittel finanzierte Studie zur Evaluation der Behandlungsergebnisse von Jugendlichen mit kombinierten Störungen des Sozialverhaltens und der Emotionen in der stationären Behandlung in der Klinik Tiefenbrunn durchgeführt. Die Ergebnisse dieser Studie lassen erkennen, dass insbesondere die hier beschriebenen komplex traumatisierten Jugendlichen von der Behandlung profitieren (Cropp et al. 2014). Damit hat sich der klinische Eindruck empirisch verifizieren lassen. Jugendliche mit komplexen Traumatisierungen bedürfen jedoch einer längeren Behandlungsdauer. Dies erklärt sich aus den beschriebenen Behandlungsphasen von der Stabilisierung mit Überwinden der traumatischen Enactments zur Bearbeitung und Integration in normale Vollzüge. Die jugendlichen Patienten profitieren nicht nur im Hinblick auf ihre Traumafolgestörung, sondern auch hinsichtlich der Fähigkeit, sich schulischen und beruflichen Herausforderungen stellen zu können.

Literatur

Abelin EL (1986). Die Theorie der frühkindlichen Triangulation. In: Stork J (Hrsg). Das Vaterbild in Kontinuität und Wandlung. Stuttgart: frommann-holzboog; 45–72.

Ackerman PT, Newton JEO, McPherson WB, Jones JG, Dykman RA (1998). Prevalence of post traumatic stress disorder and other psychiatric diagnoses in three groups of abused children (sexual, physical and both). Child Abuse Negl; 22: 759–74.

Ad-Dab'Bagh Y, Greenfield B (2001). Multiple complex developmental disorder: the »multiple and complex« evolution of the »childhood borderline syndrome« construct. J Am Acad Child Adolesc Psychiatry; 40: 954–64.

Adolphs R, Damasio H, Tranel D, Damasion AR (2000). A role for somatosensory cortices in the visual recognition of emotion as revealed by three dimensional lesion mapping. J Neurosci; 20: 2683–90.

Adshead G, Brooke D, Samuels M, Jenner S, Southhall D (2000). Maternal behaviors associated with smothering: a preliminary descriptive study. Child Abuse Negl; 24: 1175–83.

Aichhorn A (1971). Verwahrloste Jugend. Stuttgart, Wien: Huber.

Ainsworth MDS (1985). Patterns of infant-mother attachment: antecedents and effects on development. Bull New York Acad Med; 61: 771–91.

Alexander F, French P (eds) (1946). Psychoanalytic Psychotherapy. New York: Roland Press.

Amati S (1990). Die Rückgewinnung des Schamgefühls. Psyche; 44: 724–40.

American Psychiatric Association (1996). Diagnostisches und statistisches Manual psychischer Störungen DSM IV. 4. Aufl. Göttingen: Hogrefe.

American Psychiatric Association (2013). Diagnostic and Statistical Manual of Mental Disorders. 5th ed. Washington, D.C.: American Psychiatric Publ.

Andersen SC, Teicher MH (2009). Stress, sensitive periods and maturational events in adolescent depression. Trends Neurosci; 31: 183–97.

Andersen SL, Tomada A, Vincow ES, Valente E, Polcari A, Teicher M (2008). Preliminary evidence for sensitive periode in the effect of childhood sexual abuse on regional brain development. J Neuropsychiatry Clin Neurosci; 20: 292–301.

Andrulonis PA, Glueck BC, Stroebel C F, Vogel NG, Shapiro AL, Aldridge DM (1980). Organic brain dysfunction and the borderline syndrome. Psychiatr Clin North Am; 4: 47–66.

Anonyma (1987). Verführung auf der Couch. Freiburg: Kore.

Arata CM (2000). From child victim to adult victim: a model for predicting sexual revictimization. Child Maltreated; 5: 28–38.

Arbeitskreis OPD (Hrsg) (1996). Operationalisierte Psychodynamische Diagnostik. Grundlagen und Manual. Bern: Huber.

Arbeitskreis OPD-KJ (Hrsg) (2003). Operationalisierte Psychodynamische Diagnostik im Kindes- und Jugendalter. Bern: Huber.

Arbeitskreis OPD-KJ (Hrsg) (2013). OPD-KJ-2 – Operationalisierte Psychodynamische Diagnostik im Kindes- und Jugendalter. Bern: Huber.

Argelander H (1970). Das Erstinterview in der Psychotherapie. Darmstadt: Wissenschaftliche Buchgesellschaft.

Arlow JA (1996). The concept of psychic reality – how useful? Int J Psychoanal; 77: 659–66.

Arnett JJ (2000). Emerging adulthood. A theory of development from late teens through the twenties. Am Psychol; 53: 469–80.

Arnsten AF (1998). The biology of being frazzled. Science; 280: 711–2.

Arnsten AF (1999). Development of the Cerebral Cortex. XIV. Stress impairs prefrontal cortical function. J Am Acad Child Adolesc Psychiatry; 38: 220–5.

Arnsten AF (2011). Prefrontal cortical network connections: key site of vulnerability in stress an schizophrenia. Int J Dev Neurosci; 29: 215–23.

Atkinon L, Zucker KJ (eds) (1997). Attachment and Psychopathology. New York, London: Guilford Press.

Ausubel DP (1979). Das Jugendalter. Fakten – Probleme – Theorie. München: Juventa.

Ayres AJ (1972). Sensory Integration and Learning Disorders. Los Angeles: Western Psychological Services.

Baacke D (1987). Jugend und Jugendkulturen. München: Juventa.

Balzer W (1990). Der Tod und der Kompaß. Jahrbuch Psychoanalyse; 28: 9–47.

Bange D (1992). Die dunkle Seite der Kindheit. Sexueller Missbrauch an Jungen und Mädchen. Köln: Volksblatt.

Bange D, Deegener G (1996). Sexueller Missbrauch an Kindern. Ausmaß, Hintergründe, Folgen. Weinheim: Psychologie-Verlags-Union.

Barkley RA (1997). Behavioral inhibition, sustained attention, and executive functions: constructing a unifying theory of ADHD. Psychol Bull; 121: 65–94.

Barkley RA (2003). Issues in the diagnosis of attention-deficit/hyperactivity disorder in children. Brain Dev; 15: 77–83.

Bartels A, Zeki S (2000). The neutral basis of romantic love. Neuroreport; 11: 3829–34.

Bateman A, Fonagy P (2006). Mentalisation-based Treatment for Borderline Personality Disorder. Oxford, UK: Oxford University Press.

Bauer P, Kroupina MG, Schwade JA, Drpoik PL, Wewerka SS (1998). If memory serves, will language? Later verbal accessibility of early memories. Dev Psychopathol; 10: 655–79.

Becker H, Senf W (1988). Praxis der stationären Psychotherapie. Stuttgart: Thieme.

Becker T, Streeck-Fischer A (2012). Rechtshemispärisch aushalten statt linkshemisphärisch deuten. Prax Kinderpsychol Kinderpsychiatr; 61: 348–59.

Beebe B, Lachmann F (2002/2004). Säuglingsforschung und die Psychotherapie Erwachsener. Stuttgart: Klett-Cotta.

Beers SR, DeBellis MM (2002). Neuropsychological function in children with maltreatment-related posttraumatic stress disorder. Am J Psychiatry; 159: 483–6.

Bemporad JR, Smith HF, Hanson G, Cicchetti D (1982). Borderline syndromes in childhood: criteria for diagnosis. Am J Psychiatry; 139: 596–602.

Bemporad JR, Smith HF, Hanson G (1987). The borderline child. In: Noshpitz J (ed). Basic Handbook of Child Psychiatry. Vol 5. New York: Basic Books; 305–11.

Benedek T (1956). Psychobiological aspects of mothering. Am J Orthopsychiatry; 26: 272–6.

Benjamin J (1988/1990). Die Fesseln der Liebe. Psychoanalyse, Feminismus und das Problem der Macht. Frankfurt am Main: Stroemfeld/Roter Stern.

Benjamin J (1993). Phantasie und Geschlecht. Frankfurt am Main: Stroemfeld/Nexus.

Bentivegna SW, Ward LB, Bentivegna NP (1985). Study of a diagnostic profile of the borderline syndrome in childhood and trends in treatment outcome. Child Psychiatry Hum Dev; 15: 198–205.

Berenbaum H (1999). Peculiarity and reported childhood maltreatment. Psychiatry; 62: 21–35.

Berger M (2000). Ko-Referat zu R J Perelbergs Vortrag. Kinderanalyse; 8: 24–40.

Bernfeld S (1978). Trieb und Tradition im Jugendalter. Frankfurt am Main: Ullstein.

Bernstein D (1993). Weibliche genitale Ängste und Konflikte. Psyche; 47: 530–59.

Bernstein RM (1980). The development of the selfsystem during adolescence. J Gen Scientol Psychol; 136: 231–45.

Bettelheim B (1979). Liebe allein genügt nicht. Stuttgart: Klett-Cotta.

Biederman J, Petty CR, Spencer TJ, Woodworth KY, Bhide P, Zhu J, Faraone SV (2013). Examining the nature of the comorbidity between pediatric attention deficit/hyperactivity disorder and post-traumatic stress disorder. Acta Psychiatr Scand; 128: 78–87.

Bion WR (1962/1990). Lernen durch Erfahrung. Frankfurt am Main: Suhrkamp.

Bittner G (1994). Problemkinder. Göttingen: Vandenhoeck & Ruprecht.

Blanck G, Blanck R (1980). Ich-Psychologie II. Stuttgart: Klett-Cotta.

Bleger J (ed) (1971). Simbiosis y ambiguedad. Buenos Aires: Paidos.

Bleiberg E (1987). Treatment of severly disurbed children. Bull Menninger; 51: 296–9.

Bleiberg E (1988). Adolescence, sense of self and narzissistic vulnerability. Bull Menninger; 52: 211–28.

Bleiberg E (1994). Borderline disorders in children and adolescents – the concept, the diagnosis and the controversis. Bull Menninger; 58: 169–96.

Bleich A, Koslowsky M, Dolev A, Lerer B (1997). Posttraumatic stress disorder and depression: an analysis of comorbidity. Brit J Psychiatry; 170: 479–82.

Blomeyer R (1989). Psychotherapie: Praktische Zielsetzung versus Reifungsphantasie in der psychoanalytischen Therapie? Forum Psychoanal; 5: 61–75.

Blos P (1964). Die Funktion des Agierens im Adoleszenzprozeß. Psyche; 18: 120–38.

Blos P (1973). Adoleszenz. Stuttgart: Klett-Cotta.

Blos P (1976). The split parental imago in adolescent social relations. an inquiry into group psychology. Psychoanal Study Child; 31: 7–33.

Blum HP (1994). Dora's conversion syndrome. A contribution to the prehistory of the holocaust. Psychoanal Q; 63: 518–35.

Blum HP (1996). Seduction trauma: representation, deferred action, and pathogenic development. J Am Psychoanal Assoc; 44: 1147–64.

Bohleber W (1992). Identität und Selbst. Psyche; 46: 336–65.

Bohleber W (1999). Psychoanalyse, Adoleszenz und das Problem der Identität. Psyche; 53: 507–29.

Bohleber W (2011). Die Traumatherorie in der Psychoanalyse. In: Seidler G, Freyberger H, Maercker A (Hrsg). Handbuch der Psychotraumatologie. Stuttgart: Klett-Cotta; 107–17.

Bolterauer L (1975). Der Fanatismus. Psyche; 29: 287–315.

Bonne O, Brandes D, Gilbon A, Gomori JM, Shanton MB, Bitman RK, Shalev AY (2001). Longitudinal MRI study of hippocampal volume in trauma survivors with PTSD. Am J Psychiatry; 158: 1248–51.

Bonomi C (2003). Between symbol and antisymbol. Int Forum Psychoanal; 12: 17–21.

Bonomi C (2004). Trauma and the symbolic function of mind. Int Forum Psychoanal; 13: 45–50.

Boulanger G (2002). Wounded by reality: the collapse of the self in adult onset trauma. Contemp Psychoanal; 38: 45–76.

Bower GH, Sivers H (1998). The cognitive impact of traumatic events. Dev Psychopathol; 10: 625–53.

Bowlby J (ed) (1969). Attachment and loss. Vol 1. New York: Basic Books.

Bowlby J (ed) (1973). Attachment and loss. Vol 2. New York: Basic Books.

Bowlby J (ed) (1980). Attachment and loss. Vol 3. New York: Basic Books.

Bråten S (2011). Intersubjektive Partizipation: Bewegungen des virtuellen Anderen bei Säuglingen und Erwachsenen. Psyche; 65: 832–61.

Bremner JD (2002). Neuroimaging of childhood trauma. Seminar Clin Neuropsychiatry; 7: 104–12.

Bremner JD, Narayan M (1998). The effects of stress on memory and the hippocampus throughout the life cycle. Implications for childhood development and aging. Dev Psychopathol; 10: 871–85.

Brenman E (1985). Hysteria. Int J Psychoanal; 66: 423–32.

Brett EA (1993). Psychoanalytic contributions to a theory of traumatic stress. In: Wilson JP, Raphael B (eds). International Handbook of Traumatic Stress. New York: Plenum Press.

Breuer S (1992). Sozialpsychologische Implikationen der Narzißmustheorie. Psyche; 44: 1–31.

Briere J (1988). Long-term clinical correlates of childhood sexual victimization. Ann N Y Acad Sci; 528: 327–34.

Briere J, Runtz M (1988). Symptomatology associated with childhood sexual victimization in a nonlineal adult sample. Child Abuse Negl; 12: 51–9.

Britton R (2004). Subjectivity, objectivty and the triangular space. Psychoanal Q; 73: 47–61.

Brouchek FJ (1982). Shame and its relationship to early narcissistic development. Int J Psychoanal; 63: 369–78.

Brouchek FJ (ed) (1991). Shame and the Self. New York: The Gilford Press.

Brown SA, Tapert SF, Granholm E, Delis DC (2000). Neurocognitive functioning of adolescents: effects of protracted alcohol use. Alcohol Clin Exp Res; 24: 164–71.

Brunner R, Parzer P (1999). Adolescent Dissociative Experience Scale (A-DES). Deutsche Fassung. Frankfurt am Main: SDQ-J Swets Test Services.

Brunner R, Resch F (2004). Dissoziative Bewusstseinsstörungen im Kindes- und Jugendalter. In: Eckhardt-Henn A, Hoffmann SO (Hrsg). Dissoziative Bewusstseinsstörungen. Stuttgart: Schattauer; 249–62.

Brunner R, Parzer P, Resch F (2001). Dissoziative Symptome und traumatische Lebensereignisse bei Jugendlichen mit einer Borderline-Störung. Persönlichkeitsstörungen Theorie Therapie; 5: 4–12.

Burgess AW, Hartman CR, Clements PT (1995). Biology of memory and childhood trauma. J Psychosocial Nursing; 33: 16–26.

Bürgin D (1998). Adoleszenz und Trauma. Grundsätzliche und spezifische Aspekte der Behandlung von Jugendlichen mit traumatischen Erfahrungen. In: Streeck-Fischer A (Hrsg). Trauma und Adoleszenz. Göttingen: Vandenhoeck & Ruprecht; 128–60.

Bürgin D (2001). Bemächtigung und Tod in der Adoleszenz. Psyche Sonderheft: 996–1026.

Bürgin D, Meng H (2000). Gibt es Borderline-Störungen bei Kindern und Jugendlichen? In: Kernberg O, Dulz B, Sachsse U (Hrsg). Handbuch der Borderline-Störungen. Stuttgart: Schattauer; 755–70.

Burgner M (1985). The oedipal experience: effects on development of an absent father. Int J Psychoanal; 66: 311-20.

Burri A, Maercker A, Krammer S, Simmen-Janevska K (2013). Childhood trauma and PTSD symptoms increase the risk of cognitive impairment in a sample of former indentured child laborers in old age. PLoS One; 8: e57826. doi:10.1371/journal.pone.0057826.

Busch F (1989). The compulsion to repeat in action. A developmental perspective. Int J Psychoanal; 70: 535–44.

Busch F (1995). Do action speak louder than words? A quiry into an enigma in analytic theory and technique. J Am Psychoanal Ass; 43: 61–83.

Cahill LF, Kaminer RK, Johnson PG (1999). Developmental, cognitive and behavioral sequelae of child abuse. Child Adolesc Psychiatr Clin North Am; 8: 827–43.

Carlson EA (1998). A prospective longitudinal study of attachment disorganisation/disorientation. Child Dev; 69: 1107–28.

Carlson EA, Cicchetti D, Barnett D, Braunwald K (1989). Disorganised/disoriented attachment relationships in maltreated infants. Dev Psychopathol; 25: 525–31.

Carrey NJ, Butter HJ, Persinger MA, Bialik RJ (1995). Physiological and cognitive correlates of child abuse. J Am Acad Child Adolesc Psychiatry; 34: 1067–75.

Carrion V, Steiner H (2000). Trauma and Dissociation in Delinquent Adolescents. J Am Acad Child Adolesc Psychiatry; 39: 353–9.

Carter CS (2014). Oxytocin pathways and the evolution of human behavior. Annu Rev Psychol; 65: 17–39.

Casey BJ, Jones RM, Hare TA (2008). The adolescent brain. Ann N Y Acad Sci; 1124: 111–26.

Caspi A, Sugden K, Moffitt TE, Taylor A, Craig IW, Harrington H, McClay J, Mill J, Martin J, Braithwaite A, Poulton R (2003). Influence of life stress on depression: moderation by a polymorphism in the 5-HTT gene. Science; 301: 386–9.

Castellanos FX, Lee PP, Sharp W, Jeffries NO, Greenstein DK, Clasen LS, Blumenthal JD, James RS, Ebens CL, Walter JM, Zijdenbos A, Evans A, Giedd JN, Rapoport JL (2002). Developmental trajectories of brain volume abnormalities in children and adolescents with attention-deficit/hyperactivity disorder. J Am Med Acad; 288: 1740–8.

Cavell M (1991). The subject of mind. Int J Psychoanal; 72: 141–54.

Chaffin M, Kelleher K, Hollenberg J (1996). Onset of physical abuse and neglect: psychiatric, substance abuse and social risk factors from prospective community data. Child Abuse Negl; 20: 191–203.

Chanen AM, McCutcheon L (2013). Prevention and early Intervention for borderline personality disorder: current status and recent evidence. Br J Psychiatry Suppl; 54: s24–9.

Chasseguet-Smirgel I (1981). Das Ich-Ideal. Frankfurt am Main: Suhrkamp.

Chaussy U (1989). Speerspitze der neuen Bewegung. In: Benz W (Hrsg). Rechtsextremismus in der Bundesrepublik. Frankfurt am Main: Fischer; 108–29.

Cheatham CL, Larkina M, Bauer PJ, Toth SL, Cicchetti D (2010). Declarative memory in abused and neglected infants. Adv Child Dev Behav; 38: 161–82.

Chethik M (1986). Levels of borderline functioning in children: etiological and treatment considerations. Am J Orthopsychiatry; 56: 109–19.

Chodorow N (1987). Das Erbe der Mütter. Psychoanalyse und Soziologie der Geschlechter. München: Frauenoffensive.

Christianson SÄ, Lindholm T (1998). The fate of traumatic memories in childhood and adulthood. Dev Psychopathol; 10: 761–80.

Cicchetti D (1995). A developmental psychopathology perspective on child abuse and neglect. J Am Acad Child Adolesc Psychiatry; 34: 541–65.

Cicchetti D, Beeghly M (1987). Symbolic development in maltreated youngsters: an organizational perspective. In: Cichetti D, Beeghly M (eds). Symbolic Development in Atypical Children. San Fransisco CA: Josey-Bass; 49–68.

Cicchetti D, Carlson V (eds) (1989). Child Maltreatment: Theory and Research on the Causes and Consequences of Child Abuse and Neglect. New York: Cambridge University Press.

Cicchetti D, Lynch M (1995). Failures in the expectable environment and the impact on individual development. The case of the child maltreatment. In: Cicchetti D, Cohen D (eds). The Developmental Psychopathology. Vol 2. New York: Wiley; 32–71.

Cicchetti D, Toth S (eds) (1994). Disorders and Dysfunctions of the self. Rochester Symposium on Developmental Psychopathology. Vol. 5. Rochester: University of Rochester Press.

Cicchetti D, Toth SL (eds) (1997). Developmental Perspectives on Trauma: Theory, Research and Intervention. Rochester, New York: University of Rochester Press.

Cicchetti D, White J (1990). Emotion and developmental psychopathology. In: Stein N, Leventhal B, Trebasso T (eds). Psychological and Biological Approaches to Emotion. Hillsdale, New Jersey: Lawrence Erlbaum Associates; 359–82.

Cicchetti D, Rogosch FA, Thibodeau EL (2012). The effects of child maltreatment on early signs of antisocial behavior: genetic moderation by tryptophan hydroxylase, serotonin transporter, and monoamine oxidase A genes. Dev Psychopathol; 24: 907–28.

Cierpka M (Hrsg) (1999). Kinder mit aggressiven Verhalten. Göttingen: Hogrefe.

Classen CC, Palesh OG, Aggarwal T (2005). Sexual revictimization a review of the empirical literature. Trauma Violence Abuse; 6: 103–29.

Cloninger CR, Pryzbeck TR, Svrakic DM, Wetzel RD (eds) (1994). The Temperament and Character Inventory (TCI). A Guide to its Development and Use. St. Louis MO: Washington University Center for Psychobiology of Personality.

Cohen DJ, Paul R, Volkmer F (1987). Issues in the classification of pervasive developmental disorders and associated conditions. In: Cohen DJ, Donnelean AM (eds). Handbook of Autism and Pervasive Developmental Disorders. New York: Wiley; 21–40.

Cole PM, Putnam FW (1993). The effects of incest on self and social functioning: a developmental psychopathologic perspective. J Consult Clin Psychol; 60: 174–85.

Cooper AM (1998). Further development in the clinical diagnosis of narcissistic personality disorder. In: Ronnigstam EF (ed). Disorders of Narcissism: Diagnostic, Clinical, and Empirical Implications. Washington, D.C.: American Psychiatric Press; 53–74.

Coppolillo HP (1991). The tides of change in adolescence. Greenspan SI, Pollock GH (eds). The Course of Life, Adoleszence. Vol 4. Washington: Madison Inc.; 235–52.

Corey SM (1946). Development tasks of youth. In: Devey J (ed). Social Yearbook. New York: Harper.

Corvo K, Kenneth N (1997). Community based youth violence prevention: a framework planners and funders. Youth & Society; 28: 291–316.

Costa PT, McCrae R (1990). Personality disorders and the five-factor-model of personality. J Pers Disord; 4: 362–71.

Crittenden PM (1988). Distorted patterns of relationship in maltreating families: the role of internal representational models. J Reproductive Infant Psychol; 6: 183–99.

Crittenden PM (1992). Children's strategies for coping with adverse home environments: an interpretation using attachment theory. Child Abuse Negl; 16: 329–43.

Crittenden PM (1995). Attachment and psychopathology. In: Goldberg F, Muir R, Kerr J (eds). Attachement Theory. New York: The Analytic Press; 367–406.

Crittenden PM (1997). Toward an integrative theory of trauma: a dynamic-maturation approach. In: Cicchetti C, Toth SL (eds). Developmental Perspectives on Trauma. Rochester: University of Rochester Press; 33–84.

Crittenden PM, Ainsworth MD (1989). Child maltreatment and attachment theory. In: Cicchetti D, Carlson V (eds). Child Maltreatment. Theory and Research on the Causes and Consequences of Child Abuse and Neglect. Cambridge, UK: Cambridge University Press; 432–63.

Crittenden PM, DiLalla DL (1988). Compulsive compliance: the development of an inhibitory coping strategy in infancy. J Abnorm Child Psychol; 16: 585–99.

Cropp C, Kepper I, Streeck-Fischer A (2012). Traumafolgen im Körper. Gestörtes Schmerzempfinden, beeinträchtigte Bilateralintegration, Körperbildstörung. Zur Diagnostik und Entwicklungsarbeit. Trauma & Gewalt; 6: 230–7.

Cropp C, Salzer S, Streeck-Fischer A (2014). Traumatisierungen in der Entwicklung – unterschiedliche Verläufe stationärer Psychotherapie bei jugendlichen Patienten mit und ohne Traumatisierung. PPmP – Psychotherapie, Psychosomatik, Medizinische Psychologie (im Druck).

Cuevas CA, Sabina C, Picard EH (2011). Correction to Cuevas, Sabina, and Picard. Psychological Trauma: Theory, Research, Practice, and Policy; 3: 15.

Culp RE, Watkins RV, Lawrence H, Letts D, Kelly DJ, Rice ML (1991). Maltreated children's language and speech development: abused, neglected, and abused and neglected. First Language; 11: 377–89.

Cunningham PB, Henggeler SW (2001). Implementation of an empirically based drug and violence prevention and intervention program in public school settings. J Clin Child Psychol; 30: 221–32.

Dahl RE (2001). Affect regulation, brain development, and behavioral/emotional health in adolescence. CNS Spectr; 6: 60–72.

Dahl RE (2004). Adolescent brain development. Ann N Y Acad Sci; 1021: 1–22.

Damasio A (ed) (1999). The feeling of what happens. Body and emotion in the making of consciousness. New York: Hartcourt Brace.

Damon W (1989). Die soziale Entwicklung des Kindes. Stuttgart: Klett-Cotta.

Davies J (1997). Dissociation, repression, and reality testing in the countertransference. In: Gartner R (ed). Memories of Sexual Betrayal. Northvale, NJ: Aronson.

DeBellis MD, Putnam FW (1994). The psychobiology of childhood maltreatment. Child Adolesc Psychiatr Clin North Am; 3: 663–78.

DeBellis MD, Baum AS, Birmher B, Keshavan MS, Eccard CH, Boring AM, Jenkins FJ, Ryan ND (1999a). Developmental traumatology Part I: biological stress systems. Biol Psychiatry; 43: 1259–70.

DeBellis MD, Keshavan MS, Clark DB, Giedd JN, Boring AM, Frustaci K, Ryan ND (1999b). Developmental traumatology Part II: brain development. Biol Psychiatry; 43: 1271–84.

De Bellis MD, Spratt EG, Hooper SR (2011). Neurodevelopmental biology associated with childhood sexual abuse. J Child Sex Abus; 20: 548–87.

Dell PF, O'Nell JA (eds) (2009). Dissociation and Dissociative Disorders DSM V and Beyond. New York: Routledge.

Dennett D (1987). The Intentional Stance. Cambridge MA: MIT Press.

Der Spiegel (1988): Im Hotel Mama kenne ich das Personal. 14/88.

Diepold B (1994). Borderline-Entwicklungsstörungen bei Kindern. Unveröffentlichte Dissertation. Universität Oldenburg.

Dithrich CW (1991). Pseudologia fantastica, dissociation and potential space in child treatment. Int J Psychoanal; 72: 657–67.

Doctors S (2004). Wenn Jugendliche sich selbst schneiden. Neuere Ansätze zum Verständnis und zur Behandlung. In: Streeck-Fischer A (Hrsg). Adoleszenz – Bindung – Destruktivität. Stuttgart: Klett-Cotta; 267–88.

Dodge KA, Kenneth A (1986). A social information processing model of social competence in children. In: Perlmutter M (ed). Cognitive Perspectives on Children's Social and Behavioral Development: Minnesota Symposia on Child Psychology. Vol 18. Hillsdale, New Jersey: Lawrence Erlbaum Associates; 77–125.

Dodge KA, Somberg DR (1987). Hostile attributional biases among aggressive boys are exacerbated under conditions of threats of the self. Child Dev; 58: 213–24.

Dohmen C (1988). Schöpfung und Tod. Die Entfaltung theologischer und anthropologischer Konzeptionen in Gen 2/3. Stuttgart: Katholisches Bibelwerk.

Dopart T (1983). The cognitive arrest hypothesis of denial. Int J Psychoanal; 64: 47–58.

Dornes M (1993). Der kompetente Säugling. Frankfurt am Main: Fischer.

Dornes M (1999). Von Freud zu Stern. Psychotherapeut; 44: 74–82.

Dornes M (2006). Die Seele des Kindes. Frankfurt am Main: Fischer.

Douvan E, Adelson J (eds) (1966). The Adolescent Experience. New York: Wiley.

Downey TW (1978). Transistional phenomena in the analysis of early adolescent males. Psychoanal Study Child; 33: 19–46.

Driessen M, Beblo T, Reddemann L, Rau H, Lange W, Silva A, Berea R, Wulff H, Ratzka S (2002). Ist die Borderline-Persönlichkeitsstörung eine komplexe posttraumatische Störung? Nervenarzt; 73: 820–9.

Driessen M, Schulte S, Lüdecke C, Schaefer I, Sutmann F, Ohlmeier M, Kemper U, Koesters G, Chodzinski C, Schneider U, Broese T, Dette C, Havemann-Reinicke U (2008). Trauma and PTSD in patients with alcohol, drug or dual dependence: a multi-center study. Alcohol Clin Exp Res; 32: 481–8.

Droll W (1998). Aufmerksamkeitsdefizit-Hyperaktivitätsstörung. Neurotransmitter; 34: 19–26.

Duman RS, Monteggia LM (2006). A neurotrophic model for stress-related mood Disorders. Biol Psychiatry; 59: 1116–27.

Dunphy DC (1963). The social structure of urban adoleszent peer groups. Sociometry; 26: 230–46.

Düring S (1993). Wilde und andere Mädchen. Freiburg: Core 1993.

Eagle M (1988). Neuere Entwicklungen in der Psychoanalyse. Stuttgart: Verlag Internat. Psychoanalyse.

Eagle M (1995). The developmental perspectives of attachment and psychoanalytic theory. In: Goldberg S, Muir R, Kerr J (eds). Attachment Theory. Hilsdale: The Analytic Press; 123–52.

Eagle M (1997). Attachment and psychoanalysis. Brit J Med Psychol; 70: 217–29.

Eckenrode J, Laird M, Doris J (1993). School performance and disciplinary problems among abused and neglected children. Dev Psychol; 29: 53–62.

Edelmann GM (1989). The Remembered Present. A Biological Theory of Consciousness. New York: Basic Books.

Egeland B (1991). A longitudinal study of high risk families. Issues and Findings. In: Starr R, Wolfe D (eds). The Effects of Child Abuse and Neglect: Issues and Research. New York: Guilford Press; 33–56.

Egeland B (1997). Mediators of the effects of child maltreatment on developmental adaptation in adolescence. In: Cicchetti D, Toth SL (eds). Developmental Perspectives on Trauma. Rochester: University of Rochester Press; 403–34.

Egeland B, Sroufe A (1981). Developmental sequalae of maltreatment in infancy. In: Rizley R, Cicchetti D (eds). New Directions for Child Development: Developmental Perspectives in Child Maltreatment. San Francisco, CA: Jossey Bass, Inc.; 77–92.

Egeland B, Sroufe LA, Erickson MF (1983). Developmental consequences of different patterns of maltreatment. Child Abuse Negl; 7: 459–69.

Eggert-Schmid-Noerr A (1992). Aggression und Geschlecht. In: Finger-Trescher U, Trescher HG (Hrsg). Aggression und Wachstum. Mainz: Matthias Grünewald; 56–74.

Ehlert M, Lorke B (1988). Zur Psychodynamik der traumatischen Reaktion. Psyche; 42: 502–32.

Ehlert-Balzer M (1997). Das Trauma als Objektbeziehung. Forum Psychoanal; 12: 291–314.

Eisenstadt SN (1966). Von Generation zu Generation. München: Juventa.

Eissler KR (1966). Bemerkungen zur Technik der psychoanalytischen Behandlung Pubertierender nebst einigen Überlegungen zum Problem der Perversion. Psyche; 20: 837–72.

Eissler KR (1995). Freud und sein 20. Jahrhundert. Psyche; 49: 1196–210.

Ekstein R, Wallerstein J (1954). Observations on the psychology of borderline and psychotic children. Psychoanal Study Child; 9: 344–69.

Ellinger TJ, Schrötenack K (1991). Sexueller Missbrauch von Kindern – eine kritische Bestandsaufnahme. In: Nissen G (Hrsg). Psychogene Psychosyndrome und ihre Therapie im Kindes- und Jugendalter. Bern: Huber; 143–54.

Emde RN (1991). Die endliche und die unendliche Entwicklung. I. Angeborene und emotivationale Faktoren aus der frühen Kindheit. Psyche; 45: 745–79.

Engel GL, Schmale AH (1972). Conservation-withdrawal: a primary regulatory process for organismic homeostasis. Ciba Found Symp; 8: 57–75.

Engfer A (1997). Gewalt gegen Kinder in der Familie. In: Egle TU, Hoffmann SO, Joraschky P (Hrsg). Sexueller Missbrauch, Misshandlung und Vernachlässigung. Stuttgart: Schattauer; 21–34.

Enzensberger HM (1993). Aussichten auf einen Bürgerkrieg. Frankfurt am Main: Suhrkamp.

Erdheim M (1983). Die gesellschaftliche Produktion von Unbewußtheit. Frankfurt am Main: Suhrkamp.

Erdheim M (1988). Die Psychoanalyse und das Unbewußte in der Kultur. Frankfurt am Main: Suhrkamp.

Erdheim M (1990). Sinngebung und Kulturwandel. In: Apsel R (Hrsg). Ethnopsychoanalyse: Glaube, Magie, Religion. Frankfurt am Main: Brandes & Apsel; 9–31.

Erdheim M (1993). Psychoanalyse, Adoleszenz und Nachträglichkeit. Psyche; 47: 934–50.

Erdheim M (1995). Gibt es ein Ende der Adoleszenz? Betrachtungen aus ethno-psychoanalytischer Sicht. Prax Kinderpsychol; 44: 81–5.

Erickson MF, Egeland B (1996). Child neglect. In: Briere J, Berliner L, Bulkley JA, Jenny C, Reid TA (eds). The APSAC Handbook on Child Maltreatment. Thousand Oaks, CA: Sage; 4–20.

Erickson MF, Egeland B, Pianta R (1989). The effects of maltreatment on the development of young children. In: Cicchetti D, Carlson V (eds). Child Maltreatment: Theory and Research on the Causes and Consequences of Child Abuse and Neglect. Cambridge: Cambridge University Press; 647–84.

Erikson EH (1937). Configurations in play – clinical notes. Psychoanal Q; 6: 139–214.

Erikson EH (1962). Reality and actuality. J Am Psychoanal Ass; 10: 451–74.

Erikson EH (1973). Autobiographisches zur Adoleszenzkrise. Psyche; 27: 793–831.

Erikson EH (1976). Identität und Lebenszyklus. Frankfurt am Main: Suhrkamp.

Erlich HS (1990). Verleugnung in der Adoleszenz. Psyche; 44: 218–39.

Ermann M (2002). Psychosomatische Medizin und Psychotherapie. Stuttgart: Kohlhammer.

Esman AH (1989). Borderline personality disorder in adolescents: current concepts. Adolesc Psychiatry; 16: 319–36.

Esser G, Dinter R, Jörg M, Rose F, Villalba P, Laucht M, Schmidt M (1993). Bedeutung und Determinanten der frühen Mutter-Kind-Beziehung. Z Psychosom Med Psychoanal; 39: 246–64.

Faimberg H (1987). Die Ineinanderrückung (telescoping) der Generationen. Zur Genealogie gewisser Identifizierungen. Jahrbuch Psychoanalyse; 20: 114–42.

Fairbairn WRD (1952/2000). Das Selbst und die inneren Objektbeziehungen. Gießen: Psychosozial-Verlag.

Farrell AD, Meyer AL, Kung EM, Sullivan TN (2001). Development and evaluation of school-based violence prevention programs. J Clin Child Psychol; 30: 207–20.

Farrington DP, Loeber R (2000). Epidemiology of juvenile violence. Child Adolesc Psychiatr Clin North Am; 9: 733–48.

Fast I (1991). Von der Einheit zur Differenz. Berlin: Springer.

Felitti VJ, Anda RF, Nordernberg D, Willimason DF, Spitz AM, Edwards V, Koss MP, Marks JS (1998). Relationship of childhood abuse to many of the leading causes of death in adults: the adverse childhood experiences (ACE) study. Am J Prev Med; 14: 245–58.

Fend H (1990). Vom Kind zum Jugendlichen. Der Übergang und seine Risiken. Entwicklungspsychologie der Adoleszenz. Bd. 1. Stuttgart: Huber.

Ferenczi S (1933/1984). Sprachverwirrung zwischen den Erwachsenen mit dem Kind. Die Sprache der Zärtlichkeit und der Leidenschaft. In: Ferenczi S (Hrsg). Bausteine der Psychoanalyse. Bd. 3. Frankfurt am Main: Fischer; 511–25.

Fetscher R (1983). Selbst und Identität. Psyche; 37: 385–411.

Fiedler P (2002). Zur Psychologie der Persönlichkeitsentwicklung – Von der Pathogenese zur Salutogenese in der Persönlichkeitsforschung. Persönlichkeitsstörungen Theorie Therapie; 6: 141–54.

Filley CM (2002). The neuroanatomy of attention. Semin Speech Lang; 23: 89–98.

Finkelhor D, Kendall-Tackett K (1997). A developmental perspective on the childhood impact of crime, abuse and violent victimization. In: Cicchetti D, Toth SL (eds). Developmental Perspectives on Trauma. Rochester: University of Rochester Press; 1–32.

Finkelhor D, Ormrod RK, Turner HA (2007). Polyvictimization and trauma in a national longitudinal cohort. Dev Psychopathol; 19: 149–66.

Fischer G (1990). Die Fähigkeit zur Objektspaltung. Ein therapeutischer Veränderungsschritt bei Patienten mit Realtraumatisierungen. Forum Psychoanal; 6: 199–212.

Fischer G, Riedesser P (1998). Lehrbuch der Psychotraumatologie. München, Basel: Reinhardt.

Fischer KW, Ayoub C, Singh I, Noam G, Maragangore A, Raya P (1997). Psychopathology as adaptive development along distructive pathways. Dev Psychopathol; 9: 749–79.

Flaake K (1996). Weibliche Adoleszenz und Körperlichkeit. Lebensphase Adoleszenz. Frankfurt am Main: Campus.

Flaake K (2003). Körperlichkeit und Sexualität in der Adoleszenz junger Frauen: Dynamiken in der Vater-Tochter-Beziehung. Psyche; 57: 403–25.

Flaake K (2012). Veränderte Identifizierungen und Geschlechterbilder – adoleszente Entwicklungen junger Frauen in Familien mit ‚neuen' Vätern und berufstätigen Müttern. In: Bründl P, King V (Hrsg). Adoleszenz. Frankfurt am Main: Brandes & Apsel; 71–90.

Flaake K, King V (2003). Weibliche Adoleszenz. Weinheim: Beltz.

Flammer A (2009). Entwicklungsaufgaben der Adoleszenz. In: Fegert J, Streeck-Fischer A, Freyberger H (Hrsg). Adoleszenzpsychiatrie. Psychiatrie und Psychotherapie der Adoleszenz und des jungen Erwachsenenalters. Stuttgart: Schattauer; 90–104.

Flammer A, Alsaker FD (2002). Entwicklungspsychologie der Adoleszenz. Bern, Göttingen, Toronto, Seattle: Huber.

Foa EB, Hembree EA, Rothbaum BG (2007). Prolonged Exposure Therapy for PTSD. Emotional Processing of Traumatic Experiences. New York: Oxford University Press.

Fonagy P (1991). Thinking about thinking: some clinical and theoretical considerations in the treatment of a borderline patient. Int J Psychoanal; 72: 639–56.

Fonagy P (1998). Frühe Bindung und die Bereitschaft zu Gewaltverhalten. In: Streeck-Fischer A (Hrsg). Adoleszenz und Trauma. Göttingen: Vandenhoeck & Ruprecht; 91–128.

Fonagy P (1999). The transgenerational transmission of holocaust trauma. Attach Hum Dev; 1: 92–114.

Fonagy P (2003). Das Versagen der Mentalisierung und die Arbeit am Negativen. Unveröffentlichter Vortrag. DPG Tagung, Frankfurt.

Fonagy P (2008). Psychoanalyse und Bindungstrauma unter neurobiologischen Aspekten. In: Leuzinger-Bohleber M, Roth G, Buchheim A (Hrsg). Psychoanalyse, Neurobiology, Trauma. Stuttgart: Schattauer.

Fonagy P, Target M (1995a). Understanding the violent patient: the use of the body and the role of the father. Int J Psychoanal; 76: 487–501.

Fonagy P, Target M (1995b). Playing with reality: the development of psychic reality and its malfunction of borderline personalities. Int J Psycho Anal; 76: 39–44.

Fonagy P, Target M (2000). Playing with reality III. The persistence of dual psychic reality in borderline patients. Int J Psychoanal; 81: 853–73.

Fonagy P, Target M (2001). Mit der Realität spielen. Zur Doppelgesichtigkeit psychischer Realität von Borderline-Patienten. Psyche; 55: 961–95.

Fonagy P, Target M (2002). Ein interpersonelles Verständnis des Säuglings. In: Hurry A (Hrsg). Psychoanalyse und Entwicklungsförderung von Kindern. Frankfurt am Main: Brandes & Apsel; 11–42.

Fonagy P, Target M (2004). Frühe Interaktion und die Entwicklung der Selbstregulation. In: Streeck-Fischer A (Hrsg). Adoleszenz – Bindung – Destruktivität. Stuttgart: Klett-Cotta; 105–35.

Fonagy P, Gergeley G, Jurist EJ, Target M (2004). Affektregulierung, Mentalisierung und die Entwicklung des Selbst. Stuttgart: Klett-Cotta.

Fraiberg S (1955). Some considerations in the introduction to therapy in puberty. Psychoanal Study Child; 10: 264–86.

Fraiberg S (1982). Psychological defences in infancy. Psychoanal Q; 51: 612–35.

Fraiberg S, Adelson E, Shapiro V (1975). Ghosts in the nursery. J Am Acad Child Adolesc Psychiatry; 14: 387–421.

Frank R (1993). Kinderärztlich-kinderpsychiatrische Untersuchungen an misshandelten und vernachlässigten Kindern und deren Familien. Eine prospektive Untersuchung an einer Kinderklinik. Habiliationsschrift, Universität München.

Frankenburg F (1997). Reported pathological childhood experiences associated with the development of borderline personality disorder. Am J Psychiatry; 154: 1101–6.

Freud A (1922/1980). Schlagephantasien und Tagtraum. In: Die Schriften der Anna Freud. Bd. I. München: Kindler; 141–59.

Freud A (1936/1968). Das Ich und die Abwehrmechanismen. Frankfurt am Main: Suhrkamp.

Freud A (1936/1980a). Ich und Es in der Pubertät. In: Die Schriften der Anna Freud. Bd. I. München: Kindler; 319–32.

Freud A (1936/1980b). Triebangst in der Pubertät. In: Die Schriften der Anna Freud. Bd. I. München: Kindler; 333–52.

Freud A (1952/1960). Die Diagnose von Borderline-Fällen. In: Die Schriften der Anna Freud. München: Kindler; 1895–907.

Freud A (1958/1980). Probleme der Pubertät. In: Die Schriften der Anna Freud. Bd. VI. München: Kindler; 1739–70.

Freud A (1965/1971). Wege und Irrwege in der Kinderentwicklung. Bern, Stuttgart: Huber, Klett-Cotta.

Freud A (1969/1980). Pubertät als Entwicklungsstörung. In: Die Schriften der Anna Freud. Bd. IX. München: Kindler; 2399–406.

Freud S (1892–1899/1969). Weitere Bemerkungen über die Abwehrneuropsychosen. Zur Ätiologie der Hysterie. Gesammelte Werke. Bd. 1. Frankfurt am Main: Fischer; 379–459.

Freud S (1905/1972). Drei Abhandlungen zur Sexualtheorie. Gesammelte Werke. Studienausgabe Bd. V. Frankfurt am Main: Fischer.

Freud S (1905–1906/1969). Bruchstück einer Hysterieanalyse. Gesammelte Werke. Bd. 5. Frankfurt am Main: Fischer; 161–286.

Freud S (1909). Psychoanalytische Bemerkungen über einen autobiographisch beschriebenen Fall von Paranoia. Gesammelte Werke. Bd. 3. Frankfurt am Main: Fischer; 240–320.

Freud S (1916/1917/1969). Studienausgabe: Vorlesungen zur Einführung in die Psychoanalyse 1916/1917. Gesammelte Werke. Bd. 1. Frankfurt am Main: Fischer; 34–445.

Freud S (1917–1920/1969). Das Unheimliche. Gesammelte Werke. Bd. 13. Frankfurt am Main: Fischer; 229–68.

Freud S (1919/1969). Ein Kind wird geschlagen. Gesammelte Werke. Bd. 12. Frankfurt am Main: Fischer; 195–226.

Freud S (1920/1976). Jenseits des Lustprinzips. Gesammelte Werke. Bd. 13. Frankfurt am Main: Fischer; 1–69.

Freud S (1921/1976). Massenpsychologie und Ich-Analyse. Gesammelte Werke. Bd. 13. Frankfurt am Main: Fischer; 71–161.

Freud S (1923/1969). Das Ich und das Es. Gesammelte Werke. Bd. 13. Frankfurt am Main: Fischer; 246–89.

Freud S (1923/1999). Der Mythos des Aristophanes. Gesammelte Werke. Bd. 13. Frankfurt am Main: Fischer; 62.

Freud S (1926/1969). Hemmung, Symptom und Angst. Gesammelte Werke. Bd. 14. Frankfurt am Main: Fischer; 113–225.

Freud S (1932–1938). Die endliche und die unendliche Analyse. Gesammelte Werke. Bd. 16. Frankfurt am Main: Fischer; 59–99.

Freud S (1962). Aus den Anfängen der Psychoanalyse. Aus den Jahren 1887–1902. Frankfurt am Main: Fischer.

Freud S (1974). Bücher des Wissens: Drei Abhandlungen zur Sexualtheorie und verwandte Schriften. Auswahl und Nachwort von Alexander Mitscherlich. Frankfurt am Main: Fischer.

Freud S (1980). Brief an Lou Andreas Salome vom 25.05.1916. Frankfurt am Main: Fischer.

Fthenakis WE (1992). Zur Rolle des Vaters in der Entwicklung des Kindes. Prax Psychother Psychosom; 37: 179–89.

Fuchs C, Goetz J (2012). Die Zelle. Reinbek: Rowohlt.

Fürstenau P (1977). Die beiden Dimensionen des psychoanalytischen Umgangs mit strukturell ich-gestörten Patienten. Psyche; 31: 197–205.

Fuster J (ed) (1997). The Prefrontal Cortex. New York: Ruvan.

Gabbard GO (2005). Psychodynamic Psychiatry. Washington DC: American Psychiatric Publishing.

Gampel Y (1993). Die endlose Verstoßung durch gesellschaftliche Gewalt. Kongressband, DPV Herbsttagung, Frankfurt.

Gathercole SE (1998). The development of memory. J Child Psychol Psychiatry; 39: 3–27.

Gau SS, Chang JP (2013). Maternal parenting styles and mother-child relationship among adolescents with and without persistent attention-deficit/hyperactive disorder. Res Dev Disabil; 34: 1581–94.

Geleerd ER (1958). Borderline states in childhood and adolescents. Psychoanal Study Child; 13: 279–95.

Genesis 3.1-6 und 3.2.3-23 Bibelwissenschaftliche Literaturdokumentation Innsbruck.

George C, Main M (1979). Social interaction of young abused children: approach, avoidance and aggression. Child Dev; 50: 306–18.

Gergely G, Watson J (1996). The social biofeedback-model of parental affect-mirroring. Int J Psychoanal; 77: 1181–212.

Giaconia RM, Reiherz HZ, Silverman AB, Pakiz B, Frost K, Cohen E (1995). Traumas and posttraumatic stress disorder in a community population of older adolescents. J Am Acad Child Adolesc Psychiatry, 34: 1369–80.

Gianino A, Tronnick E (1988). The mutual regulation model. The infants self and interactive regulation and coping and defensive capacities. In: Field P, Cabe M, Schneiderman P (eds). Stress and Coping. Hillsdale, New Jersey: Lawrence Erlbaum Associates; 47–68.

Giedd JN (2008). The teen brain. J Adolesc Health; 42: 335–43.

Giedd JN, Blumenthal J, Jeffries NO, Castellanos FX, Liu H, Zijdenbos A, Paus T, Evans AC, Rapaport JL (1999). Brain development during childhood and adolescence: a longitudinal MRI study. Nature Neurosci; 10: 861–63.

Gilbert R, Spatz Widom C, Browne K, Fergusson D, Webb E, Janson S (2009). Burden and consequences of child maltreatment in high-income countries. Lancet; 373: 68–81.

Gilbertson MW, Shenton ME, Ciszewski A, Kasai K, Lasko NB, Orr SP, Pitman RK (2002). Smaller hippocampal volume predicts pathologic vulnerability to psychological trauma. Nature Neurosci; 11: 1242–7.

Gilligan C (1982/1985). Eine andere Stimme. Lebenskonflikt und Moral der Frau. München, Zürich: Piper.

Gilmore DD (1991). Mythos Mann. München: Artemis und Winkler.

Gilmore K (2000). A psychoanalytic perspective on attention-deficit/hyperactivity disorder. J Am Psychoanal Assoc; 48: 1259–93.

Giovacchini P (1978). The borderline aspects of adolescence and the borderline state. In: Feinstein S, Giovacchini P (eds). Adolescence Psychiatry. Chicago: University of Chicago; 320–38.

Glasser M (1992). Problems in the psychoanalysis of certain narcisstic disorders. Int J Psychoanal; 73: 493–503.

Glasser M (1998). On violence. Int J Psychoanal; 79: 887–902.

Glasser M, Kolvin I, Campbell D, Glasser A, Leitch I, Farrelly S (2001). Cycle of child sexual abuse: links between being a victim and becoming a perpetrator. Brit J Psychiatry; 179: 482–94.

Glenn J (1980). Freud's adolescent patients: Katherina, Dora and »the homosexual woman«. In: Kanzer M, Glenn J (Hrsg). Freuds Adolescent Patients: Katherina, Dora and the »Homosexual Woman«. New York: Aonson; 23–47.

Glenn J (1986). Freud, Dora and the Maid: a study of contertransference. J Am Psychoanal Assoc; 34: 591-606.

Glod CA, Teicher MH (1996). Relationship between ealry abuse, posttraumatic stress disorder und activity levels in prepuberal children. J Am Acad Child Adolesc Psychiatry; 35: 1384–93.

Goldberg S, Benoit D, Blokland K, Madigan (2003). Atypical maternal behavior, maternal representations and infant disorganized attachment. Dev Psychopathol; 15: 239–57.

Goldmann SJ, D'Angelo EJ, DeMaso DR (1993). Psychopathology in families of children and adolescents with borderline personality disorder. Am J Psychiatry; 150: 1723–6.

Gordon R, Wraith R (1993). Responses of children and adolescents to disasters. In: Wilson JP, Raphael B (eds). International Handbook of Traumatic Stress. New York: Wilson and Beverley Raphael Plenum Press; 561–75.

Grawe K, Donati R, Bernauer F (1994). Psychotherapie im Wandel. Von der Konfession zur Profession. Göttingen: Hogrefe.

Gray JA (ed) (1975). Elements of a Two-Process-Theory of Learning. New York: Academic Press.

Gray JA, Owen S, Davis N, Tsaltas E (1983). Psychological and physiological relations between anxiety and impulsivity. In: Zuckerman M (ed). The Biological Bases of Sensation Seeking, Impulsivity and Anxiety. Hilsdale NJ: Lawrence Erlbaum Associates; 181–227.

Green A (1998). Factors contributing to the generational transmission of child maltreatment. J Am Acad Child Adolesc Psychiatry; 37: 1334–6.

Green A (2000). Sciences and science fiction in infant research. In: Sandler J, Sandler AM, Davies R (eds). Clinical and Observational Psychoanalytic Research. Roots of a Controversary. London, New York: Karnac Books.

Green A (2005). Das Musterkind. Kinderanalyse; 13: 33–60.

Green F (1975). Analytiker, Symbolisierung und Abwesenheit im Rahmen der psychoanalytischen Situation. Psyche; 29: 503–40.

Greenacre P (1970). The transitional object and the fetish with special reference to the role of illusion. Int J Psychoanal; 51: 447–56.

Greenberg MT (1999). Attachment and psychopathology in childhood. In: Cassidy J, Shaver PR (eds). Handbook of Attachment. New York, London: Guilford Press; 469–96.

Greenough WT, Black JE, Wallaos CS (1987). Experience and brain development. Child Dev; 58: 539–59.

Greenson R (1965). Die Technik und Praxis der Psychoanalyse. Stuttgart: Klett-Cotta.

Greenspan SI (1991). The development of the ego. Insights from clinical work with infants and young children. In: Greenspan SI, Pollock GH (eds). The Course of Life, Adolescense. Vol. 4. Washigton: Madison Inc; 85–164.

Greenwald R (1999). EMDR in der Psychotherapie mit Kindern und Jugendlichen. Paderborn, Junfermann.

Grothstein JS (1986). The dual track. Contribution toward a neurobehavioral modell of cerebral processing. Psychiatr Clin North Am; 9: 353–65.

Grotjahn M (1976). Freuds klassische Falle. In: Eicke D (Hrsg). Freud und die Folgen 1. Psychologie des 20. Jahrhundert. München: Kindler; 147–52.

Grubrich-Simitis I (1979). Extremtraumatisierung als kumulatives Trauma. Psyche; 11: 991–1023.

Grünbaum A (2000). Reply to Symposium on the Grünbaum Debate. Psychoanal Dial; 10: 335–42.

Grunert J (1989). Intimität und Abstinenz in der psychoanalytischen Allianz. In: Eickhoff F, Loch W (Hrsg). Jahrbuch der Psychoanalyse. Band 25. Stuttgart: frommann-holzboog; 205–35.

Grunwald M, Gertz HJ (2001). Störungen der haptischen Wahrnehmung bei Anorexia nervosa. In: Grunwald M, Beyer L (Hrsg). Der bewegte Sinn. Basel: Birkhäuser.

Grunwald M, Ettrich C, Assmann B, Dähne A, Krause W, Busse F, Gertz HJ (2001a). Deficits in haptic perception and right parietal theta power changes in patients with anorexia nervosa before and after weight gain. Int J Eating Dis; 29: 417–28.

Grunwald M, Ettrich C, Busse F, Assmann B, Dähne A, Gertz HJ (2001b). Angle paradigm: a new method to measure right parietal dysfunctions in aorexia nervosa. Arch Clin Neuropsychol; 17: 1–12.

Grunwald M, Ettrich C, Krause W, Assmann B, Dähne A, Weiss T, Gertz HJ (2001c). Haptic perception in anorexia nervosa before and after weight gain. J Clin Exp Neuropsychol; 23: 520–9.

Gudzer J, Paris J, Zelkowitz P, Marchessault K (1996). Riskfactors for borderline pathology in children. J Am Acad Child Adolesc Psychiatry; 35: 26–33.

Gudzer J, Paris J, Zelkowitz P, Feldman MD (1999). Psychological riskfactors for borderline pathology in school-age children. J Am Acad Child Adolesc Psychiatry; 38: 206–12.

Gunderson J, Kolb J (1978). Discriminating features of borderline patients. Am J Psychiatry; 135: 792–6.

Gurvits TV, Gilbertson MW, Lasko NB, Orr SP, Pitman RK (1997). Neurobiological status of combat veterans and adult survivors, of sexual abuse PTSD. Ann N Y Acad Sci; 821: 468–71.

Gurvits TV, Carson MA, Metzger L, Croteau HB, Lasko NB, Orr SP, Pitman RK (2002). Absence of selected neurological soft signs in Vietnam nurse veterans with posttraumatic stress disorder. Psychiatry Res; 110: 81–5.

Hacker F (1990). Das Faschismus-Syndrom. Psychoanalyse eines aktuellen Phänomens. Düsseldorf: Ecom.

Hagemann-White C (1992). Berufsfindung und Lebensperspektive in der weiblichen Adoleszenz. In: Flaake K, King V (Hrsg). Weibliche Adoleszenz. Zur Sozialisation junger Frauen. Frankfurt am Main: Campus; 64–83.

Hamster W, Langner W, Mayer K (1980). Tübinger Luria-Christensen Neuropsychologische Untersuchungsreihe (Tüluc). Weinheim: Beltz Test Gesellschaft mbH.

Hare RD (2000). Eigenschaften von antisozialen Borderline-Patienten und Psychopathen: Konsequenzen für das Gesundheitswesen und das Strafrecht. In: Kernberg O, Dulz B, Sachsse U (Hrsg). Handbuch für Borderline-Störungen. Stuttgart: Schattauer; 393–411.

Harley M (1970). On some problems of technique in the analysis of early adolescents. Psychoanal Study Child; 25: 99–121.

Hartmann H (1960/1970). Ich-Psychologie und Anpassungsproblem. Stuttgart: Klett-Cotta.

Havighurst RJ (ed) (1953). Developmental Task and Education. New York: Mc Kay.

Heigl F (1978). Indikation und Prognose in der Psychoanalyse und Psychotherapie. Göttingen: Vandenhoeck & Ruprecht.

Heim C, Nemeroff CB (2001). The role of childhood trauma in neurobiology in mood and anxiety disorder: preclinical and clinical studies. Biol Psychiatry; 49: 1023–39.

Heim C, Newport DJ, Heit S, Graham YP, Wilcox M, Bonsall R, Miller AH, Charles BN (2000). Pituitary-adrenal and autonomic responses to stress in women after sexual and physical abuse in childhood. J Am Med Ass; 284: 592–7.

Heim E (1984). Praxis der Milieutherapie. Heidelberg: Springer.

Heinrichs M, von Dawans B, Domes G (2009). Oxytocin, vasopressin, and human social behavior. Front Neuroendocrin; 30: 548–57.

Heitmeyer W (1989). Rechtsextremistisch motivierte Gewalt und Eskalation. In Heitmeyer W, Möller K, Sünker H (Hrsg). Jugend – Staat – Gewalt. Weinheim, München: Juventa.

Heitmeyer W (1992). Die Bielefelder Rechtsextremismusstudie. Weinheim: Juventa.

Heitmeyer W, Peter JI (1988). Jugendliche Fußballfans – soziale und politische Orientierungen, Gesellschaftsformen, Gewalt. München: Juventa.

Helbing-Tietze B (2004). Veränderungen des Selbst in der Adoleszenz aus akademisch-psychologischer Sicht – eine Ergänzung der psychoanalytischen Entwicklungspsychologie? Psyche; 58: 195–225.

Henderson H, Fox NA, Rubin KH (2001). Temperamental contributions to social behavior: the moderating roles of frontal EEG asymmetry and gender. J Am Acad Child Adolesc Psychiatry; 40: 68–100.

Herman JL, Perry JC, van der Kolk BA (1989). Childhood trauma in borderline personality disorder. Am J Psychiatry; 146: 490–5.

Herpertz S, Habermeyer E (2004). »Psychopathy« als Subtyp der antisozialen Persönlichkeit. Persönlichkeitsstörung Theorie Therapie; 8: 73–82.

Herpertz S, Herpertz-Dahlmann B, Jünemann K, Saß H (2001). Prädiktoren von Persönlichkeitsstörungen – Temperament und Persönlichkeit als Anlagefaktor. Persönlichkeitsstörungen Theorie Therapie; 5: 205–15.

Herzog JM (1994). Spielmethoden in Kinderanalysen. In: Pedrina F, Mögel M, Garstig E, Burkard E (Hrsg). Spielräume. Tübingen: edition diskord; 15–34.

Herzog JM (1995). Therapeutisches Vorgehen, neue Objektbeziehung und Änderung der Repräsentanzen. Forum Psychoanal; 11: 189–200.

Hildyard KL, Wolfe DA (2002). Child neglect: developmental issues and outcomes. Child Abuse Negl; 26: 679–95.

Hirsch M (1996). Zwei Arten der Identifikation mit dem Aggressor – nach Ferenczi und nach Anna Freud. Prax Kinderpsychol Kinderpsychiat; 45: 198–205.

Hirsch M (2004). Psychoanalytische Traumatologie – Das Trauma in der Familie. Stuttgart: Schattauer.

Hite S (1994). Weg von Mama. Zeit; 36: 77–8.

Hofer MA (1996). Hidden regulators. Implications for a new understanding of attachment and separation and loss. In: Goldberg S, Muir R, Kerr J (eds). Attachment Theory. Social, Developmental and Clinical Perspectives. Hillsdale, New York: Analytic Press; 203–30.

Hoffer W (1953). The mutual influences in the development of ego and id: early stages. Psychoanal Study Child; 7: 31–41.

Hoffmann SO, Eckhardt-Henn A (2004). Die Dissoziation: eine Standortbestimmung. In: Eckhardt-Henn A, Hoffmann SO (Hrsg). Dissoziative Bewusstseinsstörungen. Stuttgart: Schattauer; 3–8.

Hofmann A (1999). EMDR in der Therapie posttraumatischer Belastungsstörungen. Stuttgart: Thieme.

Hofmann A (2004). Eye Movement Desensitisation and Reprozessing (EMDR). In: Sachsse U (Hrsg). Traumazentrierte Psychotherapie. Stuttgart: Schattauer; 288–92.

Hofmann A, Schulte K, Ebner F (1998). EMDR Manual. Deutsche Übersetzung. Paderborn: Junfermann.

Hurry A (2002). Psychoanalyse und Entwicklungstherapie. In: Hurry A (Hrsg). Psychoanalyse und Entwicklungsförderung von Kindern. Frankfurt am Main: Brandes & Apsel; 43–89.

Hüther G (1997). Biologie der Angst. Wie aus Stress Gefühle werden. Vandenhoeck & Ruprecht.

Hüther G (2002). Kritische Anmerkungen zu den bei ADHD-Kindern beobachteten neurobiologischen Veränderungen und den vermuteten Wirkungen von Psychostimulanzien (Ritalin). In: Bovensiepen G, Hopf H, Molitor G (Hrsg). Unruhige und unaufmerksame Kinder. Frankfurt am Main: Brandes & Apsel; 70–9.

Insel TR (2003). Is social attachment an addictive disorder? Physiol Behav; 79: 351–7.

Irle E, Lange C, Sachsse U (2005). Reduced size and abnormal asymmetry of parietal cortex in women with borderline personality disorder. Biol Psychiatry; 57: 173–82.

Ising M, Depping AM, Siebertz A, Lucae S, Unschuld PG, Kloiber S, Horstmann S, Uhr M, Müller-Myhsok B, Holsboer F (2008). Polymorphisms in the FKBP5 gene region modulate recovery from psychosocial stress in healthy controls. Eur J Neurosci; 28: 389–98.

Jacobson A, Herald C (1990). The relevance of childhood sexual abuse to adult psychiatric inpatient care. Hosp Community Psychiatry; 41: 154–8.

Jacobson A, Richardson B (1987). Assault experiences of 100 psychiatric inpatients: evidence of the need for routine inquiry. Am J Psychiatry; 144: 908–13.

Jacobson E (1973). Das Selbst und die Welt der Objekte. Frankfurt am Main: Suhrkamp.

Jacobson E (1974). Depersonalisierung. Psyche; 28: 193–220.

Jacobson T, Edelstein W, Hofmann V (1994). A longitudinal study of the relation between representations of attachment in childhood and cognitive functioning in childhood and adolescence. Dev Psychol; 30: 112–24.

Jacobwitz D, Hazen N (1999). Developmental pathways from infant disorganisation childhood peer relationships. In: Solomon J, George C (eds). Attachment Disorganization. New York: Guilford Press; 127–59.

Jahn T, Wehling P (1991). Wir sind die nationalen Umweltschützer. Konturen einer Ökologie von rechts in der Bundesrepublik Deutschland. Soziale Welt; 91: 473–88.

Jansen PL (1987). Psychoanalytische Therapie in der Klinik. Stuttgart: Klett-Cotta.

Jaspers K (1913). Allgemeine Psychopathologie. Berlin, Heidelberg: Springer 1973.

Jeammet P (2004). Lustvermeidung und Destruktivität zur Regulation von Beziehungsdistanz. In: Streeck-Fischer A (Hrsg). Adoleszenz – Bindung – Destruktivität. Stuttgart: Klett-Cotta; 289–308.

Jennings JL (1990). Die »Dora-Renaissance«: Fortschritte in psychoanalytischer Theorie und Praxis. Psyche; 44: 385–411.

Jin LE (2011). Reducing the harm of stress: medications to rescue the prefrontal cortex and overcome bad habits: the science of stress: focus on the brain, breaking bad habits, and chronic disease. Yale J Biol Med; 84: 479–82.

Johnson R (1986). A triarchic model of P 300 amplitude. Psychophysiology; 23: 367–84.

Johnson R (1993). On neuronal generators of the P 300 component of the event related potential. Pathophysiology; 30: 90–7.

Josselson R (1980). Ego development in adolescence. In: Adelson J (ed). Handbook of Adolescence. New York: Wiley; 188–210.

Josselyn I (1996). Acting out in adolescence. In: Abt LE, Weissman S (Hrsg). Acting Out. London: Jason Aronson.

Julich S (2005). Stockholm syndrome and child sexual abuse. J Child Sex Abuse; 14: 107–29.

Kamp-Becker I, Baumann K, Sprenger L, Becker K (2012). Das Konzept der ‚Multiple Complex Developmental Disorder'. Z Kinder Jugendpsychiatr Psychother; 40: 341–9.

Kant I (1784). Mutmaßlicher Anfang der Menschheitsgeschichte. In: Preußische Akademie der Wissenschaften (Hrsg). Gesammelte Schriften. Bd. 8. Berlin, Leipzig: Walter de Gruyter; 107–23.

Kapfhammer HP (2001). Trauma und Dissoziation – eine neurobiologische Perspektive. Persönlichkeitsstörungen Theorie Therapie; 5: S4–27.

Kaplan J (1988). Abschied von der Kindheit. Stuttgart: Klett-Cotta.

Kaplan SJ, Pelcovitz D, Labruna V (1999). Child and adolescent abuse and neglect research. J Am Acad Child Adolesc Psychiatry; 38: 1214–22.

Kegan R (ed) (1982). The Evolving Self. Harvard: University Press.

Keilson H (1979). Sequentielle Traumatisierung bei Kindern. Stuttgart: Enke.

Kendall-Tackett KA, Williams LM, Finkelhor D (1993). Impact of sexual abuse on children: a review and synthesis of recent empirical studies. Psychol Bull; 113: 164–80.

Keniston K (1980). Entwicklung der Moral, jugendlicher Aktivismus und moderne Gesellschaft. In: Döbert R, Nunner-Winkler G (Hrsg). Entwicklung des Ichs. Köln: Kiepenheuer; 294–306.

Kernberg O (1978). Borderline-Störungen und pathologischer Narzissmus. Frankfurt am Main: Suhrkamp.

Kernberg O (1984/1988). Schwere Persönlichkeitsstörungen. Theorien, Diagnose, Behandlungsstrategien Stuttgart: Klett-Cotta.

Kernberg O (1986). Objektbeziehungen und Praxis der Psychoanalyse. Stuttgart: Klett-Cotta.

Kernberg O (1988). Innere Welt und äußere Realität. München, Wien: Internat Psychoanalyse.

Kernberg O (1999). Persönlichkeitsentwicklung und Trauma. Persönlichkeitsstörungen Theorie Therapie; 1: 5–15.

Kernberg O, Hörz S (2011). Persönlichkeitsentwicklung und Trauma – theoretische und therapeutische Anmerkungen. In: Dulz B, Herpertz S, Kernberg O, Sachsse U (Hrsg). Handbuch der Borderlinestörungen. 2. Aufl. Stuttgart: Schattauer; 693–700.

Kernberg P (1979). Psychoanalytic profile of borderline adolescents. Adolesc Psychiatry; 7: 234–56.

Kernberg P (1995). Die Formen des Spielens. In: Studien zur Psychoanalyse: Österreichische Studiengesellschaft für Kinderpsychoanalyse. Göttingen: Vandenhoeck & Ruprecht; 9–34.

Kernberg P, Shapiro T (1990). Resolved: borderline personality exists in children under twelve. Affirmative. Am Acad Child Adolesc Psychiatry; 29: 478–83.

Kernberg PA, Weiner A, Bardenstein K (2001). Persönlichkeitsstörungen bei Kindern und Jugendlichen. Stuttgart: Klett-Cotta.

Keshavan MS, Dick E, Mankowski I, Harenski K, Montrose DM, Diwadkar VA, DeBellis M (2002a). Decreased left amygdala and hippocampal volumes in young offspring at risk for schizophrenia. Schizophr Res; 58: 173–83.

Keshavan MS, Diwadkar VA, DeBellis M, Dick E, Kotwal R, Rosenberg DR, Sweeny JA, Minshew N, Pettegrew JW (2002b). Development of the corps callosum in childhood, adolescence and early adulthood. Life Science; 70: 1909–22.

Kesner RP (1986). Neurobiological views on memory. In: Martinez JL, Kesner RP (eds). Learning and Memory. New York: Academic Press; 399–438.

Kessler RC, Sonnega A, Bromet E, Hughes M, Nelson C (1995). Posttraumatic stress disorder in the National Comorbidity Survey. Arch Gen Psychiatry; 52: 1048–60.

Kessler RC, Berglung P, Demler O, Jin R, Merikangas KR, Walters EE (2005). Puberty and the emergence of gender difference in psychopathology. J Adolesc Health; 30: 49–58.

Khan MMR (1963). The concept of cumulative trauma. In: Khan MMR (ed). The Privacy of the Self. Hogarth, London 1974.

King S (1986). Der Gesang der Toten. München: Heyne.

King V (1995a). Anna, Irma und Dora. Psyche; 49: 838–66.

King V (1995b). Die Urszene der Psychoanalyse. Stuttgart: Verlag Internat Psychoanalyse/Klett-Cotta.

King V (2003). Der Körper als Austragungsort adoleszenter Konflikte. Anal Kinder und Jungendlichenpsychotherapie; 34: 321–42.

King V (2012). Neues Begehren. Psychische Bedeutungen von Sexualität und Körper. In: Bründl P, King V (Hrsg). Adoleszenz. Frankfurt am Main: Brandes & Apsel; 29–32.

Kiser LJ, Heston J, Millsap PA, Pruitt DB (1991). Physical and sexual abuse in childhood: relationship with post traumatic stress disorder. J Am Acad Child Adolesc Psychiatry; 30: 776–83.

Klein M (1972). Das Seelenleben des Kleinkindes. Hamburg: Rowohlt.

Kluft RP (1991). Clinical presentations of multiple personality disorder. Psychiatr Clin North Am; 14: 605–29.

Kobak R (1999). The emotional dynamics of disruptions in attachment relationships. In: Cassidy J, Shaver PR (eds). Handbook of Attachment. New York, London: Guilford Press; 21–43.

Kocovska E, Puckering C, Follan M, Smillie M, Gorski C, Barnes J, Wilson P, Young D, Lidstone E, Pritchett R, Hockaday H, Minnis H (2012). Neurodevelopmental problems in maltreated children referred with indiscriminate friendliness. Res Dev Disabil; 33: 1560–5.

Kogan I (1998). Der stumme Schrei der Kinder. Die zweite Generation der Holocaust-Opfer. Frankfurt am Main: Fischer.

Kohut H (1973). Narzißmus. Frankfurt am Main: Suhrkamp.

Kohut H (1979). Die Heilung des Selbst. Frankfurt am Main: Suhrkamp.

Konrad K (2011). Strukturelle Hirnentwicklung in der Adoleszenz. In: Uhlhaas PJ, Konrad K (Hrsg). Das adoleszente Gehirn. Stuttgart: Kohlhammer; 124–39.

Konrad K, Pirk C, Uhlhaas P (2013). Hirnentwicklung in der Adoleszenz. Dtsch Ärztebl; 25: 425–31.

Korenblum M, Marton P, Golombek H, Stein B (1990). Personality status: changes through adolescence. Psychiatr Clin North Am; 13: 389–99.

Körner W, Lenz A (2004). Sexueller Missbrauch. Bd. 1. Göttingen, Bern, Toronto, Seattle: Hogrefe.

Kramer S, Akhtar S (Hrsg) (1991). The Trauma of Transgression; Psychotherapy of Incest Victims. New Jersey: Jason Aronson.

Krause R (1998). Allgemeine psychoanalytische Krankheitslehre. Bd. 2 Modelle. Stuttgart: Kohlhammer.

Krause R (2012). Psychodynamische Behandlungs- und Krankheitslehre. Stuttgart: Kohlhammer.

Kris F (1956). The recovery of trauma in psychoanalysis. Psychoanal Study Child; 11: 54–88.

Krüger T (1979). Kein Sündenfall. In: Schmidt K, Riedweg C (Hrsg). Jenseits von Eden. Tübingen: Mohr Siebeck; 1–8.

Krystal H (1978). Trauma and affects. Psychoanal Study Child; 33: 81–116.

Kunert HJ, Herpertz S, Saß H (2000). Frontale Dysfunktion als ätiologische Faktoren bei der Borderline- und antisozialen Persönlichkeitsstörung. Persönlichkeitsstörungen; 4: 210–21.

Ladame F (1991). Adoleszence and the repetition compulsion. Int J Psychoanal; 72: 253–73.

Ladame F (2004). Adoleszenz und Selbstdestruktivität. Klinische Erfahrungen und theoretische Bemerkungen. In: Streeck-Fischer A (Hrsg). Adoleszenz – Bindung – Destruktivität. Stuttgart: Klett-Cotta; 309–21.

Lample-de Groot J (1981). Notes on »Multiple Personality«. Psychoanal Q; 50: 614–24.

Lange C (2000). Sexuelle Belästigung und Gewalt. Ergebnisse einer Studie zur Jugend-Sexualität. In: Behörde für Schule, Jugend und Berufsbildung Hamburg (Hrsg). Weiblichkeit und Sexualität. Beiträge aus den Vortragsreihen des Modellprojektes Berufsbegleitende Sexualpädagogische Fortbildung. Hamburg; 17–27.

Langs R (1976). The misalliance dimension in Freud's case histories: I. the case of Dora. Int J Psychoanal Psychother; 5: 301–17.

Lansford JE, Malone PS, Dodge KA, Pettit GS, Bates JE (2010). Developmental cascades of peer rejection, social information biases, and aggression during middle childhood. Dev Psychopathol; 22: 593–602.

Laplanche J, Pontalis JB (1972). Das Vokabular der Psychoanalyse. Bd. 1 u. 2. Frankfurt am Main: Suhrkamp.

Lasch C (1979). The Culture of Narcissism. New York: WW Norton.

Laub A, Auerhahn NC (1993). Knowing and not knowing massiv psychic trauma. Int J Psychoanal; 74: 287–302.

Laucht M, Esser G, Schmidt MH (1997). Developmental outcome of infants born with biological and psychosocial risk. J Child Psychol Psychiatry; 38: 843–53.

Laucht M, Schmidt MH, Esser G (2002). Motorische, kognitive und sozial-emotionale Entwicklung von 11-Jährigen mit frühkindlichen Risikobelastungen: späte Folgen? Z Kinder Jugendpsychiatry; 30: 5–20.

Laufer M (1964). Egoideal and pseudoegoideal in adolescence. Psychoanal Study Child; 19: 196–221.

Laufer M (1980). Zentrale Onaniephantasie, definitive Sexualorganisation und Adoleszenz. Psyche; 34: 365–84.

Laufer M, Laufer ME (1989). Adoleszenz und Entwicklungskrise. Stuttgart: Klett-Cotta.

Lear J (1996). The shrinks is in. Psyche; 50: 599–616.

LeDoux JE (1992). Brain mechanismen of emotion and emotional learning. Curr Op Neurobiol; 2: 191–7.

LeDoux JE, Romanski L, Xagoraris A (1991). Indelibility of subcortical emotional memories. J Cogn Neurosci; 1: 238–43.

Lempa W (2000). Stationäre konflikt- und lösungsorientierte psychoanalytische Traumatherapie unter Einbeziehung der EMDR Methode. In: Lamprecht F (Hrsg). Praxis der Traumatherapie. Stuttgart: Pfeiffer bei Klett-Cotta; 114–43.

Lempp R (1977). Jugendliche Mörder. Stuttgart: Huber.

Lempp R (1992). Vom Verlust der Fähigkeit, sich selbst zu betrachten. Bern, Göttingen, Toronto: Huber.

Levin PA (1998). Traumaheilung. Das Erwachen des Tigers. Essen: Synthesis.

Lewis DO (1992). From abuse to violence: psychophysiological consequences of maltreatment. J Am Acad Child Adolesc Psychiatry; 31: 383–91.

Lewis DO, Lovely R, Yeager C, Della FD (1989). Toward a theory of the genesis of violence: a follow-up study of delinquents. J Am Acad Child Adolesc Psychiatry; 28: 431–6.

Lewis HB (ed) (1971). Shame and Guilt in Neurosis. New York: International University Press.

Lewis M (1995). Memory and psychoanalysis: a new look at infantile amnesia and transference. J Am Acad Child Adolesc Psychiatry; 34: 405–17.

Li JJ, Lee SS (2013). Interaction of dopamine transporter gene and observed parenting behaviors on attention-deficit/hyperactivity disorder: a structural equation modeling approach. J Clin Child Adolesc Psychol; 42: 174–86.

Lichtenberg J (1991). Motivational-funktionale Systeme als psychische Strukturen. Forum Psychoanal; 7: 85–97.

Lincoln AJ, Bloom D, Katz M, Boksenbaum N (1998). Neuropsychological and neurophysiological indices of auditory processing impairment in children with multiple complex developmental disorder. J Am Acad Child Adolesc Psychiatry; 37: 100–12.

Linehan M (1996). Trainingsmanual zur dialektisch-behavioralen Therapie der Borderline-Persönlichkeitsstörung. München: CIP Medien.

Loeber R, Green SM, Lahey BB, Kalb L (2000). Physical fighting in childhood as a risk factor for later mental health problems. J Am Acad Child Adolesc Psychiatry; 39: 421–8.

Loewald HW (1986). Ich und Realität. In Aufsätzen aus den Jahren 1951–1979. Stuttgart: Klett-Cotta.

Lofgren DP, Bemporad J, King J, Lindem K, O'Driscoll G (1991). A prospective follow-up study of so-called borderline children. Am J Psychiatry; 148: 1541–5.

Lohmer M (2013). Borderline-Therapie. 3. Aufl. Stuttgart: Schattauer.

Lohmer M, Klug G, Hermann B, Pouget D, Rauch M (1992). Zur Diagnostik der Frühstörung. Prax Psychother Psychosom; 37: 243–55.

Lombroso PJ, Sapolsky R (1998). Development of the cerebral cortex: XII. Stress and brain development. J Am Acad Child Adolesc Psychiatry; 37: 1337–9.

Lorenzer A (1970). Sprachzerstörung und Rekonstruktion. Frankfurt am Main: Suhrkamp.

Lowenfeld H (1978). Eine Rettungsphantasie. In: Alexander Mitscherlich zu Ehren. Frankfurt am Main: Suhrkamp.

Lüdecke C, Voigt W, Schäfer I (2013). Behandlung von Patienten mit Suchtproblemen. In: Sack M, Sachsse U, Schellong J (Hrsg). Komplexe Traumafolgestörungen. Stuttgart: Schattauer; 447–64.

Luethi M, Meier B, Sandi C (2009). Stress effects on working memory, explicit memory, and implicit memory for neutral and emotional stimuli in healthy men. Front Behav Neurosci; 2: 5.

Luria AR (ed) (1980). Higher Cortical Functions in Man. New York: Basic Books.

Luu P, Collins P, Tucker, DM (2000). Mood, personality, and self-monitoring: negative affect and emotionality in relation to frontal lobe mechanisms of error monitoring. J Exp Psychol Gen; 129: 43–60.

Lynch M, Cicchetti D (1998). Trauma, mental representation and the organization of memory for mother-referent material. Dev Psychopathol; 10: 739–59.

Lynd HM (1976). On shame and the search of identity. Psychoanal Q; 45: 61–72.

Lyons-Ruth K (1991). Rapprochement or approchement: Mahler's theory reconsidered from the vantage point of recent research in early attachment relationships. Psychoanal Psychol; 8: 1–23.

Lyons-Ruth K, Jacobvitz D (1999). Attachment disorganization. In: Cassidy J, Shaver PR (eds). Handbook of Attachment. New York, London: Guilford Press; 520–54.

MacMillan HL, Fleming JE, Streiner DL, Lin E, Boyle MH, Jamieson E, Duku EK, Walsh CAMY, Wong KY, Beardlee WE (2001). Childhood abuse and lifetime psychopathology in a community sample. Am J Psychiatry; 158: 1878–83.

Mahler MS, Pine F, Bergmann A (1978). Die psychische Geburt des Menschen. Frankfurt am Main: Fischer.

Main M, Hesse E (1990). Parental unresolved traumatic experiences are related to infant disorganized attachment status. In: Greenberg M, Cicchetti D, Cummings AE (eds). Attachment in the Preschool Years. Theory, Research and Interventions. Chicago: University Press; 161–82.

Maine M, Solomon J (1986). Discovery of an unsecure-disorganized/disoriented attachment pattern. Procedures, findings and implications for the classification of behaviour. In: Brazelton TB, Yogman M (eds). Affective Development in Infancy. Norwood NJ: Ablex; 95–124.

Maine M, Solomon J (1990). Procedures for identifying disorganized/disoriented infants in the Ainsworth strange situation. In: Greenberg MT, Cicchetti D, Cummings EM (eds). Attachment in Preschool Years. Theory, Research and Intervention. Chicago: University of Chicago Press; 121–60.

Mandler G (ed) (1984). Mind and Body – Psychology of Emotion and Stress. New York: Norton.

Manly JT, Kim JE, Rogosch FA, Cicchetti D (2001). Dimensions of child maltreatment and children's adjustment: contributions of developmental timing and subtype. Dev Psychopathol; 13: 759–82.

Marcus BF (1989). Incest and the borderline syndrome: the mediating role of identity. Psychoanal Psychol; 6: 199–215.

Marcus S (1974). Freud und Dora – Roman, Geschichte, Krankengeschichte. Psyche; 28: 38–79.

Margraf J, Müller-Spahn FJ (2009). Psychrembel Psychiatrie, Klinische Psychologie, Psychotherapie. Berlin: Walter de Gruyter.

Markowitsch HJ (1998). The amnestic block syndrome. Environmentally induced amnesia. Neurol Psychiatry Brain Res; 6: 73–80.

Marks JS (1998). Relationship of childhood abuse to many of the leading causes of death in adults: the adverse childhood experiences (ACE) study. Am J Prev Med; 14: 245–58.

Martin M (1997). Stationäre Psychotherapie. In: Remschmidt H (Hrsg). Psychotherapie von Kindern und Jugendlichen. Stuttgart: Thieme; 430–8.

Marziali E (1992). The etiology of borderline personality disorder: developmental factors. In: Clarkin JF, Marziali E, Munroe-Blum H (eds). Borderline Personality Disorder. New York: Guilford Press; 27–44.

Masters JC (1991). Strategies and mechanisms for the personal and social control of emotions. In: Garber J, Dodge A (eds). The Development of Emotional Regulation and Dysregulation. Cambridge: Cambridge University Press; 182–207.

Masterson JF (1972). The Borderline Adolescent: A Developmental Approach. New York: Wiley.

Maxfield MG, Widom CD (1996). The cycle of violence. Revisited 6 years later. Arch Pediatr Adolesc Med; 150: 390–5.

McCall RB, Groark CJ (2000). The future of applied child development research and public policy. Child Dev; 71: 197–204.

McCrone ER, Egeland B, Kalkoske M, Carlson EA (1994). Relations between early maltreatment and mental representations of relationships assessed with projective storytelling in middle childhood. Dev Psychopathol; 6: 99–120.

McCrory E, De Brito SA, Viding E (2012). The link between child abuse and psychopathology: a review of neurobiological and genetic research. J R Soc Med; 105: 151–6.

McDevitt JB (1994). Das Konzept der Objektkonstanz und seine klinischen Anwendungen. Psychotherapeut; 39: 368–79.

McDougall J (1998). Theater des Körpers. Stuttgart: Klett-Cotta.

McEwen BS, Milner TA (2007). Hippocampal formation: shedding light on the influence of sex and stress on the brain. Brain Res Rev; 55: 343–55.

McFarlane AC (1987). Posttraumatic phenomena in a longitudinal study of children following a natural disaster. J Am Acad Child Adolesc Psychiatry; 26: 764–9.

McFarlane AC (2000). Traumatic stress in the 21th century. Austral New Zeal J Psychiatry; 34: 896–902.

McGorry P, Purcell R, Hickie IB, Jorm AF (2007): Investing in young mental health is a best buy. Med J Aust; 187: 5.

McGowan P, Sasaki A, D'Alessio AC, Dymov S, Labouté B, Szyf M, Turecki G, Meaney MJ (2009). Epigenetic regulation of the glucocorticoid receptor in human brain associates with childhood abuse. Nat Neurosci; 12: 342–8.

McLean PD (1970). The tribune brain, emotion and scientific bias. In: Schmitt EO (ed). The Neurosciences Second Study Program. New York: Wiley; 336–49.

McLeer SV, Cullagen M, Henry D, Wallen J (1994). Psychiatric disorders in sexually abused children. J Am Acad Child Adolesc Psychiatry; 33: 313–9.

McPhillips M, Jordan-Black JA (2007). The effect of social disadvantage on motor development in young children: a comparative study. J Child Psychol Psychiatry; 48: 1214–22.

Meaney MJ, Szyf M (2005). Environmental programming of stress responses through DNA methylation: life at the interface between a dynamic environment and a fixed genome. Dialogues Clin Neurosci; 7: 103–23.

Meares R (1999). The ‚adualistic' representation of trauma: on malignant internalization. Am J Psychother; 53: 392–402.

Mehta MA, Golembo NI, Nosarti C, Colvert E, Mota A, Williams SC, Rutter M, Sonuga-Barke EJ (2009). Amygdala, hippocampal and corpus callosum size following severe early institutional deprivation: the English and Romanian Adoptees study pilot. J Child Psychol Psychiatry; 50: 943–51.

Meltzoff A, Moore R (1992). Imitations of new-born infants. Exploring the range of gestures imitated and underlying mechanisms. Dev Psychopath; 25: 954–62.

Meng H, Schleske GD, Bürgin D (2002). Trianguläre Phänomene in der Behandlung Jugendlicher im milieutherapeutischen Setting. Teil 1. Zur Entwicklung der Kapazität des triangulären Erlebens. Kinderanalyse; 10: 23–39.

Menninger K (1974). Das Leben als Balance. München: Kindler.

Mentzos S (1982/1989). Neurotische Konfliktverarbeitung. Frankfurt am Main: Fischer.

Mentzos S (1995). Depression und Manie. Göttingen: Vandenhoeck & Ruprecht.

Miller AL, Muehlenkamp JJ, Jacobson CM (2008). Fact or fiction: diagnosing borderline personality disorder in adolesents. Clin Psychol Rev; 28: 969–81.

Milot T, St-Laurent D, Ethier LS, Provost MA (2010). Trauma-related symptoms in neglected preschoolers and affective quality of mother-child communication. Child Maltreat; 15: 293–304.

Mitchell S (1988). Rational Concepts in Psychoanalysis. Cambridge: Harvard University Press.

Mitchell S (1995). Aggression and the endangered self. Psychoanal Q; 62: 351–81.

Mitscherlich A (1970). Protest und Revolution. Psyche; 24: 510–20.

Mitscherlich-Nielsen M (1983). Antisemitismus – eine Männerkrankheit. Psyche; 37: 41–54.

Modell AH (1988). The centrality, the setting and the changing aims of treatment. Psychoanal Q; 57: 577–96.

Modell AH (1991). A confusion of tongues or whose reality is it? Psychoanal Q; 60: 227–44.

Moser T (1992). Der interkollegiale Raum. Wenn der Patient mehrere Therapeuten braucht. Prax Psychother Psychosom; 37: 256–65.

Moses R (1990). On dehumanizing the enemy. In: Volkan VD, Julius DA, Montville JV (eds). The Psychodynamics of International Relationship. Vol I. Toronto: Lexington Books; 111–8.

Mucke L. Norita M, Benedek G, Creuztfeldt O (1982). Physiologic and anatomic investigations of a visual cortical area situated in the ventral bank of the anterior ectosylvian sulcus of the cat. Exp Brain Res; 46: 1–11.

Mullen PE, Martin JL, Anderson JC, Romans SE, Herbison GP (1993). Childhood sexual abuse and mental health in adult life. Br J Psychiatry; 163: 721–32.

Müller-Pozzi H (1980). Zur Handhabung der Übertragung in der Analyse von Jugendlichen. Psyche; 34: 339–64.

Murray HA (1938). Explorations in Personality. London: Oxford Univerity Press.

Myers CS (1940). Shell Shok in France 1914–1918. Cambridge: Cambridge Universtiy Press.

Narang DS, Contreras JM (2000). Dissociation as a mediator between child abuse history and adult abuse potential. Child Abuse Negl; 24: 653–65.

Nelson CA, Carver LJ (1998). The effects of stress and trauma on brain and memory: a view from developmental cognitive neuroscience. Dev Psychopathol; 10: 793–809.

Nelson EE, Leibenluft E, McClure EB, Pine DS (2005). The social reorientation of the process and its relation to psychopathology. Psychol Med; 35: 163–74.

Nemiroff H, Schindler R, Schreiber A (2000). An interpersonal psychoanalytic approach to treating adult survivors of childhood sexual abuse. Contemp Psychoanal; 36: 665–84.

Newcomb MD, Locke TF (2001). Intergenerational cycle of maltreatment: a popular concept by methodological limitations. Child Abuse Negl; 25: 1219–40.

Neyraut M (1976). Die Übertragung. Frankfurt am Main: Suhrkamp.

Nicolo AM (2003). Die psychotische Erkrankung in der Adoleszenz. Kinderanalyse; 4: 395–415.

Nijenhuis E, van der Hart O, Steele K (2004). Strukturelle Dissoziation der Persönlichkeitsstruktur, traumatischer Ursprung, Phobische Residuen. In: Reddemann L, Hofmann A, Gast U (Hrsg). Psychotherapie der dissoziativen Störungen. Stuttgart: Thieme; 47–72.

Noli JG, Shenk CE, Barnes JE, Putnam FW (2009). Childhood abuse, avatar choices and other risk factors associated with internet-initiated victimization of adolescent girls. Pediatrics; 123: 1078–83.

Nuetzel EJ (1991). Analytic interruptions. Bull Menn Clin; 55: 38–47.

O'Connor T, Rutter M, and the English and Romanian Adoptee Study Team (2000). Attachment disorder behavior following early severe deprivation. J Am Acad Child Adolesc Psychiatry; 39: 703–12.

Ogata SN, Silk KR, Goodrich S (1990). The childhood experience of the Borderline patient. In: Links PS (ed). Family Environment and Borderline Personality Disorder. Washington DC: American Psychiatric Press; 85–104.

Ogawa JR, Sroufe LA, Weinfield NS, Carlson EA, Egeland B (1997). Development and the fragmented self: longitudinal study of dissociative symptomatology in nonclinical sample. Dev Psychopathol; 9: 855–79.

Ogden TH (1985). On potential space. Int J Psychoanal; 66: 129–41.

Ogden TH (2005). Frühe Formen des Erlebens. Frankfurt am Main: Psychosozial-Verlag.

Olbrich E, Todt E (1984). Probleme des Jugendalters. Heidelberg: Springer.

Olson SL, Bates JE, Sandy JM, Schilling EM (2002). Early developmental precursors of impulsive and inattentive behaviour. J Child Psychol Psychiatry; 43: 435–47.

OPD-KJ Themenhefte (1999, 2004, 2013). Herausgegeben von Streeck-Fischer A. Prax Kinderpsychol Kinderpsychiatry.

Orlandini A (2004). Repetition compulsion in a trauma victim. J Am Acad Psychoanal; 32: 535–40.

Ornitz EM, Pynoos RS (1989). Startle modulation in children with post traumatic stress disorder. Am J Psychiatry; 146: 866–70.

Ornstein B (1981). Die Herstellung des Kontaktes mit der inneren Welt des Kindes. In: Biermann G (Hrsg). Handbuch der Kinderpsychotherapie. Bd. 4. München: Reinhard; 13–41.

Oshri A, Rogosch FA, Cicchetti D (2013). Child maltreatment and mediating influences of childhood personality types on the development of adolescent psychopathology. J Clin Child Adolesc Psychol; 42: 287–301.

Ostow M (1987). Play and reality. Psychoanal Stud Child; 42: 193–203.

Palombo J (1991). Neurocognitive Deficits, self cohesion and incoherent self narratives. Child Adolesc Soc Work J; 8: 449–72.

Panksepp J (1998). Affective Neuroscience: The Foundation of Human and Animal Emotions. Oxford, New York: Oxford University Press.

Panksepp J (2004). Die psychobiologischen Langzeitfolgen der emotionalen Umwelten von Kleinkindern für das spätere Gefühlsleben – Forschungsperspektiven für das 21. Jahrhundert. In: Streeck-Fischer A (Hrsg). Adoleszenz – Bindung – Destruktivität. Stuttgart: Klett-Cotta; 45–104.

Parin P (1977). Das Ich und die Anpassungsmechanismen. Psyche; 35: 481–515.

Paris J, Zelkowitz P, Gudzer J, Joseph S, Feldman R (1999). Neuropsychological factors associated with borderline-pathology in children. J Am Child Adolesc Psychiatry; 38: 770–4.

Paris J, Zweig-Frank H, Gudzer J (1994a). Psychological riskfactors for borderline personality in female patients. Compr Psychiatry; 35: 301–5.

Paris J, Zweig-Frank H, Gudzer J (1994b). Riskfactors for borderline personality in male outpatients. J Nerv Ment Dis; 182: 375–80.

Pawlow IP (ed) (1927). Conditioned Reflexes: An Investigation of the Physiological Activity of the Cerebral Cortex. G. V. Anrep. Übersetzung. London, Oxford: University Press.

Pelton LH (1994). The role of material factors in child abuse and neglect. In: Melton GB, Barry FD (eds). Protecting Children from Abuse and Neglect: Foundations for a New National Strategy. New York: Guilford Press; 131–81.

Perelberg RJ (2000). Gewalt und Sexualität bei männlichen Borderline-Patienten. Kinderanalyse; 8: 1–23.

Perez CM, Widom CS (1994). Childhood victimization and long term intellectual and academic outcomes. Child Abuse Negl; 18: 617–33.

Perna RB, Kiefner M (2013). Long-term cognitive sequelae: abused children without PTSD. Appl Neuropsychol Child; 2: 1–5.

Perry BD (1994). Neurobiological sequelae of childhood trauma. Posttraumatic stress disorders in children. In: Murberg M (ed). Catecholamine Function in Post-Traumatic Stress Disorder: Emerging Concepts. Washington, DC: American Psychiatric Press; 233–55.

Perry BD, Pollard R (1998). Homeostasis, stress, trauma and adaptation. Child Adolesc Psychiatr Clin North Am; 7: 33–51.

Pesonen AK, Kajantie E, Jones A, Pyhala R, Lahti J, Heinonen K, Eriksson JG, Strandberg TE, Raikkonen K (2011). Symptoms of attention deficit hyperactivity disorder in children are associated with cortisol responses to psychosocial stress but not with daily cortisol levels. J Psychiatr Res; 45: 1471–6.

Peters VH (1979). Anna Freud – Ein Leben für das Kind. München: Kindler.

Petti TA, Vela RM (1990). Borderline psychotic behavior in hospitalised children: approaches to assessment and treatment. J Am Acad Child Adolesc Psychiatry; 29: 197–202.

Pfefferbaum B (1997). Posttraumatic stress disorder in children: a review of the past 10 years. J Am Acad Child Adolesc Psychiatry; 36: 1503–11.

Piaget J (ed) (1952). The Origins of Intelligence in Children. New York: International University Press.

Piaget J, Inhelder B (1977). Die Psychologie des Kindes. Frankfurt am Main: Fischer.

Pine F (1974). On the concept ‚borderline' in children. Psychoanal Study Child; 29: 341–69.

Pine F (1986). On the development of the borderline-child-to-be. Am J Orthopsychiatry; 56: 450–7.

Pine F (1990). Die vier Psychologien der Psychoanalyse und ihre Bedeutung für die Praxis. Forum Psychoanal; 6: 232–49.

Pipp S (1995). Sensorimotor and representational internal working models of self, other and relationship: mechanisms of connection and separation. In: Cicchetti D, Toth SL (eds). Developmental Perspectives on Trauma: Theory, Research and Intervention. Vol. 6: New York: University of Rochester; 243–64.

Platon (1991). Symposion Phaidon. Bd. IV. Frankfurt am Main: Inselverlag.

Plaut EA (1979). Play and adaptation. Psychoanal Study Child; 34: 217–34.

Pollak S, Cicchetti D, Klorman R (1998). Stress, memory and emotion: developmental considerations from the study of child maltreatment. Dev Psychopathol; 10: 811–28.

Pollak SD, Cicchetti D, Hornung K, Reed A (2000). Recognizing emotion in faces: developmental effects of child abuse and neglect. Dev Psychol; 36: 679–88.

Poluda-Korte E (1992). Freud und die Töchter. Jahrbuch der Psychoanalyse; 29: 92–139.

Porges SW (2010). Die Polyvagal-Theorie. Paderborn: Junfermann.

Porges SW, Doussand-Roosevelt JA, Lourdes Portales A, Greenspan SI (1996). Infant regulation of the vagal »brake« predicts child behavior problems: a psychobiological model of social behavior. Dev Psychobiol; 29, 8: 697–712.

Porrino LJ, Rapoport JL, Behar D, Sceery W, Ismond DR, Bunney WE (1983). A naturalistic assessment of the motor activity of hyperactive boys in comparison with normal controls. Arch Gen Psychiatry; 40: 681–7.

Posner MJ (ed) (1998). Foundations of Cognitive Science. Cambridge, MA: Bradford Books.

Possick S (1984). Termination in the Dora case. J Am Acad Psa; 12: 1–11.

Post RM, Weiss SRB, Li H, Smith MA, Zhang LX, Xing G, Osuch EA, McCann UD (1998). Neural plasticity and emotional memory. Dev Psychopathol; 10: 829–55.

Prior M, Smart D, Sanson A, Oberklaid F (1999). Relationships between learning difficulties and psychological problems in preadolescent children from a longitudinal sample. J Am Child Adolesc Psychiatry; 38: 429–36.

Putnam FW (1993). Dissociative disorders in children: behavioral profiles and problems. Child Abuse Negl; 16: 39–45.

Putnam FW (1997). Dissociation in Child and Adolescents. New York: Guilford Press.

Putnam FW, Trickett PK (1997). The psychobiological effects of sexual abuse, a longitudinal study. Ann N Y Acad Sci; 821: 150–9.

Pynoos RS, Goenjian A, Steinberg AM (1997). Strategies of disaster intervention for children and adolescents. In: Hobfoll SE, de Vries M (eds). Extreme Stress and Communities: Impact and Intervention. Dordrecht, Netherlands: M. Kluwer Academic Publishers.

Pynoos RS, Steinberg AM, Piacentini JC (1999). A developmental psychopathology model of childhood traumatic stress and intersection with anxiety disorders. Biol Psychiatry; 46: 1542–54.

Racker H (ed) (1968). Tranference and Countertransference. New York: International University Press.

Raine A (2002). Annotation: the role of prefrontal deficits, low autonomic arousal, and early health factors in the development of antisocial and aggressive behavior in children. J Child Psychol Psychiatry; 43: 417–34.

Raine A, Meloy JR, Bihrle S, Studdard J, LaCasse BSC, Buchsbaum MS (1998). Reduced prefrontal and increased subcortical brain functioning assessed using positron emission tomography in predatory and affective murderers. Behav Sci Law; 16: 319–32.

Raine A, Bihrle S, Venables PH, Mednick SA, Pollock V (1999). Skin-conductance orienting deficits and increased alcoholism in schizotypal criminals. J Abnorm Psychol; 108: 299–306.

Raupp U, Eggers C (1993). Sexueller Missbrauch von Kindern. Eine regionale Studie über Prävalenz und Charakteristik. Monatsschr Kinderheilkd; 141: 316–22.

Reddemann L (1998). Psychotherapie auf der inneren Bühne. Persönlichkeitsstörungen PTT; 2: 88–96.

Reddemann L (2001). Imagination als heilsame Kraft. Stuttgart: Pfeifer bei Klett-Cotta.

Reddemann L (2004). Psychodynamisch Imaginative Traumatherapie. PITT – Das Manual. Stuttgart: Pfeiffer bei Klett-Cotta.

Reddemann L, Sachsse U (1999). Trauma first. Persönlichkeitsstörungen Theorie Therapie; 3: 16–20.

Redl F, Wineman D (1976). Steuerung des aggressiven Verhaltens. München: Serie Piper.

Reichard S (1997). Wiederholungszwang. Ein psychoanalytisches Konzept im Wandel. Stuttgart: Kohlhammer.

Reidy TJ (1977). Aggressive characteristics of abused and neglected children. J Clin Psychol; 33: 1140–5.

Reimitz M (1989). Skinheads. In: Bock M, Reimitz M, Richter HE, Thiel W, Wirth HJ (Hrsg). Zwischen Resignation und Gewalt. Opladen: Leske-Budrich; 103–9.

Reite M, Fields T (eds) (1985). The Psychobiology of Attachment and Separation. Orlando, FL: Academic Press.

Remschmidt H (1992). Adoleszenz. Stuttgart, New York: Thieme.

Remschmidt H (1997). Psychotherapie im Kindes- und Jugendalter. Stuttgart, New York: Thieme.

Remschmidt H (2000). Kinder- und Jugendpsychiatrie – eine praktische Einführung. Stuttgart, New York: Thieme.

Resch F, Brunner R (2004). Dissoziative Mechanismen und Persönlichkeitsentwicklung. In: Eckhart-Henn A, Hoffmann SO (Hrsg). Dissoziative Bewusstseinsstörungen. Stuttgart: Schattauer; 74–93.

Resch F, Parzer P, Brunner R (1999). Zur Störung der Persönlichkeitsentwicklung. Persönlichkeitsstörungen; 3: 49–52.

Resch F, Parzer P, Brunner R (2004). Selbstregulation und Destruktivität. In: Streeck-Fischer A (Hrsg). Adoleszenz – Bindung – Destruktivität. Stuttgart: Klett-Cotta; 176–90.

Resch F, Parzer P, Haffner J, Stehen R, Roos J, Klett M, Brunner M (2008). Prävalenz und psychische Auffälligkeiten bei Jugendlichen. In: Brunner R, Resch F (Hrsg). Borderline-Störungen und selbstverletzendes Verhalten bei Jugendlichen. Göttingen: Vandenhoeck & Ruprecht; 85–94.

Resch F, Romer G, Schmeck K; Arbeitskreis OPD-KJ-2 (Hrsg) (2013). OPD-KJ-2. Operationalisierte Psychodynamische Diagnostik im Kindes- und Jugendalter. Bern: Huber.

Richards LM (2012). It is for a more integrated bio-psycho-social approach to ADHD. Clin Child Psychol Psychiatry; 18: 483–503.

Richter-Appelt H (1995). Sexuelle Traumatisierungen und körperliche Misshandlungen in der Kindheit. Geschlechtsspezifische Aspekte. In: Döring S, Hauch M (Hrsg). Heterosexuelle Verhältnisse. Stuttgart: Enke; 57–76.

Riedesser P, Fischer G, Schulte-Markwort M (1998). Zur Entwicklungspsychologie und -pathologie des Traumas. In: Streeck-Fischer A (Hrsg). Trauma und Adoleszenz. Göttingen: Vandenhoeck & Ruprecht; 79–90.

Riedesser P, Resch F, Adam H (2008). Entwicklungspsychotraumatologie. In: Herpertz-Dahlmann B, Resch F, Schulte-Markwort M, Warnke A (Hrsg). Entwicklungspsychiatrie. 2. Aufl. Stuttgart: Schattauer.

Rohde-Dachser C (1990). Über töchterliche Existenz. Zsch psychosom Med; 36: 303–15.

Rohde-Dachser C (1995). Das Borderline Syndrom. 5. Aufl. Stuttgart: Huber.

Romeo RD, McEwen BS (2006). Stress and the adolescent brain. Ann N Y Acad Sci; 1094: 202–14.

Rosenblatt AD, Thickstun JT (1977). Energy, information and motivation: a review of the psychoanalytic theory. J Am Psychoanal Ass; 25: 537–58.

Rosenthal G (1997). Der Holocaust im Leben von drei Generationen. Gießen: Psychosozial-Verlag.

Rothbart MK, Bates JE (1998). Temperament. In: Damon W, Eisenberg N (eds). Handbook of Child Psychology. Vol 3. Social Emotional and Personality Development. 5th ed. New York: Wiley; 105–76.

Rothenberger A, Schmidt MH (2000). Die Funktionen des Frontalhirns und der Verlauf psychischer Störungen. Frankfurt, Berlin, Bern, Wien: Verlag Peter Lang.

Rothschild B (ed) (2000). The Body Remembers. New York, London: W. W. Norton & Company.

Rotmann M (1978). Über die Bedeutung des Vaters in der Wiederannäherungsphase. Psyche; 32: 1005–47.

Royeen CB, Fortune JC (1990). Touch inventory for elementary school-aged children. Am J Occup Ther; 44: 155–9.

Rudolf G (2013). Strukturbezogene Psychotherapie. 3. Aufl. Stuttgart: Schattauer.

Ruggiero KJ, McLeer SV, Dixon JF (2000). Sexual abuse characteristics associated with survivor psychopathology. Child Abuse Negl; 24: 951–64.

Russel PL (1993). The essential invisibility and the nees for repetition. Commentary on Shabads »resentiments, indignation, entitlement«. Psychoanal Dial; 3: 515–22.

Rutter M (1980). Raised levels and impaired cognitive/behavioral funktioning. Dev Med Child Neurol; 42: 1–26.

Rutter M (1989). Stress, coping and development. Some issues and some questions. In: Ganrmezy N, Rutter M (eds). Stress, Coping and Development in Children. New York: McGraw-Hill.

Rutter M (2002). Nature, nurture and the development. From evangelism through science toward policy and practice. Child Develop; 73: 1–21.

Rutter M, Sroufe A (2000). Developmental psychopathology: concepts and challenges. Dev Psychopathol; 12: 265–96.

Rydelius PA (1999). Children of letters – ghosts from the past with a new name. Lakartidningen; 96: 3332–8.

Sachsse U (2004). Traumazentrierte Psychotherapie. Stuttgart: Schattauer.

Sachsse U, Streeck-Fischer A (2009). Komplexe traumatische Belastungsstörungen. In: Fegert J, Streeck-Fischer A, Freyberger H (Hrsg). Adoleszenzpsychiatrie. Psychiatrie und Psychotherapie der Adoleszenz und des jungen Erwachsenenalters. Stuttgart: Schattauer; 673–81.

Sack M, Sachsse U, Schellong J (Hrsg) (2013). Komplexe Traumafolgestörungen. Stuttgart: Schattauer; 447–64.

Sadavoy J, Silva D, Book HE (1979). Negative responses of the borderline to impatint treatment. Am J Psychother; 33: 404–17.

Saigh PA, Mroueh M, Bremner JD (1997). Scholastic impairments among traumatised adolescents. Behavior Res Ther; 35: 429–36.

Salzer S, Cropp C, Jaeger U, Masuhr O, Streeck-Fischer A (2013). Psychodynamic therapy for adolescents suffering from co-morbid disorders of conduct and emotion in an impatient setting: a randomized controlled trail. Psychol Med; 12: 1–10.

Salzer S, Cropp C, Jaeger U, Masuhr O, Streeck-Fischer A (2014). Early intervention for borderline personality disorder: a pilot effectiveness study in adolescents. Z Psychosom Med (im Druck).

Salzinger S, Kaplan S, Pelcovitz D, Samit C, Kreiger R (1984). Parent and teacher assessment of children's behavior in child maltreating families. J Am Acad Child Psychiatry; 23: 458–64.

Sand R (1983). Confirmation in the Dora case. Int Rev Psychoanal; 10: 333–58.

Sandberg S, Rutter M, Pickles A, McGuiness D, Angold A (2001). Do highthreat life events realy provoke the onset of psychiatric disorder in children? J Clin Psychiatry; 43: 523–32.

Sanders B, Giolas MH (1991). Dissociation and childhood trauma in psychologically disturbed adolescents. Am J Psychiatry; 148: 50–4.

Sandler J, Sandler AM (1978). On development of object relationships and affects. Int J Psyhoanal; 59: 285–96.

Santostephano S (1995). Embodied meanings, cognition and emotion: probing how three are one. In: Cicchetti D, Toth SL (eds). Developmental Perspectives on Trauma: Theory, Research and Intervention. Vol 6. New York: University of Rochester; 59–132.

Santostephano S, Calicchia JA (1992). Body image, relational psychoanalysis and the construction of meaning: Implications for treating aggressive children. Dev Psychopathol; 4: 655–78.

Saunders EA, Arnold F (1993). A critique of conceptual and treatment approaches to borderline-psychopathology in light of findings about childhood abuse. Psychiatry; 56: 188–203.

Schier K (2012). Das hässliche Entlein – die Veränderung des Körperbildes in der psychoanalytischen Behandlung. In: Bründl P, King V (Hrsg). Adoleszenz. Frankfurt am Main: Brandes & Apsel; 11–28.

Schiller F (1790/1960). Etwas über die erste Menschengesellschaft nach dem Leitfaden der mosaischen Urkunde. In: Fricke G, Göpfert HG (Hrsg). Sämtliche Werke. Bd. 4. München: Hanser; 767–83.

Schindler R, Schreiber MS (2003). An interpersonal psychoanalytic approach to treating adult survivors of sexual abuse. Contemp Psychoanal; 26: 665–84.

Schleske G, Meng H, Bürgin D (2002). Trianguläre Phänomene in der Behandlung Jugendlicher mit milieutherapeutischem Setting. Kinderanalyse; 10: 145–59.

Schmeck K (2001). Temperament und Charakter – Grundlagen zum Verständnis von Persönlichkeitsstörungen. Persönlichkeitsstörungen Theorie Therapie; 5: 13–9.

Schmeck K (2004). Temperamentsmerkmale von dissozialen Jugendlichen. In: Streeck-Fischer A (Hrsg). Adoleszenz – Bindung – Destruktivität. Stuttgart: Klett-Cotta; 191–207.

Schmidt MH (1987). Evaluating the significance of minimal brain dysfunction. J Child Psychol Psychiatry; 28: 803–21.

Schmidt MH (1990). Die Untersuchung abgelehnter und/oder vernachlässigter Säuglinge aus der Kohorte von 362 Kindern der Mannheimer Studie. In: Martinius J, Frank R (Hrsg). Vernachlässigung, Missbrauch und Misshandlung von Kindern. Bern, Göttingen, Toronto, Seattle: Huber; 13–21.

Schore AN (ed) (1994). Affect Regulation and the Origin of the Self. Hillsdale, New Jersey: Lawrence Erlbaum Associates.

Schore A (2001). The effects of early relational trauma on right brain development, affect regulation and infant mental health. Infant Ment Health; 22: 221–68.

Schore AN (2002). Dysregulation of the right brain: a fundamental mechanismen of traumatic attachment and psychopathogenesis of posttraumatic stress disorder. Austral New Zealand J Psychiatr; 36: 9–30.

Schore A (2009). Affektregulation und die Re-Organisation des Selbst. Stuttgart: Klett-Cotta.

Schötensack K, Elliger T, Gross A, Nissen G (1992). Prävalenz of sexual abuse of children in Germany. Acta Paedopsychiatrica; 55: 211–6.

Schuengel C, Bakermans-Kranenburg MJ, van Ijdzendoorn MH (1995). Frightening maternal behavior linking unresolved loss and disorganized infant attachment behavior. J Consult Clin Psychol; 67: 54–63.

Schwaber E (2000). Zum Konzept der psychischen Realität. Forum Psychoanal; 16: 1–15.

Schwarz ED, McNally, Yeh LC (1998). The trauma response of children and adolescents. Future directions of research. Child Adolesc Psychiatr Clin North Am; 7: 229–39.

Schwind HD, Baumann J u.a. (Hrsg) (1990). Ursachen, Prävention und Kontrolle von Gewalt. Berlin: Duncker & Humblot.

Seckl JR, Meaney MJ (2006). Glucocorticoid programming and PTSD risk. Am NY Acad Sci; 1071: 351–78.

Sedlack AJ, Broadhurst DD (1996). Executive summary of the third national incidence study of child abuse and neglect (NIS-3). US Department of Health and Human Services, Administration for Children and Families, Administration on Children, Youth and Families, National Center on Child Abuse and Neglect.

Segal H (1957). Bemerkungen zu Symbolbildung. In: Bott-Spillius E (Hrsg). Melanie Klein heute. Bd 1. Stuttgart: Verlag Internat Psychoanalyse; 202–24.

Seghorn TK, Boucher RJ, Prentky RA (1987). Childhood sexual abuse in the lives of sexually aggressive offenders. J Am Acad Child Adolesc Psychiatry; 26: 262–7.

Seidler G (1988). Scham, phänomenologische und psychodynamische Aspekte eines Affektes. Unveröffentlichte Examensarbeit am Institut für Psychoanalyse und Psychotherapie, Göttingen.

Seidler GH (1995). Der Blick des Anderen. Stuttgart: Verlag Internat Psychoanalyse.

Seiffge-Krenke I (2004a). Adoleszenzentwicklung und Bindung. In: Streeck-Fischer A (Hrsg). Adoleszenz – Bindung – Destruktivität. Stuttgart: Klett-Cotta; 156–75.

Seiffge-Krenke I (2004b). Psychotherapie und Entwicklungspsychologie. Heidelberg: Springer.

Selye H (1985). The nature of stress. Basal Facts; 7: 3–11.

Shapiro F (1998). EMDR – Eye-movement Desensibilisation and Reprocessing. Grundlagen & Praxis. Paderborn: Junfermann.

Shatan CF (1981). »Zivile« und »militärische« Realitätswahrnehmung – Über die Folgen einer Absurdität. Psyche; 35: 557–72.

Shell Deutschland (Hrsg) (2002). Jugend 2002. Frankfurt am Main: Fischer.

Shell Deutschland (Hrsg) (2006). Jugend 2006. Frankfurt am Main: Fischer.

Shengold D (1995). Soul Murder. Frankfurt am Main: Brandes & Apsel.

Shields A, Cicchetti D (1998). Reactive aggression among maltreated children: the contributions of attention and emotion dysregulation. J Clin Child Psychol; 27: 381–95.

Shonk SM, Cicchetti D (2001). Maltreatment, competency deficits and risk for academic and behavioral maladjustment. Dev Psychol; 37: 3–17.

Siegel DJ (2001). Memory: an overview, with emphasis on developmental, interpersonal, and neurobiological aspects. J Am Acad Child Adolesc Psychiatry; 40: 997–1011.

Silverman IW, Ragusa DM (1992). A short-term longitudinal study of the early development of self-regulation. J Abnorm Child Psychol; 20: 415–35.

Simeon D, Guralnik O, Hazlett EA, Spiegel-Cohen J, Hollander E, Buchsbaum MS (2000). Feeling unreal: a pet study of depersonalization disorder. Am J Psychiatry; 157: 1782–8.

Skinner MW (1978). The hearing of speech during language accuisition. Otolaryngol Clin N Am; 11: 631–50.

Smaldino C (1984). Out from under: conterference in the treatment of masochistic youngster. Child Adolesc Social Work J; 168–80.

Solnit AJ (1987). A psychoanalytic view of play. Psychoanal Study Child; 42: 205–19.

Solomon J, George C (1999a). The place od disorganisation in attachment theory; linking classic observations with contemporay findings. In: Solomon J, George C (eds). Attachment Disorganisation. New York: Guilford Press; 3–33.

Solomon J, George C (eds) (1999b). Attachment Disorganization. New York: Guilford Press.

Sonuga-Barke EJS, Thompson M, Stevenson J, Vincy D (1997). Patterns of behaviour problems among preschool children. Psychol Med; 27: 909–18.

Spence D (1989). Deutung als Pseudo-Erklärung. Psyche; 43: 289–306.

Spiegel D, Cardena E (1991). Disintegrated experiences: the dissociative disorders revisited. J Abnorm Psychol; 100: 366–78.

Spieler S (1992). Das Selbst, das nicht geschlechtslos ist. In: Alpert J (Hrsg). Psychoanalyse der Frau jenseits von Freud. Heidelberg: Springer.

Spitz RA (1969). Vom Säugling zum Kleinkind. Stuttgart: Klett-Cotta.

Sroufe LA, Egeland, B, Kreutzer T (1990). The fate of early experience following developmental change longitudinal approaches to individual adaptation in childhood. Child Dev; 61: 1363–73.

Stayton D, Ainsworth M (1973). Individual differences in infant responses to brief everyday separations as related to other infant and maternal behaviours. Dev Psychol; 9: 226–35.

Steele K, van der Hart O, Nijenhuis ER (2004). Phasenorientierte Behandlung komplexer dissoziativer Störungen: die Bewältigung traumabezogener Phobien. In: Eckhardt-Henn A, Hoffmann SO (Hrsg). Dissoziative Bewusstseinsstörungen. Stuttgart: Schattauer.

Stein HF (1990). Adversary symbiosis and complementary group dissociation: an analysis of the USA/USSR conflict. J Int Relations; 6: 555–83.

Stein MB, Koverola C, Hanna C, Torchia MG, McClarty B (1997). Hippocampal volume in women victimized by childhood sexual abuse. Psychol Med; 27: 951–9.

Steiner H, Garcia IG, Matthews Z (1997). Posttraumatic stress disorder in incarcerated juvenile delinquents. J Am Acad Child Adolesc Psychiatry; 36: 357–65.

Sterba RF (1934). Das Schicksal des Ichs im therapeutischen Verfahren. Z Psychoanal; 20: 66–73.

Stern D (1985/1996). Die Lebenserfahrung des Säuglings. Stuttgart: Klett-Cotta.

Stern D (1992/1998). Die Mutterschaftskonstellation. Stuttgart: Klett-Cotta.

Sternbach SE, Judd PH, Sabo AN, McGlashan T, Gunderson JG (1992). Cognitive and perceptual disortions in borderline personality disorder and schizotypical personality disorder in a vignette sample. Compr Psychiatry; 33: 186–9.

Streeck U (1991). Klinische Psychotherapie als Fokalbehandlung. Z Psychosom Med; 37: 3–13.

Streeck U (1995). Die interaktive Herstellung von Widerstand. Z Psychosom Med; 41: 241–53.

Streeck-Fischer A (1986). Rahmensetzende und bündnisbildende therapeutische Funktionen in der klinischen Psychotherapie. Prax Kinderpsychol Kinderpsychiatry; 35: 367–83.

Streeck-Fischer A (1991). Entwicklungsförderliche Laufställe – Wirkfaktoren in der stationären Psychotherapie von Kindern und Jugendlichen. Prax Kinderpsychol Kinderpsychiatry; 40: 328–33.

Streeck-Fischer A (1992). Geil auf Gewalt. Psychoanalytische Bemerkungen zur Adoleszenz und Rechtsextremismus. Psyche; 46: 745–68.

Streeck-Fischer A (1993). »Ihr könnt uns nicht vernichten, denn wir sind ein Teil von Euch« – über den deadly dance eines jugendlichen Sinkheads. In: Streeck U (Hrsg). Das Fremde in der Psychoanalyse. München: Pfeiffer; 28–39.

Streeck-Fischer A (1994). Entwicklungslinien der Adoleszenz. Psyche; 48: 509–28.

Streeck-Fischer A (1995). Stationäre Psychotherapie von Kindern und Jugendlichen mit sogenannten Frühstörungen. Psychotherapeut; 40: 79–87.

Streeck-Fischer A (1997). Verschiedene Formen des Spiels in der analytischen Psychotherapie. Forum Psychoanal; 13: 19–37.

Streeck-Fischer A (1998a). Über die Mimikry-Entwicklung am Beispiel eines jugendlichen Skinheads mit frühen Erfahrungen von Vernachlässigung und Mißhandlung. In: Streeck-Fischer A (Hrsg). Adoleszenz und Trauma. Göttingen: Vandenhoeck & Ruprecht; 161–3.

Streeck-Fischer A (1998b). Zwangsstörungen im Kindes- und Jugendalter. Neuere psychoanalytische Sichtweisen. Prax Kinderpsychol Kinderpsychiatry; 46: 81–95.

Streeck-Fischer A (Hrsg) (1998c). Adoleszenz und Trauma. Göttingen: Vandenhoeck & Ruprecht.

Streeck-Fischer A (1999). Zur OPD-Diagnostik des kindlichen Spiels. Praxis Kinderpsychol Kinderpsychiatry; 49: 580–8.

Streeck-Fischer A (2000a). Borderlinestörungen im Kindes- und Jugendalter – ein hilfreiches Konzept? Psychotherapeut; 45: 356–65.

Streeck-Fischer A (2000b). Jugendliche mit Grenzenstörungen. Prax Kinderpsychol Kinderpsychiatry; 49: 497–510.

Streeck-Fischer A (2000c). Über Blockaden und Behinderungen im lebenslangen Lernen aus psychoanalytischer Sicht. In: Lempert W, Achtenhagen F (Hrsg). Lebenslanges Lernen im Beruf – seine Grundlegung im Kindes- und Jugendalter. Opladen: Leske & Buderich; 133–45.

Streeck-Fischer A (2000d). Impatient psychoanalytically oriented treatment of traumatised children and adolescents. In: von der Klitzing K, Bürgin D (eds). Psychoanalysis in Childhood and Adolescence. Basel: Karger; 87–99.

Streeck-Fischer A (2000e). Psychotherapie mit Kindern und Jugendlichen. In: Senf W, Broda M (Hrsg). Praxis der Psychotherapie. Stuttgart: Thieme; 614–22.

Streeck-Fischer A (2002). Jugendliche in stationärer Psychotherapie. Psychother Dial; 3: 353–61.

Streeck-Fischer A (2005). Trauma und Entwicklung. In: Resch F, Schulte-Markwort M (Hrsg). Kursbuch für integrative Kinder- und Jugendpsychotherapie. Schwerpunkt Dissoziation und Trauma. Weinheim: Beltz; 92–102.

Streeck-Fischer A (2009). Adoleszenz und Narzissmus. In: Fegert J, Streeck-Fischer A, Freyberger H (Hrsg). Adoleszenzpsychiatrie. Psychiatrie und Psychotherapie der Adoleszenz und des jungen Erwachsenenalters. Stuttgart: Schattauer; 154–64.

Streeck-Fischer A (2010). Angriffe auf Körper und Seele. Psychotherapeut; 55: 98–105.

Streeck-Fischer A (2011). Traumafolgestörungen bei Kindern und Jugendlichen. In: Seidler G, Freyberger H, Maercker A (Hrsg). Handbuch der Psychotraumatologie. Stuttgart: Klett-Cotta; 450–68.

Streeck-Fischer A (2012a). Kindesmisshandlungen aus kinder- und jugendpsychiatrischer Perspektive. In: Spitzer C, Grawe HJ (Hrsg). Kindesmisshandlungen. Stuttgart: Kohlhammer; 62–77.

Streeck-Fischer A (Gasthrsg) (2012b). Traumapädagogik III. Trauma & Gewalt; 6. Jahrgang; Heft 3; August.

Streeck-Fischer A (2013a). Adolescence and borderline behavior – between personality development and personality disorder. Adolesc Psychiatry; 3: 220–32.

Streeck-Fischer A (2013b). Interview zum Phänomen des Nesthockersyndroms. Fokus Beratung; 22: 6–15.

Streeck-Fischer A, Streeck U (2010). Die psychoanalytisch interaktionelle Methode in der Behandlung von Jugendlichen. Prax Kinderpsychol Kinderpsychiatry; 6: 435–52.

Streeck-Fischer A, van der Kolk B (2000). Down will come baby, cradle and all: diagnostic and therapeutic implications of chronic trauma on child development. J Psychiatry; 34: 903–18.

Streeck-Fischer A, Kepper I, Lehmann U, Schrader-Mosbach H (2002). Gezeichnet für das Leben? Stationäre Psychotherapie von mißhandelten und mißbrauchten Kindern. In: Streeck-Fischer A, Sachsse U, Oezkan I (Hrsg). Körper, Seele, Trauma. Göttingen: Vandenhoeck & Ruprecht; 54–71.

Streeck-Fischer A, Kepper I, Kriege-Obuch C, Schrader-Mosbach H (2003). Wehe Du kommst mir zu nahe. Entwicklungsorientierte Psychotherapie eines gefährdeten aggressiven Jungen mit frühen und komplexen Traumatisierungen. Prax Kinderpsychol Kinderpsychiatry; 52: 620–32.

Streeck-Fischer A, Fegert J, Freyberger H (2009). Gibt es Adoleszenzkrisen? In: Fegert J, Streeck-Fischer A, Freyberger H (Hrsg). Adoleszenzpsychiatrie. Psychiatrie und Psychotherapie der Adoleszenz und des jungen Erwachsenenalters. Stuttgart: Schattauer; 183–9.

Summit RC (1983). The child sexual abuse accommodation syndrome. Child Abuse Negl; 7: 177–93.

Sutker PB, Winstead DK, Calina ZH, Allain AN (1991). Cognitiv deficits and psychopathology aamong former prisoners of war and combat veterans of the Korea conflict. Am J Psychiatry; 148: 67–72.

Teicher MH (2000). Wounds that time won't heal. The neurobiology of child abuse. Cerebrum (Dana Press); 2: 50–67.

Teicher MH, Glod CA, Surrey J, Swett C (1993). Early childhood abuse and limbic system ratings in adult psychiatric outpatients. J Neuropsychiatry Clin Neurosci; 5: 301–6.

Teicher MH, Andersen SL, Polcari A, Anderso CM, Navalta CM (2002). Developmental neurobiology of childhood stress and trauma. Psychiatr Clin North Am; 25: 397–426.

Teicher MH, Anderson CM, Polcari A (2012). Childhood maltreatment is associated with reduced volume in the hippocampal subfields CA3, dentate gyrus, and subiculum. Proc Natl Acad Sci U S A; 109: E563–72.

Terbutt J, Swanston H, Oates K, O'Toole B (1997). Five years after child sexual abuse: persisting dysfunction and problems of prediction. J Am Acad Child Adolesc Psychiatry; 36: 330–9.

Terr L (1975). Children of Chowchilla. Psychoanal Study Child; 34: 547–623.

Terr L (1981). Forbidden games. J Am Acad Child Adolesc Psychiatry; 20: 741–60.

Terr L (1989). Terror writing by the formerly terrified: a look at Stephen King. Psychoanal Study Child; 44: 369–90.

Terr L (1991). Childhood traumas: an outline and overview. Am J Psychiatry; 27: 96–104.

Terr L (ed) (1993). Unchained Memories. New York: Basic Books.

Terr L (1995). Schreckliches Vergessen, heilsames Erinnern. München: Kindler.

Toth SC, Cicchetti D (1998). Remembering, forgetting and the effects of trauma on memory: a developmental psychopathologic perspective. Dev Psychopathol; 10: 580–605.

Towbin KE, Dykens EM, Pearson GS, Cohen DJ (1993). Conceptualising borderline syndrome of childhood and childhood schizophrenia as a developmental disorder. J Am Acad Child Adolesc Psychiatry; 32: 775–82.

Tress W (1986). Das Rätsel der seelischen Gesundheit. Traumatische Kindheit und früher Schutz gegen psychogene Störungen. Göttingen: Vandenhoeck & Ruprecht.

Trimborn W (1983). Die Zerstörung des Therapeutischen Rahmens. Das Dilemma bei Borderline-Patienten. Psyche; 37: 204–36.

Trimborn W (1987). Ambulantes oder stationäres Setting. Überlegungen zum Behandlungsrahmen früher Störungen. Sozialpsychiatrische Informationen; 1: 11–8.

Trimborn W (1994). Analytiker und Rahmen als Garanten des therapeutischen Prozesses. Psychotherapeut; 39: 94–103.

Tromp S, Koss MP, Figueredo AJ, Tharan M (1995). Are rape memories different? A comparison of rape, other impleaseant, and pleasant memories among employed women. J Trauma Stress; 8: 607–27.

Tucker DM (1992). Developing emotions and cortical networks. In: Gunnar MR, Nelson CA (eds). Minnesota Symposium on Child Psychology. Vol 24. Hillsdale, New Jersey: Lawrence Erlbaum Associates; 75–128.

Tulving E (1972). Episodic and semantic memory. In: Tulving E, Donaldson W (eds). Organisation of Memory. New York: Academic Press; 381–403.

van der Hart O, Nijenhuis ER, Steele K (2005). Dissociation: an Insufficiently recognized maior feature of complex traumatic stress disorder. J Trauma Stress; 18: 413–24.

van der Kolk BA (2009). Entwicklungstrauma-Störung. Prax Kinderpsychol Kinderpsychiatry; 58: 572–86.

van der Kolk BA, Fisler R (1994). Childhood abuse and neglect and loss of self-regulation. Bull Menninger Clin; 58: 145–68.

van der Kolk BA, Fisler R (1995). Dissociation and the fragmentary nature of traumatic memories: overview and exploratory study. J Traum Stress; 9: 505–25.

van der Kolk BA, Pynoos R (2009). Proposal to include a developmental trauma disorder diagnosis for children and adolescents in DSM-V. www.traumacenter.org/announcements/DTD_papers_Oct_09.pdf (Zugriffsdatum: 23.06.2014).

van der Kolk B, Streeck-Fischer A (2002). Gewaltbereitschaft als Traumafolge. In: Heitmeyer W, Hagan J (Hrsg). Internationales Handbuch der Gewaltforschung. Wiesbaden Westdeutscher Verlag; 1020–42.

van der Kolk BA, Pelcovitz D, Roth S, Mandel F, McFarlane AC, Herman JL (1996). Dissociation, somatization and affect dysregulation: the complexity of adaptation to trauma. Am J Psychiatry; 153: 83–93.

van Goozen St, Matthys W, Cohen-Kettenis P, Buitelar JK, van Engeland H (2000). Hypothalamic-pituitary-adrenal axis and autonomic nervous system activity in disruptive children and matched controls. J Am Acad Child Adolesc Psychiatry; 39: 1438–45.

Vitello B, Stoff DM (1997). Subtypes of aggression and their relevance to child psychiatry. J Am Acad Adolesc Psychiatry; 36: 307–15.

Volkan V (ed) (1988). The Need to have Enemies and Allies. From Clinical Practices to International Relationship. New York: Jason Aronson.

Vythilingam M, Heim C, Newport J, Miller AH, Anderson E, Brown R, Brummer R, Staib L, Vermetten E, Charney DS, Nemeroff CB, Bremner JD (2002). Childhood trauma associated with smaller hippocampal volume in women with maior depression. Am J Psychiatry; 159: 2072–80.

Waldeck R (1988). Der rote Fleck im dunklen Kontinent. Teil I. Das Tabu der Menstruation. Z Sexualforschung; 1: 189–205.

Waldeck R (2003). Die Frau ohne Hände. In: Flaake K, King V (Hrsg). Weibliche Adoleszenz. Weinheim: Beltz; 185–96.

Walker A (1982). Intermodal perception of expressive behaviors by human infants. J Exp Child Psychol; 33: 514–35.

Walker-Andrews A (1986). The intermodal perception of expressive behaviors. Relation of eye to voice. Dev Psychopathol; 22: 373–7.

Wallerstein RS (1976). Psychoanalyis as a science: its present status and its future tasks. Psychol Issues; 9: 98–228.

Weaver IC, Cervoni N, Champagne FA, D'Alessio AC, Sharma S, Seckl JR, Dymov S, Szyf M, Meaney MJ (2004). Epigenetic programming by maternal behaviour. Nat Neurosci; 7: 847–54.

Weaver TL, Clum GD (1993). Early family environments and traumatic experiences associated with borderline personality disorder. J Consult Clin Psychol; 61: 1068–75.

Wekerle C, Wolfe A (1998). The role of child maltreatment and attachment style in adolescent relationship violence. Dev Psychopathol; 10: 571–86.

Wellendorf F (1987). Der Fall Dora: eine Mésalliance. Überlegungen zu Liebe und Erkenntnis in der Psychoanalyse. In: Belgrad J, Görlich B (Hrsg). Zur Idee einer psychoanalytischen Sozialforschung. Frankfurt am Main: Fischer.

Welzer H, Möller S, Tschugall K (2001). Opa war kein Nazi. Nationalsozialismus im Familiengedächtnis. Frankfurt am Main: Fischer.

Wetzel P (1997). Gewalterfahrungen in der Kindheit. Baden-Baden: Nomos.

Wetzel W (2013). Der NSU-VS-Komplex. Münster: Unrast.

Wheeler ME, Buckner RL (2004). Functional-anatomic correlates of remembering and knowing. Neuroimage; 21: 1337–49.

WHO Weltgesundheitsorganisation (1999). Internationale Klassifikation psychischer Störungen ICD-10 Kapitel V(F). Klinisch diagnostische Leitlinien. 3. Aufl. Bern, Göttingen, Toroto, Seattle: Hans Huber.

Widom CS (1987). The cycle of violence. Science; 244: 160–5.

Widom CS, Maxfield MG (1996). A prospective examination of risk for violence among abused and neglected children. Ann N Y Acad Sci; 224–37.

Wildin SR, Williamson WD, Wilson GS (1991). Children of battered women: developmental and learning profiles. Clin Pediatr; 30: 299–304.

Williams LM (1995). Recovered memories of abuse in women with documented child sexual victimisation histories. J Traumatic Stress; 8: 649–76.

Wilson A, Malatesta C (1989). Affect and the compulsion to repeat. Freuds repetition compulsion. Psychoanal Contemp Thought; 12: 265–312.

Windaus E (1987). Zur Psychoanalyse der Kindesmißhandlungen. Psyche; 41: 331–56.

Winnicott DW (1965/1974). Reifungsprozesse und fördernde Umwelt. Frankfurt am Main: Fischer.

Winnicott DW (1978/1987). Vom Spiel zur Kreativität. Stuttgart: Klett-Cotta.

Winston JS, Strange BA, O'Doherty JO, Dolan RJ (2002). Automatic and intentional brain responses during evaluation of trustworthiness of faces. Nat Neurosci; 5: 277–83.

Wirth HJ (1989). Sich fühlen wie der letzte Dreck. Zur Sozialpsychologie der Skinheads. In: Bock M, Reimitz M, Richter HE, Thiel W, Wirth HJ (Hrsg). Zwischen Resignation und Gewalt. Opladen: Leske-Budrich; 81–93.

Wolf ES (1980). On developmental line. In: Goldberg A (ed). Advances in Self Psychology. New York: Iup; 117–30.

Wolf ES (ed) (1988). Treating the Self. New York: Guilford Press.

Wolfe DA (1994). The role of intervention and treatment services in the prevention of child abuse and neglect. In: Melton GB, Barry FD (eds) (1994). Protecting Children from Abuse and Neglect. New York: Guilford Press; 224–303.

Wolfe DA, Sas L, Wekerle C (1994). Factors associated with the development of posttraumatic stress disorder among child victims of sexual abuse. Child Abuse Negl; 18: 37–50.

Wolff DP (1995). Being of several minds: voices and versions of the self in early childhood. In: Cicchetti D, Toth SL (eds). Developmental Perspectives on Trauma: Theory, Research and Intervention. Vol 6. New York: University of Rochester; 183–209.

Wolff PH (1987). The Development of Behavioral States and the Expression of Emotions in Early Infancy. Chicago: University of Chicago Press.

Wright O'Dougherty M, Master AS, Hubbard JJ (1997). Long-term effects of massive trauma: developmental and psychobiologogical perspectives. In: Cicchetti D, Toth SL (eds). Developmental Perspectives on Trauma. Rochester: University of Rochester Press; 181–226.

Wurmser L (1990). Zur Psychoanalyse des Ressentiments. In: Rhode-Dachser (Hrsg). Zerstörter Spiegel. Psychoanalytische Zeitdiagnosen. Göttingen: Vandenhoeck & Ruprecht; 47–69.

Yang B, Clum GA (2000). Childhood stress leads to later suicidality via its effects on cognitive functioning. Suicid Life Threat Behav; 30: 183–98.

Yehuda R (1998). Relationship between posttraumatic stress disorder characteristics of holocaust survivors and their adult offspring. Am J Psychiatry; 155: 841–2.

Yehuda R (2000). Biology of posttraumatic stress disorder. J Clin Psychiatry; 61: 14–21.

Yehuda R, Bierer L, Schmeidler J, Breslau I, Dolan S (2000). Low cortisol and risk for PTSD in adult offspring of holocaust survivors. Am J Psychiatry; 157: 1252–8.

Young L (1992). Sexual abuse and the problem of embodiment. Child Abuse Negl; 16: 89–100.

Zanarini MC, Gunderson JG, Frankenburg FR, Chauncey DL (1990). Discriminating borderline personality disorder from other axis II disorders. Am J Psychiatry; 147: 161–7.

Zanarini MC, Williams AA, Lewis R, Reich B, Vera SC, Marino MF, Levin A, Yong L, Frankenburg F (1997). Reported pathological childhood experiences associated with the development of borderline personality disorder. Am J Psychiatry; 154: 1101–6.

Zanarini MC, Frankenburg FR, Hennen J, Reich DB, Silk KR (2006). Prediction of the 10-year course of borderline personality disorder. Am J Psychiatry; 163: 827–32.

Zauner J (1972). Analytische Psychotherapie und soziales Lernen in Klinik und Heim. Prax Kinderpsychol Kinderpsychiatr; 20: 166–71.

Zauner J (1978). Adoleszenz aus psychoanalytischer Sicht. In: Kerger H (Hrsg). Probleme der Adoleszenz. Bad Nauheim: Veröffentlichung der Landesärztekammer Hessen.

Zauner J (1985). Gruppentherapie mit Kindern und Jugendlichen. In: Leber A, Trescher HG, Büttner C (Hrsg). Die Bedeutung der Gruppe für die Sozialisation. Kindheit und Familie. Göttingen: Vandenhoeck & Ruprecht; 65–77.

Zauner J (2002). Entwicklung der Therapie Jugendlicher in Deutschland. Johann Zauner im Gespräch mit Annette Streeck-Fischer. Psychother Dial; 3: 379–83.

Zeanah C, Boris NW, Larrieu JA (1997). Infant development and developmental risk: a review of the past 10 years. J Am Acad Child Adolesc Psychiatry; 36: 165–78.

Zelkowitz P, Paris J, Guzder J, Feldmann R (2001). Diatheses and stressors in borderline-pathology of childhood: the role of neuropsychological risk and trauma. J Am Acad Child Psychiatry; 40: 100–5.

Ziehe T (1975). Pubertät und Narzißmus. Frankfurt am Main: EVA.

Ziehe T (1984). Pubertät und Narzissmus. Sind Jugendliche entpolitisiert? München: Europäische Verlagsanstalt.

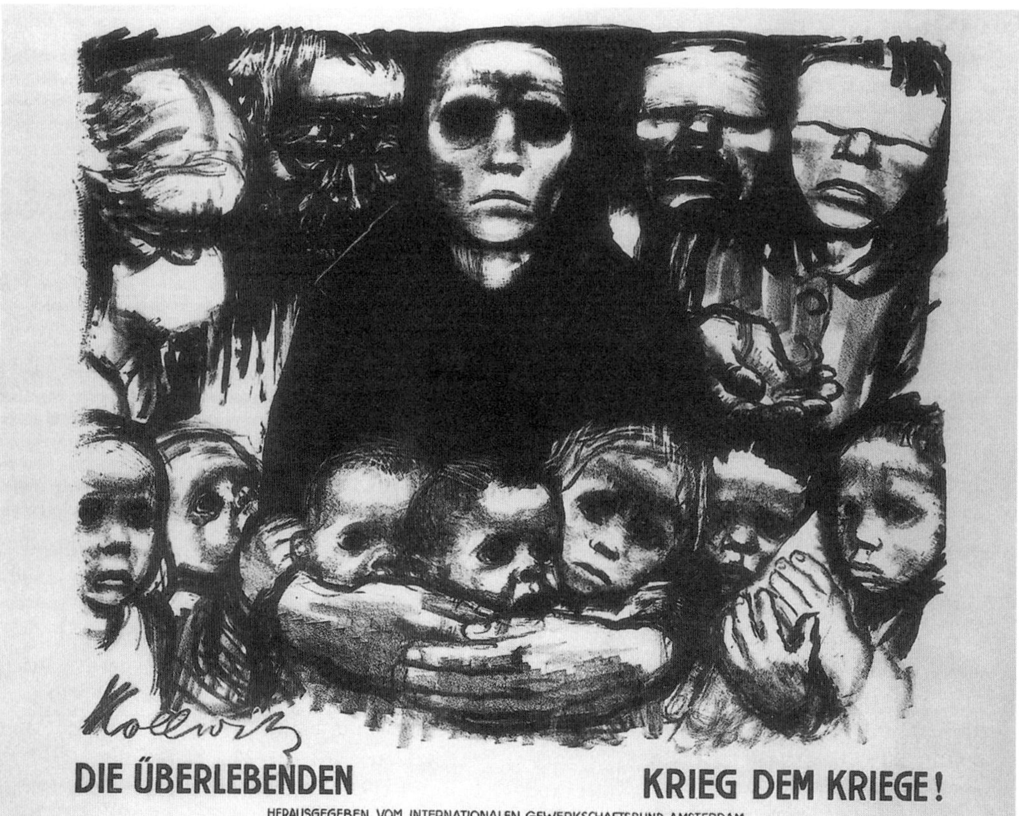
Kollwitz
DIE ŰBERLEBENDEN
KRIEG DEM KRIEGE!
HERAUSGEGEBEN VOM INTERNATIONALEN GEWERKSCHAFTSBUND AMSTERDAM

»Nie wieder Krieg« von Käthe Kollwitz.
Kreide- und Pinsellithografie, 1924. Mit freundlicher Genehmigung der VG Bild-Kunst (© VG Bild-Kunst, Bonn 2014).

Sachverzeichnis

B